护理学理论基础与临床规范

主编　王玉梅　刘媛媛　程　严　孟祥花
刘　敬　赵超杰　赵存华

黑龙江科学技术出版社
HEILONGJIANG SCIENCE AND TECHNOLOGY PRESS

图书在版编目(CIP)数据

护理学理论基础与临床规范 / 王玉梅等主编. -- 哈尔滨：黑龙江科学技术出版社，2023.4
ISBN 978-7-5719-1888-0

Ⅰ. ①护… Ⅱ. ①王… Ⅲ. ①护理学 Ⅳ. ①R47

中国国家版本馆CIP数据核字（2023）第063380号

护理学理论基础与临床规范
HULIXUE LILUN JICHU YU LINCHUANG GUIFAN

主　　编 王玉梅 刘媛媛 程 严 孟祥花 刘 敬 赵超杰 赵存华
责任编辑 陈兆红
封面设计 宗 宁
出　　版 黑龙江科学技术出版社
地址：哈尔滨市南岗区公安街70-2号 邮编：150007
电话：（0451）53642106 传真：（0451）53642143
网址：www.lkcbs.cn
发　　行 全国新华书店
印　　刷 黑龙江龙江传媒有限责任公司
开　　本 787 mm×1092 mm 1/16
印　　张 25.25
字　　数 637千字
版　　次 2023年4月第1版
印　　次 2023年4月第1次印刷
书　　号 ISBN 978-7-5719-1888-0
定　　价 238.00元

编委会

◎主　编

王玉梅　刘媛媛　程　严　孟祥花
刘　敬　赵超杰　赵存华

◎副主编

徐淑真　张艳伟　贾莉莎　马莎莎
张　瑜　苑　娜

◎编　委（按姓氏笔画排序）

马莎莎（滕州市工人医院）
王玉梅（寿光市人民医院）
刘　敬（临清市人民医院）
刘媛媛（滕州市官桥镇卫生院）
张　瑜（河北省武安市第一人民医院）
张艳伟（保定市徐水区人民医院）
苑　娜（山东省公共卫生临床中心）
孟祥花（潍坊市昌乐齐城中医院）
赵存华（菏泽市牡丹人民医院）
赵超杰（山东省鄄城县人民医院）
贾莉莎（山东省公共卫生临床中心）
徐淑真（淄博骨科医院）
程　严（枣庄市妇幼保健院）

FOREWORD

前言

近年来，随着医学科技的快速发展，很多疾病的病因和发病机制得以进一步明确。临床上各种微技术的发展、新型有效药物的推广与使用，使得疾病的治疗呈现多元化，极大地促进了护理学的发展。同时随着疾病谱变化、医学模式转变、护理对象增加、医疗费用增长等，护理需求有了明显改变，护理工作逐渐从医院向社区和家庭、从生理疾病向身心疾病、从患者向所有人、从个体向群体扩展，从以“疾病为中心”到以“人的健康为中心”更新、发展。在这样的形势下，有必要以图书的形式对护理学相关基础理论与实践领域的新进展进行系统的归纳与总结，以便提高护理人员的业务水平，更好地为患者服务。为此，本书编者参考大量国内外文献资料，结合国内临床实际情况，编写了本书。

本书不仅介绍了基础护理的相关内容，还详细介绍了临床各科常见疾病的病因病机、临床表现、护理诊断、护理评估、护理措施等方面的内容。内容力求精练、实用、重点突出并紧密结合临床工作，注重培养护理人员科学的临床思维、工作方法，以及综合应用学科知识正确处理临床疾病的能力，具有较高的参考价值，可供临床各专科护理人员、护理教师与学生参考使用。

由于参编人员编写经验和组织能力所限，加之时间有限，书中存在的不足之处，欢迎广大读者批评指正。在临床使用过程中，建议读者在参考本书时根据临床实际情况判断，以免产生疏漏。

《护理学理论基础与临床规范》编委会

2023 年 1 月

CONTENTS

目录

第一章 基础护理

第一节 口服给药

口服是一种最常用的给药方法。它既方便又经济且较安全，药物经口服后，通过胃肠黏膜吸收进入血液循环，起到局部或全身的治疗作用。口服法的缺点：吸收慢而不规则；有些药物到达全身循环前要经过肝脏，使药效受到破坏；有的药物在肠内不吸收或具有刺激性而不能口服。病危、昏迷或呕吐不止的患者不宜应用口服法。因此，护士应根据病情、用药目的及药物吸收的快慢，掌握用药的时间。

一、摆药

（一）病区摆药

1.用物

药柜（内有各种药物、量杯、滴管、乳体、药匙、纱布或小毛巾），发药盘或发药车，药杯，小药牌，服药单（本），小水壶内备温开水。

2.操作方法

（1）操作前应洗手、戴口罩，打开药柜将用物备齐。

（2）按服药时间挑选小药牌，核对小药牌及服药单，无误后依床号顺序将小药牌插入发药盘内配药，注意用药的起止时间，先配固体药，后配水剂及油剂。

（3）摆固体药片、药粉、胶囊时应用药匙分发，同一患者的数种药片可放入同一个杯内，药粉或含化药须用纸包。

（4）摆水剂用量杯计量，左手持量杯，拇指置于所需刻度，右手持药瓶先将药液摇匀，标签朝上，举量杯使所需刻度与视线平行，缓缓倒入所需药量（图 1-1），倒毕，以湿纱布擦净瓶口放回原处。同时服用几种水剂时，须分别倒入几个杯内。更换药液品种应洗净量杯。

（5）药液不足 1 mL，须用滴管测量，1 mL＝15 滴，滴时须稍倾斜。为使患者得到准确的药量，避免药液蘸在杯内，应滴入已盛好冷开水的药杯。

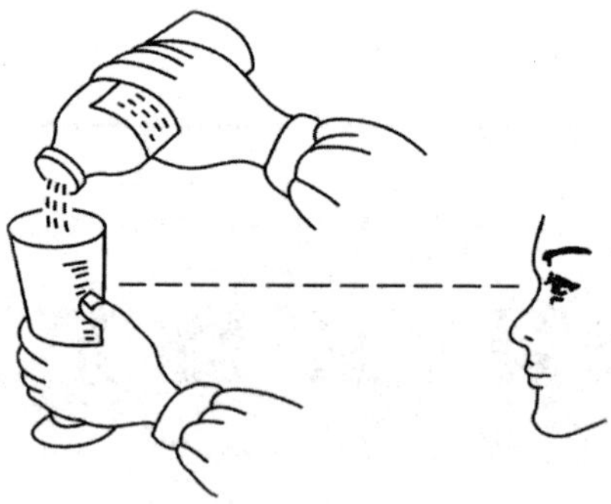

图 1-1　倒药液法

(6)药摆毕,应将药物、小药牌与服药单全部核对一遍;发药前由别人再查对一次,无误后方可发药。

(二)中心药站

有的医院设有中心药站,为住院患者集中摆药。中心药站具有全院宏观调控药品的作用,避免积压浪费,减少病区摆药、取药、退药、保管等烦琐工作。

病区护士每天查房后,将药盘及小药牌一起送到中心药站,由药站专人负责摆药、核对。摆药一次备一天的量(3 次用量),之后由病区护士核对取回,按时发给患者。

各病区可另设一小药柜,存放少量的常用药、抢救药、针剂和极少量毒、麻、限制药品等,以备夜间及临时急用。

二、发药

(1)备好温开水,携带发药车或发药盘,服药单进病室。

(2)按规定时间送药至床前,核对床号、姓名,并呼唤患者无误后再发药物,待患者服下后方可离开。

(3)对危重患者护士应予喂服,鼻饲患者应由胃管注入。若患者不在或因故不能当时服药者,将药品带回保管。换药或停药应及时告诉患者,如患者提出疑问,应耐心解释。

(4)抗生素及磺胺类药物需在血液内保持有效浓度,必须准时给药。

三、注意事项

(1)某些刺激食欲的健胃药宜在饭前服,因为刺激舌的味觉感受器,使胃液大量分泌。

(2)某些磺胺类药物经肾脏排出,尿少时即析出结晶引起肾小管堵塞,服药后指导患者多饮水,而对呼吸道黏膜起保护性作用的止咳合剂,服后则不宜立即饮水,以免冲淡药物降低药效。

(3)服用强心苷类药物如洋地黄、地高辛等,应先测脉率、心率,并注意其节律变化,脉率低于60 次/分钟或节律不齐时则不可继续服用。

(4)某些药物对牙齿有腐蚀作用或使牙齿染色的药物如酸类或铁剂,服用时避免与牙齿接触,可将药液由饮水管吸入,服后再漱口。

四、发药后处理

药杯用肥皂水和清水洗净，消毒擦干后，放回原处备用。油剂药杯应先用纸擦净后清洗再消毒，同时清洁药盘或发药车。

（刘　敬）

第二节　皮 内 注 射

一、目的

(1)进行药物过敏试验，以观察有无变态反应。
(2)预防接种。
(3)局部麻醉的起始步骤。

二、评估

(一)评估患者

(1)双人核对医嘱。
(2)核对患者床号、姓名、住院号和腕带(请患者自己说出床号和姓名)。
(3)评估患者病情、意识状态、配合能力、用药史、药物过敏史、不良反应史。
(4)向患者解释操作目的和过程，取得患者配合。
(5)查看注射部位皮肤情况(皮肤颜色，有无皮疹、感染和皮肤划痕阳性)。
(6)协助患者取舒适坐位或卧位。

(二)评估环境

安静整洁，宽敞明亮，必要时遮挡。

三、操作前准备

(一)人员准备

仪表整洁，符合要求。洗手，戴口罩。

(二)按医嘱配制药液

(1)操作台(治疗室)：注射盘、无菌治疗巾、无菌镊子、1 mL 注射器、药液、安尔碘、75%乙醇、无菌棉签等。
(2)双人核对药液标签，药名、浓度、剂量、有效期、给药途径。
(3)检查瓶口有无松动、瓶身有无破裂、药液有无浑浊、沉淀、絮状物和变质。
(4)检查注射器、安尔碘、75%乙醇、无菌棉签、包装无破裂、是否在有效期内。
(5)按正规操作抽吸药液，并贴好标识，置于无菌盘内。
(6)再次核对皮试液，并签名。

(三)物品准备

治疗车上层放置无菌盘(内置已抽吸好的药液)、治疗盘(75%乙醇、无菌棉签)、备用(1 mL注射器1支、0.1%盐酸肾上腺素1支,变态反应时用)、快速手消毒剂、注射单,以上物品符合要求,均在有效期内。治疗车下层放置生活垃圾桶、医疗废物桶、锐器盒。

四、操作程序

(1)携用物推车至患者床旁,核对床号、姓名、住院号、腕带和药物过敏史(请患者自己说出床号和姓名)。

(2)选择注射部位(过敏试验选择前臂掌侧下1/3;预防接种选择上臂三角肌下缘;局部麻醉则选择麻醉处)。

(3)75%乙醇常规消毒皮肤。

(4)二次核对患者床号、姓名和药名。

(5)排尽空气,药液至所需刻度,且药液不能外溢。

(6)一手绷紧局部皮肤,一手持注射器,针头斜面向上,与皮肤成5°刺入皮内。

(7)待针头斜面完全进入皮内后,放平注射器,固定针栓并注入0.1 mL药液,使局部形成一个圆形隆起的皮丘(皮丘直径5 mm,皮肤变白,毛孔变大)。

(8)迅速拔出针头,勿按揉和压迫注射部位。

(9)20分钟后观察患者局部反应,作出判断。

(10)协助患者取舒适体位,整理床单位。

(11)快速手消毒剂消毒双手,签名。

(12)推车回治疗室,按医疗废物处理原则处理用物。

五、20分钟后判断结果

(1)核对患者床号、姓名、住院号和腕带(请患者自己说出床号和姓名)。

(2)须经两人判断皮试结果,并将结果告知患者和家属。

(3)洗手,皮试结果记录在病历、护理记录单和病员一览表等处。阳性用红笔标记"+",阴性用蓝色或黑笔标记"-"。

(4)如对结果有怀疑,应在另一侧前臂皮内注入0.1 mL生理盐水进行对照试验。

六、皮内试验结果判断

(一)阴性

皮丘无改变,周围无红肿,并无自觉症状。

(二)阳性

局部皮丘隆起,局部出现红晕、硬块,直径>1 cm或周围有伪足;或局部出现红晕,伴有小水疱者;或局部发痒者为阳性。严重时可出现过敏性休克。观察反应的同时,应询问有无头晕、心慌、恶心、胸闷、气短、发麻等不适症状,如出现上述症状时不可使用青霉素。

七、注意事项

(1)皮试药液要现用现配,剂量准确。

(2)备好相应抢救设备与药物,及时处理变态反应。

(3)行皮试前,尤其行青霉素过敏试验前必须询问患者家族史、用药史和药物过敏史,如有药物过敏史者不可进行试验。

(4)药物过敏试验时,患者体位要舒适,不可采取直立位。

(5)选择注射部位时应注意避开瘢痕和皮肤红晕处。

(6)皮肤试验时禁用碘剂消毒,对乙醇过敏者可用生理盐水消毒,避免反复用力涂擦局部皮肤。

(7)拔出针头后,注射部位不可用棉球按压揉擦,以免影响结果观察。

(8)进针角度以针尖斜面全部刺入皮内为宜,进针角度过大易将药液注入皮下,影响结果的观察和判断。

(9)如需进行对照试验,应用另一注射器和针头,抽吸无菌生理盐水,在另一前臂相同部位皮内注射0.1 mL,观察 20 分钟进行对照。告知患者皮试后 20 分钟内不要离开病房。

(10)正确判断试验结果,对皮试结果阳性者,应在病历、床头或腕带、门诊病历和患者一览表上醒目标记,并将结果告知医师、患者和家属。

(11)特殊药物皮试,按要求观察结果。

(刘媛媛)

第三节 皮下注射

一、目的

(1)注入小剂量药物,用于不宜口服给药而需在一定时间内发生药效时。

(2)预防接种。

(3)局部供药,如局部麻醉用药。

二、评估

(一)评估患者

(1)双人核对医嘱。

(2)核对患者床号、姓名、住院号和腕带(请患者自己说出床号和姓名)。

(3)评估患者病情、意识状态、配合能力、用药史、药物过敏史、不良反应史等。

(4)向患者解释操作目的和过程,取得患者配合。

(5)查看注射部位皮肤情况(皮肤颜色,有无皮疹、感染)。

(6)协助患者取舒适坐位或卧位。

(二)评估环境

安静整洁,宽敞明亮,必要时遮挡。

三、操作前准备

（一）人员准备

仪表整洁，符合要求。洗手，戴口罩。

（二）按医嘱配制药液

（1）操作台上放置注射盘、纸巾、无菌治疗巾、无菌镊子、2 mL 注射器、医嘱用药液、安尔碘、75%乙醇、无菌棉签。

（2）双人核对药液标签、药名、浓度、剂量、有效期、给药途径。

（3）检查瓶口有无松动、瓶身有无破裂、药液有无浑浊、沉淀、絮状物和变质。

（4）检查注射器、安尔碘、75%乙醇、无菌棉签等，包装无破裂，在有效期内。

（5）按正规操作抽吸药液，并贴好标识，置于无菌盘内。

（6）再次核对药液，记录时间并签名。

（三）物品准备

治疗车上层放置无菌盘（内置抽吸好的药液）、治疗盘（安尔碘、75%乙醇）、注射单、快速手消毒剂，以上物品符合要求，均在有效期内。治疗车下层放置生活垃圾桶、医疗废物桶、锐器盒。

四、操作程序

（1）携用物推车至患者床旁，核对床号、姓名、住院号和腕带（请患者自己说出床号和姓名）。

（2）根据注射目的选择注射部位（上臂三角肌下缘、两侧腹壁、后背、股前侧和外侧等）。

（3）常规消毒皮肤，待干。

（4）二次核对患者床号、姓名和药名。

（5）排尽空气；取干棉签夹于左手示指与中指之间。

（6）一手绷紧皮肤，另一手持注射器，示指固定针栓，针头斜面向上，与皮肤成 30°～40°（过瘦患者可捏起注射部位皮肤，并减少穿刺角度）快速刺入皮下，深度为针梗的 1/2～2/3；松开紧绷皮肤的手，抽动活塞，如无回血，缓慢推注药液。

（7）注射毕用无菌干棉签轻压针刺处，快速拔针后按压片刻。

（8）再次核对患者床号、姓名和药名，注射器按要求放置。

（9）协助患者取舒适体位，整理床单位，并告知患者注意事项。

（10）快速手消毒剂消毒双手，记录时间并签名。

（11）推车回治疗室，按医疗废物处理原则处理用物。

（12）洗手，根据病情书写护理记录单。

五、注意事项

（1）遵医嘱和药品说明书使用药品。

（2）长期注射者应注意更换注射部位。

（3）注射中、注射后观察患者不良反应和用药效果。

（4）注射＜1 mL 药液时须使用 1 mL 注射器，以保证注入药液剂量准确无误。

（5）持针时，右手示指固定针栓，但不可接触针梗，以免污染。

（6）针头刺入角度不宜超过 45°，以免刺入肌层。

(7)尽量避免应用对皮肤有刺激作用的药物作皮下注射。

(8)若注射胰岛素时,需告知患者进食时间。

(刘媛媛)

第四节 肌内注射

一、目的

注入药物,用于不宜或不能口服或静脉注射,且要求比皮下注射更快发生疗效时。

二、评估

(一)评估患者

(1)双人核对医嘱。

(2)核对患者床号、姓名、住院号和腕带(请患者自己说出床号和姓名)。

(3)评估患者病情、治疗情况、意识状态、用药史、药物过敏史、不良反应史、肢体活动能力和合作程度。

(4)向患者解释操作目的和过程,取得患者配合。

(5)查看注射部位皮肤情况(皮肤颜色,有无皮疹、感染和皮肤划痕阳性)。

(6)协助患者取舒适坐位或卧位。

(二)评估环境

安静整洁,宽敞明亮,必要时遮挡。

三、操作前准备

(一)人员准备

仪表整洁,符合要求。洗手,戴口罩。

(二)按医嘱配制药液

(1)操作台:注射盘、无菌盘、2 mL 注射器、5 mL 注射器、医嘱所用药液、安尔碘、无菌棉签。如注射用药为油剂或混悬液,需备较粗针头。

(2)双人核对药物标签、药名、浓度、剂量、有效期、给药途径。

(3)检查瓶口有无松动、瓶身有无破裂、药液有无浑浊、变质。

(4)检查无菌注射器、安尔碘、无菌棉签等,包装无破裂,在有效期内。

(5)按正规操作抽吸药液,并贴好标识,置于无菌盘内。

(6)再次核对药液,记录时间并签名。

(三)物品准备

治疗车上层放置无菌盘(内置抽吸好药液)、安尔碘、注射单、无菌棉签、快速手消毒剂,以上物品符合要求,均在有效期内。治疗车下层放置生活垃圾桶、医疗废物桶、锐器盒。

四、操作程序

(1)携用物推车至患者床旁,核对床号、姓名、住院号和腕带(请患者自己说出床号和姓名)。

(2)协助患者取舒适体位,暴露注射部位,注意保暖,保护患者隐私,必要时可遮挡。

(3)选择注射部位(臀大肌、臀中肌、臀小肌、股外侧和上臂三角肌)。

(4)常规消毒皮肤,待干。

(5)再次核对患者床号、姓名和药名。

(6)拿取药液并排尽空气,取干棉签,夹于左手示指与中指之间,以一手拇指和示指绷紧局部皮肤,另一手持注射器,中指固定针栓,将针头迅速垂直刺入,深度约为针梗的2/3。

(7)松开紧绷皮肤的手,抽动活塞。如无回血,缓慢注入药液,同时观察反应。

(8)注射毕,用无菌干棉签轻按进针处,快速拔针,按压片刻。

(9)再次核对患者床号、姓名和药名。

(10)协助患者取舒适体位,整理床单位,注射后观察用药反应。

(11)快速手消毒剂消毒双手,记录时间并签名。

(12)推车回治疗室,按医疗废物处理原则处理用物。

(13)洗手,根据病情书写护理记录单。

五、常用肌内注射定位方法

(一)臀大肌肌内注射定位法

注射时应避免损伤坐骨神经。

1.十字法

从臀裂顶点向左或右侧画一水平线,然后从髂嵴最高点作一垂线,将一侧臀部被划分为4个象限,其外上象限并避开内角为注射区。

2.连线法

从髂前上棘至尾骨作一连线,其外1/3处为注射部位。

(二)臀中肌、臀小肌肌内注射定位法

(1)以示指尖和中指尖分别置于髂前上棘和髂嵴下缘处,在髂嵴、示指、中指之间构成一个三角形区域,示指与中指构成的内角为注射部位。

(2)髂前上棘外侧三横指处(以患者手指的宽度为标准)。

(三)股外侧肌内注射射定位法

在股中段外侧,一般成人可取髋关节下10 cm至膝关节的范围。此处大血管、神经干很少通过,且注射范围广,可供多次注射,尤其适用于2岁以下的幼儿。

(四)上臂三角肌内注射定位法

取上臂外侧,肩峰下2～3横指处。此处肌肉较薄,只可作小剂量注射。

(五)体位准备

1.卧位

臀部肌内注射时,为使局部肌肉放松,减轻疼痛与不适,可采用以下姿势。

(1)侧卧位:上腿伸直,放松,下腿稍弯曲。

(2)俯卧位:足尖相对,足跟分开,头偏向一侧。

(3)仰卧位:常用于危重和不能翻身的患者,采用臀中肌、臀小肌肌内注射法较为方便。

2.坐位

为门诊患者接受注射时常用体位。可供上臂三角肌或臀部肌内注射时采用。

六、注意事项

(1)遵医嘱和药品说明书使用药品。

(2)药液要现用现配,在有效期内,剂量要准确。选择两种药物同时注射时,应注意配伍禁忌。

(3)注射时应做到"两快一慢"(进针、拔针快,推注药液慢)。

(4)选择合适的注射部位,避免刺伤神经和血管,无回血时方可注射。

(5)注射时切勿将针梗全部刺入,以防针梗从根部衔接处折断。若针头折断,应先稳定患者情绪,并嘱患者保持原位不动,固定局部组织,以防断针移位,同时尽快用无菌血管钳夹住断端取出;如断端全部埋入肌肉,应速请外科医师处理。

(6)对需长期注射者,应交替更换注射部位,并选择细长针头,以避免减少硬结的发生。如因长期多次注射出现局部硬结时,可采用热敷、理疗等方法予以处理。

(7)2 岁以下婴幼儿不宜选用臀大肌内注射射,因其臀大肌尚未发育好,注射时有损伤坐骨神经的危险,最好选择臀中肌和臀小肌内注射射。

(刘媛媛)

第五节 静 脉 注 射

一、目的

(1)所选用药物不宜口服、皮下注射、肌内注射,又需迅速发挥药效时。

(2)注入药物进行某些诊断性检查,如对肝、肾、胆囊等造影时需静脉注入造影剂。

二、评估

(一)评估患者

(1)双人核对医嘱。

(2)核对患者床号、姓名、住院号和腕带(请患者自己说出床号和姓名)。

(3)了解患者病情、意识状态、配合能力、药物过敏史、用药史。

(4)评估患者穿刺部位的皮肤状况、肢体活动能力、静脉充盈度和管壁弹性。选择合适静脉注射的部位,评估药物对血管的影响程度。

(5)向患者解释静脉注射的目的和方法,告知所注射药物的名称,取得患者配合。

(二)评估环境

安静整洁,宽敞明亮。

三、操作前准备

(一)人员准备

仪表整洁,符合要求。洗手,戴口罩。

(二)物品准备

1.操作台

治疗单、静脉注射所用药物、注射器。

2.按要求检查所需用物,符合要求方可使用

(1)双人核对药物名称、浓度、剂量、有效期、给药途径。

(2)检查药物的质量、标签,液体有无沉淀和变色,有无渗漏、浑浊和破损。

(3)检查注射器和无菌棉签的有效期、包装是否紧密无漏气,安尔碘的使用日期是否在有效期内。

3.配制药液

(1)安尔碘棉签消毒药物瓶口,掰开安瓿,瓿帽弃于锐器盒内。

(2)打开注射器,将外包装袋置于生活垃圾桶内,固定针头,回抽针栓,检查注射器,取下针帽置于生活垃圾桶内,抽取安瓿内药液,排气,置于无菌盘内。在注射器上贴上患者床号、姓名、药物名称、用药方法的标签。

(3)再次核对空安瓿和药物的名称、浓度、剂量、用药方法和时间。

4.备用物品

治疗车上层治疗盘内放置备用注射器一支、安尔碘、无菌棉签,无菌盘内放置配好的药液、垫巾。以上物品符合要求,均在有效期内。治疗车下层放置生活垃圾桶、医疗废物桶、锐器盒,含有效氯 250 mg/L 消毒液桶。

四、操作程序

(1)携用物推车至患者床旁,核对床号、姓名、住院号和腕带(请患者自己说出床号和姓名)。

(2)向患者说明静脉注射的方法、配合要点、注射药物的作用和不良反应。

(3)协助患者取舒适体位,充分暴露穿刺部位,放垫巾于穿刺部位下方。

(4)在穿刺部位上方 5～6 cm 处扎压脉带,末端向上,以防污染无菌区。

(5)安尔碘棉签消毒穿刺部位皮肤,以穿刺点为中心向外螺旋式旋转擦拭,直径＞5 cm。

(6)再次核对患者床号、姓名和药名。

(7)嘱患者握拳,使静脉充盈,左手拇指固定静脉下端皮肤,右手持注射器与皮肤成 15°～30°自静脉上方或侧方刺入,见回血可再沿静脉进针少许。

(8)保留静脉通路者安尔碘棉签消毒静脉注射部位三通接口,以接口处为中心向外螺旋式旋转擦拭。

(9)静脉注射过程中,观察局部组织有无肿胀,严防药液渗漏,如出现渗漏立即拔出针头,按压局部,另行穿刺。

(10)拔针后,指导患者按压穿刺点 3 分钟,勿揉,凝血功能差的患者适当延长按压时间。

(11)再次核对患者床号、姓名和药名。

(12)将压脉带与输液垫巾对折取出,输液垫巾置于生活垃圾桶内,压脉带放于含有效氯

250 mg/L消毒液桶中。整理患者衣物和床单位，观察有无不良反应，并向患者讲明注射后注意事项。快速手消毒剂消毒双手，推车回治疗室，按医疗废物处理原则整理用物。

(13)洗手，在治疗单上签名并记录时间。按护理级别书写护理记录单。

五、注意事项

(1)严格执行查对制度，需双人核对医嘱。

(2)严格遵守无菌操作原则。

(3)了解注射目的、药物对血管的影响程度、给药途径、给药时间和药物过敏史。

(4)选择粗直、弹性好、易固定的静脉，避开关节和静脉瓣。常用的穿刺静脉为肘部浅静脉：贵要静脉、肘正中静脉、头静脉。小儿多采用头皮静脉。

(5)根据患者年龄、病情和药物性质掌握注入药物的速度，并随时听取患者主诉，观察病情变化。必要时使用微量注射泵。

(6)对需要长期注射者，应有计划地由小到大、由远心端到近心端选择静脉。

(7)根据药物特性和患者肝肾或心脏功能，采用合适的注射速度。随时听取患者主诉，观察体征和其病情变化。

(刘媛媛)

第六节 静脉输液港

皮下埋置式静脉导管输注系统(简称静脉输液港)是一种完全植入皮下供长期留置在体内的静脉输液装置。其导管末端位于上腔静脉，可直接放射显影。一般可放置5年左右。它主要适用于化学治疗(以下简称化疗)、全胃肠外营养、输血等需长期或间断静脉输液治疗的患者。输液港的植入增加了导管留置的时间，降低了感染的发生率。由于输液港是植入皮下的装置，对患者的日常活动影响也相应减少，现已广泛应用于临床。

静脉输液港植入的适应证：①需要长期或反复静脉输注药物的患者；②需要进行输血、抽血、全胃肠外营养、化疗药物输注的患者。

静脉输液港植入的禁忌证：①确诊或疑似感染、菌血症或败血症；②体型与输液港尺寸不匹配；③对输液港材质有过敏者。

一、静脉输液港的使用

(一)操作准备

1.患者准备

落实相关健康教育，充分暴露泵体。

2.用物准备

治疗盘、静脉输液港专用针头(无损伤针)，换药包(药碗、血管钳、弯盘各一只)、皮肤消毒剂(含5 000 mg/L以上有效碘)、乙醇棉球、透明敷料(10 cm×12 cm范围以上)、无菌胶带、无菌手套、无菌纱布、0.9%生理盐水若干支，肝素稀释液(浓度10～100 U/mL)、胶布、10 mL一次性注射器若干、肝素帽。

3.环境准备

请家属离开，拉好分隔帘并注意保暖。

4.工作人员准备

服装鞋帽整洁，洗手、戴口罩并确认医嘱。

（二）操作步骤

（1）鼓励患者洗澡，不能洗澡的，局部用肥皂温水清洁，以保持穿刺局部皮肤的清洁。

（2）暴露穿刺部位，评估局部皮肤有无红肿、皮疹、疼痛、渗液等现象。

（3）针头排气：①必须使用 10 mL 或以上的一次性注射器，抽吸生理盐水 5～7 mL，并接静脉输液港针头延长管，排去空气。②延长管内必须先排除空气，以预防空气栓塞的发生。

（4）皮肤消毒：先用乙醇棉球 3 遍脱脂，再用碘消毒剂消毒穿刺点 3 遍。皮肤消毒应由内向外呈螺旋式，顺时针逆时针交替，消毒范围达直径 20 cm 以上，大于敷料的尺寸。

（5）针刺输液港：①必须使用静脉输液港专用针头（直角针头，“T”型延长管），忌用一般针头作穿刺。②插针前再次检查是否已排尽空气。③触诊后，左手以拇指、示指、中指固定静脉输液港（勿过度绷紧皮肤），右手持输液针头，穿刺入静脉输液港的中心部位，直到针头触及储液槽的底部。④穿刺后不要移动针头，以免损伤泵体。

（6）固定针头：①针头下垫无菌开口纱布，确保针头平稳；先用无菌胶带固定针翼再用无菌透明敷料固定针头。②使用无菌透明敷料覆盖纱布、针头及部分延长管，保持输液港的无菌封闭状态。

（7）输液港使用：①如需静脉用药则换接静脉输液器。②如无须静脉用药，则换接含浓度为 10～100 U/mL 肝素液的一次性注射器，冲洗 3～5 mL，夹管并换接肝素帽。③静脉给予 2 种不同药物之间应用 10 mL 生理盐水冲洗，避免药物间的相互作用产生沉淀。④使用时常规每 7 天更换敷料、肝素帽和静脉输液港针头。休疗期每月用肝素稀释液冲管维护。

（三）并发症的预防及处理

静脉输液港的主要并发症有感染、输液港阻塞、泵体及导管损伤等，具体预防和处理措施如下。

1.感染

（1）严格无菌操作，以预防感染的发生。

（2）输液港的感染因发生的部分不同，可分为皮肤感染和导管感染，应针对不同的感染采取对症处理。①皮肤感染：停止使用静脉输液港；局部外涂抗生素药膏直至局部皮肤红、肿、热、痛消失。②导管感染：根据医嘱，经导管使用抗生素直至血培养连续两次（－），并且无发热症状；如果抗生素使用后血培养连续 2 次（＋），或不稳定者，应及时进行外科手术拔除输液港。

2.输液港阻塞

（1）预防措施：①输液港留置期间至少每月冲洗静脉输液港一次；②通过输液港进行静脉给药时，在给药前后均应实施“生理盐水→给药→生理盐水→肝素液”的冲洗模式；③通过输液港输注 2 种及 2 种以上药物时，2 种药物之间必须用生理盐水 10 mL 冲洗。

（2）输液港的阻塞包括机械性阻塞、血栓性阻塞和非血栓性阻塞，针对不同的阻塞类型，应采取不同的处理措施，具体如下。①机械性阻塞的处理：一旦确诊发生输液港机械性阻塞时，应立刻通过外科手术取出输液港。②非血栓性（药物性）阻塞的处理：咨询药剂师，根据不同药物的酸碱度等化学特性,针对性使用相关溶栓剂;经上述方法不能解决非血栓性阻塞时,需通过外科手术取出输液港。血栓性阻塞的处理:使用尿激酶注射以缓解因血块所导致的静脉输液港阻塞,剂量为 5 000 U/mL 或 10 000 U/mL。用法:使用 10 mL 注射器抽取尿激酶,使用温和的推入及抽取方式缓慢地将药物推入,推入后使药物留在管道内维持 1 小时,随后以 5 mL 注射器将尿激酶抽出,如管道仍然不通畅,可使用第二剂尿激酶。经上述方法不能解决血栓性阻塞时,需通过外科手术取出输液港。

3.泵体及导管损伤

(1)预防措施:①使用静脉输液港专用针。②勿使用<10 mL 的注射器连接输液港。③勿用力推入液体,以预防静脉输液港导管的破裂或使血块松动。④静脉用药或插针前后,密切观察患者局部是否有红、肿、痛等药物外渗的现象,并观察是否有胸闷、胸痛及呼吸急促等症状。⑤使用静脉输液港输注 2 种及 2 种以上药物时,在 2 种药物之间以生理盐水冲洗管道,以避免药物相互作用导致导管损害。⑥注射前检查回血,如回血不畅,或输液速度随体位变化而改变,要警惕有夹壁综合征的存在。可通过 X 线检查明确诊断,一旦确诊需通过外科手术取出输液港。

(2)一旦发生输液港泵体及导管损伤,应立刻通过外科手术取出输液港。

(四)健康教育

医护人员对安置静脉输液港的患者应做好相应的健康宣教,具体如下。

(1)放置导管的部位可能会出现青紫,需 1~2 个星期青紫会自行消失。

(2)待伤口痊愈,患者可洗澡,不受静脉输液港的影响,日常生活亦可如常。

(3)安置静脉输液港的患者出院后,每月至医院接受肝素稀释液冲洗导管一次,避免导管阻塞。

(4)静脉输液港处的皮肤若出现红、肿、热、痛,则提示有皮下感染或渗漏,必须返回医院就诊。

(5)冲洗静脉输液港管道时,若遇阻力,应立即停止操作。切不可用强力冲洗导管,以免产生高压破坏导管。

二、静脉输液港敷料的更换

(一)操作准备

1.患者准备

落实相关健康教育,充分暴露泵体。

2.用物准备

治疗盘、换药包(药碗、血管钳、弯盘各一只)、皮肤消毒剂(含 5 000 mg/L 以上有效碘)、乙醇棉球、透明敷料(10 cm×12 cm 范围以上)、无菌手套、0.9%生理盐水,胶布。

3.环境准备

请家属离开,拉好分隔帘并注意保暖。

4.工作人员的准备

服装鞋帽整洁,洗手、戴口罩并确认医嘱。

(二)操作关键步骤与要点

1.揭除旧敷料

(1)用生理盐水边擦拭边揭除敷料,避免局部皮肤受损。

(2)观察局部皮肤是否有红、肿、热、痛、皮疹,以及有否分泌物等感染、过敏症状;如有异常应及时通知医师。

2.皮肤消毒

(1)先用乙醇棉球3遍脱脂,再用碘消毒剂消毒穿刺点3遍。皮肤消毒应由内向外呈螺旋式,顺时针逆时针交替,消毒范围达直径20 cm以上,大于敷料的尺寸。

(2)应从近端皮肤(穿刺处)擦至远端皮肤(延长管接口处)。

(3)用乙醇棉球擦拭凸出于皮肤的针头、延长管。

3.更换敷料

(1)无菌敷料须覆盖住针头及部分延长管,以保持局部无菌状态。

(2)胶布妥善固定延长管及静脉输液管道。

(三)并发症的预防及处理

主要并发症为皮肤破损和针头脱出,具体预防和处理措施如下。

1.皮肤破损

(1)预防措施:用生理盐水边擦拭边去除敷料,避免局部皮肤受损。动作要轻柔,注意皮肤保护。

(2)处理:一旦出现皮肤破损应注意新敷料粘贴时要尽量避开皮肤破损处,使其自行愈合。如无法避开破损处,可使用皮肤保护剂,减轻损伤。

2.针头脱出的预防措施

揭除敷料及皮肤消毒时要注意一手固定针头,动作仔细,不可过度牵拉。

三、静脉输液港的拔针

(一)操作准备

1.患者准备

落实相关健康教育,充分暴露泵体。

2.用物准备

换药包(药碗、血管钳、弯盘各一只)、0.9%生理盐水、肝素稀释液(浓度10~100 U/mL)、10 mL一次性注射器、75%乙醇棉球、含5 000 mg/L以上有效碘消毒棉球、清洁手套、无菌纱布、胶布。

3.环境准备

请家属离开,拉好分隔帘并注意保暖。

4.工作人员的准备

服装鞋帽整洁,洗手、戴口罩并确认医嘱。

(二)操作关键步骤与要点

1.揭除旧敷料

(1)用生理盐水边擦拭边去除敷料,避免局部皮肤受损。

(2)观察局部皮肤有否红、肿、热、痛、皮疹,以及有否感染和过敏症状,如有异常应及时通知医师。

2.皮肤消毒

先用乙醇棉球3遍脱脂,再用碘消毒剂消毒穿刺点3遍。皮肤消毒应由内向外呈螺旋式,顺时针逆时针交替，消毒范围达直径 20 cm 以上，大于敷料的尺寸。

3.冲洗导管

(1)必须使用 10 mL 或更大的针筒，用脉冲法缓慢冲洗 10 mL 生理盐水。

(2)确保正压夹管。

(3)冲洗的整个过程中，密切观察患者有否胸闷、胸痛、药物外渗的现象。

4.肝素封管

接含有浓度为 10～100 U/mL 肝素液的一次性注射器，冲洗 3～5 mL，夹管，确保正压封管。

5.拔针

(1)用无菌纱布按压住穿刺部位的同时拔除针头，检查针头是否完整。

(2)如果患者能配合，在拔除针头的同时，让患者做深呼吸并屏住。

(3)拔针后，仍密切观察患者的呼吸、面色等情况约 5 分钟。

6.拔针后消毒

(1)止血后用有效碘消毒棉球消毒拔针部位。

(2)无菌纱布覆盖穿刺部位，用胶布固定 24 小时。

(三)并发症的预防及处理

主要包括穿刺点渗血和穿刺针的破坏，具体的预防及处理措施如下。

1.穿刺点渗血

拔针后稍加压止血，无菌纱布覆盖穿刺部位，用胶布固定 24 小时。

2.穿刺针破损

插针时要选用静脉输液港专用针头，拔针时动作要轻柔，规范操作，不可使用蛮力。

(赵存华)

第七节 外周静脉留置针穿刺

一、目的

(1)输液时间长，输液量较多的患者。

(2)老人、儿童和躁动不安的患者。

(3)输全血或血液制品的患者。

(4)需做糖耐量试验以及连续多次采集血标本的患者。

二、评估

(一)评估患者

(1)双人核对医嘱，核对患者床号、姓名、住院号、药物名称、浓度、剂量、给药途径、给药时间和药物过敏史。查看病历，了解患者年龄、病情和用药目的。

(2)携输液卡至患者床旁，核对患者床号、姓名、住院号和腕带(请患者自己说出床号和姓名)。

(3)评估患者的药物过敏史、既往静脉穿刺史、输注史、治疗周期和药物对血管的影响、配合程度和自理程度、患者局部皮肤的清洁及完整程度。

(4)讲解输液目的和方法,告知所输注药物名称。

(5)询问患者是否需要去卫生间。

(6)调整输液架或备好输液架置床旁,并告知患者下床时注意。

(二)评估环境

安静整洁,宽敞明亮。

三、操作前准备

(一)人员准备

仪表整洁,符合要求。洗手,戴口罩。

(二)物品准备

治疗车上层放置治疗盘,内放备用输液器、外周静脉留置针、无针接头、透明贴膜各2套、配制好的输液、安尔碘、无菌棉签、盛排液用小碗、压脉带、输液垫巾、快速手消毒剂和输液卡。以上物品符合要求,均在有效期内。治疗车下层放置生活垃圾桶、医疗废物桶、锐器盒,含有效氯500 mg/L消毒液桶。按要求检查药物有无破损、沉淀,检查输液袋外包装名称、有效期,液体有无沉淀和变色、有无渗漏、浑浊及破损。检查输液器、外周静脉留置针、无针接头、透明贴膜、安尔碘及无菌棉签有效期,包装是否紧密无漏气。

四、操作程序

(1)携用物推车至患者床旁,核对床号、姓名、住院号和腕带(请患者自己说出床号和姓名)。

(2)将输液袋挂在输液架上,取出输液器,输液器外包装置于生活垃圾桶内,排气管不用时置于锐器盒内,打开调速器,排气至过滤器下方,关闭调速器。打开留置针和无针接头外包装、连接至输液器,再次排气至穿刺针上方。打开透明贴膜,准备胶布贴于治疗盘内。

(3)向患者解释操作过程,协助患者取舒适卧位,充分暴露穿刺部位,将输液垫巾放于穿刺部位下方。

(4)取出压脉带放于穿刺部位下方,系好压脉带,压脉带位于穿刺点上方7.5~10 cm处。

(5)安尔碘棉签消毒穿刺部位皮肤,以穿刺点为中心向外螺旋式旋转擦拭,并自然待干,消毒面积为8 cm×8 cm,撤去留置针护帽,排净留置针下端气体。

(6)再次核对患者床号和姓名。

(7)嘱患者握拳,使静脉充盈,绷紧皮肤,以15°~30°直刺静脉,见回血后再进入少许,推入外套管,撤出针芯,松开压脉带,松开调速器,嘱患者松拳。

(8)以穿刺点为中心,用透明贴膜固定留置针柄,胶布固定留置针尾部。再次观察回血,调节输液滴速。

(9)再次核对患者床号、姓名和药名。

(10)将压脉带与输液垫巾对折取出,输液垫巾置于生活垃圾桶内,压脉带放于含有效氯500 mg/L消毒液桶中。整理患者衣物及床单位,观察有无输液外渗、堵塞及不良反应,并向患者讲明输液期间的注意事项(如“您现在感觉怎么样,我已经把滴速调好,请您不要自己调节滴速。”“我会定时来巡视病房,如果您有什么不舒服,请您按呼叫器叫我,我将呼叫器放置您枕边,您现在有什么不舒服吗?”“谢谢您的配合”)。

(11)快速手消毒剂消毒双手，注明穿刺日期和时间。推车回治疗室，按医疗废物分类处理原则整理用物。

(12)洗手，在输液卡上签名并记录时间。按护理级别书写护理记录单。

五、注意事项

(1)所有导管为一次性物品，禁止重复使用，即使穿刺不成功也不得再次送入血管。

(2)穿刺工具和输液设备最好为螺口连接。

(3)成人应用上肢的背侧和桡侧进行置管，避免使用下肢血管和桡静脉腕关节部位。

(4)置管首选上肢远端部位，再次穿刺应位于前次穿刺点的近心端。

(5)成人外周留置针保留时间72～96小时；儿童如无并发症发生，可用至治疗结束。

(6)不得在置有外周静脉留置针的一侧肢体上端用血压袖带和压脉带。

(7)固定留置针的透明贴膜应以穿刺点为中心覆盖，胶布不可覆盖穿刺点，以免影响观察。

(8)封管用肝素盐水浓度范围为0～10 U/mL，封管的肝素盐水剂量至少为最小剂量为导管管腔容量＋延长装置的2倍。

(9)封针时，先夹闭留置针上的小夹子，再拔针，注射器内液体不推尽。

（徐淑真）

第八节　无菌技术

无菌技术是医疗护理操作中防止发生感染和交叉感染的一项重要的基本操作，执行无菌技术可以减少以至杜绝患者因诊断、治疗和护理所引起的意外感染。因此，医务人员必须加强无菌操作的观念，正确熟练地掌握无菌技术，严密遵守操作规程，以保证患者的安全，防止医源性感染。

一、相关概念

(一)无菌技术

无菌技术是指在医疗、护理操作过程中防止一切微生物侵入人体和防止无菌物品、无菌区域被污染的操作技术。

(二)无菌物品

无菌物品是指经过物理或化学方法灭菌后保持无菌状态的物品。

(三)非无菌区

非无菌区是指未经过灭菌处理或虽经过灭菌处理但又被污染的区域。

二、无菌技术操作原则

(一)环境清洁

操作区域要宽敞，无菌操作前30分钟通风，停止清扫工作，减少走动，防止尘埃飞扬。

(二)工作人员准备

修剪指甲，洗手，戴好帽子、口罩(4～8 小时更换，一次性的少于 4 小时更换)，必要时穿无菌衣，戴无菌手套。

(三)物品妥善保管

(1)无菌物品与非无菌物品应分别放置。

(2)无菌物品须存放在无菌容器或无菌包内。

(3)无菌包外注明物名、时间，按有效期先后安放。

(4)未被污染下保存期 7～14 天。

(5)过期或受潮均应重新灭菌。

(四)取无菌物注意事项

(1)面向无菌区域，用无菌钳钳取，手臂须保持在腰部水平以上，注意不可跨越无菌区。

(2)无菌物品一经取出，即使未使用，也不可放回。

(3)未经消毒的用物不可触及无菌物品。

(五)操作时要保持无菌

不可面对无菌区讲话、咳嗽、打喷嚏，疑有无菌物品被污染，不可使用。

(六)一人一物

一套无菌物品，仅供一人使用，防止交叉感染。

三、无菌技术基本操作

无菌技术及操作规程是根据科学原则制定的，任何一个环节都不可违反，每个医务人员都必须遵守，以保证患者的安全。

(一)取用无菌物持钳法

使用无菌物持钳取用和传递无菌物品，以维持无菌物品及无菌区的无菌状态。

1.类别

(1)三叉钳：夹取较重物品，如盆、盒、瓶、罐等，不能夹取细的物品。

(2)卵圆钳：夹取镊、剪、刀、治疗碗及盘等，不能夹取较重物品。

(3)镊子：夹取棉球、棉签、针、注射器等。

2.无菌持物钳(镊)的使用法

(1)无菌持物钳(镊)应浸泡在盛有消毒溶液的无菌广口容器内，液面需超过轴节以上 2～3 cm或镊子 1/2 处。容器底部应垫无菌纱布，容器口上加盖。每个容器内只能放一把无菌持物钳(镊)(图 1-2)。

(2)取放无菌持物钳(镊)时，尖端闭合，不可触及容器口缘及溶液面以上的容器内壁。手指不可触摸浸泡部位。使用时保持尖端向下，不可倒转向上，以免消毒液倒流污染尖端。用后立即放回容器内，并将轴节打开。如取远处无菌物品时，无菌持物钳(镊)应连同容器移至无菌物品旁使用。

(3)无菌持物钳(镊)不能触碰未经灭菌的物品，也不可用于换药或消毒皮肤。如被污染或可疑污染时，应重新消毒灭菌。

(4)无菌持物钳(镊)及其浸泡容器，每周消毒灭菌 1 次，并更换消毒溶液及纱布。外科病室每周 2 次，手术室、门诊换药室或其他使用较多的部门，应每天灭菌 1 次。

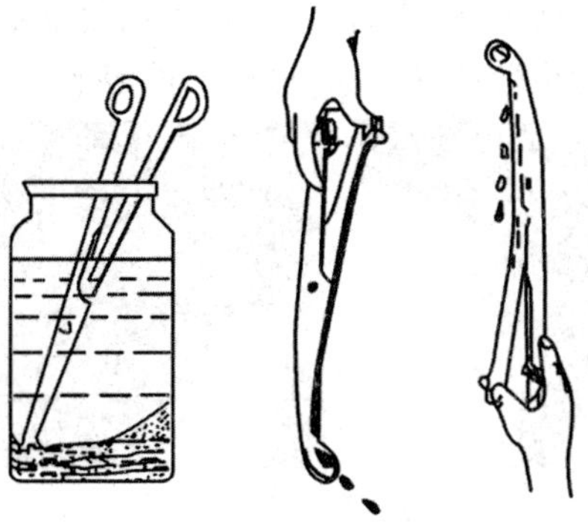

图 1-2　无菌持物钳(镊)的使用

(5)不能用无菌持物钳夹取油纱布,因黏于钳端的油污可形成保护层,影响消毒液渗透而降低消毒效果。

(二)无菌容器的使用法

无菌容器用以保存无菌物品,使其处于无菌状态以备使用(图 1-3)。

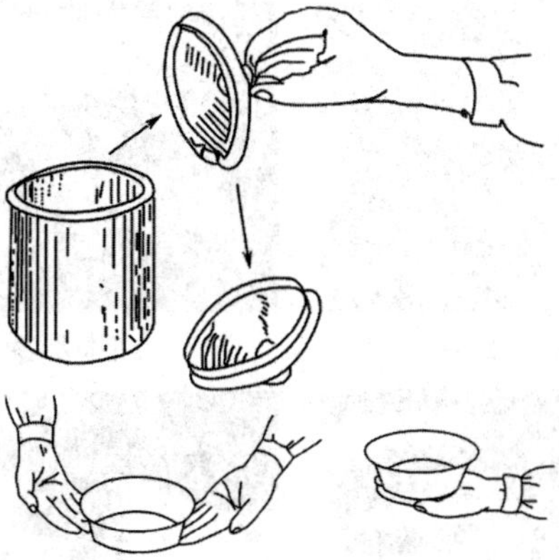

图 1-3　无菌容器使用

(1)取无菌容器内的物品,打开时将盖内面(无菌面)向上置于稳妥处或内面向下拿在手中,手不可触及容器壁的内面,取后即将容器盖盖严,避免容器内无菌物品在空气中暴露过久。

(2)取无菌容器应托住容器底部,手指不可触及容器边缘及内面。

(三)取用无菌溶液法

目的是维持无菌溶液在无菌状态下使用。

1.核对

药名、剂量、浓度、有效期。

2.检查

有无裂缝、瓶盖有无松动、溶液的澄清度、质量。

3.倒用密封瓶溶液法

擦净瓶外灰尘,用启瓶器撬开铝盖,用双手拇指将橡胶塞边缘向上翻起,再用示指和中指套住橡胶塞拉出,先倒出少量溶液冲洗瓶口,倒液时标签朝上,倒后立即将橡胶塞塞好,常规消毒后将塞翻下，记录开瓶日期、时间，有效期 24 小时，不可将无菌物品或非无菌物品伸入无菌溶液内蘸取或直接接触瓶口倒液，以免污染瓶内的溶液，已倒出的溶液不可再倒回瓶内(图 1-4)。

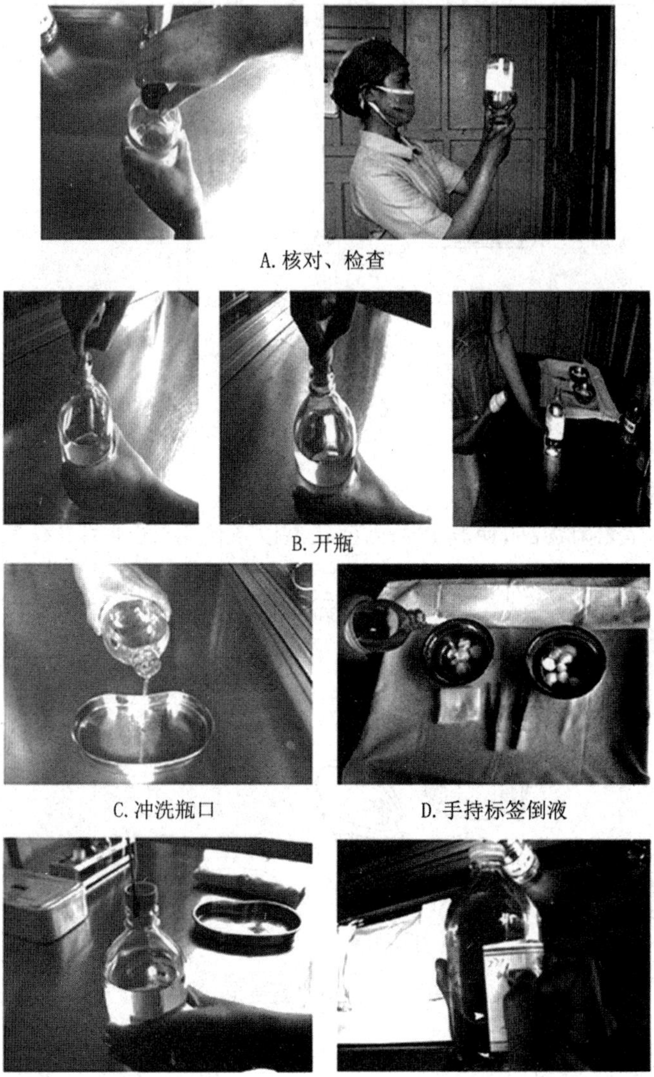

A. 核对、检查

B. 开瓶

C. 冲洗瓶口　　D. 手持标签倒液

E. 消毒瓶口　　F. 注明开瓶时间

图 1-4　无菌溶液的取用

4.倒用烧瓶液法

先检查后解系带，倒液同密封法。

(四)无菌包使用法

目的是保持无菌包内无菌物品处于无菌状态，以备使用。

1.包扎法

将物品放在包布中央，最后一角折盖后用化学指示胶带粘贴，封包胶带上可书写记录，或用带包扎“＋”。

2.开包法

(1)三查：名称、日期、化学指示胶带。

(2)撕开粘贴或解开系带,系带卷放在包布边下,先外角再两角,后内角,注意手不可触及内面,放在事先备好的无菌区域内,将包布按原折痕包起,将带以"一"字形包扎,记录,24 小时有效(图 1-5)。

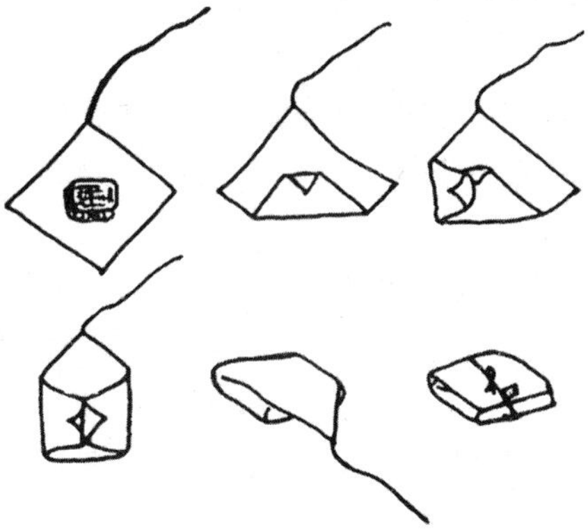

图 1-5 无菌包的使用

3.小包打开法

托在手上打开,另一手将包布四角抓住,稳妥地将包内物品放入无菌区域内。

4.一次性无菌物品

注射器或输液条,敷料或导管。

(五)铺无菌盘法

目的是维持无菌物品处于无菌状态,以备使用。

将无菌治疗巾铺在清洁、干燥的治疗盘内,使其内面为无菌区,可放置无菌物品,以供治疗和护理操作使用。有效期限不超过 4 小时。

(1)无菌治疗巾的折叠法:将双层棉布治疗巾横折 2 次,再向内对折,将开口边分别向外翻折对齐。

(2)无菌治疗巾的铺法:手持治疗巾两开口外角呈双层展开,由远端向近端铺于治疗盘内。两手捏住治疗巾上层下边两外角向上呈扇形折叠三层,内面向外。

(3)取所需无菌物品放入无菌区内,覆盖上层无菌巾,使上、下层边缘对齐,多余部分向上反折。

(六)戴、脱无菌手套法

目的是防止患者在手术与治疗过程中受到感染,处理无菌物品过程中确保物品无菌(图 1-6)。

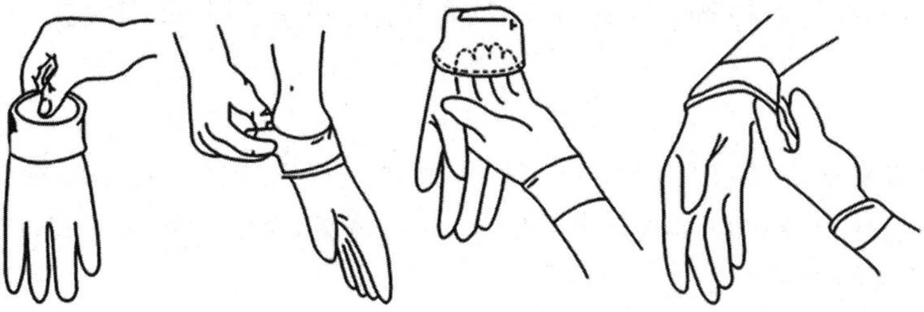

图 1-6 戴、脱无菌手套

(1)洗净擦干双手,核对号码及日期。

(2)打开手套袋,取出滑石粉擦双手。

(3)掀起手套袋开口处,取出手套,对准戴上。

(4)双手调手套位置,扣套在工作衣袖外面。

(5)脱手套,外面翻转脱下。

(6)注意:①未戴手套的手不可触及手套的外面;②已戴手套的手不可触及未戴手套的手或另一手套内面;③发现手套有破洞立即更换。

(七)取用消毒棉签法

目的是保持无菌棉签处于无菌状态下使用。

1.无菌棉签使用法

(1)检查棉签有效作用期及包装的完整程度,有破损时不能使用。

(2)左手握棉签棍端,右手捏住塑料包装袋上部,依靠棉棍的支撑向后稍用力撕开前面的包装袋。

(3)将包装袋抽后折盖左手示指,以中指压住。

(4)右手拇指顶出所用棉签并取出。

2.复合碘医用消毒棉签使用法

(1)取复合碘医用消毒棉签1包,检查有效期,注明开启时间。

(2)将包内消毒棉签推至包的右下端,并分离1根留置包内左侧。

(3)左手拇、示指持复合碘医用消毒棉签包的窗口缘,右手拇指、示指捏住窗翼,揭开窗口。

(4)将窗翼拉向右下方,以左手拇指按压窗翼,固定窗盖。

(5)右手从包的后方将包左上角向后反折,夹于左手示指与中指之间,露出棉签手柄部。

(6)以右手取出棉签。

(7)松开左手拇指和中指,拇指顺势将窗口封好,放回盘内备用。

(程　严)

第九节　休息与睡眠护理

休息与睡眠是人类最基本的生理需要。良好的休息和睡眠如同充分的营养和适度的运动一样,对保持和促进健康起着重要作用。作为护士,必须了解睡眠的分期、影响睡眠的因素及患者的睡眠习惯,切实解决患者的睡眠问题,帮助患者达到可能的最佳睡眠状态。

一、休息

休息是指在一段时间内,通过相对地减少机体活动,使身心放松,处于一种没有紧张和焦虑的松弛状态。休息包括身体和心理两方面的放松,通过休息,可以减轻疲劳和缓解精神紧张。

(一)休息的意义和方式

1.休息的意义

对健康人来说,充足的休息是维持机体身心健康的必要条件;对患者来说,充足的休息是促进疾病康复的重要措施。休息对维护健康具有重要的意义,具体表现为:①休息可以减轻或消除疲劳,缓解精神紧张和压力。②休息可以维持机体生理调节的规律性。③休息可以促进机体正常的生长发育。④休息可以减少能量的消耗。⑤休息可以促进蛋白质的合成及组织修复。

2.休息的方式

休息的方式是因人而异的,取决于个体的年龄、健康状况、工作性质和生活方式等因素。对不同的人而言,休息有着不同的含义。例如,对从事脑力劳动的人而言,他的休息方式可以是散步、打球、游泳等;而对于从事这些活动的运动员来讲,他的休息反而是读书、看报、听音乐。无论采取何种方式,只要达到缓解疲劳、减轻压力、促进身心舒适和精力恢复的目的,就是有效的休息。在休息的各种形式中,睡眠是最常见也是最重要的一种。

(二)休息的条件

要想得到充足的休息,应满足以下 3 个条件,即充足的睡眠、生理上的舒适和心理上的放松。

1.充足的睡眠

休息的最基本的先决条件是充足的睡眠。充足的睡眠可以促进个体精力和体力的恢复。虽然每个人所需要的睡眠时间有较大的区别,但都有最低限度的睡眠时数,满足了一定的睡眠时数,才能得到充足的休息。护理人员要尽量使患者有足够的睡眠时间和建立良好的睡眠习惯。

2.生理上的舒适

生理上的舒适也就是身体放松,是保证有效休息的前提。因此,在休息之前必须将患者身体上的不适降至最低程度。护理人员应为患者提供各种舒适服务,包括祛除或控制疼痛、提供舒适的体位或姿势、协助患者搞好个人卫生、保持适宜的温湿度、调节睡眠时所需要的光线等。

3.心理上的放松

要得到良好的休息,必须有效地控制和减少紧张和焦虑,心理上才能得到放松。患者由于生病、住院时个体无法满足社会上、职业上或个人角色在义务上的需要,加之住院时对医院环境及医务人员感到陌生,对自身疾病的担忧等,患者常常会出现紧张和焦虑。因此,护理人员应耐心与患者沟通,恰当地运用其知识和技能,提供及时、准确的服务,尽量满足患者的各种需要,才能帮助患者减少紧张和焦虑。

二、睡眠

睡眠是各种休息中最自然、最重要的方式。人的一生中有 1/3 的时间要用在睡眠上。任何人都需要睡眠,通过睡眠可以使人的精力和体力得到恢复,可以保持良好的觉醒状态,这样人才能精力充沛地从事劳动或其他活动。睡眠对于维持人的健康,尤其是促进疾病的康复,具有重要的意义。

(一)睡眠的定义

现代医学界普遍认为睡眠是一种主动过程,是一种知觉的特殊状态。睡眠时,人脑并没有停止工作,只是换了模式,虽然对周围环境的反应能力降低,但并未完全消失。通过睡眠,人的精力和体力得到恢复,睡眠后可保持良好的觉醒状态。

由此,可将睡眠定义为周期性发生的持续一定时间的知觉的特殊状态,具有不同的时相,睡眠时可相对地不作出反应。

(二)睡眠原理

睡眠是与较长时间的觉醒交替循环的生理过程。目前认为,睡眠由睡眠中枢控制。睡眠中枢位于脑干尾端，它向上传导冲动，作用于大脑皮质（也称上行抑制系统），与控制觉醒状态的脑干网状结构上行激动系统的作用相拮抗，引起睡眠和脑电波同步化，从而调节睡眠与觉醒的相互转化。

（三）睡眠分期

通过脑电图（EEG）测量大脑皮质的电活动，眼电图（EOG）测量眼睛的运动，肌电图（EMG）测量肌肉的状况，发现睡眠的不同阶段脑、眼睛、肌肉的活动处于不同的水平。正常的睡眠周期可分为两个相互交替的不同时相状态，即慢波睡眠和快波睡眠。成人进入睡眠后，首先是慢波睡眠，持续 80～120 分钟后转入快波睡眠，维持 20～30 分钟后，又转入慢波睡眠。整个睡眠过程中有四或五次交替，越近睡眠的后期，快波睡眠持续时间越长。两种睡眠时相状态均可直接转为觉醒状态，但在觉醒状态下，一般只能进入慢波睡眠，而不能进入快波睡眠。

1.慢波睡眠（slow wave sleep，SWS）

脑电波呈现同步化慢波时相，伴有慢眼球运动，肌肉松弛但仍有一定张力，亦称正相睡眠（orthodox sleep，OS）或非快速眼球运动睡眠（non-rapid eye movement sleep，NREM sleep）。在这段睡眠期间，大脑的活动下降到最低，使得人体能够得到完全的舒缓。此阶段又可分为 4 期。

（1）第Ⅰ期：为入睡期，是所有睡眠时相中睡得最浅的一期，常被认为是清醒与睡眠的过渡阶段，仅维持几分钟，很容易被唤醒。此期眼球有着缓慢的运动，生理活动开始减少，同时生命体征和新陈代谢逐渐减缓，在此阶段的人们仍然认为自己是清醒的。

（2）第Ⅱ期：为浅睡期。此阶段的人们已经进入无意识阶段，不过仍可听到声音，仍然容易被唤醒。此期持续 10～20 分钟，眼球不再运动，机体功能继续变慢，肌肉逐渐放松，脑电图偶尔会产生较快的宽大的梭状波。

（3）第Ⅲ期：为中度睡眠期，持续 15～30 分钟。此期肌肉完全放松，心搏缓慢，血压下降，但仍保持正常，难以唤醒并且身体很少移动，脑电图显示梭状波与 δ 波（大而低频的慢波）交替出现。

（4）第Ⅳ期：为深度睡眠期，持续 15～30 分钟。全身松弛，无任何活动，极难唤醒，生命体征比觉醒时明显下降，体内生长激素大量分泌，人体组织愈合加快，遗尿和梦游可能发生，脑电波为慢而高的 δ 波。

2.快波睡眠（fast wave sleep，FWS）

快波睡眠亦称异相睡眠（paradoxical sleep，PS）或快速眼球运动睡眠（rapid eye movement sleep，REM sleep）。此期的睡眠特点是眼球转动很快，脑电波活跃，与觉醒时很难区分。其表现与慢波睡眠相比，是各种感觉功能进一步减退，唤醒阈值提高，极难唤醒，同时骨骼肌张力消失，肌肉几乎完全松弛。此外，这一阶段还会有间断的阵发性表现，如眼球快速运动、部分躯体抽动，同时有心排血量增加、血压上升、心率加快、呼吸加快而不规则等交感神经兴奋的表现。多数在醒来后能够回忆的生动、逼真的梦境都是在此期发生的。

睡眠中的一些时相对人体具有特殊的意义，如在 NREM 第Ⅳ期的睡眠中，机体会释放大量的生长激素来修复和更新上皮细胞和某些特殊细胞，如脑细胞，故慢波睡眠有利于促进生长和体力的恢复。而 REM 睡眠则对于学习记忆和精力恢复似乎很重要。因为在快波睡眠中，脑耗氧量增加，脑血流量增多，且脑内蛋白质合成加快，有利于建立新的突触联系，可加快幼儿神经系统成熟。同时快波睡眠对保持精神和情绪上的平衡最为重要。因为这一时期的梦境都是生动的、充满感情色彩的，此梦境可减轻、缓解精神压力，使人将忧虑的事情从记忆中消除。非快速眼球运动睡眠与快速眼球运动睡眠的比较见表 1-1。

表 1-1 非快速眼球运动睡眠与快速眼球运动睡眠的比较

项目	非快速眼球运动睡眠	快速眼球运动睡眠
脑电图	(1)第Ⅰ期：低电压 α 节律 8～12 次/秒 (2)第Ⅱ期：宽大的梭状波 14～16 次/秒 (3)第Ⅲ期：梭状波与 δ 波交替 (4)第Ⅳ期：慢而高的 δ 波 1～2 次/秒	去同步化快波
眼球运动	慢的眼球转动或没有	阵发性的眼球快速运动
生理变化	(1)呼吸、心率减慢且规则 (2)血压、体温下降 (3)肌肉渐松弛 (4)感觉功能减退	(1)感觉功能进一步减退 (2)肌张力进一步减弱 (3)有间断的阵发性表现：心排血量增加，血压升高，呼吸加快且不规则，心率加快
合成代谢	人体组织愈合加快	脑内蛋白质合成加快
生长激素	分泌增加	分泌减少
其他	第Ⅳ期发生夜尿和梦游	做梦且为充满感情色彩、稀奇古怪的梦
恢复	有利于个体体力的恢复	有利于个体精力的恢复

(四)睡眠周期

对大多数成人而言，睡眠是每 24 小时循环一次的周期性程序。一旦入睡，成人平均每晚经历 4～6 个完整的睡眠周期，每个睡眠周期由不同的睡眠时相构成，分别是 NREM 睡眠的 4 个时相和 REM 睡眠，持续 60～120 分钟，平均为 90 分钟。睡眠周期各时相按一定的顺序重复出现。这一模式总是从 NREM 第 1 期开始，依次经过第Ⅱ期、第Ⅲ期、第Ⅳ期之后，返回 NREM 的第Ⅲ期然后到第Ⅱ期，再进入 REM 期，当 REM 期完成后，再回到 NREM 的第Ⅱ期(图 1-7)，如此周而复始。在睡眠时相周期的任一阶段醒而复睡时，都需要从头开始依次经过各期。

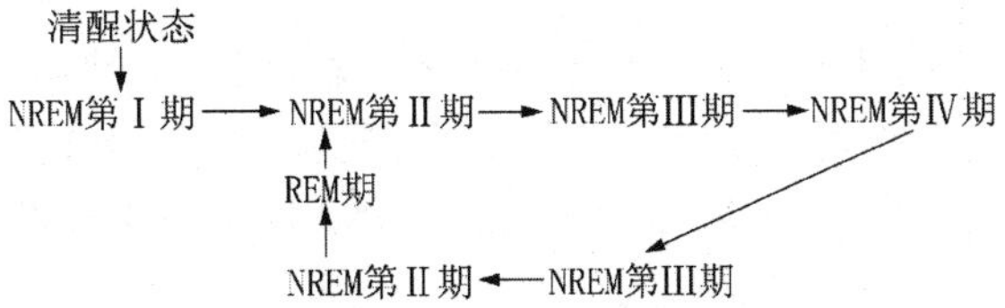

图 1-7 睡眠周期

在睡眠周期中，每一时相所占的时间比例随睡眠的进行而有所改变。一般刚入睡时，个体进入睡眠周期约 90 分钟后才进入 REM 睡眠，随睡眠周期的进展，NREM 第Ⅲ、Ⅳ时相缩短，REM 阶段时间延长。在最后一个睡眠周期中，REM 睡眠可达到 60 分钟。因此，大部分 NREM 睡眠发生在上半夜，REM 睡眠则多在下半夜。

(五)影响睡眠的因素

1.生理因素

(1)年龄：通常人睡眠的需要量与其年龄成反比，但有个体差异。新生儿期每天睡眠时间最长，可达 16～20 小时，成人 7～8 小时。

(2)疲劳：适度的疲劳，有助于入睡，但过度的精力耗竭反而会使入睡发生困难。

(3)昼夜节律："睡眠-觉醒"周期具有生物钟式的节律性，如果长时间频繁地夜间工作或航空时差，就会造成该节律失调，从而影响入睡及睡眠质量。

(4)内分泌变化：妇女月经前期和月经期常出现嗜睡现象，绝经期妇女常失眠，与内分泌变化有关。

(5)寝前习惯：睡前的一些行为习惯，如看报纸杂志、听音乐、喝牛奶、洗热水澡或泡脚等，当这些习惯突然改变或被阻碍进行时，可能使睡眠发生障碍。

(6)食物因素：含有较多L-色氨酸的食物，如肉类、乳制品和豆类都能促进入睡，缩短入睡时间，是天然的催眠剂；少量饮酒能促进放松和睡眠，但大量饮酒会干扰睡眠，使睡眠变浅；含有咖啡因的浓茶、咖啡及可乐饮用后使人兴奋，即使入睡也容易中途醒来，且总睡眠时间缩短。

2.病理因素

(1)疾病影响：几乎所有疾病都会影响睡眠。如各种原因引起的疼痛未能及时缓解时严重影响睡眠，精神分裂症、强迫性神经症等患者常处于过度觉醒状态。生病的人需要更多时间的睡眠来促进机体康复，却往往因为多种症状困扰或特殊的治疗限制而无法获得正常的睡眠。

(2)身体不适：身体的舒适是获得休息与安睡的先决条件，饥饿、腹胀、呼吸困难、憋闷、身体不洁、皮肤瘙痒、体位不适等都是常见的影响睡眠的原因。

3.环境因素

睡眠环境影响睡眠状况，适宜的温湿度、安静、整洁、舒适、空气清新的环境常可增进睡眠，反之则会对睡眠产生干扰。

4.心理因素

焦虑不安、强烈的情绪反应(如恐惧、悲哀、激动、喜悦)、家庭或人际关系紧张等常常影响患者的睡眠。

5.其他

食物摄入多少、体育锻炼情况、某些药物等也会影响睡眠形态。

(六)促进睡眠的护理措施

1.增进舒适

人们在感觉舒适和放松时才能入睡。为了使患者放松，对于一些遭受病痛折磨的患者采用有效镇痛的方法；做好就寝前的晚间护理，如协助患者洗漱、排便；帮助患者处于正确的睡眠姿势，妥善安置身体各部位的导管、引流管，以及牵引、固定等特殊治疗措施。

2.环境控制

人们睡眠时需要的环境条件包括适宜的室温和通风、最低限度的声音、舒适的床和适当的照明。一般冬季室温18～22℃、夏季25℃左右、湿度以50%～60%为宜；根据患者需要，睡前开窗通风，清除病房内异味，使空气清新；保持病区尽可能地安静，尽量减少晚间交谈；提供清洁、干燥的卧具和舒适的枕头、被服；夜间调节住院单元的灯光。

3.重视心理护理

多与患者沟通交流，找出影响患者休息与睡眠的心理社会因素，通过鼓励倾诉、正确指导，消除患者紧张和焦虑情绪，恢复平静、稳定的状态，提高休息和睡眠质量。

4.建立休息和睡眠周期

针对患者的不同情况，帮助患者建立适宜的休息和睡眠周期。患者入院后，原有的休息和睡眠规律被打乱，护士应在患者醒时进行评估、治疗和常规护理工作，避免因一些非必需任务而唤醒患者，同时鼓励患者合理安排日间活动，适当锻炼。

5.尊重患者的睡眠习惯

病情允许的情况下，护理人员应尽可能根据患者就寝前的一些个人习惯，选择如提供温热饮料，允许短时间的阅读、听音乐，协助沐浴或泡脚等方式促进睡眠。

6.健康教育

使患者了解睡眠对健康与康复的重要作用，心、身放松的重要意义和一些促进睡眠的常用技巧。与患者一起讨论有关休息和睡眠的知识，分析困扰患者睡眠的因素，针对具体情况给予相应指导，帮助患者建立有规律的生活方式，养成良好的睡眠习惯。

（程　严）

第十节　生命体征观察与护理

生命体征是体温、脉搏、呼吸及血压的总称，是机体生命活动的客观反映，是评价生命活动状态的重要依据，也是护士评估患者身心状态的基本资料。

在正常情况下，生命体征在一定范围内相对稳定，相互之间保持内在联系；当机体患病时，生命体征可发生不同程度的变化。护士通过对生命体征的观察，可以了解机体重要脏器的功能状态，了解疾病的发生、发展、转归，并为疾病预防、诊断、治疗和护理提供依据；同时，可以发现患者现存的或潜在的健康问题，以正确制订护理计划。因此，生命体征的测量及护理是临床护理工作的重要内容之一，也是护士应掌握的基本技能。

一、体温

体温由三大营养物质氧化分解而产生。50%以上迅速转化为热能，50%贮存于 ATP 内，供机体利用，最终仍转化为热能散发到体外。正常人体的温度是由大脑皮质和丘脑下部体温调节中枢所调节（下丘脑前区为散热中枢，下丘脑后区为产热中枢），并通过神经、体液因素调节产热和散热过程，保持产热与散热的动态平衡，所以正常人有相对恒定的体温。

（一）正常体温及生理性变化

1.正常体温

通常说的体温是指机体内部的温度，即胸腔、腹腔、中枢神经的温度，又称体核温度，较高且稳定。皮肤温度称体壳温度。临床上通常用口温、肛温、腋温来代替体温。在这 3 个部位测得的温度接近身体内部的温度，且测量较为方便。3 个部位测得的温度略有不同，口腔温度居中，直肠温度较高，腋下温度较低。同时在 3 个部位进行测量，其温度差一般不超过 1 ℃。这是由于血液在不断地流动，将热量很快地由温度较高处带往温度较低处，因而机体各部的温度一般差异不大。

体温的正常值不是一个具体的点，而是一个范围。机体各部位由于代谢率的不同，温度略有差异，常以口腔、直肠、腋下的平均温度为标准，个体体温可以较正常的平均温度增减 0.3～0.6 ℃，健康成人的平均温度波动范围见表 1-2。

表 1-2　健康成人不同部位温度的波动范围

部位	波动范围
口腔	36.2～37.0 ℃
直肠	36.5～37.5 ℃
腋窝	36.0～36.7 ℃

2.生理性变化

人的体温在一些因素的影响下,会出现生理性的变化,但这种体温的变化,往往是在正常范围内或是一闪而过的。

(1)时间:人的体温 24 小时内的变动在 0.5～1.5 ℃,一般清晨 2～6 时体温最低,下午 2～8 时体温最高。这种昼夜的节律波动,可能与人体活动代谢的相应周期性变化有关。如长期从事夜间工作的人员,可出现夜间体温上升、日间体温下降的现象。

(2)年龄:新生儿因体温调节中枢尚未发育完全,调节体温的能力差,体温易受环境温度影响而变化;儿童由于代谢率高,体温可略高于成人;老年人代谢率较低,血液循环变慢,加上活动量减少,因此体温偏低。

(3)性别:一般来说,女性比男性有较厚的皮下脂肪层,维持体热能力强,故女性体温较男性高约0.3 ℃。并且女性的基础体温随月经周期出现规律变化,即月经来潮后逐渐下降,至排卵后,体温又逐渐上升。这种体温的规律性变化与血中孕激素及其代谢产物的变化相吻合。

(4)环境温度:在寒冷或炎热的环境下,机体的散热受到明显的抑制或加强,体温可暂时性的降低或升高。另外,气流、个体暴露的范围大小亦影响个体的体温。

(5)活动:任何需要耗力的活动,都使肌肉代谢增强,产热增加,可以使体温暂时性上升 1～2 ℃。

(6)饮食:进食的冷热可以暂时性地影响口腔温度,进食后,由于食物的特殊动力作用,可以使体温暂时性地升高 0.3 ℃左右。

另外,强烈的情绪反应、冷热的应用以及个体的体温调节机制都对体温有影响,在测量体温的过程中要加以注意并能够作出解释。

3.产热与散热

(1)产热过程:机体产热过程是细胞新陈代谢的过程。人体通过化学方式产热,即食物氧化、骨骼肌运动、交感神经兴奋、甲状腺素分泌增多,以及体温升高均可提高新陈代谢率,而增加产热量。

(2)散热过程:机体通过物理方式进行散热。机体大部分的热量通过皮肤的辐射、传导、对流、蒸发来散热;一小部分的热量通过呼吸、尿、粪便而散发于体外。

当外界温度等于或高于皮肤温度时,蒸发就是人体唯一的散热形式。

1)辐射:热由一个物体表面通过电磁波的形式传至另一个与它不接触物体表面的一种形式。在低温环境中,它是主要的散热方式,安静时的辐射散热所占的百分比较大,可达总热量的60%。其散热量的多少与所接触物质的导热性能、接触面积和温差大小有关。

2)传导:机体的热量直接传给同它接触的温度较低的物体的一种散热方法。

3)对流:传导散热的特殊形式。对流是指通过气体或液体的流动来交换热量的一种散热方法。

4)蒸发:由液态转变不气态,同时带走大量热量的一种散热方法。

(二)异常体温的观察

人体最高的耐受热为40.6～41.4 ℃,低于34 ℃或高于43 ℃,则极少存活。升高超过41 ℃,可引起永久性的脑损伤;高热持续在42 ℃以上24小时常导致休克及严重并发症。所以对于体温过高或过低者应密切观察病情变化,不能有丝毫的松懈。

1.体温过高

体温过高又称发热,是由于各种原因使下丘脑体温调节中枢的调定点上移,产热增加而散热减少,导致体温升高超过正常范围。

(1)原因:①感染性如病毒、细菌、真菌、螺旋体、立克次体、支原体、寄生虫等感染引起的发热,最多见。②非感染性如无菌性坏死物质的吸收引起的吸收热、变态反应性发热等。

(2)以口腔温度为例,按照发热的高低将发热分为如下几类。低热:37.5～37.9 ℃。中等热:38.0～38.9 ℃。高热:39.0～40.9 ℃。超高热:41 ℃及以上。

(3)发热过程:发热的过程常依疾病在体内的发展情况而定,一般分为3个阶段。①体温上升期:特点是产热大于散热。主要表现:皮肤苍白、干燥无汗,患者畏寒、疲乏,体温升高,有时伴寒战。方式:骤升和渐升。骤升指体温在数小时内升至高峰,如肺炎球菌导致的肺炎;渐升指体温在数小时内逐渐上升,数天内达高峰,如伤寒。②高热持续期:特点是产热和散热在较高水平上趋于平衡。主要表现:体温居高不下,皮肤潮红,呼吸加深加快,脉搏增快并有头痛、食欲缺乏、恶心、呕吐、口干、尿量减少等症状,甚至惊厥、谵妄。③体温下降期:特点是散热增加,产热趋于正常,体温逐渐恢复至正常水平。主要表现:大量出汗、皮肤潮湿、温度降低。老年人易出现血压下降、脉搏细速、四肢厥冷等循环衰竭的症状。方式:骤降和渐降。骤降指体温在数小时内降至正常,如大叶性肺炎、疟疾;渐降指体温在数天内降至正常,如伤寒、风湿热。

(4)热型:将不同时间测得的体温绘制在体温单上,互相连接就构成体温曲线。各种体温曲线形状称为热型。有些发热性疾病有特殊的热型,通过观察体温曲线可协助诊断。但需注意,药物的应用可使热型变得不典型。常见的热型如下。①稽留热:体温持续在39～40 ℃,达数天或数周,24小时波动范围不超过1 ℃。常见于大叶性肺炎、伤寒等急性感染性疾病的极期。②弛张热:体温多在39 ℃以上,24小时体温波动幅度可超过2 ℃,但最低温度仍高于正常水平。常见于化脓性感染、败血症、浸润性肺结核等疾病。③间歇热:体温骤然升高达高峰后,持续数小时又迅速降至正常,经过一天或数天间歇后,体温又突然升高,如此有规律地反复发作,常见于疟疾。④不规则热:发热不规律,持续时间不定。常见于流行性感冒、肿瘤等疾病引起的发热。

2.体温过低

体温过低是指由于各种原因引起的产热减少或散热增加,导致体温低于正常范围。当体温低于35 ℃时,称为体温不升。体温过低的原因如下。

(1)体温调节中枢发育未成熟:如早产儿、新生儿。

(2)疾病或创伤:见于失血性休克、极度衰竭等患者。

(3)药物中毒。

(三)体温异常的护理

1.体温过高

降温措施有物理降温、药物降温及针刺降温。

(1)观察病情:加强对生命体征的观察,定时测量体温,一般每天测温4次,高热患者应每4小时测温1次,待体温恢复正常3天后,改为每天1～2次,同时观察脉搏、呼吸、血压、意识状态的变化;及时了解有关各种检查结果及治疗护理后病情好转还是恶化。

(2)饮食护理:①补充高蛋白、高热量、高维生素、易消化的流质或半流质饮食,如粥、鸡蛋羹、面片汤、青菜、新鲜果汁等。②多饮水,每天补充液量 3 000 mL,必要时给予静脉点滴,以保证入量。

由于高热时,热量消耗增加,全身代谢率加快,蛋白质、维生素的消耗量增加,水分丢失增多,同时消化液分泌减少,胃肠蠕动减弱,所以宜及时补充水分和营养。

(3)使患者舒适:①安置舒适的体位让患者卧床休息,同时调整室温和避免噪声。②口腔护理:每天早、晚刷牙,饭前、饭后漱口,不能自理者,可行特殊口腔护理。由于发热患者唾液分泌减少,口腔黏膜干燥,机体抵抗力下降,极易引起口腔炎、口腔溃疡,因此口腔护理可预防口腔及咽部细菌繁殖。③皮肤护理:发热患者退热期出汗较多,此时应及时擦干汗液并更换衣裤和大单等,以保持皮肤的清洁和干燥,防止皮肤继发性感染。

(4)心理调护:注意患者的心理状态,对体温的变化给予合理的解释,以缓解患者紧张和焦虑的情绪。

2.体温过低

(1)保暖:①给患者加盖衣被、毛毯、电热毯等或放置热水袋,注意小儿、老人、昏迷者,热水袋温度不宜过高,以防烫伤。②暖箱:适用于体重低于 2 500 g,胎龄不足 35 周的早产儿、低体重儿。

(2)给予热饮。

(3)监测生命体征:每小时测体温 1 次,直至恢复正常且保持稳定,同时观察脉搏、呼吸、血压、意识的变化。

(4)设法提高室温:以 22～24 ℃为宜。

(5)积极宣教:教会患者避免导致体温过低的因素。

(四)测量体温的技术

1.体温计的种类及构造

(1)水银体温计:又称玻璃体温计,是最常用的最普通的体温计。它是一种外标刻度为红线的真空玻璃毛细管。其刻度范围为 35～42 ℃,每小格 0.1 ℃,在 37 ℃刻度处以红线标记,以示醒目。体温计一端贮存水银,当水银遇热膨胀后沿毛细管上升;因毛细管下端和水银槽之间有一凹陷,所以水银柱遇冷不致下降,以便检视温度。

根据测量部位的不同可将体温计分为口表、肛表、腋表。口表的水银端呈圆柱形,较细长;肛表的水银端呈梨形,较粗短,适合插入肛门;腋表的水银端呈扁平鸭嘴形。临床上口表可代替腋表使用。

(2)其他:如电子体温计、感温胶片、可弃式化学体温计等。

2.测体温的方法

(1)目的:通过测量体温,了解患者的一般情况及疾病的发生,发展规律,为诊断、预防、治疗提供依据。

(2)用物准备:①测温盘内备体温计(水银柱甩至 35 ℃以下)、秒表、纱布、笔、记录本。②若测肛温,另备润滑油、棉签、手套、卫生纸、屏风。

(3)操作步骤:①洗手、戴口罩,备齐用物,携至床旁。②核对患者并解释目的。③协助患者取舒适卧位。④测体温:根据病情选择合适的测温方法。测腋温:擦干汗液,将体温计放在患者腋窝，紧贴皮肤屈肘臂过胸，夹紧体温计。测量 10 分钟后，取出体温计用纱布擦拭。测口温法：嘱患者张口，将口表汞柱端放于舌下热窝。嘱患者闭嘴用鼻呼吸，勿用牙咬体温计。测量时间 3～5 分钟。嘱患者张口，取出口表，用纱布擦拭。测肛温法：协助患者取合适卧位，露出臀部。润滑肛表前端，戴手套用手垫卫生纸分开臀部，轻轻插入肛表 3～4 cm。测量时间 3～5 分钟。用卫生纸擦拭肛表。检视读数，放体温计盒内，记录。⑤整理床单位。⑥洗手，绘制体温于体温单上。⑦消毒用过的体温计。

(4)注意事项：①测温前应注意有无影响体温波动的因素存在，如 30 分钟内有无进食、剧烈活动、冷热敷、坐浴等。②体温值如与病情不符，应重复测量。③腋下有创伤、手术或消瘦夹不紧体温计者不宜测腋温；腹泻、肛门手术、心肌梗死的患者禁测肛温；精神异常、昏迷、婴幼儿等不能合作者及口鼻疾病或张口呼吸者禁测口温；进热食或面颊部热敷者，应间隔 30 分钟后再测口温。④对小儿、重症患者测温时，护士应守护在旁。⑤测口温时，如不慎咬破体温计，应立即清除玻璃碎屑，以免损伤口腔黏膜；口服蛋清或牛奶，以保护消化道黏膜并延缓汞的吸收；病情允许者，进粗纤维食物，以加快汞的排出。

3.体温计的消毒与检查

(1)体温计的消毒：为防止测体温引起的交叉感染，保证体温计清洁，用过的体温计应消毒。先将体温计分类浸泡于含氯消毒液内 30 分钟后取出，再用冷开水冲洗擦干，放入清洁容器中备用。集体测温后的体温计，用后全部浸泡于消毒液中。①5 分钟后取出清水冲净，擦干后放入另一消毒液容器中进行第二次浸泡，半小时后取出清水冲净，擦干后放入清洁容器中备用。②消毒液的容器及清洁体温计的容器每周进行 2 次高压蒸汽灭菌消毒，消毒液每天更换 1 次，若有污染随时消毒。③传染病患者应设专人体温计，单独消毒。

(2)体温计的检查：在使用新的体温计前，或定期消毒体温计后，应对体温计进行校对，以检查其准确性。将全部体温计的水银柱甩至 35 ℃以下，同一时间放入已测好的 40 ℃水内，3 分钟后取出检视。若体温计之间相差0.2 ℃以上或体温计上有裂痕者，取出不用。

二、脉搏

(一)正常脉搏及生理性变化

1.正常脉搏

随着心脏节律性收缩和舒张，动脉内的压力也发生周期性的波动，这种周期性的压力变化可引起动脉血管发生扩张与回缩的搏动，这种搏动在浅表的动脉可触摸到，临床简称为脉搏。正常人的脉搏节律均匀、规则，间隔时间相等，每搏强弱相同且有一定的弹性，每分钟搏动的次数为 60～100 次(即脉率)。脉搏通常与心率一致，是心率的指标。

2.生理性变化

脉率受许多生理性因素影响而发生一定范围的波动。

(1)年龄：一般新生儿、幼儿的脉率较成人快。

(2)性别：同龄女性比男性快。

(3)情绪：兴奋、恐惧、发怒时脉率增快，忧郁时则慢。

(4)活动：一般人运动、进食后脉率会加快；休息、禁食则相反。

(5)药物：兴奋剂可使脉搏增快，镇静剂、洋地黄类药物可使脉搏减慢。

(二)异常脉搏的观察

1.脉率异常

(1)速脉:成人脉率在安静状态下大于100次/分,又称为心动过速。见于高热、甲状腺功能亢进(甲亢,由于代谢率增加而使脉率增快)、贫血或失血等患者。正常人可有窦性心动过速,为一过性的生理现象。

(2)缓脉:成人脉率在安静状态下低于60次/分,又称心动过缓。颅内压增高、病窦综合征、二度以上房室传导阻滞,或服用某些药物如地高辛、普尼拉明、利血平、普萘洛尔等可出现缓脉。正常人可有生理性窦性心动过缓,多见于运动员。

2.脉律异常

脉搏的搏动不规则,间隔时间时长时短,称为脉律异常。

(1)间歇脉:在一系列正常均匀的脉搏中出现一次提前而较弱的脉搏,其后有一较正常延长的间歇(即代偿性间歇),亦称期前收缩。见于各种心脏病或洋地黄中毒的患者;正常人在过度疲劳、精神兴奋、体位改变时也偶尔出现间歇脉。

(2)脉搏短绌:同一单位时间内脉率少于心率。绌脉是由于心肌收缩力强弱不等,有些心排血量少的搏动可发出心音,但不能引起周围血管搏动,导致脉率少于心率。特点:脉律完全不规则,心率快慢不一、心音强弱不等。多见于心房纤颤者。

3.强弱异常

(1)洪脉:当心排血量增加,血管充盈度和脉压较大时,脉搏强大有力,称为洪脉。见于高热、甲状腺功能亢进、主动脉关闭不全等患者;运动后、情绪激动时也常触到洪脉。

(2)细脉:当心排血量减少,动脉充盈度降低时,脉搏细弱无力,扪之如细丝,称为细脉或丝脉。见于大出血、主动脉瓣狭窄和休克、全身衰竭的患者,是一种危险的脉象。

(3)交替脉:节律正常而强弱交替时出现的脉搏,称为交替脉。交替脉是左心衰竭的重要体征。常见于高血压性心脏病、急性心肌梗死、主动脉关闭不全等患者。

(4)水冲脉:脉搏骤起骤落,有如洪水冲涌,故名水冲脉,主要见于主动脉关闭不全、动脉导管未闭、甲亢、严重贫血患者,检查方法是将患者前臂抬高过头,检查者用手紧握患者手腕掌面,可明显感知。

(5)奇脉:在吸气时脉搏明显减弱或消失为奇脉。其产生主要与吸气时,左心室的搏出量减少有关。常见于心包腔积液、缩窄性心包炎等患者,是心包压塞的重要体征之一。

4.动脉壁异常

由于动脉壁弹性减弱,动脉变得迂曲不光滑,有条索感,如按在琴弦上,多见于动脉硬化的患者。

(三)测量脉搏的技术

1.部位

临床上常在靠近骨骼的动脉测量脉搏。最常用最方便的是桡动脉,患者也乐于接受。其次为颞动脉、颈动脉、肱动脉、腘动脉、足背动脉和股动脉等。如怀疑患者心搏骤停或休克时,应选择大动脉为诊脉点,如颈动脉、股动脉。

2.测脉搏的方法

(1)目的:通过测量脉搏,可间接了解心脏的情况,观察相关疾病发生、发展规律,为诊断、治疗提供依据。

(2)准备:治疗盘内备带秒钟的表、笔、记录本及听诊器。

(3)操作步骤:①洗手、戴口罩,备齐用物,携至床旁。②核对患者,解释目的。③协助患者取坐位或半坐卧位,手臂放在舒适位置,腕部伸展。④以示指、中指、无名指的指端按在桡动脉表面,压力大小以能清楚地触及脉搏为宜,注意脉律,强弱动脉壁的弹性。⑤一般情况下所测得的数值乘以 2,心脏病患者、脉率异常者、危重患者则应以 1 分钟记录。⑥协助患者取舒适体位。⑦将脉搏绘制在体温单上。

(4)注意事项:①诊脉前患者应保持安静,剧烈运动后应休息 20 分钟后再测。②偏瘫患者应选择健侧肢体测量。③脉搏细、弱难以测量时,用听诊器测心率。④脉搏短细的患者,应由 2 名护士同时测量,一人听心率,另一人测脉率,一人发出"开始""停止"的口令,记数 1 分钟,以分数式记录:心率/脉率,若心率每分钟 120 次,脉率 90 次,即应写成 120/90 次/分。

三、呼吸

(一)正常呼吸及生理变化

1.正常呼吸的观察

在安静状态下,正常成人的呼吸频率为 16~20 次/分。正常呼吸表现为节律规则,均匀无声且不费力。

2.生理性变化

(1)年龄:一般年龄越小,呼吸频率越快,小儿比成年人稍快,老年人稍慢。

(2)性别:同龄的女性呼吸频率比男性稍快。

(3)运动:运动后呼吸加深加快,休息和睡眠时减慢。

(4)情绪:强烈的情绪变化会刺激呼吸中枢,导致呼吸加快或屏气。如恐惧、愤怒、紧张等都可引起呼吸加快。

(5)其他:环境温度过高或海拔增加,均会使呼吸加深加快,呼吸的频率和深浅度还可受意识控制。

(二)异常呼吸的评估及护理

1.异常呼吸的评估

(1)频率异常。①呼吸过速或气促:在安静状态下,成人呼吸频率超过 24 次/分。见于高热、疼痛、甲亢、缺氧等患者,因血液中二氧化碳积聚,血氧不足,可刺激呼吸中枢,使呼吸加快。发热时,体温每升高1 ℃,每分钟呼吸增加 3~4 次。②呼吸过缓:在安静状态下,成人呼吸频率少于 10 次/分。常见于呼吸中枢抑制的疾病,如颅内压增高、麻醉剂及安眠药过量等患者。

(2)节律异常。

1)潮式呼吸:又称陈-施呼吸,一种周期性的呼吸异常,周期0.5~2 分钟,需观察较长时间才能发现。特点表现为开始时呼吸浅慢,以后逐渐加深加快,又逐渐由深快变为浅慢,然后呼吸暂停 5~30 秒后,再重复上述状态的呼吸,如此周而复始,呼吸运动呈潮水涨落样,故称潮式呼吸(图 1-8)。发生机制:当呼吸中枢兴奋性减弱或高度缺氧时,呼吸减弱至暂停,血中二氧化碳增高到一定程度时,通过颈动脉和主动脉的化学感受器反射性地刺激呼吸中枢,使呼吸恢复。随着呼吸的由弱到强,二氧化碳不断排出,使其分压降低,呼吸中枢又失去有效的刺激,呼吸再次减弱至暂停,从而形成了周期性呼吸。常见于中枢神经系统疾病,如脑炎、颅内压增高、酸中毒、巴比妥中毒等患者。

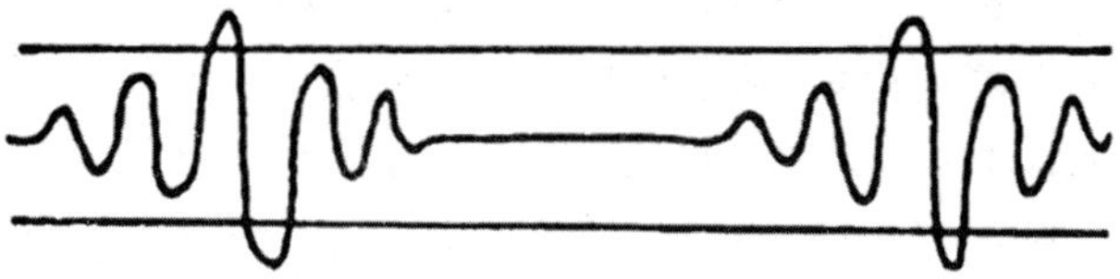

图 1-8　潮式呼吸

2)间断呼吸:又称毕奥呼吸,表现为呼吸和呼吸暂停现象交替出现的呼吸。特点是有规律地呼吸几次后,突然暂停呼吸,间隔时间长短不同,随后又开始呼吸,然后反复交替出现(图 1-9)。其发生机制同潮式呼吸,是呼吸中枢兴奋性显著降低的表现,但比潮式呼吸更为严重,多在呼吸停止前出现,预后不佳。常见于颅内病变、呼吸中枢衰竭等患者。

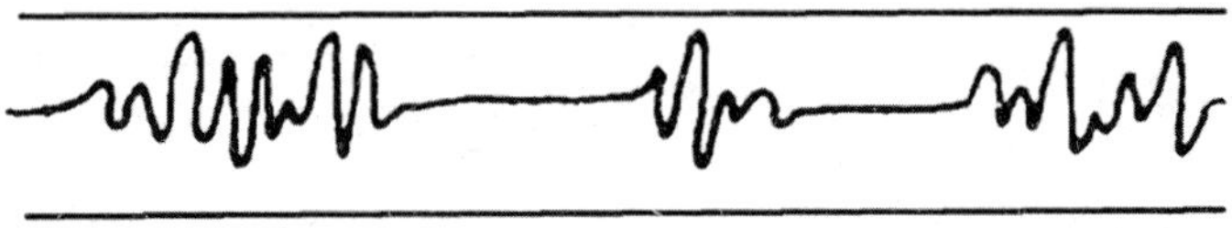

图 1-9　间断呼吸

(3)深浅度异常。①深度呼吸又称库斯莫呼吸,是一种深而规则的大呼吸。见于尿毒症、糖尿病等引起的代谢性酸中毒等患者。②浮浅性呼吸是一种浅表而不规则的呼吸。有时呈叹息样,见于呼吸肌麻痹或濒死的患者。

(4)音响异常。①蝉鸣样呼吸:吸气时有一种高音调的音响,声音似蝉鸣。其发生机制多由于声带附近有阻塞,使空气进入发生困难所致。见于喉头水肿、痉挛、喉头有异物等患者。②鼾声呼吸:呼气时发出粗糙的呼声。其发生机制由于气管或支气管内有较多的分泌物蓄积,多见于深昏迷等患者。

(5)呼吸困难是指呼吸频率、节律和深浅度都有异常。呼吸困难的患者主观上表现空气不足、呼吸费力;客观上表现用力呼吸、张口耸肩、鼻翼翕动、发绀,辅助呼吸肌也参与呼吸运动,在呼吸频率、节律、深浅度上出现异常改变,根据临床表现可分为如下几种。

1)吸气性呼吸困难是由于上呼吸道部分梗阻,使得气体进入肺部不畅,肺内负压极度增高所致,患者感觉吸气费力,吸气时间显著长于呼气时间,辅助呼吸肌收缩增强,出现明显的三凹征(胸骨上窝、锁骨上窝和肋间隙及腹上角凹陷)。多见于喉头水肿或气管、喉头有异物等患者。

2)呼气性呼吸困难是由于下呼吸道部分梗阻,使得气体呼出肺部不畅所致,患者呼气费力,呼气时间显著长于吸气时间,多见于支气管哮喘和阻塞性肺气肿患者。

3)混合性呼吸困难:呼气和吸气均感费力,呼吸的频率加快而表浅。多见于重症肺炎、大片肺不张或肺纤维化的患者。

(6)形态异常。①胸式呼吸渐弱,腹式呼吸增强:正常女性以胸式呼吸为主。当胸部或肺有疾病或手术时均使胸式呼吸渐弱,腹式呼吸增强。②腹式呼吸渐弱,胸式呼吸增强:正常男性及儿童以腹式呼吸为主。当有腹部疾病时,如腹膜炎、腹部巨大肿瘤、大量腹水等,使膈肌下降,腹式呼吸渐弱,胸式呼吸增强。

2.异常呼吸的护理

(1)观察:密切观察呼吸状态及相关症状、体征的变化。

(2)吸氧:酌情给予氧气吸入,必要时可用呼吸机辅助呼吸。

(3)心理护理:根据患者的反应,有针对性地对患者做好患者的心理护理,合理解释及安慰患者,以消除患者的紧张、恐惧心理,有安全感,主动配合治疗和护理。

(4)卧床休息:调节室内温度和湿度,保持空气清新,禁止吸烟;根据病情安置舒适体位,以保证患者的休息,减少耗氧量。

(5)保持呼吸道通畅:及时清除呼吸道分泌物,必要时给予吸痰。

(6)给药治疗:根据医嘱给药治疗,注意观察疗效及不良反应。

(7)健康教育:讲解有效咳嗽和正确呼吸方法,指导患者戒烟。

(三)呼吸测量技术

1.目的

(1)测量患者每分钟的呼吸次数。

(2)协助临床诊断,为预防、治疗、护理提供依据。

(3)观察呼吸的变化,了解患者疾病的发生、发展规律。

2.评估

(1)患者的病情、治疗情况及合作程度。

(2)患者在 30 分钟内有无活动、情绪激动等影响呼吸的因素存在。

3.操作前准备

(1)用物准备:有秒针的表、记录本和笔。

(2)患者准备:情绪稳定,保持自然的呼吸状态。

(3)护士准备:着装整洁,修剪指甲,洗手,戴口罩。

(4)环境准备:安静、整洁、光线充足。

4.操作步骤

见表 1-3。

表 1-3 呼吸测量技术操作步骤

流程	步骤	要点说明
1.核对	携用物到床旁,核对床号、姓名	*确定患者
2.取体位	测量脉搏后,护士仍保持诊脉手势	*分散患者的注意力
3.测量呼吸	(1)观察患者胸部或腹部的起伏(一起一伏为一次呼吸),一般情况测 30 秒,将所测数值乘以 2 即为呼吸频率,如患者呼吸不规则或婴儿应测 1 分钟 (2)如患者呼吸微弱不易观察时,可用少许棉花放于患者鼻孔前,观察棉花纤维被吹动的次数,计数 1 分钟	*男性多为腹式呼吸,女性多为胸式呼吸,同时应观察呼吸的节律、深浅度、音响及呼吸困难的症状
4.记录	记录呼吸值:次/分,洗手	

5.注意事项

测量患者呼吸时,患者应处于自然呼吸的状态,以保证测量数值的准确性。

四、血压

血压是指血液在血管内流动时对血管壁的侧压力。一般指动脉血压,如无特别注明均指肱动脉的血压。当心脏收缩时，主动脉压急剧升高，至收缩中期达最高值，此时的动脉血压称收缩压。当心室舒张时，主动脉压下降，至心舒末期达动脉血压的最低值，此时的动脉血压称舒张压。

(一)正常血压及生理性变化

1.正常血压

在安静状态下，正常成人的血压范围为：(12.0～18.5)/(8.0～11.9)kPa，脉压为 4.0～5.3 kPa。血压的计量单位，过去多用 mmHg(毫米汞柱)，后改用国际统一单位 kPa(千帕斯卡)。目前仍用 mmHg(毫米汞柱)。两者换算公式：1 kPa≈7.5 mmHg、1 mmHg≈0.133 kPa。

2.生理性变化

在各种生理情况下，动脉血压可发生各种变化，影响血压的生理因素有以下几种。

(1)年龄：随着年龄的增长血压逐渐增高，以收缩压增高较显著。儿童血压的计算公式为：

$$收缩压=80+年龄\times 2$$

$$舒张压=收缩压\times 2/3$$

(2)性别：青春期前的男女血压差别不显著。成年男子的血压比女性高 0.7 kPa(5 mmHg)；绝经期后的女性血压又逐渐升高，与男性差不多。

(3)昼夜和睡眠：血压在上午 8～10 小时达全天最高峰，之后逐渐降低；午饭后又逐渐升高，下午 4～6 小时出现全天次高值，然后又逐渐降低；至入睡后 2 小时，血压降至全天最低值；早晨醒来又迅速升高。睡眠欠佳时，血压稍增高。

(4)环境：寒冷时血管收缩，血压升高；气温高时血管扩张，血压下降。

(5)部位：一般右上肢血压常高于左上肢，下肢血压高于上肢。

(6)情绪：紧张、恐惧、兴奋及疼痛均可引起血压增高。

(7)体重：血压正常的人发生高血压的危险性与体重增加呈正比。

(8)其他：吸烟、劳累、饮酒、药物等都对血压有一定的影响。

(二)异常血压的观察

1.高血压

在未服抗高血压药的情况下，成人收缩压≥1.9 kPa(14 mmHg)和/或舒张压≥12.0 kPa(90 mmHg)者，称为高血压。95%的患者为病因不明的原发性高血压，多见于动脉硬化、肾炎、颅内压增高等，最易受损的部位是心、脑、肾、视网膜。

2.低血压

一般认为血压低于正常范围且有明显的血容量不足表现如脉搏细速、心悸、头晕等，即可诊断为低血压。常见于休克、大出血等。

3.脉压异常

脉压增大多见于主动脉瓣关闭不全、主动脉硬化等；脉压减小多见于心包积液、缩窄性心包炎等。

(三)血压的测量

1.血压计的种类和构造

(1)水银血压计：分为立式和台式，其基本结构都包括输气球、调节空气的阀门、袖带、能充水银的玻璃管、水银槽几部分。袖带的长度和宽度应符合标准：宽度比被测肢体的直径宽 20%，长度应能包绕整个肢体。充水银的玻璃管上标有刻度，范围为 0～40.0 kPa(0～300 mmHg)，每小格表示 0.3 kPa(2 mmHg)；玻璃管上端和大气相通，下端和水银槽相通。当输气球送入空气后，水银由玻璃管底部上升，水银柱顶端的中央凸起可指出压力的刻度。水银血压计测得的数值相当准确。

(2)弹簧表式血压计：由一袖带与有刻度 2.7～4.0 kPa(20～30 mmHg)的圆盘表相连而成，表上的指针指示压力。此种血压计携带方便，但欠准确。

(3)电子血压计：袖带内有一换能器，可将信号经数字处理，在显示屏上直接显示收缩压、舒张压和脉搏的数值。此种血压计操作方便，清晰直观，不需听诊器，使用方便、简单，但欠准确。

2.测血压的方法

(1)目的：通过测量血压，了解循环系统的功能状况，为诊断、治疗提供依据。

(2)准备：听诊器、血压计、记录纸、笔。

(3)操作步骤：①测量前，让患者休息片刻，以消除活动或紧张因素对血压的影响；检查血压计，如袖带的宽窄是否适合患者、玻璃管有无裂缝、橡胶管和输气球是否漏气等。②向患者解释，以取得合作。患者取坐位或仰卧，被侧肢体的肘臂伸直、掌心向上，肱动脉与心脏在同一水平。坐位时，肱动脉平第 4 软骨；卧位时，肱动脉平腋中线。如手臂低于心脏水平，血压会偏高；手臂高于心脏水平，血压会偏低。③放平血压计于上臂旁，打开水银槽开关，将袖带平整地缠于上臂中部，袖带的松紧以能放入一指为宜，袖带下缘距肘窝 2～3 cm。如测下肢血压，袖带下缘距腘窝 3～5 cm，将听诊器胸件置于腘动脉搏动处，记录时注明下肢血压。④戴上听诊器，关闭输气球气门，触及肱动脉搏动。易地听诊器胸件放在肱动脉搏动最明显的地方，但勿塞入袖带内，以一手稍加固定。⑤挤压输气球囊打气至肱动脉搏动音消失，水银柱又升高 2.7～4.0 kPa(20～30 mmHg)后，以每秒 0.5 kPa(4 mmHg)左右的速度放气，使水银柱缓慢下降，视线与水银柱所指刻度平行。⑥在听诊器中听到第一声动脉音时，水银柱所指刻度即为收缩压；当搏动音突然变弱或消失时，水银柱所指的刻度即为舒张压。当变音与消失音之间有差异时，或危重者应记录两个读数。⑦测量后，驱尽袖带内的空气，解开袖带。安置患者于舒适卧位。⑧将血压计右倾 45°，关闭气门，气球放在固定的位置，以免压碎玻璃管；关闭血压计盒盖。⑨用分数式，即收缩压/舒张压 mmHg 记录测得的血压值，如 14.7/9.3 kPa(110/70 mmHg)。

(4)注意事项：①测血压前，要求安静休息 20～30 分钟，如运动、情绪激动、吸烟、进食等可导致血压偏高。②血压计要定期检查和校正，以保证其准确性，切勿倒置或震动。③打气不可过猛、过高，如水银柱里出现气泡，应调节或检修，不可带着气泡测量。④降至“0”，稍等片刻再行第二次测量。⑤对偏瘫、一侧肢体外伤或手术后患者，应在健侧手臂上测量。⑥排除影响血压值的外界因素，如袖带太窄、袖带过松、放气速度太慢测得的血压值偏高，反之则血压值偏低。⑦长期测血压应做到四定，即定部位、定体位、定血压计、定时间。

(王玉梅)

第二章　神经内科护理

第一节　脑　梗　死

一、疾病概述

脑梗死又称缺血性脑卒中，是由于脑组织局部供血动脉血流的突然减少或停止，造成该血管供血区的脑组织缺血、缺氧导致脑组织坏死、软化，并伴有相应部位的临床症状和体征，如偏瘫、失语等神经功能缺失的症候。

脑梗死发病率、患病率和病死率随年龄增加，45 岁后均呈明显增加，65 岁以上人群增加最明显，75 岁以上者发病率是 45～54 岁组的 5～8 倍。男性发病率高于女性，男女比为(1.3～1.7)∶1。

(一)相关病理生理

动脉内膜损伤、破裂，随后胆固醇沉积于内膜下，形成粥样斑块，管壁变性增厚，使管腔狭窄，动脉变硬弯曲，最终动脉完全闭塞，导致供血区形成缺血性梗死。梗死区伴有脑水肿及毛细血管周围点状出血，后期病变组织萎缩，坏死组织被格子细胞清除，留下瘢痕组织及空腔，通常称为缺血性坏死。脑栓塞引起的梗死发生快，可产生红色充血性梗死或白色缺血性或混合性梗死。红色充血性梗死，常由较大栓子阻塞血管所引起，在梗死基础上导致梗死区血管破裂和脑内出血。大脑的神经细胞对缺血的耐受性最低，3～4 分钟的缺血即引起梗死。

(二)病因与诱因

脑血管病是神经科最常见的疾病，病因复杂，受多种因素的影响，一般根据常规把脑血管病按病因分类分为血管壁病变，血液成分改变和血流动力学改变。

流行病学研究证实，高血脂和高血压是动脉粥样硬化的两个主要危险因素，吸烟、饮酒、糖尿病、肥胖、高密度脂蛋白胆固醇降低、叁酰甘油增高、血清脂蛋白增高均为脑血管病的危险因素，尤其是缺血性脑血管病的危险因素。

(三)临床表现

临床表现因梗死的部位和梗死面积而有所不同，常见的临床表现如下。

(1)起病突然，常于安静休息或睡眠时发病。起病在数小时或 1～2 天内达到高峰。

(2)头痛、眩晕、耳鸣、半身不遂,可以是单个肢体或一侧肢体,也可以是上肢比下肢重或下肢比上肢重,并出现吞咽困难,说话不清,伴有恶心、呕吐等多种情况,严重者很快昏迷不醒。

(3)腔隙性脑梗死患者可以无症状或症状轻微,因其他病而行脑 CT 检查发现此病,有的已属于陈旧性病灶。这种情况以老年人多见,患者常伴有高血压病、动脉硬化、高脂血症、冠心病、糖尿病等慢性病。腔隙性脑梗死可以反复发作,有的患者最终发展为有症状的脑梗死,有的患者病情稳定,多年不变。故对老年人"无症状性脑卒中"应引起重视,在预防上持积极态度。

(四)治疗原则

1.急性期治疗

(1)溶栓治疗:发病后 6 小时之内,常用药物有尿激酶、链激酶、重组组织型纤溶酶原激活剂等。

(2)脱水剂:对较大面积的梗死应及时应用脱水治疗。

(3)抗血小板聚集药:右旋糖酐-40,有心、肾疾病者慎用。此外,可口服小剂量阿司匹林,有出血倾向或溃疡病患者禁用。

(4)钙通道阻滞剂:可选用桂利嗪、盐酸氟桂利嗪(西比灵)。

(5)血管扩张剂。

2.恢复期治疗

继续口服抗血小板聚集药、钙通道阻滞剂等,但主要应加强功能锻炼,进行康复治疗,经过 3～6 个月即可生活自理。

3.手术治疗

大面积梗死引起急性颅内压增高,除用脱水药以外,必要时可进行外科手术减压,以缓解症状。

二、护理评估

(一)一般评估

1.生命体征

监测患者的血压、脉搏、呼吸、体温有无异常。脑梗死的患者一般会出现血压升高。

2.患者主诉

询问患者发病时间及发病前有无头晕、头痛、恶心、呕吐等症状出现。

3.相关记录

体重、身高、上臂围、皮肤、饮食、NIHSS 评分、GCS 评分、BI(Barthel Index)等记录结果。

(二)身体评估

1.头颈部

脑梗死的患者一般都会出现不同程度的意识障碍,要注意观察患者意识障碍的类型;注意有无眼球运动受限、结膜有无水肿及眼睑闭合不全;观察瞳孔的大小及对光反射情况;观察有无口角㖞斜及鼻唇沟有无变浅,评估患者吞咽功能(洼田饮水试验结果)。

2.胸部

评估患者肺部呼吸音情况(肺部感染是脑梗死患者一个重要并发症)。

3.腹部

上腹部有无疼痛、饱胀,肠鸣音是否正常。有无大、小便失禁,并观察大小便的颜色、量和性质。

4.四肢

评估患者四肢肌力，腱反射情况，以及有无出现病例反射（如巴宾斯基征）、脑膜刺激征（如颈强直、凯尔尼格征和布鲁津斯基征）。

（三）心理-社会评估

评估患者及其照顾者对疾病的认知程度，心理反应与需求，家庭及社会支持情况，正确引导患者及家属配合治疗与护理。

（四）辅助检查评估

（1）血液检查：血脂、血糖、血流动力学和凝血功能有无异常。

（2）头部CT及MRI有无异常。

（3）DSA、MRA及TCD检查结果有无异常。

三、护理诊断

（一）脑血流灌注不足

与脑血流不足、颅内压增高、组织缺血缺氧有关。

（二）躯体移动障碍

与意识障碍、肌力异常有关。

（三）言语沟通障碍

与意识障碍或相应言语功能区受损有关。

（四）焦虑

与担心疾病预后差有关。

（五）有发生压疮的可能

与长期卧床有关。

（六）有误吸的危险

与吞咽功能差有关。

（七）潜在并发症

肺部感染、泌尿系统感染。

四、护理措施

（一）一般护理

（1）严密观察病情，监测生命体征。备齐各种急救药品、仪器。

（2）保持呼吸道通畅，及时吸痰，防止窒息。

（3）多功能监护，氧气吸入。

（4）躁动的患者给予安全措施，必要时用约束带。

（5）保证呼吸机正常工作，观察血氧、血气结果，遵医嘱对症处理。

（6）保持各种管道通畅，并妥善固定，观察引流液的色、量、性状，做好记录。

（7）做好鼻饲喂养的护理。口腔护理2次/天。

（8）尿管护理2次/天。

（9）保持肢体功能位，按时翻身，叩背，预防压疮发生。

（10）准确测量24小时出入量并记录。

(11)护理记录客观、及时、准确、真实、完整。严格按计划实施护理措施。

(12)患者病情变化时,及时报告医师。

(13)脑血管造影术后,穿刺侧肢体制动,观察足背动脉、血压,有病情变化及时报告医师。

(14)做好晨晚间护理,做到"两短六洁"。

(二)健康教育

1.疾病知识指导

脑梗死患者康复时间比较长,患者出院后要教会患者及家属必要的护理方法。教会患者药物的名称、用法、疗效及不良反应。介绍脑梗死的症状及体征,并与患者及其家属共同制定包括饮食、锻炼在内的康复计划,告知其危险因素。

2.就诊指标

出现肢体麻木、无力、头痛、头晕、视物模糊等症状及时就诊,定期门诊复查,积极治疗高血压、高血脂、糖尿病等疾病。

五、护理效果评价

(1)患者脑血流得到改善。

(2)患者呼吸顺畅,无误吸发生。

(3)患者躯体活动得到显著提高。

(4)患者言语功能恢复或部分恢复。

(5)患者无压疮发生。

(6)患者生活基本能够自理。

(7)患者无肺部及尿路感染或发生感染后得到及时处理。

(赵存华)

第二节 脑 出 血

一、疾病概述

脑出血(intracerebral hemorrhage,ICH)又称出血性脑卒中,是指原发性非外伤性脑实质内出血,是发病率和病死率都很高的疾病。脑出血分为继发性和原发性脑出血。继发性脑出血是由于某种原发性血管病变如血液病、结缔组织病、脑肿瘤、脑血管畸形等引发的脑出血。原发性脑出血是指在动脉硬化的基础上,脑动脉破裂出血。

(一)相关病理生理

绝大多数高血压性脑出血发生在基底节区的壳核和内囊区,约占 ICH 的 70%。脑叶、脑干及小脑齿状核出血各占约 10%。壳核出血常侵入内囊,如出血量大也可破入侧脑室,使血液充满脑室系统和蛛网膜下腔;丘脑出血常破入第三脑室或侧脑室,向外也可损伤内囊;脑桥或小脑出血则可直接破入蛛网膜下腔或第四脑室。脑出血血肿较大时,可使脑组织和脑室变形移位,形成脑疝;幕上的半球出血,可出现小脑幕疝;小脑大量出血可发生枕大孔疝。

(二)病因与诱因

最常见的病因为高血压合并细小动脉硬化,其他病因包括脑动脉粥样硬化、颅内动脉瘤和动静脉畸形、脑动脉炎、血液病(再生障碍性贫血、白血病、特发性血小板减少性紫癜、血友病等)、梗死后出血、脑淀粉样血管病、脑底异常血管网病、抗凝及溶栓治疗等。

(三)临床表现

1.一般表现

脑出血好发年龄为50～70岁,男性稍多于女性,冬春季发病率较高,多有高血压病史。情绪激动或活动时突然发病,症状常于数分钟至数小时达到高峰。

2.不同部位出血的表现

(1)壳核出血:最常见,占脑出血的50%～60%,由豆纹动脉破裂所致,分为局限型(血肿局限于壳核内)和扩延型(血肿向内扩展波及内囊外侧)。患者常有病灶对侧偏瘫、偏身感觉缺失和同向性偏盲,还可出现眼球向病灶对侧同向凝视不能,优势半球受累可有失语。

(2)丘脑出血:约占脑出血的20%,由丘脑穿通动脉或丘脑膝状体动脉破裂所致,分为局限型(血肿局限于丘脑)和扩延型(出血侵及内囊内侧)。患者常有"三偏征",通常感觉障碍重于运动障碍,深浅感觉均受累,但深感觉障碍更明显。可有特征性眼征,如上视不能或凝视鼻尖、眼球偏斜或分离性斜视等。优势侧出血可出现丘脑性失语(言语缓慢不清、重复语言、发音困难等);也可出现丘脑性痴呆(记忆力减退、计算力下降、情感障碍和人格改变等)。

(3)脑干出血:约占脑出血的10%,绝大多数为脑桥出血,由基底动脉的脑桥分支破裂所致。偶见中脑出血,延髓出血罕见。脑桥出血患者常表现为突发头痛、呕吐、眩晕、复视、交叉性瘫痪或偏瘫、四肢瘫等。大量出血(血肿>5 mL)者,患者立即昏迷、双侧瞳孔缩小如针尖样、呕吐咖啡色胃内容物、中枢性高热、呼吸衰竭和四肢瘫痪,多于48小时内死亡。出血量小可无意识障碍。中枢性高热由于下丘脑散热中枢受损所致,表现为体温迅速升高,达40 ℃以上,解热镇痛剂无效,物理降温有效。

(4)小脑出血:约占脑出血的10%,多由小脑上动脉破裂所致。小量出血主要表现为小脑症状,如眼球震颤、病变侧共济失调、站立和步态不稳等,无肢体瘫痪。出血量较大者,发病12～24小时内颅内压迅速升高、昏迷、双侧瞳孔缩小如针尖样、呼吸节律不规则、枕骨大孔疝形成而死亡。

(5)脑室出血:占脑出血的3%～5%,分为原发性和继发性。原发性脑室出血由脉络丛血管或室管膜下动脉破裂所致,继发性脑室出血为脑实质内出血破入脑室。出血量较少时,仅表现为头痛、呕吐、脑膜刺激征阳性。出血量较大时,很快昏迷、双侧针尖样瞳孔、四肢肌张力增高。

(6)脑叶出血:占脑出血的5%～10%,常由淀粉样脑血管疾病、脑动脉畸形、高血压、血液病等所致。出血以顶叶最为常见,其次为颞叶、枕叶及额叶。临床表现为头痛、呕吐等,肢体瘫痪较轻,昏迷少见。额叶出血可有前额痛、呕吐、对侧偏瘫和精神障碍,优势半球出血可出现运动性失语。顶叶出血偏瘫较轻,而偏侧感觉障碍显著,优势半球出血可出现混合型失语。颞叶出血表现为对侧中枢性面舌瘫及以上肢为主的瘫痪,优势半球出血可出现感觉性或混合性失语。枕叶出血表现为对侧同向性偏盲,可有一过性黑蒙和视物变形,多无肢体瘫痪。

(四)辅助检查

1.头颅 CT

头颅 CT 是确诊脑出血的首选检查方法,可清晰、准确的显示出血的部位、出血量、血肿形态、脑水肿情况及是否破入脑室等。发病后立即出现边界清楚的高密度影像。

2.头颅 MRI

对检出脑干、小脑的出血灶和监测脑出血的演进过程优于 CT。

3.脑脊液

脑出血患者需谨慎进行腰椎穿刺检查,以免诱发脑疝。

4.DSA

脑出血患者一般不需要进行 DSA 检查,除非疑有血管畸形、血管炎或烟雾病有需要外科手术或介入手术时才考虑进行。

5.其他检查

包括血常规、血液生化、凝血功能、心电图检查。

(五)治疗原则

治疗原则为脱水降颅压、调整血压、防止继续出血、减轻血肿所致继发性损害、促进神经功能恢复、加强护理防治并发症。

1.一般治疗

卧床休息,密切观察生命体征,保持呼吸道通畅,吸氧,保持肢体功能位,鼻饲,预防感染,维持水、电解质平衡等。

2.脱水降颅压

积极控制脑水肿、降低颅内压是脑出血急性期治疗的重要环节。可选用:20%甘露醇 125~250 mL,快速静脉滴注,1 次用时 6~8 小时;呋塞米(速尿)20~40 mg 静脉推注,2~4 次/天;甘油果糖 500 mL 静脉滴注,3~6 小时滴完,1~2 次/天。

3.调控血压

脑出血患者血压过高时,可增加再出血的风险,应及时控制血压,常用的药物有苯磺酸氨氯地平、硝普钠等。血压过低时,应进行升压治疗以维持足够的脑灌注,常用的药物有多巴胺、去甲肾上腺素等。

4.止血和凝血治疗

仅用于并发消化道出血或有凝血障碍时,对高血压性脑出血无效。常用的药物有 6-氨基己酸、对羧基苄酸、氨甲环酸等。应激性溃疡导致消化道出血时,可应用西咪替丁、奥美拉唑等药物。

5.外科治疗

有开颅血肿清除、脑室穿刺引流、经皮钻孔血肿穿刺抽吸等手术治疗。

6.亚低温治疗

脑出血的新型辅助治疗方法,越早应用越好。

7.康复治疗

早期将患肢置于功能位,病情稳定时,尽早行肢体、语言、心理康复治疗。

二、护理评估

(一)一般评估

1.生命体征

脑出血患者可有发热,评估是否为中枢性高热;脉率可加快、减慢或有心律不齐;注意观察呼吸频率、深度和节律(潮式、间停、抽泣样呼吸等)的异常;血压过高易致再出血,诱发脑疝,血压过低常提示病情危重,也可能是失血性休克表现。

2.患者主诉

询问患者既往有无高血压、动脉粥样硬化、血液病和家族性脑卒中史;是否遵医嘱进行降压、抗凝等治疗和治疗效果及目前用药情况;了解患者的性格特点、生活习惯与饮食结构。了解患者是在活动还是安静状态下起病,起病前有无情绪激动、活动过度、疲劳、用力排便等诱因和头晕、头痛、肢体麻木等前驱症状;发病时间及病情进展速度。

3.相关记录

生命体征、体重、体位、饮食、皮肤、出入量、GCS 评分、NIHSS 评分等记录结果。

(二)身体评估

1.头颈部

患者意识是否清楚,睁眼运动是否正常。两侧瞳孔是否等大等圆、瞳孔对光反射是否灵敏,角膜反射是否正常。是否存在剧烈头痛、喷射性呕吐、视盘水肿等颅内压增高的表现。有无面色苍白、口唇发绀、皮肤湿冷、烦躁不安,是否存在吞咽困难和饮水呛咳,有无声音嘶哑或其他语言障碍。注意头颅有无局部肿块或压痛,咽反射是否存在或消失。有无头部活动受限、不自主活动及抬头无力。颈动脉听诊是否闻及血管杂音。

2.胸部

脊柱有无畸形,心脏及肺部听诊是否异常。

3.腹部

上腹部有无疼痛、饱胀,肠鸣音是否正常。有无大、小便失禁,并观察大小便的颜色、量和性质。

4.四肢

四肢肌肉有无萎缩,皮肤是否干燥。脑膜刺激征是否阳性,颈椎、脊柱、肌肉有无压痛。肢体有无瘫痪及其类型、性质和程度。肱二、肱三头肌反射,桡反射、膝腱反射、跟腱反射是否阳性。

(三)心理-社会评估

了解患者是否存在因突发肢体残疾或瘫痪卧床,生活需要依赖他人而产生的焦虑、恐惧、绝望等心理反应;患者及家属对疾病的病因和诱因、治疗护理经过、防治知识及预后的了解程度;家庭成员组成、家庭环境及经济状况和家属对患者的关心和支持程度等。

(四)辅助检查结果评估

1.头颅 CT

有无高密度影响及其出现时间。

2.头颅 MRI 及 DSA

有无血管畸形、肿瘤及血管瘤等病变的相应表现。

3.脑脊液

颜色和压力变化。

4.血液检查

有无白细胞、血糖和血尿素氮增高及其程度等。

(五)常用药物治疗效果的评估

1.应用脱水药的评估

(1)用药剂量、方法、时间、疗程的评估与记录。

(2)观察患者瞳孔的变化,询问患者头痛、恶心等症状的变化。

(3)准确记录 24 小时出入量,用药期间监测水、电解质、酸碱平衡,注意补充氯化钠和氯化钾,以免造成低钠、低氯、低钾血症。

(4)观察局部皮肤情况,药物不能外渗入皮下,以免引起皮下组织坏死。

2.应用血管活性药物的评估

(1)脑出血患者密切监测血压变化,血压≥26.7/14.7 kPa(200/110 mmHg)时,应采取降压治疗,使血压维持在 24.0/14.0 kPa(180/105 mmHg)左右。收缩压在 24.0～26.7 kPa(180～200 mmHg)或舒张压在 13.3～14.7 kPa(100～110 mmHg)时暂不应用降压药物。

(2)脑出血患者血压降低速度和幅度不宜过快、过大,以免造成脑低灌注;血压过低时,应进行升压治疗以维持脑足够的脑灌注。急性期血压骤降提示病情危重,脑出血恢复期应将血压维持在正常范围。

3.应用止血和凝血药物的评估

(1)高血压性脑出血应用止血药物无效。

(2)并发上消化道出血时和凝血功能有障碍时,应用止血和抗凝药物。

三、护理诊断

(一)有受伤的危险

与脑出血导致脑功能损害、意识障碍有关。

(二)自理缺陷

与脑出血所致偏瘫、共济失调或医源性限制(绝对卧床)有关。

(三)有失用综合征的危险

与脑出血所致意识障碍、运动障碍或长期卧床有关。

(四)潜在并发症

脑疝、上消化道出血。

四、护理措施

(一)休息与运动

绝对卧床休息 2～4 周,抬高床头 15°～30°,减轻脑水肿。病室安静,减少探视,操作集中进行,减少刺激。躁动患者适当约束,必要时应用镇静剂,便秘患者应用缓泻剂。

(二)饮食护理

给予高蛋白、高维生素、清淡、易消化、营养丰富的流质或半流质饮食,补充足够的水分和热量。昏迷或有吞咽功能障碍的患者发病第 2～3 天遵医嘱予鼻饲饮食。食物应无刺激性,温度适宜,少量多餐,并加强口腔护理,保持口腔清洁。

(三)用药护理

脑出血患者抢救时,遵医嘱快速静脉滴注甘露醇或静脉注射呋塞米,甘露醇应在15~30分钟内滴完,避免药物外渗。观察尿液的颜色、量和性质,定期复查电解质。上消化道出血患者用药,应观察药物疗效和不良反应,如奥美拉唑可致转氨酶升高、枸橼酸铋钾引起大便发黑等。

(四)心理护理

详细告诉患者本病的原因、常见症状、预防、治疗知识及自我护理方法。帮助患者了解本病的危害性,帮助患者寻找和去除自身的危险因素,积极治疗相关疾病。安慰患者,消除其紧张情绪,创造安静舒适的环境,保证患者休息。

(五)皮肤护理

加强皮肤护理和大小便护理,每天床上擦浴1~2次,每2~3小时应协助患者变换体位1次,变换体位时,尽量减少头部摆动幅度,以免加重脑出血。注意保持床单整洁和干燥,应用气垫床或自动减压床,预防压疮。将患者瘫痪侧肢体置于功能位,指导和协助患者进行肢体的被动运动,预防关节僵硬和肢体挛缩畸形。

(六)健康教育

1.疾病预防指导

指导高血压患者避免情绪激动,保持心态平和;建立健康的生活方式,保证充足的睡眠,适当的运动,避免体力或脑力过度劳累和突然用力;低盐、低脂、高蛋白、高维生素饮食;戒烟限酒,养成定时排便的习惯,保持大便通畅。

2.用药指导与病情监测

告知患者和家属疾病的基本病因、主要危险因素和防治原则,遵医嘱服用降压药等。教会患者测量血压、血糖,并会鉴别早期疾病表现,发现剧烈头痛、头晕、恶心、肢体麻木、乏力、语言障碍等症状时,应及时就医。

3.康复指导

教会患者和家属自我护理方法和康复训练技巧,并使其认识到坚持主动或被动康复训练的意义。

4.就诊指标

出现肢体麻木、无力、头痛、头晕、视物模糊等症状及时就诊,定期门诊复查,积极治疗高血压、高血脂、糖尿病等疾病。

五、护理效果评价

(1)患者意识障碍无加重或意识清楚。

(2)患者没有发生因意识障碍而并发的误吸、窒息、压疮和感染。

(3)患者未发生脑疝、上消化道出血或脑疝抢救成功、上消化道出血得到有效控制。

(4)患者能适应长期卧床的状态,生活需要得到满足。

(赵存华)

第三节　短暂性脑缺血发作

一、疾病概述

短暂性脑缺血发作(transient ischemic attack,TIA)是指因脑血管病变引起的短暂性、局限性脑功能缺失或视网膜功能障碍,临床症状一般持续10～20分钟,多在1小时内缓解,最长不超过24小时,不遗留神经功能缺损症状。凡临床症状持续超过1小时且神经影像学检查有明确病灶者不宜称为TIA。

我国TIA的人群患病率为每年180/10万,男女比为3∶1。TIA的发病率随年龄的增加而增加。

(一)相关病理生理

发生缺血部位的脑组织常无病理改变。主动脉弓发出的大动脉、颈动脉可见动脉粥样硬化改变、狭窄或闭塞。颅内动脉亦可有动脉硬化改变,或可见动脉炎性浸润。还可有颈动脉或椎动脉过长或扭曲。

(二)病因与诱因

1.血流动力学改变

各种原因如动脉炎和动脉硬化等所致的颈内动脉系统或椎-基底动脉系统的动脉严重狭窄,在此基础上血压的急剧波动导致原来靠侧支循环维持的脑区发生一过性缺血。

2.微栓子形成

微栓子主要来源于动脉粥样硬化的不稳定斑块或附壁血栓的破碎脱落、瓣膜性或非瓣膜性心源性栓子及胆固醇结晶等。

3.其他因素

如锁骨下动脉盗血综合征,某些血液系统疾病,如真性红细胞增多症、血小板增多、各种原因所致的严重贫血和高凝状态等,也可参与TIA的发病。

(三)临床表现

1.一般特点

TIA好发于50～70岁中老年人,男性多于女性,患者多伴有高血压、动脉粥样硬化、糖尿病、高血脂和心脏病等脑血管疾病危险因素。突发局灶性脑或视网膜功能障碍,持续时间短暂,多在1小时内恢复,最长不超过24小时,恢复完全,不留后遗症状,可反复发作,且每次发作症状基本相似。

2.颈内动脉系统TIA

大脑中动脉供血区的TIA,病灶对侧肢体单瘫、偏瘫、面瘫和舌瘫,可伴有偏身感觉障碍和对侧同向偏盲,优势半球受累可有失语;大脑前动脉供血区的TIA,病灶对侧下肢无力,可伴有人格和情感障碍;颈内动脉主干TIA,病灶侧Horner征、单眼一过性黑蒙或失明、对侧偏瘫及感觉障碍。

3.椎-基底动脉系统 TIA

最常见的症状是眩晕、恶心、呕吐、平衡失调、眼球运动异常和复视。可能出现的症状是吞咽功能障碍、构音障碍、共济失调(小脑缺血)、交叉性瘫痪(脑干缺血)。

(四)辅助检查

1.影像学

CT 或 MRI 检查大多正常,部分病例(发作时间>60 分钟者)于弥散加权 MRI 和正电子发射体层成像(PET)可见片状缺血灶。CT 血管成像(CTA)、磁共振血管造影(MRA)检查可见血管狭窄、动脉粥样硬化斑,数字减影血管造影(DSA)可明确颅内外动脉的狭窄程度。

2.彩色经颅多普勒(TCD)

可见颅内动脉狭窄、粥样硬化斑等,并可进行血流状况评估和微栓子监测。

3.其他

血常规、血流变、血脂、血糖和同型半胱氨酸等。

(五)治疗原则

消除病因、减少及预防复发、保护脑功能。

1.病因治疗

高血压患者应控制高血压,使血压<18.7/12.0 kPa(140/90 mmHg),有效地治疗糖尿病、高脂血症、血液系统疾病、心律失常等。

2.预防性药物治疗

(1)抗血小板聚集药物:常用的药物有阿司匹林、双嘧达莫、噻氯匹定、氯吡格雷和奥扎格雷等。

(2)抗凝药物:临床伴有心房颤动、频发 TIA 且无出血倾向、严重高血压、肝肾疾病和消化性溃疡患者,可行抗凝治疗。常用药物有肝素、低分子肝素和华法林。

(3)钙通道阻滞剂:防止血管痉挛,增加血流量,改善循环。常用的药物有尼莫地平和盐酸氟桂利嗪等。

3.手术和介入治疗

对有颈动脉或椎-基底动脉严重狭窄(>70%)的 TIA 患者,经药物治疗效果不佳或病情有恶化趋势者,可酌情选择动脉血管成形术(PTA)和颈动脉内膜切除术(CEA)。

二、护理评估

(一)一般评估

1.生命体征

体温升高常见于继发感染、下丘脑或脑干受损引起的中枢性高热。合并有心脏疾病时常有脉搏的改变。患者多伴有高血压,在脑动脉粥样硬化或管腔狭窄的基础上,当测得患者血压偏低或波动较大时,脑部一过性缺血极易诱发 TIA。

2.患者主诉

(1)诱因:发病前有无剧烈运动或情绪激动。

(2)发作症状:发作时有无意识障碍、时间和地点的定向障碍、记忆丧失,有无眩晕、恶心、呕吐、平衡失调,有无吞咽、语言、视觉、运动功能障碍。

(3)发病形式:是否急性发病,持续时间及复发的时间,症状的部位、范围、性质、严重程度等。

(4)既往检查、治疗经过及效果,是否有遵医嘱治疗。目前情况包括使用药物的名称、剂量、用法和有无不良反应。

3.相关记录

患者年龄、性别、体重、体位、饮食、睡眠、皮肤、出入量、NIHSS 评分、GCS 评分、Norton 评分、吞咽功能障碍评定等记录结果。

(二)身体评估

1.头颈部

患者意识是否清楚,睁眼运动是否正常。两侧瞳孔是否等大、等圆、瞳孔对光反射是否灵敏;角膜反射是否正常。头颅大小、形状,注意有无头颅畸形。面部表情是否淡漠、颜色是否正常,有无畸形、面肌抽动、眼睑水肿、眼球突出、眼球震颤、巩膜黄染、结膜充血,额纹及鼻唇沟是否对称或变浅,鼓腮、示齿动作能否完成,伸舌是否居中,舌肌有无萎缩。有无吞咽困难、饮水呛咳,有无声音嘶哑或其他语言障碍。注意头颅有无局部肿块或压痛。咽反射是否存在或消失。有无头部活动受限、不自主活动及抬头无力;颈动脉搏动是否对称。脑膜刺激征是否阳性,颈椎、脊柱、肌肉有无压痛。颈动脉听诊是否闻及血管杂音。

2.胸部

脊柱有无畸形,心脏及肺部听诊是否异常。

3.腹部

腹壁反射、提睾反射是否存在,病理反射是否阳性。

4.四肢

四肢有无震颤、抽搐、肌阵挛等不自主运动或瘫痪,患者站立和行走时步态是否正常。肱二、三头肌反射,桡反射、膝腱反射、跟腱反射是否阳性。

(三)心理-社会评估

1.疾病知识

患者对疾病的性质、过程、防治及预后知识的了解程度。

2.心理状况

了解疾病对其日常生活、学习和工作的影响,患者能否面对现实、适应角色转变,有无焦虑、恐惧、抑郁、孤僻、自卑等心理反应及其程度;性格特点如何,人际关系和环境的适应能力如何。

3.社会支持系统

了解家庭的组成、经济状况、文化教育背景;家属对患者的关心、支持,以及对患者所患疾病的认识程度;了解患者的工作单位或医疗保险机构所能承担的帮助和支持情况;患者出院后的继续就医条件,居住地的社区保健资源或继续康复治疗的可能性。

(四)辅助检查结果评估

部分病例(发作时间>60 分钟者)于弥散加权 MRI 可见片状缺血灶。CTA、MRA 及 DSA 检查可见血管狭窄、动脉粥样硬化斑。DSA 检查可明确颅内外动脉的狭窄程度,TCD 检查可发现颅内动脉狭窄,并可进行血流状况评估和微栓子监测。血常规和血生化等也是必要的,神经心理学检查可能发现轻微的脑功能损害。

(五)常用药物治疗效果的评估

1.应用抗血小板聚集剂评估

(1)用药剂量、时间、方法的评估与记录。

(2)胃肠道反应评估:观察并询问患者有无恶心、呕吐、上腹部不适或疼痛。

(3)出血评估:抗血小板药物可致胃肠溃疡和出血。患者服药期间,应定期检测血象和异常出血的情况,对肾功能明显障碍者应定期检查肾功能。

2.应用抗凝药物评估

(1)详细询问患者的过敏史和疾病史,有无严重肝肾功能不全,急性胃十二指肠溃疡,脑出血,严重凝血系统疾病等。

(2)凝血功能监测:用药过程中,抽血检查患者血小板计数,凝血功能,观察局部皮肤有无出血及全身各系统有无出血倾向及其他不良反应,观察患者牙龈及大小便有无出血。皮下注射抗凝药物,应观察注射部位皮肤有无瘀斑、硬结及其大小,询问患者有无疼痛。

3.应用钙通道阻滞剂评估

观察患者有无低血压表现,严密监测患者血压变化。注意观察患者有无一过性头晕、头痛、面色潮红、呕吐等。

4.应用中药评估

(1)注意用药制剂、剂量、用药方法、疗程的评估和记录。

(2)观察中药对患者的不良反应。

三、护理诊断

(一)跌倒的危险

与突发眩晕、平衡失调和一过性失明有关。

(二)知识缺乏

缺乏疾病的防治知识。

(三)潜在并发症

脑卒中。

四、护理措施

(一)休息与运动

指导患者卧床休息,枕头不宜太高(以15°～20°为宜),以免影响头部供血。仰头或摇头幅度不要过大,注意观察有无频繁发作,记录每次发作的持续时间、间隔时间和伴随症状。避免重体力劳动,进行散步、慢跑等适当的体育锻炼,以改善心脏功能,增加脑部血流量,改善脑循环。

(二)合理饮食

指导患者进低盐、低脂、低糖、充足蛋白质和丰富维生素的饮食,多吃蔬菜水果,戒烟酒,忌辛辣油炸食物和暴饮暴食,避免过分饥饿。

(三)用药护理

指导患者正确服药,不可自行调整、更换或停用药物。注意观察药物不良反应,如抗凝治疗时密切观察有无出血倾向,使用抗血小板聚集剂治疗时,可出现可逆性白细胞和血小板减少,应定期查血常规。

(四)心理护理

详细告诉患者本病的病因、常见症状、预防、治疗知识及自我护理方法。帮助患者了解本病的危害性,帮助患者寻找和去除自身的危险因素,积极治疗相关疾病,改变不良生活方式,建立良好的生活习惯。

(五)皮肤护理

观察患者肢体无力或麻木等症状有无减轻或加重，有无头痛、头晕等表现，给予肢体按摩、被动运动，长时间卧床时，给予功能卧位，加强翻身拍背，避免压疮的发生。

(六)健康教育

1.疾病预防指导

向患者和家属说明肥胖、吸烟、酗酒及不合理饮食与疾病发生的关系。指导患者选择低盐、低脂、足量蛋白质和丰富维生素的饮食。多食入谷类和鱼类、新鲜蔬菜、水果、豆类、坚果等，限制钠盐摄入量每天不超过 6 g。少摄入糖类和甜食，忌辛辣、油炸食物和暴饮暴食；戒烟、限酒。告知患者心理因素与疾病的关系，使患者保持愉快心情，注意劳逸结合，培养自己的兴趣爱好，多参加有益于身心的社交活动。

2.疾病知识指导

告知患者和家属本病是脑卒中的一种先兆和警示，未经正确和及时治疗，约 1/3 患者数年内可发展为脑卒中。应评估患者和家属对疾病的认知程度。

3.就诊指标

出现肢体麻木、无力、眩晕、复视等症状及时就诊；定期门诊复查，积极治疗高血压、高血脂、糖尿病等疾病。

五、护理效果评价

(1)患者眩晕、恶心、呕吐、肢体单瘫、偏瘫和面瘫、单肢或偏身麻木等症状好转。

(2)患者一过性黑蒙或失明症状消失，视力恢复。

(3)患者记忆力恢复，对时间、地点定向力均无任何障碍。

(4)患者症状无反复发作。

(5)患者对疾病知识、自身病情有一定了解，无焦虑、抑郁等心理情绪。

(赵存华)

第四节 帕金森病

一、疾病概述

帕金森病(Parkinson's disease，PD)又称震颤麻痹，是中老年常见的神经系统变性疾病，以静止性震颤、运动减少、肌强直和体位不稳为临床特征，主要病理改变是黑质多巴胺能神经元变性和路易小体形成。

(一)相关病理生理

黑质多巴胺能神经元通过黑质-纹状体通路将多巴胺输送到纹状体，参与基底节的运动调节。由于 PD 患者的黑质多巴胺能神经元显著变性丢失，黑质-纹状体多巴胺能通路变性，纹状体多巴胺递质浓度显著降低，出现临床症状时纹状体多巴胺浓度一般降低 80%以上。多巴胺递质降低的程度与患者的症状严重程度相一致。

(二)病因与发病机制

本病的病因未明,发病机制复杂。目前认为PD非单因素引起,可能为多因素共同参与所致,可能与以下因素有关。

1.年龄老化

本病多见于中老年人,60岁以上人口的患病率高达1%,应用氟多巴显影的正电子发射断层扫描(PET)也显示多巴胺能神经元功能随年龄增长而降低,并与黑质细胞的死亡数成正比。

2.环境因素

流行病学调查显示,长期接触杀虫剂、除草剂或某些工业化学品等可能是PD发病的危险因素。

3.遗传因素

本病在一些家族中呈聚集现象,包括常染色体显性遗传或常染色体隐性遗传,细胞色素$P450_2D_6$型基因可能是PD的易感基因之一。

高血压脑动脉硬化、脑炎、外伤、中毒、基底核附近肿瘤及吩噻嗪类药物等所产生的震颤、强直等症状,称为帕金森综合征。

(三)临床表现

常为60岁以后发病,男性稍多,起病缓慢,进行性发展。首发症状多为震颤,其次为步行障碍、肌强直和运动迟缓。

1.静止性震颤

多从一侧上肢开始,呈现有规律的拇指对掌和手指屈曲的不自主震颤。类似"搓丸"样动作。具有静止时明显震颤,动作时减轻,入睡后消失等特征,故称为"静止性震颤";随病程进展,震颤可逐步涉及下颌、唇、面和四肢。少数患者无震颤,尤其是发病年龄在70岁以上者。

2.肌强直

多从一侧的上肢或下肢近端开始,逐渐蔓延至远端、对侧和全身的肌肉。肌强直与锥体束受损时的肌张力增高不同,后者被动运动关节时,阻力在开始时较明显,随后迅速减弱,呈所谓"折刀"现象,故称"折刀样肌强直"多伴有腱反射亢进和病理反射。

3.运动迟缓

患者随意动作减少,减慢。多表现为开始的动作困难和缓慢,如行走时起动和终止均有困难。面肌强直使面部表情呆板,双眼凝视和瞬目动作减少,笑容出现和消失减慢,造成"面具脸"。手指精细动作很难完成,系裤带、鞋带等很难进行;有书写时字越写越小的倾向,称为"写字过小症"。

4.姿势步态异常

早期走路拖步,迈步时身体前倾,行走时步距缩短,颈肌、躯干肌强直而使患者站立时呈特殊屈曲体姿,行走时上肢协同摆动的联合动作减少或消失;晚期由坐位、卧位起立困难。迈步后碎步、往前冲,越走越快,不能立刻停步,称为"慌张步态"。

(四)辅助检查

(1)一般检查无异常。

(2)头颅CT:头颅CT可显示脑部不同程度的脑萎缩表现。

(3)功能性脑影像:采用PET或SPECT检查有辅助诊断价值。

(4)基因检测：DNA 印记技术、PCR、DNA 序列分析等，在少数家族性 PD 患者中可能发现基因突变。

(5)生化检测：采用高效液相色谱(HPLC)可检测到脑脊液和尿中 HVA 含量降低。

(五)治疗原则

1.综合治疗

应采取综合治疗，包括药物治疗、手术治疗、康复治疗、心理治疗等，药物治疗是首选且主要的治疗手段。

2.用药原则

药物治疗应从小剂量开始，缓慢递增，以较小剂量达到较满意疗效。达到延缓疾病进展、控制症状，尽可能延长症状控制的年限，同时尽量减少药物的不良反应和并发症。

3.药物治疗

早期无须药物治疗，当疾病影响患者日常生活和工作能力时，适当的药物治疗可不同程度的减轻症状，并可因减少并发症而延长生命。以替代药物如复方左旋多巴、多巴受体激动剂等效果较好。

4.外科治疗

采用立体定向手术破坏丘脑腹外侧核后部可以控制对侧肢体震颤；破坏其前部则可制止对侧肌强直。采用 γ-刀治疗本病近期疗效较满意，远期疗效待观察。

5.康复治疗

进行肢体运动、语言、进食等训练和指导，可改善患者的生活质量，减少并发症。

6.干细胞治疗

干细胞治疗是正在探索中的一种较有前景的新疗法。

二、护理评估

(一)一般评估

1.生命体征

一般无特殊。

2.患者主诉

(1)症状：有无静止性震颤，类似"搓丸"样动作；折刀样肌强直及铅管样肌强直；面具脸；写字过小症及慌张步态。

(2)发病形式：何时发病，持续时间，症状的部位、范围、性质、严重程度等。

(3)既往检查、治疗经过及效果，是否有遵医嘱治疗。目前情况包括使用药物的名称、剂量、用法和有无不良反应。

3.相关记录

患者认知功能、日常生活能力、精神行为症状、年龄、性别、体重、体位、饮食、睡眠、皮肤、出入量、跌倒风险评估、吞咽功能障碍评定等记录结果。

(二)身体评估

1.头颈部

患者意识是否清楚，睁眼运动是否正常。两侧瞳孔是否等大、等圆、瞳孔对光反射是否灵敏；角膜反射是否正常。头颅大小、形状，注意有无头颅畸形。面部表情是否淡漠、颜色是否正常，有无畸形、面肌抽动、眼睑水肿、眼球突出、眼球震颤、巩膜黄染、结膜充血，额纹及鼻唇沟是否对称或变浅，鼓腮、示齿动作能否完成，伸舌是否居中，舌肌有无萎缩。有无吞咽困难、饮水呛咳，有无声音嘶哑或其他语言障碍。咽反射是否存在或消失。有无头部活动受限、不自主活动及抬头无力；颈动脉搏动是否对称。颈椎、脊柱、肌肉有无压痛。颈动脉听诊是否闻及血管杂音。

2.胸部

无特殊。

3.腹部

无特殊。

4.四肢

四肢有无震颤、肌阵挛等不自主运动，患者站立和行走时步态是否正常。肱二、三头肌反射，桡反射、膝腱反射、跟腱反射是否阳性。

(三)心理-社会评估

1.疾病知识

患者对疾病的性质、过程、防治及预后知识的了解程度。

2.心理状况

了解疾病对其日常生活、学习和工作的影响，患者能否面对现实、适应角色转变，有无人格改变、反应迟钝、记忆力及计算力下降或丧失等精神症状。

3.社会支持系统

了解家庭的组成、经济状况、文化教育背景；家属对患者的关心、支持，以及对患者所患疾病的认识程度；了解患者的工作单位或医疗保险机构所能承担的帮助和支持情况；患者出院后的继续就医条件，居住地的社区保健资源或继续康复治疗的可能性。评估患者居住的环境舒适程度及其安全性；评估患者的决策能力，决定患者是否需要代理人；评估服药情况和护理评测需求，是否需要制订临终护理计划；确认患者的主要照料者，并对照料者的心理和生理健康也予以评价。

(四)辅助检查结果的评估

(1)常规检查：一般无特殊。

(2)头颅CT：脑部有无脑萎缩表现。

(3)功能性脑影像、基因检测、生化检测有无异常。

(五)常用药物治疗效果的评估

1.应用抗胆碱能药物评估

(1)用药剂量、时间、方法的评估与记录。

(2)不良反应的评估：观察并询问患者有无头晕、视力模糊、口干、便秘、尿潴留、情绪不安、抽搐症状。

(3)精神症状的评估：有无出现幻觉等。

2.应用金刚烷胺药物评估

(1)用药剂量、时间、方法的评估与记录。

(2)不良反应的评估：有无神志模糊、下肢网状青斑、踝部水肿。

(3)精神症状的评估：有无出现幻觉等。

3.应用左旋多巴制剂评估

(1)用药剂量、时间、方法的评估与记录。

(2)有无现象“开-关”、异动症及“剂末现象”。

(3)有无胃肠道症状:初期可出现胃肠不适,表现为恶心、呕吐等。

三、护理诊断

(一)躯体活动障碍

与黑质病变、锥体外系功能障碍所致震颤、肌强直、体位不稳、随意运动异常有关。

(二)长期自尊低下

与震颤、流涎、面肌强直等身体形象改变和言语障碍、生活依赖他人有关。

(三)知识缺乏

缺乏本病相关知识与药物治疗知识。

(四)营养失调:低于机体需要量

吞咽困难、饮食减少和肌强直、震颤所致机体消耗量增加等有关。

(五)便秘

与消化功能障碍或活动量减少等有关。

(六)语言沟通障碍

与咽喉部、面部肌肉强直,运动减少、减慢有关。

(七)无能性家庭应对

与疾病进行性加重,患者长期需要照顾、经济或人力困难有关。

(八)潜在并发症

外伤、压疮、感染。

四、护理措施

(一)生活护理

加强巡视,主动了解患者的需要,既要指导和鼓励患者自我护理,做自己力所能及的事情,又要协助患者洗漱、进食、淋浴、大小便料理和做好安全防护,增进患者的舒适,预防并发症。主要是个人卫生、皮肤护理、提供生活方便、采取有效沟通方式、保持大小便通畅。

(二)运动护理

告知患者运动锻炼的目的在于防止和推迟关节强直与肢体挛缩;与患者和家属共同制订切实可行的具体锻炼计划。

1.疾病早期

应指导患者维持和增加业余爱好,鼓励患者尽量参加有益的社交活动,坚持适当运动锻炼,注意保持身体和各关节的活动强度与最大活动范围。

2.疾病中期

告诉患者知难而退或简单的家人包办只会加速其功能衰退。平时注意做力所能及的家务,尽量做到自己的事情自己做。起步困难和步行时突然僵住不能动时,应思想放松,尽量跨大步伐;向前走时脚要抬高,双臂要摆动,目视前方,不要目视地面;转弯时,不要碎步移动,否则易失去平衡;护士或家人在协助患者行走时,不要强行拉着走;当患者感到脚粘在地上时,可告诉患者先向后退一步,再往前走,这样会比直接向前容易得多。

3.疾病晚期

应帮助患者采取舒适体位，被动活动关节，按摩四肢肌肉，注意动作轻柔，勿造成患者疼痛和骨折。

(三)安全护理

(1)对于上肢震颤未能控制、日常生活动作笨拙的患者，应谨防烧伤、烫伤等。为端碗持筷困难者准备带有大把手的餐具，选用不易打碎的不锈钢饭碗、水杯和汤勺，避免玻璃和陶瓷制品等。

(2)对有幻觉、错觉、欣快、抑郁、精神错乱、意识模糊或智能障碍的患者应特别强调专人陪护。护士应该认真查对患者是否按时服药，有无错服或误服，药物代为保管，每次送服到口；严格交接班制度，禁止患者自行使用锐利器械和危险品；智能障碍患者应安置在有严密监控区域，避免自伤、坠床、坠楼、走失、伤人等意外发生。

(四)心理护理

护士应细心观察患者的心理反应，鼓励患者表达并注意倾听他们的心理感受，与患者讨论身体健康状况改变所造成的影响、不利于应对的因素，及时给予正确的信息和引导，使其能够接受和适应自己目前的状态并能设法改善。鼓励患者尽量维持过去的兴趣与爱好，多与他人交往；指导家属关心体贴患者，为患者创造好的亲情氛围，减轻他们心理压力。告诉患者本病病程长、进展缓慢、治疗周期长，而疗效的好坏常与患者精神情绪有关，鼓励他们保持良好心态。

(五)用药指导

告知患者本病需要长期或终身服药治疗，让患者了解常用的药物种类、用法、服药注意事项、疗效及不良反应的观察和处理。告诉患者长期服药过程中可能会突然出现某些症状加重或疗效减退，让患者了解用药过程可能出现的“开-关现象”“剂末现象”及应对方法。

(六)饮食指导

告知患者及家属导致营养低下的原因、饮食治疗的原则与目的，指导合理选择饮食和正确进食。给予高热量、高维生素、高纤维素、低盐、低脂适量优质蛋白的易消化饮食，并根据病情变化及时调整和补充各种营养素，戒烟、酒。

(七)健康教育

(1)对于被迫退休或失去工作的患者，应指导或协助其培养新的嗜好。

(2)教会家属协助患者计划每天的益智活动及参与社会交往。

(3)就诊指标：症状加重或者出现精神症状及时就诊。

五、护理效果评价

(1)患者能够接受和适应目前的状态并能设法改善。

(2)患者积极参与康复锻炼，尽量能够坚持自我护理。

(3)患者坚持按时服药，无错服、误服及漏服。

(4)患者未发生跌倒或跌倒次数减少。

(5)患者及家属合理选择饮食和正确进食；进食水时不发生呛咳。

(6)患者大便能维持正常。

(7)患者及家属的焦虑症状减轻。

(赵存华)

第五节 癫 痫

一、疾病概述

癫痫是由不同病因导致脑部神经元高度同步化异常放电所引起的，以短暂性中枢神经系统功能失常为特征的慢性脑部疾病。癫痫是发作性意识丧失的常见原因。因异常放电神经元的位置和异常放电波及的范围不同，患者可表现为感觉、运动、意识、精神、行为、自主神经功能障碍。每次发作或每种发作的过程称为痫性发作。

癫痫是一种常见病，流行病学调查显示其发病率为 5‰～7‰，全国有 650 万～910 万患者。癫痫可见于各个年龄组，青少年和老年是癫痫发病的两个高峰年龄段。

(一)相关病理生理

癫痫的病理改变呈现多样化，我们通常将癫痫病理改变分为两类，即引起癫痫发作的病理改变和癫痫发作引起的病理改变，这对于明确癫痫的致病机制及寻求外科手术治疗具有十分重要的意义。

海马硬化肉眼可见海马萎缩、坚硬，组织学表现为双侧海马硬化病变多呈现不对称性，往往发病一侧有明显的海马硬化表现，而另一侧海马仅有轻度的神经元脱失。镜下典型表现是神经元脱失和胶质细胞增生，且神经元的脱失在癫痫易损区更为明显。

(二)发病机制

神经系统具有复杂的调节兴奋和抑制的机制，通过反馈活动，使任何一组神经元的放电频率不会过高，也不会无限制的影响其他部位，以维持神经细胞膜电位的稳定。无论是何种原因引起的癫痫，其电生理改变是一致的，即发作时大脑神经元出现异常的、过度的同步性放电。其原因为兴奋过程的过盛、抑制过程的衰减和/或神经膜本身的变化。脑内最重要的兴奋性递质为谷氨酸和天门冬氨酸，其作用是使钠离子和钙离子进入神经元，发作前，病灶中这两种递质显著增加。不同类型癫痫的发作机制可能与异常放电的传播有关：异常放电被局限于某一脑区，表现为局灶性发作；异常放电波及双侧脑部，则出现全面性癫痫；异常放电在边缘系统扩散，引起复杂部分性发作，异常放电传至丘脑神经元被抑制，则出现失神发作。

(三)病因与诱因

癫痫病根据其发病原因的不同通常分原发性(也称特发性)癫痫、继发性(也称症状性)癫痫，以及隐源性癫痫。

原发性癫痫病指病因不清楚的癫痫，目前临床上倾向于由基因突变和某些先天因素所致，有明显遗传倾向。继发性癫痫病是由多种脑部器质性病变或代谢障碍所致，这种癫痫病比较常见。

影响癫痫诱因评估如下。

1.年龄

特发性癫痫与年龄密切相关。婴儿痉挛症在 1 岁内起病，6～7 岁为儿童失神发作的发病高峰期，肌阵挛发作在青春期前后起病。

2.遗传因素

在特发性和症状性癫痫的近亲中，癫痫的患病率分别为1%～6%和1.5%，高于普通人群。

3.睡眠

癫痫发作与睡眠-觉醒周期关系密切，全面强直-阵挛发作常发生于晨醒后，婴儿痉挛症多于醒后和睡前发作。

4.环境因素

睡眠不足、疲劳、饥饿、便秘、饮酒、情绪激动等均可诱发癫痫发作，内分泌失调、电解质紊乱和代谢异常均可影响神经元放电阈值而导致癫痫发作。

(四)临床表现

癫痫的临床发作有2个主要特征。

1.共性

所有癫痫发作都有的共同特征，包括发作性、短暂性、重复性、刻板性。

2.个性

不同类型癫痫所具有的特征，如全身强直-阵挛性发作的特征是意识丧失、全身强直性收缩后有阵挛的序列活动；失神发作的特征是突然发生、迅速终止的意识丧失；自动症的特征是伴有意识障碍的，看似有目的，实际无目的的行动，发作后遗忘是自动症的重要特征。

评估癫痫的临床表现时，需了解癫痫整个发作过程如发作方式、发病频率、发作持续时间，包括当时环境，发作时姿态，面色、声音、有无阵挛性抽搐和喷沫，有无自主神经症状、自动症或行为、精神失常及发作持续时间等。

癫痫每次发作及每种发作的短暂过程称为痫性发作。依据发作时的临床表现和脑电图特征可将痫性发作分为不同临床类型(表2-1)。

表2-1　国际抗癫痫联盟(ILAE)癫痫发作分类

1.部分性发作	2.全面性发作	3.不能分类的发作
单纯部分性：无意识障碍	失神发作	
复杂部分性：有意识障碍	强直性发作	
部分性继发全身发作	阵挛性发作	
部分性发作起始发展为全面性发作	强直阵挛性发作	
	肌阵挛发作	
	失张力发作	

(五)癫痫发作分类

1.部分性发作

部分性发作包括单纯部分性发作、复杂部分性发作、部分性继发全身性发作三类。

(1)单纯部分性发作：除具有癫痫的共性外，发作时意识始终存在，发作后能复述发作的生动细节是单纯部分性发作的主要特征。①运动性发作：身体某一局部发生不自主抽动，多见于一侧眼睑、口角、手指或足趾也可波及一侧面部肢体。②感觉性发作：一侧肢体麻木感和针刺感，多发生于口角、手指、足趾等部位，特殊感觉性发作可表现为视觉性(闪光、黑蒙)、听觉性、嗅觉性和味觉性发作。③自主神经性发作：全身潮红、多汗、呕吐、腹痛、面色苍白、瞳孔散大等。④精神性发作：各种类型的记忆障碍(似曾相识、强迫思维)、情感障碍(无名恐惧、忧郁、愤怒等)、错觉(视物变形、声音变强或变弱)、复杂幻觉等。

(2)复杂部分性发作:占成人癫痫发作的50%以上,有意识障碍,发作时对外界刺激无反应,以精神症状及自动症为特征,病灶多在颞叶,故又称颞叶癫痫。①自动症:指在癫痫发作过程中或发作后意识模糊状态下出现的具有一定协调性和适应性的无意识活动。自动症均在意识障碍的基础上发生,表现为反复咀嚼、舔唇、或反复搓手、不断穿衣、解衣扣,也可表现为游走、奔跑、乘车上船,还可以出现自言自语、唱歌、或机械重复原来的动作。②仅有意识障碍。③先有单纯部分性发作,继之出现意识障碍。④先有单纯部分性发作,后出现自动症。

(3)部分性继发全身性发作:先出现部分性发作,随之出现全身性发作。

2.全面性发作

最初的症状学和脑电图提示发作起源于双侧脑部者,这种类型的发作多在发作初期就有意识丧失。

(1)强直-阵挛发作:意识丧失和全身抽搐为特征,表现全身骨骼肌持续性收缩,四肢强烈伸直,眼球上翻,呼吸暂停,喉部痉挛,发出叫声,牙关紧闭,意识丧失。持续10~20秒后出现细微的震颤,继而出现连续、短促、猛烈的全身屈曲性痉挛,阵挛的频率达到高峰后逐渐减慢至停止,一般持续30秒左右。阵挛停止后有5~8秒的肌肉弛缓期,呼吸先恢复,心率、血压、瞳孔等恢复正常,可发现大小便失禁,5~10分钟意识才完全恢复。

(2)强直性发作:表现为与强直-阵挛性发作中强直期的表现,常伴有明显的自主神经症状如面色苍白等。

(3)阵挛性发作:类似全身强直-阵挛性发作中阵挛期的表现。

(4)失神发作:儿童期起病,青春期前停止发作。发作时患者意识短暂丧失,停止正在进行的活动,呼之不应,两眼凝视不动,可伴咀嚼、吞咽等简单的不自主动作,或伴失张力如手中持物坠落等。发作过程持续5~10秒,清醒后无明显不适,继续原来的活动,对发作无记忆。每天发作数次至数百次。

(5)肌阵挛发作:头、颈、躯干和四肢突然短暂单次或反复肌肉抽动,累及一侧或两侧肢体的某一肌肉的一部分或整块肌肉,甚至肌群。发作常不伴有意识障碍,睡眠初醒或入睡过程易犯,还可呈成串发作。累及全身时常突然倒地或从椅子中弹出。

(6)失张力发作:部分或全身肌肉张力突然降低导致垂颈、张口、肢体下垂和跌倒。持续数秒至1分钟。

(六)辅助检查

脑电图、脑电地形图、动态脑电图监测:可见明确病理波、棘波、尖波、棘-慢波或尖-慢波。如为继发性癫痫应进一步行头颅CT、头颅MRI、MRA、DSA、PET等检查评估,发现相应的病灶。

脑电生理检查是诊断癫痫的首选检查,脑电图检查(EEG)是将脑细胞微弱的电活动放大10^6倍而记录下来,癫痫波常为高波幅的尖波、棘波、尖慢波或棘慢综合波。

应用视频脑电图系统可进行较长时间的脑电图记录和患者的临床状态记录,使医师能直接观察到脑电图上棘波发放的情况及患者临床发作的情况,可记录到多次睡眠EEG,尤其是在浅睡状态下发现异常波较清醒状态可提高80%,为癫痫的诊断、致痫灶的定位及癫痫的分型提供可靠的依据。

影像学检查是癫痫定位诊断的最佳手段。CT和MRI检查可以了解脑组织形态结构的变化,进而作出病变部位和性质的诊断。

(七)治疗原则

(1)药物治疗为主,达到控制发作或最大限度地减少发作次数;没有或只有轻微的不良反应;尽可能不影响患者的生活质量。

(2)病因治疗:有明确病因者首先进行病因治疗,如手术切除颅内肿瘤、药物治疗寄生虫感染、纠正低血糖、低血钙等。

(3)发作时治疗:立即让患者就地平卧;保持呼吸道通畅,吸氧;防止外伤及其他并发症;应用地西泮或苯妥英钠预防再次发生。

(4)发作间歇期治疗:服用抗癫痫药物。

二、护理评估

(一)一般评估

1.生命体征

癫痫发作时心率增快,血压升高。由于患者意识障碍,牙关紧闭,呼吸道分泌物增多等因素影响,很可能导致呼吸减慢甚至暂停,引起缺氧。

2.患者主诉

(1)诱因:发病前有无疲劳、饥饿、便秘、经期、饮酒、感情冲动、一过性代谢紊乱和变态反应等因素影响;过去是否患者什么重要疾病,如颅脑外伤、脑炎、脑膜炎、心脏疾病;家族成员是否有癫痫患者或与之相关疾病者。

(2)发作症状:发作时有无意识障碍、时间和地点的定向障碍、记忆丧失,身体或局部的不自主抽动程度及持续时间。

(3)发病形式:发作的频率,持续时间及复发的时间,症状的部位、范围、性质、严重程度等。

(4)既往检查、治疗经过及效果,是否有遵医嘱治疗。目前情况包括使用药物的名称、剂量、用法和有无不良反应。

3.相关记录

患者年龄、性别、体重、体位、饮食、睡眠、皮肤、出入量、NIHSS 评分、GCS 评分、Norton 评分、吞咽功能障碍评定、癫痫发作评估表等记录结果。

(二)身体评估

1.头颈部

患者意识是否清楚,是否存在感觉异常和幻觉现象。眼睑是否抬起,眼球是否上窜或向一侧偏转,两侧瞳孔是否散大、瞳孔对光反射是否消失;角膜反射是否正常。面部表情是否淡漠、颜色是否发绀,有无面肌抽动。有无牙关紧闭,口舌咬伤,吞咽困难、饮水呛咳,有无声音嘶哑或其他语言障碍。咽反射是否存在或消失。

2.胸部

肺部听诊是否异常,防止舌后缀或口鼻分泌物阻塞呼吸道。

3.腹部

患者有无腹胀,有无大、小便失禁,并观察大小便的颜色、量和性质,听诊肠鸣音有无减弱。

4.四肢

四肢有无震颤、抽搐、肌阵挛等不自主运动或瘫痪,四肢有无外伤等。四肢肌力及肌张力,痛刺激有无反应。抽搐后肢体有无脱臼。

(三)心理-社会评估

癫痫是一种慢性疾病,且顽固性癫痫长期反复发作,严重影响日常工作学习,降低生活质量,加之担心随时可能发作,患者不但忍受着躯体的痛苦,还受着家庭的歧视、社会的偏见,而这一切深深地影响患者的身心健康,患者有时会感到恐惧、焦虑、紧张、情绪不稳等,因此对癫痫患者进行社会心理评估,进行思想上的疏导,使其生活在一个良好的生活环境里,从而保持愉快的心情、良好的情绪以积极的态度面对疾病。

目前癫痫患者社会心理评估主要包括语言能力测试、记忆能力测试、智力水平测试,以及生活质量评估。

(四)用药评估

癫痫患者用药评估包含以下几个方面:用药依从性(包括漏服情况和按时用药情况)、对药品知识的知晓程度、患者用药的合理性(包括平均用药品种数和按等间隔用药情况)、癫痫症状的控制情况,以治疗前 3 个月内患者的各种发作类型发作频度记录为基线,与治疗后 6 个月的发作频度进行比较,以发作频度减少 50%为有效标准、患者用药的安全性(包括出现药品不良反应和血药浓度监测)情况、患者的复诊率及对用药教育的满意度。

三、护理诊断

(一)有窒息的危险

与癫痫发作时意识丧失、喉痉挛、口腔和气道分泌物增多有关。

(二)有受伤的危险

与癫痫发作时意识突然丧失,判断力失常有关。

(三)知识缺乏

缺乏长期、正确服药的知识。

(四)气体交换受损

与癫痫持续状态、喉头痉挛所致呼吸困难或肺部感染有关。

(五)潜在并发症

脑水肿、酸中毒、水及电解质紊乱。

四、护理措施

(一)保持呼吸道通畅

置患者于头低侧卧位或平卧位头偏向一侧;松开领带和衣扣,解开腰带;取下活动性义齿,及时清除口腔和鼻腔分泌物;立即放置压舌板,必要时用舌钳将舌拖出,防止舌后坠阻塞呼吸道;癫痫持续状态者插胃管鼻饲,防止误吸,必要时备好床旁吸引器和气管切开包。

(二)病情观察

密切观察生命体征及意识、瞳孔变化,注意发作过程中有无心率增快、血压升高、呼吸减慢或暂停、瞳孔散大、牙关紧闭、大小便失禁等;观察并记录发作的类型、发作频率与发作持续时间;观察发作停止后患者意识完全恢复的时间,有无头痛、疲乏及行为异常。

(三)发作期安全护理

告知患者有前驱症状时立即平卧;活动状态时发作,陪伴者应立即将患者缓慢置于平卧位,防止外伤,切忌用力按压患者抽搐肢体,以防骨折和脱臼;将压舌板或筷子、纱布、手绢、小布卷等置于患者口腔一侧上下臼齿之间，防止舌、口唇和颊部咬伤；用棉垫或软垫对跌倒时易擦伤的关节加以保护；癫痫持续状态、极度躁动或发作停止后意识恢复过程中有短时躁动的患者，应由专人守护，加保护性床栏，必要时用约束带适当约束。遵医嘱立即缓慢静脉注射地西泮，快速静脉滴注甘露醇，注意观察用药效果和有无出现呼吸抑制，肾脏损害等不良反应。

（四）发作间期安全护理

给患者创造安全、安静的休息环境，保持室内光线柔和，无刺激；床两侧均安装带床栏套的床栏；床旁桌上不放置热水瓶，玻璃杯等危险物品。对于有癫痫发作病史并有外伤病史的患者，在病室内显著位置放置“谨防跌倒，小心舌咬伤”的警示牌，随时提醒患者、家属及医护人员做好防止发生意外的准备。

（五）心理护理

对癫痫患者心理问题疏导应从其原因入手，建立良好的沟通技巧，通过鼓励、疏导的方式解除其精神负担，进行情感交流，提高自尊和自信，以积极配合治疗。同时消除患者家属的偏见和歧视，使患者得到家庭的支持，以提高治疗效果。

（六）健康教育

1.服药指导

讲解按医嘱规范用药的重要意义，特别强调按期限、按时间、按用量服药对病情控制的重要性，擅自停、换药物和私自减量对机体的危害，强化患者或家属重视疾病及服药，积极配合治疗，如有漏服，一般在下一次服药时补上。定期检测血药浓度，并调整药物剂量。

2.生活指导

对患者和家属进行癫痫知识的宣教，如疾病的病因、发病机制、症状、治疗等，宣教中与患者建立良好的护患关系，进行全程健康教育、个体化教育。癫痫患者生活中要注意生活规律、注意休息、保持充足的睡眠、适当运动、增强机体抵抗力，避免剧烈运动，尽量避免疲劳和减少参加一些带电磁辐射的娱乐活动。不宜从事高空、水上作业、驾驶等带有危险性的工作。饮食宜清淡，不吃辛辣刺激性食物和兴奋性食品如可乐、浓茶等，戒烟酒，保持大便通畅。告知患者外出时随身携带写有姓名、年龄、所患疾病、住址、家人联系方式的信息卡。在病情未得到良好控制时，室外活动或外出就诊时应有家属陪伴，佩戴安全帽。特发性癫痫且有家族史的女患者，婚后不宜生育，双方均有癫痫，或一方有癫痫，另一方有家族史者不宜结婚。

3.就诊指标

患者出现意识障碍，精神障碍，某一局部如眼睑、口唇、面部甚至四肢肌肉不自主抽动，口吐白沫等症状时应立即就诊；服药期间应定期复诊，查血常规、肝功能和血药浓度，监控药物疗效及不良反应，调整用药。

五、护理效果评价

（1）患者呼吸道通畅，无窒息发生。

（2）患者无跌倒、无损伤发生。

（3）患者癫痫控制良好，且无药物不良反应发生。

（赵存华）

第六节 三叉神经痛

一、疾病概述

三叉神经痛是一种原因未明的三叉神经分布区内闪电样反复发作的剧痛，不伴三叉神经功能破坏的症状，又称为原发性三叉神经痛。

(一)相关病理生理

三叉神经感觉根切断术活检可见神经节细胞消失、炎症细胞浸润，神经鞘膜不规则增厚、髓鞘瓦解，轴索节段性蜕变、裸露、扭曲、变形等。

(二)病因与诱因

原发性三叉神经痛病因尚未完全明了，周围学说认为病变位于半月神经节到脑桥间部分，是由于多种原因引起的压迫所致；中枢学说认为三叉神经痛为一种感觉性癫痫样发作，异常放电部位可能在三叉神经脊束核或脑干。

发病机制迄今仍在探讨之中。较多学者认为是各种原因引起三叉神经局部脱髓鞘产生异位冲动，相邻轴索纤维伪突触形成或产生短路，轻微痛觉刺激通过短路传入中枢，中枢传出冲动亦通过短路传入，如此叠加造成三叉神经痛发作。

(三)临床表现

(1)70%～80%的病例发生在40岁以上，女性稍多于男性，多为一侧发病。

(2)以面部三叉神经分布区内突发的剧痛为特点，似触电、刀割、火烫样疼痛，以面颊部、上下颌或舌疼痛最明显；口角、鼻翼、颊部和舌等处最敏感，轻触、轻叩即可诱发，故有“触发点”或“扳机点”之称。严重者洗牙、刷牙、谈话、咀嚼都可以诱发，以致不敢做这些动作。发作时患者常常双手紧握拳或握物、或用力按压痛部，或用手擦痛部，以减轻疼痛。因此，患者多出现面部皮肤粗糙，色素沉着、眉毛脱落等现象。

(3)每次发作从数秒至2分钟。其发作来去突然，间歇期完全正常。

(4)疼痛可固定累及三叉神经的某一分支，尤其以第二、三支多见，也可以同时累及两支，同时三支受累者少见。

(5)病程可呈周期性，开始发作次数较少，间歇期长，随着病程进展使发作逐渐频繁，间歇期缩短，甚至整日疼痛不止。本病可以缓解，但极少自愈。

(6)原发性三叉神经痛者神经系统检查无阳性体征。继发性三叉神经疼痛，多伴有其他脑神经及脑干受损的症状及体征。

(四)辅助检查

1.螺旋CT检查

螺旋CT检查能更好地显示颅底三孔区正常和病理的颅脑组织结构和骨质结构。对于发现和鉴别继发性三叉神经痛的原因及病变范围尤为有效。

2.MRI综合成像

快速梯度回波(FFE)加时间飞跃法即TOF法技术。它可以同时兼得三叉神经和其周围血管的影像，已作为 MRI 对于三叉神经痛诊断和鉴别诊断的首选检查。

（五）治疗原则

1.药物治疗

卡马西平首选，开始为 0.1 g，2 次/天，以后每天增加 0.1 g，最大剂量不超过 1.0 g/d。直到疼痛消失，然后再逐渐减量，最小有效维持剂量常为 0.6～0.8 g/d。如卡马西平无效可考虑苯妥英钠 0.1 g 口服3 次/天。如两药无效时可试用氯硝西泮 6～8 mg/d 口服。40%～50%病例可有效控制发作，25%疼痛明显缓解。可同时服用大剂量维生素 B_{12}，1 000～2 000 μg，肌内注射，2～3 次/周，4～8 周为 1 个疗程，部分患者可缓解疼痛。

2.经皮半月神经节射频电凝治疗法

采用射频电凝治疗对大多数患者有效，可缓解疼痛数月至数年。但可致面部感觉异常、角膜炎、复视、咀嚼无力等并发症。

3.封闭治疗

药物治疗无效者可行三叉神经纯乙醇或甘油封闭治疗。

4.手术治疗

以上治疗长达数年无效且又能耐受开颅手术者可考虑三叉神经终末支或半月神经节内感觉支切断术，或行微血管减压术。手术治疗虽然止痛疗效良好，但也有可能失败，或产生严重的并发症，术后复发，甚至有生命危险等。因此，只有经过上述几种治疗后仍无效且剧痛难忍者才考虑手术治疗。

二、护理评估

（一）一般评估

1.生命体征

一般无特殊。

2.患者的主诉

有无三叉神经痛的临床表现。

3.相关记录

患者神志、年龄、性别、体重、体位、饮食、睡眠、皮肤等记录结果。尤其疼痛的评估包括对疼痛程度、疼痛控制及疼痛不良作用的评估。主要包括以下 3 个方面。

（1）疼痛强度的单维测量。

（2）疼痛分成感觉强度和不愉快两个维度来测量。

（3）对疼痛经历的感觉、情感及认知评估方面的多维评估。

（二）身体评估

1.头颈部

（1）角膜反射：患者向一侧注视，用捻成细束的棉絮由外向内轻触角膜，反射动作为双侧直接和间接的闭眼活动。角膜反射可以受多种病变的影响。如一侧三叉神经受损造成角膜麻木时，刺激患侧角膜则双侧均无反应，而在做健侧角膜反射时，仍可引起双侧反应。

（2）腭反射：用探针或棉签轻刺软腭弓、咽腭弓边缘，正常时可引起腭帆上提，伴恶心或呕吐反应。当一侧反射消失，表明检查侧三叉神经、舌咽神经和迷走神经损害。

（3）眉间反射：用叩诊锤轻轻叩击两眉之间的部位，可出现两眼轮匝肌收缩和两眼睑闭合。

一侧三叉神经及面神经损害，均可使该侧眉间反射减弱或消失。

(4)运动功能的评估：检查时，首先应注意观察患者两侧颞部及颌部是否对称，有无肌萎缩，然后让患者用力反复咬住磨牙，检查时双手掌按触两侧咬肌和颞肌，如肌肉无收缩，或一侧有明显肌收缩减弱，即有判断价值。另外可嘱患者张大口，观察下颌骨是否有偏斜，如有偏斜证明三叉神经运动支受损。

(5)感觉功能的评估：检查时，可用探针轻划(测触感)与轻刺(测痛感)患侧的三叉神经各分布区的皮肤与黏膜，并与健侧相比较。如果痛觉丧失时，需再做温度觉检查，以试管盛冷热水试之。可用两支玻璃管分盛 0～10 ℃的冷水和 40～50 ℃温水交替地接触患者的皮肤，请其报出"冷"和"热"。

2.胸部

无特殊。

3.腹部

无特殊。

4.四肢

无特殊。

(三)心理-社会评估

1.疾病知识

患者对疾病的性质、过程、防治及预后知识的了解程度。

2.心理状况

了解疾病对其日常生活、学习和工作的影响，患者能否面对现实、适应角色转变，有无人格改变、反应迟钝、记忆力及计算力下降或丧失等精神症状。

3.社会支持系统

了解家庭的组成、经济状况、文化教育背景；家属对患者的关心、支持，以及对患者所患疾病的认识程度；了解患者的工作单位或医疗保险机构所能承担的帮助和支持情况；患者出院后的继续就医条件，居住地的社区保健资源或继续康复治疗的可能性。

(四)辅助检查结果的评估

1.常规检查

一般无特殊，注意监测肝、肾功能有无异常。

2.头颅 CT

颅底三孔区的颅脑组织结构和骨质结构有无异常。

3.MRI 综合成像

三叉神经和其周围血管的影像有无异常。

(五)常用药物治疗效果的评估

1.卡马西平

(1)用药剂量、时间、方法的评估与记录。

(2)不良反应的评估：头晕、嗜睡、口干、恶心、消化不良等，多可消失。出现皮疹、共济失调、昏迷、肝功能受损、心绞痛、精神症状时需立即停药。

(3)血液系统毒性反应的评估：本药最严重的不良反应，但较少见，可产生持续性白细胞减少、单纯血小板减少及再生障碍性贫血。

2.苯妥英钠

(1)服用药物的具体情况:是否餐后服用,主要剂型、剂量与持续用药时间。

(2)不良反应的评估:本品不良反应小,长期服药后常见眩晕、嗜睡、头晕、恶心、呕吐、厌食、失眠、便秘、皮疹等反应,亦可有变态反应。有时有牙龈增生(儿童多见,并用钙盐可减轻),偶有共济失调、白细胞减少、巨细胞贫血、神经性震颤;严重时有视力障碍及精神错乱、紫癜等。长期服用可引起骨质疏松,孕妇服用有可能致胎儿畸形。

3.氯硝西泮

(1)服用药物的具体情况:是否按时服用,主要剂型、剂量与持续用药时间。

(2)不良反应的评估:最常见的不良反应为嗜睡和步态不稳及行为紊乱,老年患者偶见短暂性精神错乱,停药后消失。偶有一过性头晕、全身瘙痒、复视等不良反应。对孕妇及闭角性青光眼患者禁用。对肝肾功能有一定的损害,故对肝肾功能不全者应慎用或禁用。

三、护理诊断

(一)疼痛

面颊、上下颌及舌疼痛 与三叉神经受损(发作性放电)有关。

(二)焦虑

与疼痛反复、频繁发作有关。

四、护理措施

(一)避免发作诱因

由于本病为突然、反复发作的阵发性剧痛,患者非常痛苦,加之咀嚼、哈欠和讲话均可能诱发,患者常不敢洗脸、刷牙、进食和大声说话等,故表现为面色憔悴、精神抑郁和情绪低落,应指导患者保持心情愉快,生活有规律、合理休息、适度娱乐;选择清淡、无刺激的饮食,严重者可进食流质;帮助患者尽可能减少刺激因素,如保持周围环境安静、室内光线柔和,避免因周围环境刺激而产生焦虑情绪,以致诱发或加重疼痛。

(二)疼痛护理

观察患者疼痛的部位、性质,了解疼痛的原因与诱因;与患者讨论减轻疼痛的方法与技巧,鼓励患者运用指导式想象、听轻音乐、阅读报纸杂志等分散注意力,以达到精神放松、减轻疼痛。

(三)用药护理

指导患者遵医嘱正确服用止痛药,并告知药物可能出现的不良反应,如服用卡马西平应先行血常规检查以了解患者的基本情况,用药 2 个月内应 2 周检查血常规 1 次。如无异常情况,以后每 3 个月检查血常规 1 次。

(四)就诊指标

出现头晕、嗜睡、口干、恶心、步态不稳、肝功能损害、皮疹和白细胞减少及时就医;患者不要随意更换药物或自行停药。

五、护理效果评价

(1)患者疼痛程度得到有效控制,达到预定疼痛控制目标。

(2)患者能正确认识疼痛并主动参与疼痛治疗护理。

(3)患者不舒适被及时发现,并予以相应处理。

(4)患者掌握相关疾病知识,遵医行为好。

(5)患者对治疗效果满意。

(赵存华)

第三章　呼吸内科护理

第一节　急性上呼吸道感染

一、疾病概述

（一）概念和特点

急性上呼吸道感染（简称上感）为外鼻孔至环状软骨下缘包括鼻腔、咽或喉部急性炎症的概称。主要病原体是病毒，少数是细菌，免疫功能低下者易感。通常病情较轻、病程短、可自愈，预后良好。但由于发病率高，不仅影响工作和生活，有时还可伴有严重并发症，并具有一定的传染性，应积极防治。

多发于冬春季节，多为散发，且可在气候突变时小规模流行。主要通过患者喷嚏和含有病毒的飞沫经空气传播，或经污染的手和用具接触传播。可引起上感的病原体大多为自然界中广泛存在的多种类型病毒，同时健康人群亦可携带，且人体对其感染后产生的免疫力较弱、短暂，病毒间也无交叉免疫，故可反复发病。

（二）相关病理生理

组织学上可无明显病理改变，亦可出现上皮细胞的破坏。可有炎症因子参与发病，使上呼吸道黏膜血管充血和分泌物增多，伴单核细胞浸润，浆液性及黏液性炎性渗出。继发细菌感染者可有中性粒细胞浸润及脓性分泌物。

（三）急性上呼吸道感染的病因与诱因

1.基本病因

急性上感有70%～80%由病毒引起，包括鼻病毒、冠状病毒、腺病毒、流感和副流感病毒，以及呼吸道合胞病毒、埃可病毒和柯萨奇病毒等。另有20%～30%的上感为细菌引起，可单纯发生或继发于病毒感染之后发生，以口腔定植菌溶血性链球菌为多见，其次为流感嗜血杆菌、肺炎链球菌和葡萄球菌等，偶见革兰阴性杆菌。

2.常见诱因

淋雨、受凉、气候突变、过度劳累等可降低呼吸道局部防御功能，致使原存的病毒或细菌迅速繁殖，或者直接接触含有病原体的患者喷嚏、空气、污染的手和用具诱发本病。老幼体弱，免疫功能低下或有慢性呼吸道疾病如鼻窦炎、扁桃体炎者更易发病。

（四）临床表现

临床表现有以下几种类型。

1.普通感冒

普通感冒俗称“伤风”，又称急性鼻炎或上呼吸道卡他，为病毒感染引起。起病较急，主要表现为鼻部症状，如打喷嚏、鼻塞、流清水样鼻涕，也可表现为咳嗽、咽干、咽痒或烧灼感甚至鼻后滴漏感。咽干、咳嗽和鼻后滴漏与病毒诱发的炎症介质导致的上呼吸道传入神经高敏状态有关。2～3 天后鼻涕变稠，可伴咽痛、头痛、流泪、味觉迟钝、呼吸不畅、声嘶等，有时由于咽鼓管炎致听力减退。严重者有发热、轻度畏寒和头痛等。体检可见鼻腔黏膜充血、水肿、有分泌物，咽部可为轻度充血。一般经 5～7 天痊愈，伴并发症者可致病程迁延。

2.急性病毒性咽炎和喉炎

急性病毒性咽炎和喉炎由鼻病毒、腺病毒、流感病毒、副流感病毒以及肠病毒、呼吸道合胞病毒等引起。临床表现为咽痒和灼热感，咽痛不明显，咳嗽少见。急性喉炎多由流感病毒、副流感病毒及腺病毒等引起，临床表现为明显声嘶、讲话困难，可有发热、咽痛或咳嗽，咳嗽时咽喉疼痛加重。体检可见喉部充血、水肿，局部淋巴结轻度肿大和触痛，有时可闻及喉部的喘息声。

3.急性疱疹性咽峡炎

急性疱疹性咽峡炎多由柯萨奇病毒 A 引起，表现为明显咽痛、发热，病程约为 1 周。查体可见咽部充血，软腭、腭垂、咽及扁桃体表面有灰白色疱疹及浅表溃疡，周围伴红晕。多发于夏季，多见于儿童，偶见于成人。

4.急性咽结膜炎

急性咽结膜炎主要由腺病毒、柯萨奇病毒等引起。表现为发热、咽痛、畏光、流泪、咽及结膜明显充血。病程 4～6 天，多发于夏季，由游泳传播，儿童多见。

5.急性咽扁桃体炎

病原体多为溶血性链球菌，其次为流感嗜血杆菌、肺炎链球菌、葡萄球菌等。起病急，咽痛明显，伴发热、畏寒，体温可达 39 ℃以上。查体可发现咽部明显充血，扁桃体肿大、充血，表面有黄色脓性分泌物。有时伴有颌下淋巴结肿大、压痛，而肺部查体无异常体征。

（五）辅助检查

1.血液学检查

因多为病毒性感染，白细胞计数常正常或偏低，伴淋巴细胞比例升高。细菌感染者可有白细胞计数与中性粒细胞增多和核左移现象。

2.病原学检查

因病毒类型繁多，且明确类型对治疗无明显帮助，一般无须明确病原学检查。需要时可用免疫荧光法、酶联免疫吸附法、血清学诊断或病毒分离鉴定等方法确定病毒的类型。细菌培养可判断细菌类型并做药物敏感试验以指导临床用药。

（六）主要治疗原则

由于目前尚无特效抗病毒药物，以对症处理为主，同时戒烟、注意休息、多饮水、保持室内空气流通和防治继发细菌感染。对有急性咳嗽、鼻后滴漏和咽干的患者应给予伪麻黄碱治疗以减轻鼻部充血，亦可局部滴鼻应用。必要时适当加用解热镇痛类药物。

(七)药物治疗

1.抗菌药物治疗

目前已明确普通感冒无须使用抗菌药物。除非有白细胞计数升高、咽部脓苔、咯黄痰和流鼻涕等细菌感染证据,可根据当地流行病学史和经验用药,可选口服青霉素、第一代头孢菌素、大环内酯类或喹诺酮类。

2.抗病毒药物治疗

由于目前有滥用造成流感病毒耐药现象,所以如无发热,免疫功能正常,发病超过 2 天一般无须应用。对于免疫缺陷患者,可早期常规使用。利巴韦林和奥司他韦有较广的抗病毒谱,对流感病毒、副流感病毒和呼吸道合胞病毒等有较强的抑制作用,可缩短病程。

二、护理评估

(一)病因评估

主要评估患者健康史和发病史,是否有受凉感冒史。对流行性感冒者,应详细询问患者及家属的流行病史,以有效控制疾病进展。

(二)一般评估

1.生命体征

患者体温可正常或发热;有无呼吸频率加快或节律异常。

2.患者主诉

有无鼻塞、流涕、咽干、咽痒、咽痛、畏寒、发热、咳嗽、咳痰、声嘶、畏光、流泪、眼痛等症状。

3.相关记录

体温,痰液颜色、性状和量等记录结果。

(三)身体评估

1.视诊

咽喉部有无充血;鼻腔黏膜有无充血、水肿及分泌物情况;扁桃体有无充血、肿大(肿大扁桃体的分度),有无黄色脓性分泌物;眼结膜有无充血等情况。

2.触诊

有无颌下、耳后等头颈部部位浅表淋巴结肿大,肿大淋巴结有无触痛。

3.听诊

有无异常呼吸音;双肺有无干、湿啰音。

(四)心理-社会评估

患者在疾病治疗过程中的心理反应与需求,家庭及社会支持情况,引导患者正确配合疾病的治疗与护理。

(五)辅助检查结果评估

1.血常规检查

有无白细胞计数降低或升高、有无淋巴细胞比值升高、有无中性粒细胞增多及核左移等。

2.胸部 X 线检查

有无肺纹理增粗、炎性浸润影等。

3.痰培养

有无细菌生长,药敏试验结果如何。

(六)治疗常用药效果的评估

对于呼吸道病毒感染,尚无特异的治疗药物。一般以对症处理为主,并防治继发细菌感染。

三、护理诊断

(一)舒适受损

鼻塞、流涕、咽痛、头痛与病毒、细菌感染有关。

(二)体温过高

体温过高与病毒、细菌感染有关。

四、护理措施

(一)病情观察

观察生命体征及主要症状,尤其是体温、咽痛、咳嗽等的变化。高热者联合使用物理降温与药物降温,并及时更换汗湿衣物。

(二)环境与休息

保持室内温、湿度适宜和空气流通,症状轻者应适当休息,病情重者或年老者卧床休息为主。

(三)饮食

选择清淡、富含维生素、易消化的食物,并保证足够热量。发热者应适当增加饮水量。

(四)口腔护理

进食后漱口或按时给予口腔护理,防止口腔感染。

(五)防止交叉感染

注意隔离患者,减少探视,以避免交叉感染。指导患者咳嗽时应避免对着他人。患者使用过的餐具、痰盂等用品应按规定及时消毒。

(六)用药护理

遵医嘱用药且注意观察药物的不良反应。为减轻马来酸氯苯那敏或苯海拉明等抗过敏药的头晕、嗜睡等不良反应,宜指导患者在临睡前服用,并告知驾驶员和高空作业者应避免使用。

(七)健康教育

1.疾病预防指导

生活规律、劳逸结合、坚持规律且适当的体育运动,以增强体质,提高抗寒能力和机体的抵抗力。保持室内空气流通,避免受凉、过度疲劳等感染的诱发因素。在高发季节少去人群密集的公共场所。

2.疾病知识指导

指导患者采取适当的措施避免疾病传播,防止交叉感染。患病期间注意休息,多饮水并遵医嘱用药。

3.预防感染的措施

注意保暖,防止受凉,尤其是要避免呼吸道感染。

4.就诊的指标

告诉患者如果出现下列情况应及时到医院就诊。

(1)经药物治疗症状不缓解。

(2)出现耳鸣、耳痛、外耳道流脓等中耳炎症状。

(3)恢复期出现胸闷、心悸、眼睑水肿、腰酸或关节疼痛。

五、护理效果评价

(1)患者自觉症状好转(鼻塞、流涕、咽部不适感、发热、咳嗽咳痰等症状减轻)。

(2)患者体温恢复正常。

(3)身体评估。①视诊:患者咽喉部充血减轻;鼻腔黏膜充血、水肿减轻情况;扁桃体无充血、肿大程度减轻,无脓性分泌物;眼结膜无充血等情况。②听诊:患者无异常呼吸音;双肺无干、湿啰音。

(刘媛媛)

第二节　慢性支气管炎

慢性支气管炎是由感染或非感染因素引起气管、支气管黏膜及其周围组织的慢性非特异性炎症。临床以咳嗽、咳痰或伴有喘息反复发作为特征,每年持续 3 个月以上,且连续 2 年以上。

一、病因和发病机制

慢性支气管炎的病因极为复杂,迄今尚有许多因素还不够明确,往往是多种因素长期相互作用的综合结果。

(一)感染

病毒、支原体和细菌感染是本病急性发作的主要原因。病毒感染以流感病毒、鼻病毒、腺病毒和呼吸道合胞病毒常见;细菌感染以肺炎链球菌、流感嗜血杆菌和卡他莫拉菌及葡萄球菌常见。

(二)大气污染

化学气体如氯气、二氧化氮、二氧化硫等刺激性烟雾,空气中的粉尘等均可刺激支气管黏膜,使呼吸道清除功能受损,为细菌入侵创造条件。

(三)吸烟

吸烟为本病发病的主要因素。吸烟时间的长短与吸烟量决定发病率的高低,吸烟者的患病率较不吸烟者高 2～8 倍。

(四)过敏因素

喘息型支气管患者多有过敏史。患者痰中嗜酸性粒细胞和组胺的含量及血中 IgE 明显高于正常。此类患者实际上应属慢性支气管炎合并哮喘。

(五)其他因素

气候变化,特别是寒冷空气对慢性支气管炎的病情加重有密切关系。自主神经功能失调,副交感神经功能亢进,老年人肾上腺皮质功能减退,慢性支气管炎的发病率增加。维生素 C 缺乏,维生素 A 缺乏,易患慢性支气管炎。

二、临床表现

(一)症状

患者常在寒冷季节发病,出现咳嗽、咳痰,尤以晨起显著,白天多于夜间。病毒感染痰液为白色黏液泡沫状,继发细菌感染,痰液转为黄色或黄绿色黏液脓性,偶可带血。慢性支气管炎反复发作后,支气管黏膜的迷走神经感受器反应性增高,副交感神经功能亢进,可出现过敏现象而发生喘息。

(二)体征

早期多无体征。急性发作期可有肺底部闻及干、湿性啰音。喘息型支气管炎在咳嗽或深吸气后可闻及哮鸣音,发作时,有广泛哮鸣音。

(三)并发症

(1)阻塞性肺气肿:为慢性支气管炎最常见的并发症。

(2)支气管肺炎:慢性支气管炎蔓延至支气管周围肺组织中,患者表现寒战、发热、咳嗽加剧、痰量增多且呈脓性;白细胞总数及中性粒细胞增多;X 线胸片显示双下肺野有斑点状或小片阴影。

(3)支气管扩张症。

三、诊断

(一)辅助检查

1.血常规

白细胞总数及中性粒细胞数可升高。

2.胸部 X 线

单纯型慢性支气管炎,X 线片检查阴性或仅见双下肺纹理增多、增粗、模糊、呈条索状或网状。继发感染时为支气管周围炎症改变,表现为不规则斑点状阴影,重叠于肺纹理之上。

3.肺功能检查

早期病变多在小气道,常规肺功能检查多无异常。

(二)诊断要点

凡咳嗽、咳痰或伴有喘息,每年发作持续 3 个月,连续 2 年或 2 年以上者,并排除其他心、肺疾病(如肺结核、肺尘埃沉着病、支气管哮喘、支气管扩张症、肺癌、肺脓肿、心脏病、心功能不全等)、慢性鼻咽疾病后,即可诊断。如每年发病不足 3 个月,但有明确的客观检查依据(如胸部 X 线片、肺功能等)亦可诊断。

(三)鉴别诊断

1.支气管扩张

多于儿童或青年期发病,常继发于麻疹、肺炎或百日咳后,并有咳嗽、咳痰反复发作的病史,合并感染时痰量增多,并呈脓性或伴有发热,病程中常反复咯血。在肺下部周围可闻及不易消散的湿性啰音。晚期重症患者可出现杵状指(趾)。胸部 X 线上可见双肺下野纹理粗乱或呈卷发状。薄层高分辨 CT(HRCT)检查有助于确诊。

2.肺结核

活动性肺结核患者多有午后低热、消瘦、乏力、盗汗等中毒症状。咳嗽痰量不多,常有咯血。

老年肺结核的中毒症状多不明显，常被慢性支气管炎的症状所掩盖而误诊。胸部X线上可发现结核病灶，部分患者痰结核菌检查可获阳性。

3.支气管哮喘

支气管哮喘常为特质性患者或有过敏性疾病家族史，多于幼年发病。一般无慢性咳嗽、咳痰史。哮喘多突然发作，且有季节性，血和痰中嗜酸性粒细胞常增多，治疗后可迅速缓解。发作时双肺布满哮鸣音，呼气延长，缓解后可消失，且无症状，但气道反应性仍增高。慢性支气管炎合并哮喘的患者，病史中咳嗽、咳痰多发生在喘息之前，迁延不愈较长时间后伴有喘息，且咳嗽、咳痰的症状多较喘息更为突出，平喘药物疗效不如哮喘等可资鉴别。

4.肺癌

肺癌多发生于40岁以上男性，并有多年吸烟史的患者，刺激性咳嗽常伴痰中带血和胸痛。X线胸片检查肺部常有块影或反复发作的阻塞性肺炎。痰脱落细胞及支气管镜等检查，可明确诊断。

5.慢性肺间质纤维化

慢性咳嗽，咳少量黏液性非脓性痰，进行性呼吸困难，双肺底可闻及爆裂音（Velcro啰音），严重者发绀并有杵状指。X线胸片见中下肺野及肺周边部纹理增多紊乱呈网状结构，其间见弥漫性细小斑点阴影。肺功能检查呈限制性通气功能障碍，弥散功能减低，动脉血氧分压（PaO_2）下降。肺活检是确诊的手段。

四、治疗

（一）急性发作期及慢性迁延期的治疗

以控制感染、祛痰、镇咳为主，同时解痉平喘。

1.抗感染药物

及时、有效、足量，感染控制后及时停用，以免产生细菌耐药或二重感染。一般患者可按常见致病菌用药。可选用青霉素G 80×10^4 U肌内注射；复方磺胺甲噁唑，每次2片，2次/天；阿莫西林2～4 g/d，3～4次口服；氨苄西林2～4 g/d，分4次口服；头孢氨苄2～4 g/d或头孢拉定1～2 g/d，分4次口服；头孢呋辛2 g/d或头孢克洛0.5～1 g/d，分2～3次口服。亦可选择新一代大环内酯类抗生素，如罗红霉素，0.3 g/d，2次口服。抗菌治疗疗程一般7～10天，反复感染病例可适当延长。严重感染时，可选用氨苄西林、环丙沙星、氧氟沙星、阿米卡星、奈替米星或头孢菌素类联合静脉滴注给药。

2.祛痰镇咳药

刺激性干咳者不宜单用镇咳药物，否则痰液不易咳出。可给盐酸溴环己胺醇30 mg或羧甲基半胱氨酸500 mg，3次/天，口服。乙酰半胱氨酸（富露施）及氯化铵甘草合剂均有一定的疗效。α-糜蛋白酶雾化吸入亦有消炎祛痰的作用。

3.解痉平喘

解痉平喘主要为解除支气管痉挛，利于痰液排出。常用药物为氨茶碱0.1～0.2 g，8次/小时口服；丙卡特罗50 mg，2次/天；特布他林2.5 mg，2～3次/天。慢性支气管炎有可逆性气道阻塞者应常规应用支气管舒张剂，如异丙托溴铵（异丙阿托品）气雾剂、特布他林等吸入治疗。阵发性咳嗽常伴不同程度的支气管痉挛，应用支气管扩张药后可改善症状，并有利于痰液的排出。

(二)缓解期的治疗

应以增强体质，提高机体抗病能力和预防发作为主。

五、护理措施

(一)常规护理

1.环境

保持室内空气新鲜、流通，安静，舒适，温湿度适宜。

2.休息

急性发作期应卧床休息，取半卧位。

3.给氧

持续低流量吸氧。

4.饮食

给予高热量、高蛋白、高维生素易消化饮食。

(二)专科护理

1.解除气道阻塞，改善肺泡通气

及时清除痰液，神志清醒患者应鼓励咳嗽，痰稠不易咯出时，给予雾化吸入或雾化泵药物喷入，减少局部淤血水肿，以利痰液排出。危重体弱患者，定时更换体位，叩击背部，使痰易于咯出，餐前应给予胸部叩击或胸壁震荡。方法：患者取侧卧位，护士两手手指并拢，手背隆起，指关节微屈，自肺底由下向上，由外向内叩拍胸壁，震动气管，边拍边鼓励患者咳嗽，以促进痰液的排出，每侧肺叶叩击3～5分钟。对神志不清者，可进行机械吸痰，需注意无菌操作，抽吸压力要适当，动作轻柔，每次抽吸时间不超过15秒，以免加重缺氧。

2.合理用氧，减轻呼吸困难

根据缺氧和二氧化碳潴留的程度不同，合理用氧，一般给予低流量、低浓度、持续吸氧，如病情需要提高氧浓度，应辅以呼吸兴奋剂刺激通气或使用呼吸机改善通气，吸氧后如呼吸困难缓解、呼吸频率减慢、节律正常、血压上升、心率减慢、心律正常、发绀减轻、皮肤转暖、神志转清、尿量增加等，表示氧疗有效。若呼吸过缓，意识障碍加深，需考虑二氧化碳潴留加重，必要时采取增加通气量措施。

(刘媛媛)

第三节 支气管扩张

一、疾病概述

(一)概念和特点

支气管扩张是由于急、慢性呼吸道感染和支气管阻塞后，反复发生支气管炎症，致使支气管组织结构病理性破坏，引起的支气管异常和持久性扩张。临床上以慢性咳嗽、大量脓痰和/或反复咯血为特征，患者多有童年麻疹、百日咳或支气管肺炎等病史。

(二)相关病理生理

支气管扩张的主要病因是支气管-肺组织感染和支气管阻塞,两者相互影响,促使支气管扩张的发生和发展。支气管扩张发生于有软骨的支气管近端分支,主要分为柱状、囊状和不规则扩张3种类型,腔内含有多量分泌物并容易积存。呼吸道相关疾病损伤气道清除机制和防御功能,使其清除分泌物的能力下降,易发生感染和炎症;细菌反复感染使气道内因充满包含炎性介质和病原菌的黏稠液体而逐渐扩大、形成瘢痕和扭曲;炎症可导致支气管壁血管增生,并伴有支气管动脉和肺动脉终末支的扩张和吻合,形成小血管瘤而易导致咯血。病变支气管反复炎症,使周围结缔组织和肺组织纤维化,最终引起肺的通气和换气功能障碍。继发于支气管肺组织感染病变的支气管扩张多见于下肺,尤以左下肺多见。继发于肺结核则多见于上肺叶。

(三)病因与诱因

1.支气管-肺组织感染

支气管扩张与扁桃体炎、鼻窦炎、百日咳、麻疹、支气管肺炎、肺结核等呼吸道感染密切相关,引起感染的常见病原体为铜绿假单胞菌、流感嗜血杆菌、卡他莫拉菌、肺炎克雷伯杆菌、金黄色葡萄球菌、非结核分枝杆菌、腺病毒和流感病毒等。婴幼儿期支气管-肺组织感染是支气管扩张最常见的病因。

2.支气管阻塞

异物、肿瘤、外源性压迫等可使支气管阻塞导致肺不张,胸腔负压直接牵拉支气管管壁导致支气管扩张。

3.支气管先天性发育缺损与遗传因素

支气管先天性发育缺损与遗传因素也可形成支气管扩张,可能与软骨发育不全或弹性纤维不足导致局部管壁薄弱或弹性较差有关。部分遗传性α-抗胰蛋白酶缺乏者也可伴有支气管扩张。

4.其他全身性疾病

支气管扩张可能与机体免疫功能失调有关,目前已发现类风湿关节炎、溃疡性结肠炎、克罗恩病、系统性红斑狼疮等疾病同时伴有支气管扩张。

(四)临床表现

1.症状

(1)慢性咳嗽、大量脓痰:咳嗽多为阵发性,与体位改变有关,晨起及晚上临睡时咳嗽和咳痰尤多。严重程度可用痰量估计,轻度每天少于10 mL,中度每天10~150 mL,重度每天多于150 mL。感染急性发作时,黄绿色脓痰量每天可达数百毫升,将痰液放置后可出现分层的特征,即上层为泡沫,下悬脓性成分;中层为浑浊黏液;下层为坏死组织沉淀物。合并厌氧菌感染时,痰和呼气具有臭味。

(2)咯血:反复咯血为本病的特点,可为痰中带血或大量咯血。少量咯血每天少于100 mL,中量咯血每天100~500 mL,大量咯血每天多于500 mL或一次咯血量多于300 mL。咯血量有时与病情严重程度、病变范围不一致。部分病变发生在上叶的"干性支气管扩张"患者以反复咯血为唯一症状。

(3)反复肺部感染:由于扩张的支气管清除分泌物的功能丧失,引流差,易反复发生感染,其特点是同一肺段反复发生肺炎并迁延不愈。

(4)慢性感染中毒症状:可出现发热、乏力、食欲减退、消瘦、贫血等,儿童可影响发育。

2.体征

早期或病变轻者无异常肺部体征，病变严重或继发感染时，可在病变部位尤其下肺部闻及固定而持久的局限性粗湿啰音，有时可闻及哮鸣音，部分患者伴有杵状指(趾)。

(五)辅助检查

1.影像学检查

(1)胸部X线检查：囊状支气管扩张的气道表现为显著的囊腔，腔内可存在气液平面，纵切面可显示“双轨征”，横切面显示“环形阴影”，并可见气道壁增厚。

(2)胸部CT检查：可在横断面上清楚地显示扩张的支气管。高分辨CT进一步提高了诊断敏感性，成为支气管扩张症的主要诊断方法。

2.纤维支气管镜检查

纤维支气管镜检查有助于发现患者的出血部位或阻塞原因。还可局部灌洗，取灌洗液做细菌学和细胞学检查。

(六)治疗原则

保持引流通畅，处理咯血，控制感染，必要时手术治疗。

1.保持引流通畅、改善气流受限

清除气道分泌物保持气道通畅能减少继发感染和减轻全身中毒症状，如应用祛痰药物(盐酸氨溴索、溴己新、α-糜蛋白酶)等稀释痰液，痰液黏稠时可加用雾化吸入。应用振动、拍背、体位引流等方法促进气道分泌物的清除。应用支气管舒张剂可改善气流受限，伴有气道高反应及可逆性气流受限的患者疗效明显。如体位引流排痰效果不理想，可用纤维支气管镜吸痰法以保持呼吸道通畅。

2.控制感染

急性感染期的主要治疗措施。应根据症状、体征、痰液性状，必要时根据痰培养及药物敏感试验选择有效的抗生素。常用阿莫西林、头孢类抗生素、氨基糖苷类等药物，重症患者，尤其是铜绿假单胞菌感染者，常需第三代头孢菌素加氨基糖苷类药联合静脉用药。如有厌氧菌混合感染，加用甲硝唑或替硝唑等。

3.外科治疗

保守治疗不能缓解的反复大咯血且病变局限者，可考虑手术治疗。经充分的内科治疗后仍反复发作且病变为局限性支气管扩张，可通过外科手术切除病变组织。

二、护理评估

(一)一般评估

1.患者的主诉

有无胸闷、气促、心悸、疲倦、乏力等症状。

2.生命体征

严密观察呼吸的频率、节律、深浅和音响，患者呼吸可正常或增快，感染严重时或合并咯血可伴随不同程度的呼吸困难和发绀。患者体温正常或偏高，感染严重时可为高热。

3.咳嗽咳痰情况

观察咳嗽咳痰的发作时间、频率、持续时间、伴随的症状和影响因素等，患者反复继发肺部感染，支气管引流不畅，痰不易咳出时可导致咳嗽加剧，大量脓痰咳出后，患者感觉轻松，体温下降，精神改善。重点观察痰液的量、颜色、性质、气味和与体位的关系，痰液静置后的分层现象，记录24小时痰液排出量。注意患者是否出现面色苍白、出冷汗、烦躁不安等出血的症状，观察咯血的颜色、性质及量。

4.其他

血气分析、血氧饱和度、体重、体位等记录结果。

(二)身体评估

1.头颈部

患者的意识状态，面部颜色(贫血)，皮肤黏膜有无脱水、是否粗糙干燥；呼吸困难和缺氧的程度(有无气促、口唇有无发绀、血氧饱和度数值等)。

2.胸部

检查胸廓的弹性，有无胸廓的挤压痛，两肺呼吸运动是否一致。病变部位可闻及固定而持久的局限性粗湿啰音或哮鸣音。

3.其他

患者有无杵状指(趾)。

(三)心理-社会评估

询问健康史、发病原因、病程进展时间以及以往所患疾病对支气管扩张的影响，评估患者对支气管扩张的认识；另外，患者常因慢性咳嗽、咳痰或痰量多、有异味等症状产生恐惧或焦虑的心理，并对疾病治疗缺乏治愈的自信。

(四)辅助检查阳性结果评估

血氧饱和度的数值；血气分析结果报告；胸部CT检查明确的病变部位。

(五)常用药物治疗效果的评估

抗生素使用后咳嗽咳痰症状有无减轻，原有增高的血白细胞计数有无回降至正常范围，核左移情况有无得到纠正。

三、护理诊断

(一)清理呼吸道无效

清理呼吸道无效与大量脓痰滞留呼吸道有关。

(二)有窒息的危险

有窒息的危险与大咯血有关。

(三)营养失调

低于机体需要量与慢性感染导致机体消耗有关。

(四)焦虑

焦虑与疾病迁延、个体健康受到威胁有关。

(五)活动无耐力

活动无耐力与营养不良、贫血等有关。

四、护理措施

(一)环境

保持室内空气新鲜、无臭味，定期开窗换气使空气流通，维持适宜的温湿度，注意保暖。

(二)休息和活动

休息能减少肺活动度,避免因活动诱发咯血。小量咯血者以静卧休息为主,大量咯血患者应绝对卧床休息,尽量避免搬动。取患侧卧位,可减少患侧胸部的活动度,既防止病灶向健侧扩散,同时有利于健侧肺的通气功能。缓解期患者可适当进行户外活动,但要避免过度劳累。

(三)饮食护理

提供高热量、高蛋白质、富含维生素易消化的饮食,多进食含铁食物有利于纠正贫血,饮食中富含维生素 A、维生素 C、维生素 E 等(如新鲜蔬菜、水果),以提高支气管黏膜的抗病能力。大量咯血者应禁食,小量咯血者宜进少量温、凉流质饮食,避免冰冷食物诱发咳嗽或加重咯血,少食多餐。为痰液稀释利于排痰,鼓励患者多饮水,每天 1 500～2 000 mL。指导患者在咳痰后及进食前后漱口,以祛除口臭,促进食欲。

(四)病情观察

严密观察病情,正确记录每天痰量及痰的性质,留好痰标本。有咯血者备好吸痰和吸氧设备。

(五)用药护理

遵医嘱使用抗生素、祛痰剂和支气管舒张剂,指导患者进行有效咳嗽,辅以叩背及时排出痰液。指导患者掌握药物的疗效、剂量、用法和不良反应。

(六)体位引流的护理

体位引流是利用重力作用促使呼吸道分泌物流入气管、支气管排出体外的方法,其效果与需引流部位所对应的体位有关。体位引流的护理措施如下。

(1)体位引流由康复科医师执行,引流前向患者说明体位引流的目的、操作过程和注意事项,消除顾虑取得合作。

(2)操作前测量生命体征,听诊肺部明确病变部位。引流前 15 分钟遵医嘱给予支气管舒张剂(有条件可使用雾化器或手按定量吸入器)。备好排痰用纸巾或一次性容器。

(3)根据病变部位、病情和患者经验选择合适体位(自觉有利于咳痰的体位)。引流体位的选择取决于分泌物潴留的部位和患者的耐受程度,原则上抬高病灶部位的位置,使引流支气管开口向下,有利于潴留的分泌物随重力作用流入支气管和气管排出。首先引流上叶,然后引流下叶后基底段。如果患者不能耐受,应及时调整姿势。头部外伤、胸部创伤、咯血、严重心血管疾病和病情状况不稳定者,不宜采用头低位进行体位引流。

(4)引流时鼓励患者做腹式深呼吸,辅以胸部叩击或震荡,指导患者进行有效咳嗽等措施,以提高引流效果。

(5)引流时间视病变部位、病情和患者身体状况而定,一般每天 1～3 次,每次 15～20 分钟。在空腹或饭前一个半小时前进行,早晨清醒后立即进行效果最好。咯血时不宜进行体位引流。

(6)引流过程应有护士或家人协助,注意观察患者反应,如出现咯血、面色苍白出冷汗、头晕、发绀、脉搏细弱、呼吸困难等情况,应立即停止引流。

(7)体位引流结束后,协助患者采取舒适体位休息,给予清水或漱口液漱口。记录痰液的性质、量及颜色,复查生命体征和肺部呼吸音及啰音的变化,评价体位引流的效果。

(七)窒息的抢救配合

(1)对大咯血及意识不清的患者,应在病床旁备好急救器械。

(2)一旦患者出现窒息征象,应立即取头低脚高 45°俯卧位,面向一侧,轻拍背部,迅速排出气道和口咽部的血块，或直接刺激咽部以咳出血块。嘱患者不要屏气，以免诱发喉头痉挛。必要时用吸痰管进行负压吸引，以解除呼吸道阻塞。

（3）给予高浓度吸氧，做好气管插管或气管切开的准备与配合工作。

（4）咯血后为患者漱口，擦净血迹，防止因口咽部异物刺激引起剧烈咳嗽而诱发咯血，及时清理患者咯出的血块及污染的衣物、被褥，安慰患者，以助于稳定情绪，增加安全感，避免因精神过度紧张而加重病情。对精神极度紧张、咳嗽剧烈的患者，可按医嘱给予小剂量镇静剂或镇咳剂。

（5）密切观察咯血的量、颜色、性质及出血的速度，观察生命体征及意识状态的变化，有无胸闷、气促、呼吸困难、发绀、面色苍白、出冷汗、烦躁不安等窒息征象；有无阻塞性肺不张、肺部感染及休克等并发症的表现。

（6）用药护理：①垂体后叶素可收缩小动脉，减少肺血流量，从而减轻咯血。但也能引起子宫、肠道平滑肌收缩和冠状动脉收缩，故冠心病、高血压患者及孕妇忌用。静脉点滴时速度勿过快，以免引起恶心、便意、心悸、面色苍白等不良反应。②年老体弱、肺功能不全者在应用镇静剂和镇咳药后，应注意观察呼吸中枢和咳嗽反射受抑制情况，以早期发现因呼吸抑制导致的呼吸衰竭和不能咯出血块而发生窒息。

（八）心理护理

护士应以亲切的态度多与患者交谈，讲明支气管扩张反复发作的原因和治疗进展，帮助患者树立战胜疾病的信心，解除焦虑不安心理。呼吸困难患者应根据其病情采用恰当的沟通方式，及时了解病情，安慰患者。

（九）健康教育

（1）预防感冒等呼吸道感染，吸烟患者戒烟。不要滥用抗生素和止咳药。

（2）疾病知识指导：帮助患者和家属正确认识和对待疾病，了解疾病的发生、发展与治疗、护理过程，与患者及家属共同制订长期防治计划。

（3）保健知识的宣教：学会自我监测病情，一旦发现症状加重，应及时就诊。指导掌握有效咳嗽、胸部叩击、雾化吸入及体位引流的排痰方法，长期坚持，以控制病情的发展。

（4）生活指导：讲明加强营养对机体康复的作用，使患者能主动摄取必需的营养素，以增加机体抗病能力。鼓励患者参加体育锻炼，建立良好的生活习惯，劳逸结合，消除紧张心理，防止病情进一步恶化。

（5）及时到医院就诊的指标：体温过高，痰量明显增加；出现胸闷、气促、呼吸困难、发绀、面色苍白、出冷汗、烦躁不安等症状；咯血。

五、护理效果评价

（1）呼吸道保持通畅，痰易咳出，痰量减少或消失，血氧饱和度、动脉血气分析值在正常范围。

（2）肺部湿啰音或哮鸣音减轻或消失。

（3）患者体重增加，无并发症（咯血等）发生。

（刘媛媛）

第四节 重症肺炎

肺炎是指终末气道、肺泡和肺间质的炎症，可由病原微生物、理化因素、免疫损伤、过敏及药物所致。细菌性肺炎是最常见的肺炎，也是最常见的感染性疾病之一。

目前肺炎按患病环境分为社区获得性肺炎（community-acquired pneumonia，CAP）和医院获得性肺炎（hospital-acquired pneumonia，HAP）。CAP是指在医院外罹患的感染性肺实质炎症，包括具有明确潜伏期的病原体感染而在入院后平均潜伏期内发病的肺炎。HAP亦称医院内肺炎（nosocomial pneumonia，NP），是指患者入院时不存在，也不处于潜伏期，而于入院48小时后在医院（包括老年护理院、康复院等）内发生的肺炎。HAP还包括呼吸机相关性肺炎（ventilator associated pneumonia，VAP）和卫生保健相关性肺炎（healthcare associated pneumonia，HCAP）。CAP和HAP年发病率分别为12/1 000人口和（5～10）/1 000住院患者，近年发病率有增加的趋势。肺炎病死率在门诊肺炎患者中为1%～5%，住院患者平均为12%，入住重症监护病房（ICU）者约40%。发病率和病死率高的原因与社会人口老龄化、吸烟、伴有基础疾病和免疫功能低下有关，如慢性阻塞性肺病、心力衰竭、肿瘤、糖尿病、尿毒症、神经疾病、药瘾、嗜酒、艾滋病、久病体衰、大型手术、应用免疫抑制剂和器官移植等。此外，亦与病原体变迁、耐药菌增加、HAP发病率增加、病原学诊断困难、不合理使用抗生素和部分人群贫困化加剧等有关。

重症肺炎至今仍无普遍认同的定义，需入住ICU者可认为是重症肺炎。目前一般认为，如果肺炎患者的病情严重到需要通气支持（急性呼吸衰竭、严重气体交换障碍伴高碳酸血症或持续低氧血症）、循环支持（血流动力学障碍、外周低灌注）及加强监护治疗（肺炎引起的脓毒症或基础疾病所致的其他器官功能障碍）时可称为重症肺炎。

一、病因和发病机制

正常的呼吸道免疫防御机制（支气管内黏液-纤毛运载系统、肺泡巨噬细胞等细胞防御的完整性等）使气管隆凸以下的呼吸道保持无菌。是否发生肺炎决定于两个因素：病原体和宿主因素。如果病原体数量多，毒力强和/或宿主呼吸道局部和全身免疫防御系统损害，即可发生肺炎。病原体可通过下列途径引起社区获得性肺炎：①空气吸入；②血行播散；③邻近感染部位蔓延；④上呼吸道定植菌的误吸。医院获得性肺炎还可通过误吸胃肠道的定植菌（胃食管反流）和通过人工气道吸入环境中的致病菌引起。病原体直接抵达下呼吸道后，滋生繁殖，引起肺泡毛细血管充血、水肿，肺泡内纤维蛋白渗出及细胞浸润。

二、急救护理

（一）护理目标

（1）维持生命体征稳定，降低病死率。

（2）维持呼吸道通畅，促进有效咳嗽、排痰。

（3）维持正常体温，减轻高热伴随症状，增加患者舒适感。

（4）供给足够营养和液体。

(5)预防传染和继发感染。

(二)护理措施

1.病情监护

重症肺炎患者病情危重、变化快,特别是高龄及合并严重基础疾病患者,需要严密监护病情变化,包括持续监护心电、血压、呼吸、血氧饱和度,监测意识、尿量、血气分析结果、肾功能、电解质、血糖变化。任何异常变化均应及时报告医师,早期处理。同时床边备好吸引装置、吸氧装置、气管插管和气管切开等抢救用品及抢救药物等。

2.维持呼吸功能的护理

(1)密切观察患者的呼吸情况,监护呼吸频率、节律、呼吸音、血氧饱和度。出现呼吸急促、呼吸困难,口唇、指(趾)末梢发绀,低氧血症(血氧饱和度<80%),双肺呼吸音减弱,必须及时给予鼻导管或面罩有效吸氧,根据病情变化调节氧浓度和流量。面罩呼吸机加压吸氧时,注意保持密闭,对于面颊部极度消瘦的患者,在颊部与面罩之间用脱脂棉垫衬托,避免漏气影响氧疗效果和皮肤压迫。意识清楚的患者嘱其用鼻呼吸,脱面罩间歇时间不宜过长。鼓励患者多饮水,减少张口呼吸和说话。

(2)常规及无创呼吸机加压吸氧不能改善缺氧时,采取气管插管呼吸机辅助通气。机械通气需要患者较好的配合,事先向患者简明讲解呼吸机原理、保持自主呼吸与呼吸机同步的配合方法、注意事项等。指导患者使用简单的身体语言表达需要,如用动腿、眨眼、动手指表示口渴、翻身、不适等或写字表达。机械通气期间严格做好护理,每天更换呼吸管道,浸泡消毒后再用环氧乙烷灭菌;严格按无菌技术操作规程吸痰。护理操作特别是给患者翻身时,注意呼吸机管道水平面保持一定倾斜度,使其低于患者呼吸道,集水瓶应在呼吸环路的最低位,并及时检查倾倒管道内、集水瓶内冷凝水,避免其反流入气道。根据症状、血气分析、血氧饱和度调整吸入氧浓度,力求在最低氧浓度下达到最佳的氧疗效果,争取尽快撤除呼吸机。

(3)保持呼吸道通畅,及时清除呼吸道分泌物。①遵医嘱给予雾化吸入每天 2 次,有效湿化呼吸道。正确使用雾化吸入,雾化液用生理盐水配制,温度在 35 ℃左右。使喷雾器保持竖直向上,并根据患者的姿势调整角度和位置,吸入过程护士必须在场严密观察病情,如出现呼吸困难、口周发绀,应停止吸入,立即吸痰、吸氧,不能缓解时通知医师。症状缓解后继续吸入。每次雾化后,协助患者翻身、拍背。拍背时五指并拢成空心掌,由上而下,由外向内,有节律地轻拍背部。通过振动,使小气道分泌物松动易于进入较大气道,有利于排痰及改善肺通、换气功能。每次治疗结束后,雾化器内余液应全部倾倒,重新更换灭菌蒸馏水;雾化器连接管及面罩用 0.5%三氯异氰尿酸(健之素)消毒液浸泡 30 分钟,用清水冲净后晾干备用。②指导患者定时有效咳嗽,病情允许时使患者取坐位,先深呼吸,轻咳数次将痰液集中后,用力咳出,也可促使肺膨胀。协助患者勤翻身,改变体位,每 2 小时拍背体疗 1 次。对呼吸无力、衰竭的患者,用手指压在胸骨切迹上方刺激气管,促使患者咳嗽排痰。③老年人、衰弱的患者,咳嗽反射受抑制者,呼吸防御机制受损,不能有效地将呼吸道分泌物排出时,应按需要吸痰。用一次性吸痰管,检查导管通畅后,在无负压情况下将吸痰管轻轻插入 10～15 cm,退出 1～2 cm,以便游离导管尖端,然后打开负压,边旋转边退出。有黏液或分泌物处稍停。每次吸痰时间应少于 15 秒。吸痰时,同一根吸痰管应先吸气道内分泌物,再吸鼻腔内分泌物,不能重复进入气道。

(4)研究表明,患者俯卧位发生吸入性肺炎的概率比左侧卧位和仰卧位患者低,定时帮助患者取该体位。进食时抬高床头 30°～45°,减少胃液反流误吸机会。

3.合并感染性休克的护理

发生休克时，患者取去枕平卧位，下肢抬高 20°～30°，增加回心血量和脑部血流量。保持静脉通道畅通，积极补充血容量，根据心功能、皮肤弹性、血压、脉搏、尿量及中心静脉压情况调节输液速度，防止肺水肿。加强抗感染，使用血管活性药物时，用药浓度、单位时间用量，严格遵医嘱，动态观察病情，及时反馈，为治疗方案的调整提供依据。体温不升者给予棉被保暖，避免使用热水袋、电热毯等加温措施。

4.合并急性肾衰竭的护理

少尿期准确记录出入量，留置导尿，记录每小时尿量，严密观察肾功能及电解质变化，根据医嘱严格控制补液量及补液速度。高血钾是急性肾衰竭患者常见死亡原因之一，此期避免摄入含钾高的食物；多尿期应注意补充水分，保持水、电解质平衡。尿量＜20 mL/h 或＜80 mL/24 h 的急性肾衰竭者需要血液透析治疗。

5.发热的护理

高热时帮助降低体温，减轻高热伴随症状，增加患者舒适感。每 2 小时监测体温 1 次。密切观察发热规律、特点及伴随症状，及时报告医师对症处理；寒战时注意保暖，高热给予物理降温，冷毛巾敷前额，冰袋置于腋下、腹股沟等处，或温水、乙醇擦浴。物理降温效果差时，遵医嘱给予退热剂。降温期间要注意随时更换汗湿的衣被，防止受凉，鼓励患者多饮水，保证机体需要，防止肾血流灌注不足，诱发急性肾功能不全。加强口腔护理。

6.预防传染及继发感染

(1)采取呼吸道隔离措施，切断传播途径。单人单室，避免交叉感染。严格遵守各种消毒、隔离制度及无菌技术操作规程，医护人员操作前后应洗手，特别是接触呼吸道分泌物和护理气管切开、插管患者前后要彻底流水洗手，并采取戴口罩、手套等隔离手段。开窗通风保持病房空气流通，每天定时紫外线空气消毒 30～60 分钟，加强病房内物品的消毒，所有医疗器械和物品特别是呼吸治疗器械定时严格消毒、灭菌。控制陪护及探视人员流动，实行无陪人管理。对特殊感染、耐药菌株感染及易感人群应严格隔离，及时通报。

(2)加强呼吸道管理。气管切开患者更换内套管前，必须充分吸引气囊周围分泌物，以免含菌的渗出液漏入呼吸道诱发肺炎。患者取半坐位以减少误吸危险。尽可能缩短人工气道留置和机械通气时间。

(3)患者分泌物、痰液存放于黄色医疗垃圾袋中焚烧处理，定期将呼吸机集水瓶内液体倒入装有0.5%健之素消毒液的容器中集中消毒处理。

7.营养支持治疗的护理

营养支持是重要的辅助治疗。重症肺炎患者防御功能减退，体温升高使代谢率增加，机体需要增加免疫球蛋白、补体、内脏蛋白的合成，支持巨噬细胞、淋巴细胞活力及酶活性。提供重症肺炎患者高蛋白、高热量、富含维生素、易消化的流质或半流质饮食，尽量符合患者口味，少食多餐。有时需要鼻饲营养液，必要时胃肠外应用免疫调节剂，如免疫球蛋白、血浆、清蛋白和氨基酸等营养物质以提高抵抗力，增强抗感染效果。

8.舒适护理

为保证患者舒适，重视做好基础护理。重症肺炎急性期患者要卧床休息，安排好治疗、护理时间，尽量减少打扰，保证休息。帮助患者维持舒服的治疗体位。保持病室清洁、安静，空气新鲜。室温保持在22～24 ℃，使用空气湿化器保持空气相对湿度为 60%～70%。保持床铺干燥、平整。保持口腔清洁。

9.采集痰标本的护理干预

痰标本是最常用的下呼吸道病原学标本，其检验结果是选择抗生素治疗的确切依据，正确采集痰标本非常重要。准确的采样是经气管采集法，但患者有一定痛苦，不易被接受。临床一般采用自然咳痰法。采集痰标本应注意必须在抗生素治疗前采集新鲜、深咳后的痰，迅速送检，避免标本受到口咽处正常细菌群的污染，以保证细菌培养结果准确性。具体方法：嘱患者先将唾液吐出、漱口，并指导或辅助患者深吸气后咳嗽，咳出肺部深处痰液，留取标本。收集痰液后应在30分钟内送检。经气管插管收集痰标本时，可使用一次性痰液收集器。用无菌镊夹持吸痰管插入气管深部，注意勿污染吸痰管。留痰过程注意无菌操作。

10.心理护理

评估患者的心理状态，采取有针对性的护理。患者病情重，呼吸困难、发热、咳嗽等明显不适，导致患者烦躁和恐惧，加压通气、气管插管、机械通气患者尤其明显，上述情绪加重呼吸困难。护士要鼓励患者倾诉，多与其交流，语言交流困难时，用文字或体态语言主动沟通，尽量消除其紧张恐惧心理。了解患者的经济状况及家庭成员情况，帮助患者寻求更多支持和帮助。及时向患者及家属解释，介绍病情和治疗方案，使其信任和理解治疗、护理的作用，增加安全感，保持情绪稳定。

11.健康教育

出院前指导患者坚持呼吸功能锻炼，做深呼吸运动，增强体质。减少去公共场所的次数，预防感冒。上呼吸道感染急性期外出戴口罩。居室保持良好的通风，保持空气清新。均衡膳食，增加机体抵抗力，戒烟，避免劳累。

（马莎莎）

第五节　重症哮喘

支气管哮喘（简称哮喘）是常见的慢性呼吸道疾病之一，近年来，其患病率在全球范围内有逐年增加的趋势，参照全球哮喘防治创议（GINA）和我国2008年版支气管哮喘防治指南，将定义重新修订为哮喘是由多种细胞包括气道的炎性细胞和结构细胞（如嗜酸性粒细胞、肥大细胞、T淋巴细胞、中性粒细胞、平滑肌细胞、气道上皮细胞等）和细胞组分参与的气道慢性炎症性疾病。这种慢性炎症导致气道高反应性，通常出现广泛多变的可逆性气流受限，并引起反复发作性的喘息、气急、胸闷或咳嗽等症状，常在夜间和/或清晨发作、加剧，多数患者可自行缓解或经治疗缓解。如果哮喘急性发作，虽经积极吸入糖皮质激素（$\leqslant$1 000 μg/d）和应用长效 β_2 受体激动药或茶碱类药物治疗数小时，病情不缓解或继续恶化；或哮喘呈暴发性发作，哮喘发作后短时间内即进入危重状态，则称为重症哮喘。如病情不能得到有效控制，可迅速发展为呼吸衰竭而危及生命，故需住院治疗。

一、病因和发病机制

（一）病因

哮喘的病因还不十分清楚，目前认为同时受遗传因素和环境因素的双重影响。

(二)发病机制

哮喘的发病机制不完全清楚,可能是免疫-炎症反应、神经机制和气道高反应性及其之间的相互作用。重症哮喘目前已经基本明确的发病因素主要有以下几种。

1.诱发因素的持续存在

诱发因素的持续存在使机体持续地产生抗原-抗体反应,发生气道炎症、气道高反应性和支气管痉挛,在此基础上,支气管黏膜充血水肿、大量黏液分泌并形成黏液栓,阻塞气道。

2.呼吸道感染

细菌、病毒及支原体等的感染可引起支气管黏膜充血肿胀及分泌物增加,加重气道阻塞;某些微生物及其代谢产物还可以作为抗原引起免疫-炎症反应,使气道高反应性加重。

3.糖皮质激素使用不当

长期使用糖皮质激素常常伴有下丘脑-垂体-肾上腺皮质轴功能抑制,突然减量或停用,可造成体内糖皮质激素水平的突然降低,造成哮喘的恶化。

4.脱水、痰液黏稠、电解质紊乱

哮喘急性发作时,呼吸道丢失水分增加、多汗造成机体脱水,痰液黏稠不易咳出而阻塞大小气道,加重呼吸困难,同时由于低氧血症可使无氧酵解增加,酸性代谢产物增加,合并代谢性酸中毒,使病情进一步加重。

5.精神心理因素

许多学者提出心理社会因素通过对中枢神经、内分泌和免疫系统的作用而导致哮喘发作,是使支气管哮喘发病率和死亡率升高的一个重要因素。

二、急救护理

(一)护理目标

(1)及早发现哮喘先兆,保障最佳治疗时机,终止发作。

(2)尽快解除呼吸道阻塞,纠正缺氧,挽救患者生命。

(3)减轻患者身体、心理的不适及痛苦。

(4)提高患者的活动能力,提高生活质量。

(5)健康指导,提高自护能力,减少复发,维护肺功能。

(二)护理措施

(1)院前急救时的护理:①首先做好出诊前的评估。接到出诊联系电话时询问患者的基本情况,作出预测评估及相应的准备。除备常规急救药外,需备短效的糖皮质激素及 β_2 受体激动剂(气雾剂)、氨茶碱等。做好机械通气的准备,救护车上的呼吸机调好参数,准备吸氧面罩。②到达现场后,迅速评估病情及周围环境,判断是否有诱发因素。简单询问相关病史,评估病情。立即监测生命体征、意识状态的情况,发生呼吸、心搏骤停时立即配合医师进行心肺复苏,建立人工气道进行机械辅助通气。尽快解除呼吸道阻塞,及时纠正缺氧是抢救患者的关键。给予氧气吸入,面罩或者用高频呼吸机通气吸氧。遵医嘱立即帮助患者吸入糖皮质激素和 β_2 受体激动剂定量气雾剂,氨茶碱缓慢静脉滴注,肾上腺素 0.25～0.5 mg 皮下注射,30 分钟后可重复 1 次。迅速建立静脉通道。固定好吸氧、输液管,保持通畅。重症哮喘病情危急,严重缺氧导致极其恐惧、烦躁,护士要鼓励患者,端坐体位做好固定,扣紧安全带,锁定担架平车与救护车定位把手,并在旁扶持。运送途中,密切监护患者的呼吸频率及节律、血氧饱和度、血压、心率、意识的变化,观察用药反应。

(2)到达医院后,帮助患者取坐位或半卧位,放移动托板,使其身体伏于其上,利于通气和减少疲劳。立即连接吸氧装置,调好氧流量。检查静脉通道是否通畅。备吸痰器、气管插管、呼吸机、抢救药物、除颤器。连接监护仪,监测呼吸、心电、血压等生命体征。观察患者的意识、呼吸频率、哮鸣音高低变化。一般哮喘发作时,两肺布满高调哮鸣音,但重危哮喘患者,因呼吸肌疲劳和小气道广泛痉挛,使肺内气体流速减慢,哮鸣音微弱,出现“沉默胸”,提示病情危重。护士对病情变化要有预见性,发现异常及时报告医师处理。

(3)迅速收集病史、以往药物服用情况,评估哮喘程度。如果哮喘发作经数小时积极治疗后病情仍不能控制,或急剧进展,即为重症哮喘,此时病情不稳定,可危及生命,需要加强监护、治疗。

(4)确保气道通畅维护有效排痰、保持呼吸道通畅是急重症哮喘的护理重点。①哮喘发作时,支气管黏膜充血水肿,腺体分泌亢进,合并感染更重,产生大量痰液。而此时患者因呼吸急促、喘息,呼吸道水分丢失,致使痰液黏稠不易咳出,大量黏痰形成痰栓阻塞气管、支气管,导致严重气道阻塞,加上气道痉挛,气道内压力明显增加,加重喘息及感染。因此必须注意补充水分、湿化气道,积极排痰,保持呼吸道通畅。②按时协助患者翻身、叩背,加强体位引流;雾化吸入,湿化气道,稀释痰液,防止痰栓形成。采用小雾量、短时间、间歇雾化方式,湿化时密切观察患者呼吸状态,发现喘息加重、血氧饱和度下降等异常立即停止雾化。床边备吸痰器,防止痰液松解后大量涌出导致窒息。吸痰时动作轻柔、准确,吸力和深度适当,尽量减少刺激并达到有效吸引。每次吸痰时间不超过 15 秒,该过程中注意观察患者的面色、呼吸、血氧饱和度、血压及心率的变化。严格无菌操作,避免交叉感染。

(5)吸氧治疗的护理:①给氧方式、浓度和流量根据病情及血气分析结果予以调节。一般给予鼻导管吸氧,氧流量 4～6 L/min;有二氧化碳潴留时,氧流量 2～4 L/min;出现低氧血症时改用面罩吸氧,氧流量 6～10 L/min。经过吸氧和药物治疗病情不缓解,低氧血症和二氧化碳潴留加剧时进行气管插管呼吸机辅助通气。此时应做好呼吸机和气道管理,防止医源性感染,及时有效地吸痰和湿化气道。气管插管患者吸痰前后均应吸入纯氧 3～5 分钟。②吸氧治疗时,观察呼吸窘迫有无缓解,意识状况,末梢皮肤黏膜颜色、湿度等,定时监测血气分析。高浓度吸氧($>60\%$)持续 6 小时以上时应注意有无烦躁、情绪激动、呼吸困难加重等中毒症状。

(6)药物治疗的护理:终止哮喘持续发作的药物根据其作用机制可分为具有抗炎作用和缓解症状作用两大类。给药途径包括吸入、静脉和口服。①吸入给药的护理:吸入的药物局部抗炎作用强,直接作用于呼吸道,所需剂量较小,全身性不良反应较少。剂型有气雾剂、干粉和溶液。护士指导患者正确吸入药物。先嘱患者将气呼尽,然后开始深吸气,同时喷出药液,吸气后屏气数秒,再慢慢呼出。吸入给药有口咽部局部的不良反应,包括声音嘶哑、咽部不适和念珠菌感染,吸药后让患者及时用清水含漱口咽部。密切观察与用药效果和不良反应,严格掌握吸入剂量。②静脉给药的护理:经静脉用药有糖皮质激素、茶碱类及β受体激动剂。护士要熟练掌握常用静脉注射平喘药物的药理学、药代动力学、药物的不良反应、使用方法及注意事项,严格执行医嘱的用药剂量、浓度和给药速度,合理安排输液顺序。保持静脉通路畅通,药液无外渗,确保药液在规定时间内输入。观察治疗反应,监测呼吸频率、节律、血氧饱和度、心率、心律和哮喘症状的变化等。应用拟肾上腺素和茶碱类药物时应注意观察有无心律失常、心动过速、血压升高、肌肉震颤、抽搐、恶心、呕吐等不良反应,严格控制输入速度,及时反馈病情变化,供医师及时调整医嘱,保持药物剂量适当；应用大剂量糖皮质激素类药物应观察是否有消化道出血或水、钠潴留、低钾性碱中毒等表现，发现后及时通知医师处理。③口服给药的护理：重度哮喘吸入大剂量激素治疗无效的患者应早期口服糖皮质激素，一般使用半衰期较短的糖皮质激素，如泼尼松、泼尼松龙或甲泼尼龙等。每次服药护士应协助，看患者服下，防止漏服或服用时间不恰当。正确的服用方法是每天或隔天清晨顿服，以减少外源性激素对脑垂体-肾上腺轴的抑制作用。

(7)并发症的观察和护理：重危哮喘患者主要并发症是气胸、皮下气肿、纵隔气肿、心律失常、心功能不全等，发生时间主要在发病 48 小时内，尤其是前 24 小时。在入院早期要特别注意观察，尤应注意应用呼吸机治疗者及入院前有肺气肿和/或肺心病的重症哮喘患者。①气胸：发生率最高的并发症。气胸发生的征象是清醒患者突感呼吸困难加重、胸痛、烦躁不安，血氧饱和度降低。由于胸膜腔内压增加，使用呼吸机时机器报警。护士此时要注意观察有无气管移位，血流动力学是否稳定等，并立即报告医师处理。②皮下气肿：一般发生在颈胸部，重者可累及到腹部。表现为颈胸部肿胀，触诊有握雪感或捻发感。单纯皮下气肿一般对患者影响较轻，但是皮下气肿多来自气胸或纵隔气肿，如处理不及时可危及生命。③纵隔气肿：最严重的并发症，可直接影响到循环系统，导致血压下降、心律失常，甚至心搏骤停，短时间内导致患者死亡。发现皮下气肿，同时有血压、心律的明显改变，应考虑到纵隔气肿的可能，立即报告医师急救处理。④心律失常：患者存在的低氧及高碳酸血症、氨茶碱过量、电解质紊乱、胸部并发症等，均可导致各种期前收缩、快速心房纤颤、室上速等心律失常。发现新出现的心律失常或原有心律失常加重，要针对性地观察是否存在上述原因，作出相应的护理并报告医师处理。

(8)出入量管理：急重症哮喘发作时因张口呼吸、大量出汗等原因容易导致脱水、痰液黏稠不易咳出，必须严格出入量管理，为治疗提供准确依据。监测尿量，必要时留置导尿，准确记录 24 小时出入量及每小时尿量，观察出汗情况、皮肤弹性，若尿量少于 30 mL/h，应通知医师处理。神志清醒者，鼓励饮水。对口服不足及神志不清者，经静脉补充水分，一般每天补液 2 500～3 000 mL，根据患者的心功能状态调整滴速，避免诱发心力衰竭、急性肺水肿。在补充水分的同时应严密监测血清电解质，及时补充纠正，保持酸碱平衡。

(9)基础护理：哮喘发作时，患者生活不能自理，护士要做好各项基础护理。尽量维护患者的舒适感。①保持病室空气新鲜流通，温度(18～22 ℃)、湿度(50%～60%)适宜，避免寒冷、潮湿、异味。注意保暖，避免受凉感冒。室内不摆放花草，整理床铺时防止尘埃飞扬。护理操作尽量集中进行，保障患者休息。②帮助患者取舒适的半卧位和坐位，适当用靠垫等维持，减轻患者体力。每天 3 次进行常规口腔、鼻腔清洁护理，有利于呼吸道通畅，预防感染并发症。口唇干燥时涂液状石蜡。③保持床铺清洁、干燥、平整。对意识障碍加强皮肤护理，保持皮肤清洁、干燥，及时擦干汗液，更换衣服，每 2 小时翻身 1 次，避免局部皮肤长期受压。协助床上排泄，提供安全空间，尊重患者，及时清理污物并清洗会阴。

(10)安全护理：为意识不清、烦躁的患者提供保护性措施，使用床挡，防止坠床摔伤。哮喘发作时，患者常采取强迫坐位，给予舒适的支撑物，如移动餐桌、升降架等。哮喘缓解后，协助患者侧卧位休息。

(11)饮食护理：给予高热量、高维生素、易消化的流质食物，病情好转后改半流质、普通饮食。避免产气、辛辣、刺激性食物及容易引起过敏的食物，如鱼、虾等。

(12)心理护理：严重缺氧时患者异常痛苦，有窒息和濒死感，患者均存在不同程度的焦虑、烦躁或恐惧，后者诱发或加重哮喘，形成恶性循环。护士应主动与患者沟通，提供细致护理，给患者精神安慰及心理支持，说明良好的情绪能促进缓解哮喘，帮助患者控制情绪。

(13)健康教育：①为了有效控制哮喘发作、防止病情恶化，必须提高患者的自我护理能力，并且鼓励亲属参与教育计划，使其准确了解患者的需求，能提供更合适的帮助。患者经历自我处理成功的体验后会增加控制哮喘的信心，改善生活质量，提高治疗依从性。具体内容主要有哮喘相关知识，包括支气管哮喘的诱因、前驱症状、发作时的简单处理、用药等；自我护理技能的培养，包括气雾剂的使用、正确使用峰流速仪监测、合理安排日常生活和定期复查等。②指导环境控制：识别致敏源和刺激物，如宠物、花粉、油漆、皮毛、灰尘、吸烟、刺激性气体等，尽量减少与之接触。居室或工作学习的场所要保持清洁，常通风。③呼吸训练：指导患者正确的腹式呼吸法、轻咳排痰法及缩唇式呼吸等，保证哮喘发作时能有效地呼吸。④病情监护指导指导：患者自我检测病情，每天用袖珍式峰流速仪监测最大呼出气流速，并进行评定和记录。急性发作前的征兆有使用短效β受体激动剂次数增加、早晨呼气峰流速下降、夜间苏醒次数增加或不能入睡，夜间症状严重等。一旦有上述征象，及时复诊。嘱患者随身携带止喘气雾剂，一出现哮喘先兆时立即吸入，同时保持平静。通过指导患者及照护者掌握哮喘急性发作的先兆和处理常识，把握好急性加重前的治疗时间窗，一旦发生时能采取正确的方式进行自救和就医，避免病情恶化或争取抢救时间。⑤指导患者严格遵医嘱服药：指导患者应在医师指导下坚持长期、规则、按时服药，向患者及照护者讲明各种药物的不良反应及服用时注意事项，指导其加强病情观察。如疗效不佳或出现严重不良反应时立即与医师联系，不能随意更改药物种类、增减剂量或擅自停药。⑥指导患者适当锻炼，保持情绪稳定在缓解期可做医疗体操、呼吸训练、太极拳等，戒烟，减少对气道的刺激。避免情绪激动、精神紧张和过度疲劳，保持愉快情绪。⑦指导个人卫生和营养：细菌和病毒感染是哮喘发作的常见诱因。哮喘患者应注意与流感者隔离，定期注射流感疫苗，预防呼吸道感染。保持良好的营养状态，增强抗感染的能力。胃肠道反流可诱发哮喘发作，睡前3小时禁饮食、抬高枕头可预防。

(马莎莎)

第六节　肺血栓栓塞症

肺栓塞是以各种栓子阻塞肺动脉系统为其发病原因的一组疾病或临床综合征的总称，包括肺血栓栓塞症、脂肪栓塞综合征、羊水栓塞、空气栓塞等。其中，肺血栓栓塞症占肺栓塞中的绝大多数，该病在我国绝非少见病，且发病率有逐年增高的趋势，死亡率高，但临床上易漏诊或误诊，如果早期诊断和治疗得当，生存的希望甚至康复的可能性是很大的。

肺血栓栓塞症为来自静脉系统或右心的血栓阻塞肺动脉或其分支所致疾病，以肺循环和呼吸功能障碍为其主要临床和病理生理特征。引起肺血栓栓塞症的血栓主要来源于深静脉血栓形成。

急性肺血栓栓塞症造成肺动脉较广泛阻塞时，可引起肺动脉高压，至一定程度导致右心失代偿、右心扩大，出现急性肺源性心脏病。

一、病理与病理生理

引起肺血栓栓塞症的血栓可以来源于下腔静脉径路、上腔静脉径路或右心腔，其中，大部分来源于下肢深静脉，特别是从腘静脉上端到髂静脉段的下肢近端深静脉。肺血栓栓塞症栓子的大小有很大的差异，可单发或多发，一般多部位或双侧性的血栓栓塞更为常见。

（一）对循环的影响

栓子阻塞肺动脉及其分支达一定程度后，通过机械阻塞作用，加之神经体液因素和低氧所引起的肺动脉收缩，使肺循环阻力增加，肺动脉高压，继而引起右室扩大与右侧心力衰竭。右心扩大致室间隔左移，使左室功能受损，导致心排血量下降，进而可引起体循环低血压或休克；主动脉内低血压和右心房压升高，使冠状动脉灌注压下降，心肌血流减少，特别是右心室内膜下心肌处于低灌注状态。

（二）对呼吸的影响

肺动脉栓塞后不仅引起血流动力学的改变，同时还可因栓塞部位肺血流减少，肺泡无效腔量增大；肺内血流重新分布，通气/血流比例失调；神经体液因素引起支气管痉挛；肺泡表面活性物质分泌减少，肺泡萎陷，呼吸面积减小，肺顺应性下降等因素导致呼吸功能不全，出现低氧血症和低碳酸血症。

二、急救护理

（一）基础护理

为了防止栓子的脱落，患者绝对卧床休息 2 周。如果已经确认肺栓塞的位置应取健侧卧位。避免突然改变体位，禁止搬动患者。86％的肺栓塞栓子来自下肢深静脉，而下肢深静脉血栓者51％发生肺栓塞。因此有下肢静脉血栓者应警惕肺栓塞的发生。抬高患肢，并高于肺平面 20～30 cm。密切观察患肢的皮肤有无青紫、肿胀、发冷、麻木等感觉障碍。一经发现及时通知医师处理，严禁挤压、热敷、针刺、按摩患肢，防止血栓脱落，造成再次肺栓塞。指导患者进食高蛋白、高维生素、粗纤维、易消化饮食，多饮水，保持大便通畅，避免便秘、咳嗽等，以免增加腹腔压力，影响下肢静脉血液回流。

（二）维持有效呼吸

本组病例 89％患者有低氧血症。给予高流量吸氧，5～10 L/min，均以文丘里面罩或储氧面罩给氧，既能消除高流量给氧对患者鼻腔的冲击所带来的不适，又能提供高浓度的氧，注意及时根据血氧饱和度指数或血气分析结果来调整氧流量。年老体弱或痰液黏稠难以咳出患者，每天给予生理盐水 2 mL 加盐酸氨溴索 15 mg 雾化吸入 2 次。使痰液稀释，易于咳出，必要时吸痰，注意观察痰液的量、色、气味、性质。呼吸平稳后指导患者深呼吸运动，使肺早日膨胀。

（三）加强症状观察

肺栓塞临床表现多样化、无特异性，据报道典型的胸痛、咯血、呼吸困难三联征所占比例不到 1/3，而胸闷、呼吸困难、晕厥、咯血、胸痛等都可为肺栓塞首要症状。因此接诊的护士除了询问现病史外，还应了解患者的基础疾病。目前已知肺栓塞危险因素如静脉血栓、静脉炎、血液黏滞度增加、高凝状态、恶性肿瘤、术后长期静卧、长期使用皮质激素等。患者接受治疗后，我们注意观察患者发绀、胸闷、憋气、胸部疼痛等症状有无改善。有 21 例患者胸痛较剧，导致呼吸困难加重，血氧饱和度为 72％～84％，给予加大吸氧浓度，同时氨茶碱 0.25 g＋生理盐水 50 mL 微泵静脉推注 5 mL/h,盐酸哌替啶 50 mg 肌内注射。经以上处理,胸痛、呼吸困难缓解,病情趋于稳定。

(四)监测生命体征

持续多参数监护仪监护,专人特别护理。每 15～30 分钟记录 1 次,严密观察心率、心律、血氧饱和度、血压、呼吸的变化,发现异常及时报告医师,平稳后测生命体征,每小时 1 次。

(五)溶栓及抗凝护理

肺栓塞一旦确诊,最有效的方法是用溶栓和抗凝疗法,使栓塞的血管再通,维持有效的肺循环血量,迅速降低有心前阻力。溶栓治疗最常见的并发症是出血,平均为 5%～7%,致死性出血约为 1%。因此要注意观察有无出血倾向,注意皮肤、黏膜、牙龈及穿刺部位有无出血,是否有咯血、呕血、便血等现象。严密观察患者意识、神志的变化,发现有头痛、呕吐症状,要及时报告医师处理。谨防脑出血的发生。溶栓期间要备好除颤器、利多卡因等各种抢救用品,防止溶栓后血管再通,部分未完全溶解的栓子随血流进入冠状动脉,发生再灌注心律失常。用药期间应监测凝血时间及凝血酶原时间。

(六)注重心理护理

胸闷、胸痛、呼吸困难,易给患者带来紧张、恐惧的情绪,甚至造成濒死感。有文献报道,情绪过于激动也可诱发栓子脱落,因此我们要耐心指导患者保持情绪的稳定。尽量帮助患者适应环境,接受患者这个特殊的角色,同时向患者讲解治疗的目的、要求、方法,使其对诊疗情况心中有数,减少不必要的猜疑和忧虑。及时取得家属的理解和配合。指导加强心理支持,采取心理暗示和现身说教,帮助患者树立信心,使其积极配合治疗。

(马莎莎)

第四章　消化内科护理

第一节　反流性食管炎

反流性食管炎(reflux esophagitis,RE)是指胃、十二指肠内容物反流入食管所引起的食管黏膜炎症、糜烂、溃疡和纤维化等病变,甚至引起咽喉、气道等食管以外的组织损害。其发病男性多于女性,男女比例为(2～3)：1,发病率为1.92%。随着年龄的增长,食管下段括约肌收缩力的下降,胃、十二指肠内容物自发性反流,而使老年人反流性食管炎的发病率有所增加。

一、病因与发病机制

(一)抗反流屏障削弱

食管下括约肌是指食管末端3～4 cm长的环形肌束。正常人静息时压力为1.3～4.0 kPa(10～30 mmHg),为一高压带,防止胃内容物反流入食管。由于年龄的增长,机体老化导致食管下括约肌的收缩力下降引起食物反流。一过性食管下括约肌松弛也是反流性食管炎的主要发病机制。

(二)食管清除作用减弱

正常情况下,一旦发生食物的反流,大部分反流物通过1～2次食管自发和继发性的蠕动性收缩将食管内容物排入胃内,即容量清除,剩余的部分则由唾液缓慢地中和。老年人食管蠕动缓慢和唾液产生减少,影响了食管的清除作用。

(三)食管黏膜屏障作用下降

反流物进入食管后,可以凭借食管上皮表面黏液、不移动水层和表面HCO_3^-、复层鳞状上皮等构成上皮屏障,以及黏膜下丰富的血液供应构成的后上皮屏障,发挥其抗反流物对食管黏膜损伤的作用。随着机体老化,食管黏膜逐渐萎缩,黏膜屏障作用下降。

二、护理评估

(一)健康史

询问患者的饮食结构及习惯、有无长期服用药物史。

(二)身体评估

1.反流症状

反酸、反食、反胃(指胃内容物在无恶心和不用力的情况下涌入口腔)、嗳气等,多在餐后明显或加重,平卧或躯体前屈时易出现。

2.反流物引起的刺激症状

胸骨后或剑突下烧灼感、胸痛、吞咽困难等。常由胸骨下段向上伸延,常在餐后 1 小时出现,平卧、弯腰或腹压增高时可加重。反流物刺激食管痉挛导致胸痛,常发生在胸骨后或剑突下。严重时可为剧烈刺痛,可放射到后背、胸部、肩部、颈部、耳后,有的酷似心绞痛的特点。

3.其他症状

咽部不适,有异物感、棉团感或堵塞感,可能与酸反流引起食管上段括约肌压力升高有关。

4.并发症

(1)上消化道出血:因食管黏膜炎症、糜烂及溃疡可以导致上消化道出血。

(2)食管狭窄:食管炎反复发作致使纤维组织增生,最终导致瘢痕性狭窄。

(3)Barrett 食管:在食管黏膜的修复过程中,食管-贲门交界处 2 cm 以上的食管鳞状上皮被特殊的柱状上皮取代,称为 Barrett 食管。Barrett 食管发生溃疡时,又称 Barrett 溃疡。Barrett 食管是食管癌的主要癌前病变,其腺癌的发生率较正常人高 30～50 倍。

(三)辅助检查

1.内镜检查

内镜检查是反流性食管炎最准确、最可靠的诊断方法,能判断其严重程度和有无并发症,结合活检可与其他疾病相鉴别。

2. 24 小时食管 pH 监测

应用便携式 pH 记录仪在生理状态下对患者进行 24 小时食管 pH 连续监测,可提供食管是否存在过度酸反流的客观依据。在进行该项检查前 3 天,应停用抑酸药与促胃肠动力的药物。

3.食管吞钡 X 线检查

对不愿意接受或不能耐受内镜检查者行该检查。严重患者可发现阳性 X 线征。

(四)心理-社会状况

反流性食管炎长期持续存在,病情反复、病程迁延,因此患者会出现食欲缺乏,体重下降,导致患者心情烦躁、焦虑;合并消化道出血时会使患者紧张、恐惧。应注意评估患者的情绪状态及对本病的认知程度。

三、护理诊断

(一)疼痛

胸痛与胃食管黏膜炎性病变有关。

(二)营养失调:低于机能需要量

低于机体需要量与害怕进食、消化吸收不良等有关。

(三)有体液不足的危险

体液不足的危险与合并消化道出血引起活动性体液丢失、呕吐及液体摄入量不足有关。

(四)焦虑

焦虑与病情反复、病程迁延有关。

(五)知识缺乏

缺乏对反流性食管炎病因和预防知识的了解。

四、护理目标

(1)患者能说出缓解疼痛的方法,诉疼痛减轻,发作频率减少。

(2)吞咽困难症状缓解,进食量增加,体重增加。

(3)减轻患者焦虑程度,配合治疗及护理。

(4)患者能说出反流性食管炎发病的相关因素,改变生活方式及不良习惯,积极配合药物治疗。

五、护理措施

(一)一般护理

为减少平卧时及夜间反流可将床头抬高 15～20 cm。避免睡前 2 小时内进食,白天进餐后亦不宜立即卧床。应避免食用使食管下括约肌压力降低的食物和药物,如高脂肪、巧克力、咖啡、浓茶及硝酸甘油、钙通道阻滞剂等。应戒烟及禁酒。减少一切影响腹压增高的因素,如肥胖、便秘、紧束腰带等。

(二)用药护理

遵医嘱给予药物治疗,注意观察药物的疗效及不良反应。

1.H_2 受体拮抗剂

药物应在餐中或餐后即刻服用,若需同时服用抗酸药,则两药应间隔 1 小时以上。若静脉给药应注意控制速度,过快可引起低血压和心律失常。西咪替丁对雄性激素受体有亲和力,可导致男性乳腺发育、勃起功能障碍以及性功能紊乱,应做好解释工作。该药物主要通过肾排泄,用药期间应监测肾功能。

2.质子泵抑制剂

奥美拉唑可引起头晕,应嘱患者用药期间避免开车或做其他必须高度集中注意力的工作。兰索拉唑的不良反应包括荨麻疹、皮疹、瘙痒、头痛、口苦、肝功能异常等,轻度不良反应不影响继续用药,较严重时应及时停药。泮托拉唑的不良反应较少,偶可引起头痛和腹泻。

3.抗酸药

该药在饭后 1 小时和睡前服用。服用片剂时应嚼服,乳剂给药前应充分摇匀。

抗酸剂应避免与奶制品、酸性饮料及食物同时服用。

(三)饮食护理

(1)指导患者有规律地定时进餐,饮食不宜过饱,选择营养丰富、易消化的食物。避免摄入过咸、过甜、过辣的刺激性食物。

(2)制订饮食计划:与患者共同制定饮食计划,指导患者及家属改进烹饪技巧,增加食物的色、香、味,刺激患者食欲。

(3)观察并记录患者每天进餐次数、量、种类,以了解其摄入营养素的情况。

六、健康教育

(一)疾病知识的指导

向患者及家属介绍本病的有关病因,避免诱发因素。保持良好的心理状态,平时生活要有规律，合理安排工作和休息时间，注意劳逸结合，积极配合治疗。

（二）饮食指导

指导患者加强饮食卫生和饮食营养，养成有规律的饮食习惯；避免过冷、过热、辛辣等刺激性食物及浓茶、咖啡等饮料；嗜酒者应戒酒。

（三）用药指导

根据病因及病情进行指导，嘱患者长期维持治疗，介绍药物的不良反应，如有异常及时复诊。

七、护理效果评价

（1）患者疼痛得到缓解，发作频率减少。

（2）患者营养状况得到改善。

（3）患者焦虑程度减轻。

（刘媛媛）

第二节 消化性溃疡

消化性溃疡主要指发生于胃和十二指肠的慢性溃疡，即胃溃疡（GU）和十二指肠溃疡（DU），因溃疡的形成与胃酸/胃蛋白酶的消化作用有关而得名。临床以慢性病程、周期性发作和节律性上腹部疼痛为主要特点。消化性溃疡是消化系统的常见病，我国总发病率为10%～12%，秋冬和冬春之交好发。临床上十二指肠溃疡较胃溃疡多见，两者之比约为 3∶1。男性患病较女性多见，男女之比为(3～4)∶1。十二指肠溃疡好发于青壮年，胃溃疡的发病年龄高峰比十二指肠溃疡约晚 10 年。

一、致病因素

（一）幽门螺杆菌感染

大量研究表明幽门螺杆菌感染是消化性溃疡的主要病因，尤其是十二指肠溃疡。其机制尚未完全阐明，可能是幽门螺杆菌感染通过直接或间接作用于胃、十二指肠黏膜，使黏膜屏障作用削弱，胃酸分泌增加，引起局部炎症和免疫反应，导致胃、十二指肠黏膜损害和溃疡形成。

（二）胃酸和胃蛋白酶

消化性溃疡的最终形成是由于胃酸/胃蛋白酶对黏膜的自身消化所致。胃酸分泌增多不仅破坏胃黏膜屏障，还能激活胃蛋白酶，从而降解蛋白质分子，损伤黏膜，故胃酸在溃疡的形成过程中起关键作用，是溃疡形成的直接原因。

（三）非甾体抗炎药

如阿司匹林、吲哚美辛、糖皮质激素等可直接作用于胃、十二指肠黏膜，损害黏膜屏障，还可抑制前列腺素合成，削弱其对黏膜的保护作用。

（四）其他因素

1.遗传

O 型血人群的十二指肠溃疡发病率高于其他血型。

2.吸烟

烟草中的尼古丁成分可引起胃酸分泌增加、幽门括约肌张力降低、胆汁及胰液反流增多，从而削弱胃肠黏膜屏障。

3.胃十二指肠运动异常

胃排空增快可使十二指肠壶腹部酸负荷增大；胃排空延缓可引起十二指肠液反流入胃，增加胃黏膜侵袭因素。

总之，胃酸/胃蛋白酶的损害作用增强和/或胃、十二指肠黏膜防御/修复机制减弱是本病发生的根本环节。但胃和十二指肠溃疡发病机制也有所不同，胃溃疡的发病主要是防御/修复机制减弱，十二指肠溃疡的发病主要是损害作用增强。

二、护理评估

（一）健康史

患者吸烟、酗酒史、病程时间、有无服用非甾体抗炎药、遗传及家族史。

（二）身体状况

临床表现轻重不一，部分患者可无症状或症状较轻，或以出血、穿孔等并发症为首发表现。典型的消化性溃疡有如下临床特点。①慢性病程：病史可达数年至数十年。②周期性发作：发作与缓解交替出现，发作常有季节性，多在秋冬和冬春之交好发。③节律性上腹部疼痛：腹痛与进食之间有明显的相关性和节律性。

1.症状

（1）上腹部疼痛：为本病的主要症状，疼痛部位多位于中上腹，可偏右或偏左。疼痛性质可为钝痛、胀痛、灼痛、剧痛或饥饿不适感。多数患者疼痛有典型的节律性，胃溃疡疼痛常在餐后 1 小时内发生，至下次餐前消失，即进食-疼痛-缓解，故又称饱食痛；十二指肠溃疡疼痛常在两餐之间发生，至下次进餐后缓解，即疼痛-进食-缓解，故又称空腹痛或饥饿痛，部分患者也可出现午夜痛。

（2）其他：可有反酸、嗳气、恶心、呕吐、腹胀、食欲缺乏等消化不良的症状，或有失眠、多汗等自主神经功能失调的表现，病程长者可出现消瘦、体重下降和贫血。

2.体征

溃疡发作期上腹部可有局限性轻压痛，胃溃疡压痛点常位于剑突下稍偏左，十二指肠溃疡压痛点多在剑突下稍偏右。缓解期无明显体征。

3.并发症

（1）出血：最常见的并发症。出血引起的临床表现取决于出血的量和速度，轻者仅表现为呕血与黑粪，重者可出现休克征象。

（2）穿孔：急性穿孔是最严重的并发症，常见诱因有饮食过饱、饮酒、劳累、服用甾体抗炎药等。表现为突发的剧烈腹痛，迅速蔓延至全腹，并出现腹肌紧张、弥漫性腹部压痛、反跳痛，肝浊音界缩小或消失，肠鸣音减弱或消失等体征，部分患者出现休克。慢性穿孔的症状不如急性穿孔剧烈，往往表现为腹痛节律的改变，常放射至背部。

（3）幽门梗阻：多由十二指肠溃疡或幽门管溃疡引起。溃疡急性发作时炎症水肿可引起暂时性梗阻，慢性溃疡愈合后形成瘢痕可致永久性梗阻。主要表现为上腹胀痛，餐后明显，频繁大量呕吐，呕吐物含酸性发酵宿食。严重呕吐可致脱水和低氯低钾性碱中毒，常继发营养不良和体重减轻。上腹部空腹振水音、胃蠕动波及插胃管抽液量超过 200 mL 是幽门梗阻的特征性表现。

(4)癌变:少数胃溃疡可发生癌变。对有长期胃溃疡病史、年龄在45岁以上、胃溃疡上腹痛的节律性消失、症状顽固且经严格内科治疗无效、粪便隐血试验持续阳性者,应考虑癌变,需进一步检查和定期随访。

(三)心理-社会状况

由于本病病程长、周期性发作和节律性腹痛,会使患者产生紧张、焦虑或抑郁等情绪,当并发出血、穿孔或癌变时,易产生恐惧心理。

(四)实验室及其他检查

1.胃镜及胃黏膜活组织检查

胃镜及胃黏膜活组织检查是确诊消化性溃疡首选的检查方法。胃镜检查可直接观察溃疡部位、病变大小和性质,还可在直视下取活组织做病理学检查及幽门螺杆菌检测。

2.X线钡剂检查

龛影是溃疡的X线检查直接征象,对溃疡有确诊价值;激惹和变形等间接征象,提示可能有溃疡的发生。

3.幽门螺杆菌检测

幽门螺杆菌检测是消化性溃疡诊断的常规检查项目,因为有无幽门螺杆菌感染决定治疗方案的选择。

4.粪便隐血试验

隐血试验阳性提示溃疡活动期,胃溃疡患者如隐血试验持续阳性,提示癌变的可能。

三、护理诊断

(一)疼痛

腹痛与胃酸刺激溃疡面、引起化学性炎症或并发穿孔等有关。

(二)营养失调:低于机体需要量

低于机体需要量与疼痛所致摄食减少或频繁呕吐有关。

(三)焦虑

焦虑与溃疡反复发作、迁延不愈或出现并发症使病情加重有关。

(四)潜在并发症

出血、穿孔、幽门梗阻、癌变。

(五)知识缺乏

缺乏溃疡病防治知识。

四、护理目标

(1)患者能够了解并避免发病诱因,能够描述正确的溃疡防治知识,主动参与、积极配合防治。

(2)未出现上消化道出血、穿孔、幽门梗阻、溃疡癌变等并发症或出现能被及时发现和处理。

(3)焦虑程度减轻或消失。

五、护理措施

(一)病情观察

密切观察患者腹痛的规律和特点,与进食、服药的关系,呕吐物及粪便的颜色和性状;监测生命体征及腹部体征的变化。观察患者有无出血、穿孔、幽门梗阻和癌变征象，一旦发现及时通知医师，并配合做好各项护理工作。

（二）生活护理

1.适当休息

溃疡活动期且症状较重或有并发症者，应适当休息。

2.饮食护理

基本要求同慢性胃炎。指导患者进餐定时定量、少食多餐、细嚼慢咽。选择营养丰富、易消化，低脂、适量蛋白质的食物，如脱脂牛奶、鸡蛋和鱼等；主食以面食为主，因其柔软、含碱且易消化，不习惯于面食则以软米饭或米粥代替；避免辛辣、油炸、过酸、过咸食物及浓茶、咖啡等刺激食物和饮料，以减少胃酸分泌。

（三）药物治疗的护理

严格遵医嘱用药，注意观察药物的疗效及不良反应，并告知患者用药的注意事项。

1.碱性抗酸药

应在饭后 1 小时和睡前服用，避免与奶制品、酸性食物及饮料同服。氢氧化铝凝胶能阻碍磷的吸收，引起磷缺乏症，长期大量服用还可引起严重便秘；服用镁制剂可引起腹泻。

2.H_2 受体拮抗药

应在餐中或餐后即刻服用，也可将一天的剂量在睡前顿服，若与抗酸药联用时，两药间隔 1 小时以上。静脉给药时要注意控制速度，避免低血压和心律失常的发生。长期大量应用西咪替丁可出现男性乳房肿胀、性欲减退、腹泻、眩晕、头痛、肌肉痉挛或肌痛、皮疹、脱发，偶见粒细胞减少、精神错乱等。

3.质子泵抑制药

奥美拉唑可引起头晕，告知患者服药期间避免从事注意力高度集中的工作；兰索拉唑的主要不良反应有荨麻疹、皮疹、瘙痒、头痛、口干、肝功能异常等，不良反应严重时应及时停药；泮托拉唑的不良反应较少，偶有头痛和腹泻。

4.保护胃黏膜药物

硫糖铝片应在餐前 1 小时服用，可有便秘、口干、皮疹、眩晕、嗜睡等不良反应；米索前列醇可引起子宫收缩，孕妇禁用。

5.根除幽门螺杆菌药物

应在餐后服用抗生素，尽量减少对胃黏膜的刺激，服药要定时定量，以达到根除幽门螺杆菌的目的。

（四）并发症的护理

1.穿孔

急性穿孔时，禁食并胃肠减压，做好术前准备工作；慢性穿孔时，密切观察疼痛的性质，指导患者遵医嘱用药。

2.幽门梗阻

观察患者呕吐物的性状，准确记录出入液量，重者禁食禁水、胃肠减压，及时纠正水、电解质、酸碱平衡紊乱。

3.出血

出血患者按出血护理常规护理。

(五)心理护理

正确评估患者及家属的心理反应,告知患者及家属,经过正规治疗和积极预防,溃疡是可以痊愈的,并说明不良情绪会诱发和加重病情,使患者树立信心,消除紧张、恐惧心理。指导患者心理放松,转移注意力,保持乐观的情绪。

六、健康教育

(一)疾病知识指导

向患者及家属介绍导致溃疡发生及加重的相关因素;指导患者生活规律,保持乐观的心态,保证充足的睡眠和休息,适当锻炼,提高机体抵抗力;建立合理的饮食习惯和结构,戒除烟酒,避免摄入刺激性食物。

(二)用药指导

指导患者严格遵医嘱正确服药,学会观察药物疗效和不良反应,不可自行停药和减量,以避免溃疡复发;忌用或慎用对胃黏膜有损害的药物,如阿司匹林、咖啡因、糖皮质激素等;若用药后腹痛节律改变或出现并发症应及时就医。

七、护理效果评价

(1)患者能说出引起疼痛的原因、诱因,戒除烟酒,饮食规律,能选择适宜的食物,未因饮食不当诱发疼痛。

(2)能正确服药,上腹部疼痛减轻并渐消失,无恶心、呕吐、呕血、黑便。

(3)情绪稳定,无焦虑或恐惧,生活态度积极乐观。

(刘媛媛)

第三节 慢性胃炎

慢性胃炎是指由多种原因引起的胃黏膜慢性炎症。其发病率在各种胃病中居首位,男性多于女性,各个年龄段均可发病,且随年龄增长发病率逐渐增高。慢性胃炎的分类方法很多,2000年全国慢性胃炎研讨会共识意见中采纳了国际上新悉尼系统的分类方法,将慢性胃炎分为浅表性(又称非萎缩性)、萎缩性和特殊类型三大类。慢性浅表性胃炎是指不伴有胃黏膜萎缩性改变的慢性炎症,幽门螺杆菌感染是其主要病因;慢性萎缩性胃炎是指胃黏膜已经发生了萎缩性改变,常伴有肠上皮化生,又分为多灶萎缩性胃炎和自身免疫性胃炎两大类;特殊类型胃炎种类很多,临床上较少见。

一、致病因素

(一)幽门螺杆菌感染

幽门螺杆菌感染是慢性浅表性胃炎最主要的病因。幽门螺杆菌具有鞭毛,其分泌的黏液素可直接侵袭胃黏膜,释放的尿素酶可分解尿素产生 NH_3 中和胃酸,使幽门螺杆菌在胃黏膜定居和繁殖,同时可损伤上皮细胞膜;幽门螺杆菌产生的细胞毒素还可引起炎症反应和菌体壁诱导自身免疫反应的发生，导致胃黏膜慢性炎症。

(二)饮食因素

高盐饮食，长期饮烈酒、浓茶、咖啡，摄取过热、过冷、过于粗糙的食物等，均易引起慢性胃炎。

(三)自身免疫

患者血液中存在自身抗体，如抗壁细胞抗体和抗内因子抗体，可使壁细胞数目减少，胃酸分泌减少或缺失，还可使维生素 B_{12} 吸收障碍导致恶性贫血。

(四)其他因素

各种原因引起的十二指肠液反流入胃，削弱或破坏胃黏膜的屏障功能；老年胃黏膜退行性病变；胃黏膜营养因子缺乏，如促胃液素(胃泌素)缺乏；服用非甾体抗炎药等，均可引起慢性胃炎。

二、护理评估

(一)健康史

幽门螺杆菌的感染可能通过人与人的接触相传播，故需要询问患者家庭成员是否有相同病史；是否长期饮浓茶、烈酒、咖啡，过热、过冷、过于粗糙的食物；是否长期大量服用非甾体抗炎药、糖皮质激素等药物；有无不规律的饮食习惯或不良烟酒嗜好；有无慢性口腔、咽喉炎症，肝、胆及胰腺疾病，心力衰竭，类风湿性关节炎等易并发慢性胃炎的疾病存在。

(二)自身状况

1.症状

慢性胃炎进展缓慢，病程迁延。由幽门螺杆菌引起的慢性胃炎多数患者无症状；部分患者有上腹隐痛、餐后饱胀感、食欲不振、嗳气、反酸、恶心和呕吐等消化不良的表现，这些症状的有无及严重程度与胃镜所见及组织病理学改变无肯定的相关性，而与病变是否处于活动期有关。自身免疫性胃炎患者消化道症状较少，可伴有贫血，在典型恶性贫血时，除贫血外还可伴有全身衰弱、神情淡漠和周围神经系统改变等维生素 B_{12} 缺乏的临床表现。

2.体征

多不明显，可有上腹轻压痛。

(三)辅助检查

1.纤维胃镜检查

结合直视下组织活检是最可靠的确诊方法。通过活检可明确病变类型。由于慢性胃炎病变可呈多灶分布，活检应在多部位取材。

2.血清学检查

多灶萎缩性胃炎时，抗壁细胞抗体滴度低，血清促胃泌素水平正常或偏低；自身免疫性胃炎时，抗壁细胞抗体和抗内因子抗体可呈阳性，血清促胃泌素水平明显升高。

3.胃液分析

自身免疫性胃炎时，胃酸缺乏；多灶萎缩性胃炎时，胃酸分泌正常或偏低。

(四)心理-社会状况

慢性胃炎病程迁延，多无明显症状，易被患者忽视。一旦症状明显又经久不愈，易使患者产生烦躁、焦虑等不良情绪。少数患者因担心癌变而存在恐惧心理。

三、护理诊断

(一)疼痛

腹痛与胃酸刺激溃疡面、引起化学性炎症或并发穿孔等有关。

(二)营养失调:低于机体需要量

低于机体需要量与疼痛所致摄食减少或频繁呕吐有关。

(三)焦虑

焦虑与溃疡反复发作、迁延不愈或出现并发症使病情加重有关。

(四)潜在并发症

出血、穿孔、幽门梗阻、癌变。

(五)知识缺乏

缺乏溃疡病防治知识。

四、护理目标

腹痛缓解或消失;进食量恢复正常,消化吸收功能良好,营养中等或良好;焦虑感消失,情绪平稳。

五、护理措施

(一)病情观察

主要观察有无上腹不适、腹胀、食欲缺乏等消化不良的表现;观察腹痛的部位、性质,呕吐物与大便的颜色、量及性状;评估实验室及胃镜检查结果。

(二)饮食护理

1.营养状况评估

观察并记录患者每天进餐次数、量和品种,以了解机体的营养摄入状况。定期监测体重,监测血红蛋白浓度、血清蛋白等有关营养指标的变化。

2.制定饮食计划

(1)与患者及其家属共同制定饮食计划,以营养丰富、易消化、少刺激为原则。

(2)胃酸低者可适当食用刺激胃酸分泌或酸性的食物,如浓肉汤、鸡汤、山楂、食醋等;胃酸高者应指导患者避免食用酸性和多脂肪食物,可进食牛奶、菜泥、面包等。

(3)鼓励患者养成良好的饮食习惯,进食应规律,少食多餐,细嚼慢咽。

(4)避免摄入过冷、过热、过咸、过甜、辛辣和粗糙的食物,戒除烟酒。

(5)提供舒适的进餐环境,改进烹饪技巧,保持口腔清洁卫生,以促进患者的食欲。

(三)药物治疗的护理

1.严格遵医嘱用药

注意观察药物的疗效及不良反应。

2.枸橼酸铋钾

宜在餐前半小时服用,因其在酸性环境中方起作用;服药时要用吸管直接吸入,防止将牙齿、舌染黑;部分患者服药后出现便秘或黑粪,少数患者有恶心、一过性血清转氨酶升高,停药后可自行消失,极少数患者可能出现急性肾衰竭。

3.抗菌药物

服用阿莫西林前应详细询问患者有无青霉素过敏史，用药过程中要注意观察有无变态反应的发生；服用甲硝唑可引起恶心、呕吐等胃肠道反应及口腔金属味、舌炎、排尿困难等不良反应，宜在餐后半小时服用。

4.多潘立酮及西沙必利

应在餐前服用，不宜与阿托品等解痉药合用。

(四)心理护理

护理人员应主动安慰、关心患者，向患者说明不良情绪会诱发和加重病情，经过正规的治疗和护理慢性胃炎可以康复。

六、健康教育

向患者及家属介绍本病的有关知识、预防措施等；指导患者避免诱发因素，保持愉快的心情，生活规律，养成良好的饮食习惯，戒除烟酒；向患者介绍服用药物后可能出现的不良反应，指导患者按医嘱坚持用药，定期复查，如有异常及时复诊。

七、护理效果评价

腹痛减轻，食欲缺乏消失，营养状况改善，情绪平稳。

(刘媛媛)

第四节 炎症性肠病

炎症性肠病是一种病因不明的肠道慢性非特异性炎症性疾病，包括溃疡性结肠炎(ulcerative colitis，UC)和克罗恩病(Crohn′s disease，CD)。一般认为，UC 和 CD 是同一疾病的不同亚类，组织损伤的基本病理过程相似，但可能由于致病因素不同，发病的具体环节不同，最终导致组织损害的表现不同。

一、溃疡性结肠炎

UC 是一种病因不明的直肠和结肠慢性非特异性炎症性疾病。病变主要位于大肠的黏膜与黏膜下层。主要症状有腹泻、黏液脓血便和腹痛，病程漫长，病情轻重不一，常反复发作。本病多见于 20～40 岁，男女发病率无明显差别。

(一)疾病概述

1.病理

病变主要位于直肠和乙状结肠，可延伸到降结肠，甚至整个结肠。病变一般仅限于黏膜和黏膜下层，少数重症者可累及肌层。活动期黏膜呈弥漫性炎症反应，可见水肿、充血与灶性出血，黏膜脆弱，触之易出血。由于黏膜与黏膜下层有炎性细胞浸润，大量中性粒细胞在肠腺隐窝底部聚集，形成小的隐窝脓肿。当隐窝脓肿融合破溃，黏膜即出现广泛的浅小溃疡，并可逐渐融合成不规则的大片溃疡。结肠炎症在反复发作的慢性过程中，大量新生肉芽组织增生，常出现炎性息肉。黏膜因不断破坏和修复，丧失其正常结构，并且由于溃疡愈合形成瘢痕，黏膜肌层与肌层增厚，使结肠变形缩短，结肠袋消失，甚至出现肠腔狭窄。少数患者有结肠癌变，以恶性程度较高的未分化型多见。

2.临床分型

临床上根据本病的病程、程度、范围和病期进行综合分型。

(1)根据病程经过分型：①初发型，无既往史的首次发作。②慢性复发型，最多见，发作期与缓解期交替。③慢性持续型，病变范围广，症状持续半年以上。④急性暴发型，少见，病情严重，全身毒血症状明显，易发生大出血和其他并发症。上述后 3 型可相互转化。

(2)根据病情程度分型：①轻型，多见，腹泻每天 4 次以下，便血轻或无，无发热、脉速，贫血轻或无，血沉正常。②重型，腹泻频繁并有明显黏液脓血便，有发热、脉速等全身症状，血沉加快、血红蛋白下降。③中型，介于轻型和重型之间。

(3)根据病变范围分型：可分为直肠炎、直肠乙状结肠炎、左半结肠炎、全结肠炎以及区域性结肠炎。

(4)根据病期分型：可分为活动期和缓解期。

(二)护理评估

起病多数缓慢，少数急性起病，偶见急性暴发起病。病程长，呈慢性经过，常有发作期与缓解期交替，少数症状持续并逐渐加重。

1.健康史

(1)患者排便次数是否增加，是否伴有血便，有无里急后重感。

(2)腹痛是否频繁以及腹痛部位及性质有无突然改变。

(3)是否间断发热，有无低热、高热。

(4)近阶段体重下降幅度是否较大。

(5)饮食习惯是否规律，有无大量摄入寒凉食物。

(6)老年人是否既往病史较多，如糖尿病、心脏病、高血压、骨质疏松症等，是否与其服用较多常用药有关。

(7)家族是否有此遗传病史。

2.身体状况

(1)症状：主要有消化系统表现、全身表现和肠外表现。

1)消化系统表现：主要表现为腹泻与腹痛。①腹泻为最主要的症状，黏液脓血便是本病活动期的重要表现。腹泻主要与炎症导致大肠黏膜对水钠吸收障碍以及结肠运动功能失常有关。粪便中的黏液或黏液脓血，为炎症渗出和黏膜糜烂及溃疡所致。排便次数和便血程度可反映病情程度，轻者每天排便 2～4 次，粪便呈糊状，可混有黏液、脓血，便血轻或无，重者腹泻每天可达 10 次以上，大量脓血，甚至呈血水样粪便。病变限于直肠和乙状结肠的患者，偶有腹泻与便秘交替的现象，此与病变直肠排空功能障碍有关。②腹痛轻者或缓解期患者多无腹痛或仅有腹部不适，活动期有轻或中度腹痛，为左下腹的阵痛，亦可涉及全腹。有疼痛-便意-便后缓解的规律，大多伴有里急后重，为直肠炎症刺激所致。若并发中毒性巨结肠或腹膜炎，则腹痛持续且剧烈。③其他症状可有腹胀、食欲缺乏、恶心、呕吐等。

2)全身表现：中、重型患者活动期有低热或中等度发热，高热多提示有并发症或急性暴发型。重症患者可出现衰弱、消瘦、贫血、低清蛋白血症、水和电解质平衡紊乱等表现。

3)肠外表现：本病可伴有一系列肠外表现，包括口腔黏膜溃疡、结节性红斑、外周关节炎、坏疽性脓皮病、虹膜睫状体炎等。

(2)体征:患者呈慢性病容,精神状态差,重者呈消瘦贫血貌。轻者仅有左下腹轻压痛,有时可触及痉挛的降结肠和乙状结肠。重症者常有明显腹部压痛和鼓肠。若有反跳痛、腹肌紧张、肠鸣音减弱等应注意中毒性巨结肠和肠穿孔等并发症。

3.实验室及其他检查

(1)血液检查:血常规、凝血、肝肾功能、血沉、C反应蛋白、自身抗体等。

(2)粪便检查:显微镜镜检可见红细胞和脓细胞,急性发作期可见巨噬细胞。

(3)X线钡剂灌肠检查:可见黏膜粗乱或有细颗粒改变,也可呈多发性小龛影或小的充盈缺损,有时病变肠管缩短,结肠袋消失,肠壁变硬,可呈铅管状。重型或爆发型一般不宜做此检查,以免加重病情或诱发中毒性巨结肠。

(4)结肠镜检查:内镜下可见病变黏膜充血和水肿,粗糙呈颗粒状,质脆易出血。黏膜上有多发性浅溃疡,散在分布,表面附有脓性分泌物。

4.心理-社会状况

患者是否因频繁腹泻、便血等产生焦虑心理;患者是否因病程迁延、治疗效果缓慢等产生抑郁心理,人际沟通交往能力下降;家属在患者治疗过程中是否给予支持和帮助。

(三)护理诊断

1.腹泻

腹泻与肠道炎性刺激致肠蠕动增加及肠内水、钠吸收障碍有关。

2.腹痛

腹痛与肠道黏膜的炎性浸润有关。

3.营养失调:低于机体需要量

低于机体需要量与频繁腹泻,吸收不良有关。

4.焦虑

焦虑与频繁腹泻、疾病迁延不愈有关。

(四)护理目标

患者大便次数减少,粪质正常;腹痛缓解,营养改善,体重恢复,未发生并发症;焦虑减轻。

(五)护理措施

1.一般护理

(1)休息与活动:在急性发作期或病情严重时均应卧床休息,缓解期适当休息,注意劳逸结合

(2)合理饮食:指导患者食用质软、易消化、少纤维素又富含营养、有足够热量的食物,以利于吸收、减轻对肠黏膜的刺激并供给足够的热量,以维持机体代谢的需要。避免食用冷饮、水果、多纤维的蔬菜及其他刺激性食物,忌食牛乳和乳制品。急性发作期患者,应进流质或半流质饮食,病情严重者应禁食,按医嘱给予静脉高营养,以改善全身状况。应注意给患者提供良好的进餐环境,避免不良刺激,以增进患者食欲。

2.病情观察

观察患者腹泻的次数、性质,腹泻伴随症状,如发热、腹痛等,监测粪便检查结果。严密观察腹痛的性质、部位以及生命体征的变化,以了解病情的进展情况,如腹痛性质突然改变,应注意是否发生大出血、肠梗阻、中毒性巨结肠、肠穿孔等并发症。观察患者进食情况,定期测量患者的体重,监测血红蛋白、血清电解质和清蛋白的变化,了解营养状况的变化。

3.用药护理

遵医嘱给予柳氮磺吡啶(SASP)、糖皮质激素、免疫抑制剂等治疗,以控制病情,使腹痛缓解。注意药物的疗效及不良反应,如应用SASP时,患者可出现恶心、呕吐、皮疹、粒细胞减少及再生障碍性贫血等。应嘱患者餐后服药,服药期间定期复查血象,应用糖皮质激素者,要注意激素不良反应,不可随意停药,防止反跳现象,应用硫唑嘌呤或巯嘌呤时患者可出现骨髓抑制的表现,应注意监测白细胞计数。

4.心理护理

安慰鼓励患者,向患者解释病情,使患者以平和的心态应对疾病,自觉地配合治疗。

(六)健康教育

1.心理指导

由于病情反复发作,迁延不愈,常给患者带来痛苦,尤其是排便次数的增加,给患者的精神和日常生活带来很多困扰,易产生自卑、忧虑,甚至恐惧心理。应鼓励患者以平和的心态应对疾病,积极配合治疗。

2.指导患者合理饮食及活动

指导患者食用质软、易消化、少纤维素又富含营养、有足够热量的食物,避免食用冷饮、水果、多纤维的蔬菜及其他刺激性食物,忌食牛乳和乳制品。在急性发作期或病情严重时均应卧床休息,缓解期适当休息,注意劳逸结合。

3.用药指导

嘱患者坚持治疗,不要随意更换药物或停药。教会患者识别药物的不良反应,出现异常症状要及时就诊,以免耽搁病情。

(七)护理效果评价

患者腹泻、腹痛缓解,营养改善,体重恢复。

二、克罗恩病

CD是一种病因尚不十分清楚的胃肠道慢性炎性肉芽肿性疾病。病变多见于末段回肠和邻近结肠,但从口腔至肛门各段消化道均可受累,呈节段性或跳跃式分布。临床上以腹痛、腹泻、体重下降、腹块、瘘管形成和肠梗阻为特点,可伴有发热等全身表现以及关节、皮肤、眼、口腔黏膜等肠外损害。本病有终生复发倾向,重症患者迁延不愈,预后不良。

(一)疾病概述

1.病理

病变表现为同时累及回肠末段与邻近右侧结肠者,只涉及小肠者,局限在结肠者。病变可涉及口腔、食管、胃、十二指肠,但少见。

大体形态上,克罗恩病特点为:①病变呈节段性或跳跃性,而不呈连续性。②黏膜溃疡早期呈鹅口疮样溃疡,随后溃疡增大、融合,形成纵行溃疡和裂隙溃疡,将黏膜分割呈鹅卵石样外观。③病变累及肠壁全层,肠壁增厚变硬,肠腔狭窄。

组织学上,克罗恩病的特点为:①非干酪性肉芽肿,由类上皮细胞和多核巨细胞构成,可发生在肠壁各层和局部淋巴结。②裂隙溃疡,呈缝隙状,可深达黏膜下层甚至肌层。③肠壁各层炎症,伴固有膜底部和黏膜下层淋巴细胞聚集、黏膜下层增宽、淋巴管扩张及神经节炎等。肠壁全层病变致肠腔狭窄,可发生肠梗阻。溃疡穿孔引起局部脓肿,或穿透至其他肠段、器官、腹壁,形成内瘘或外瘘。肠壁浆膜纤维素渗出、慢性穿孔均可引起肠粘连。

2.临床分型

区别本病不同临床情况，有助全面估计病情和预后，制订治疗方案。

(1)临床类型：依疾病行为分型，可分为狭窄型(以肠腔狭窄所致的临床表现为主)、穿通型(有瘘管形成)和非狭窄非穿通型(炎症型)。各型可有交叉或互相转化。

(2)病变部位：参考影像和内镜结果确定，可分为小肠型、结肠型、回结肠型。如消化道其他部分受累亦应注明。

(3)严重程度：根据主要临床表现的程度及并发症计算 CD 活动指数(CDAI)，用于疾病活动期与缓解期区分、病情严重程度估计(轻、中、重度)和疗效评定。

(二)护理评估

本病起病大多隐匿，缓慢渐进，从发病至确诊往往需数月至数年，病程呈慢性，长短不等的活动期与缓解期交替，有终生复发倾向。少数急性起病，可表现为急腹症，酷似急性阑尾炎或急性肠梗阻。本病在不同病例临床表现差异较大，多与病变部位、病期及并发症有关。

1.健康史

询问患者腹痛、腹泻症状是否与饮食有关，有无间歇期；病程中有无关节的红肿；是否伴有发热；有无口腔及其他部位黏膜的溃疡；肛周皮肤是否完好。

2.身体状况

(1)症状：主要有消化系统表现、全身表现和肠外表现。

1)消化系统表现：①腹痛为最常见症状。多位于右下腹或脐周，间歇性发作，常为痉挛性阵痛或腹鸣。常于进餐后加重，排便或肛门排气后缓解。腹痛的发生可能与肠内容物通过炎症、狭窄肠段，引起局部肠痉挛有关。亦可由部分或完全性肠梗阻引起。出现持续性腹痛和明显压痛，提示炎症波及腹膜或腔内脓肿形成。全腹剧痛和腹肌紧张可能系病变肠段急性穿孔所致。②腹泻为本病常见症状之一，主要由病变肠段炎症渗出、蠕动增加及继发性吸收不良引起。病程早期间歇发作，病程后期可转为持续性。粪便多为糊状，一般无肉眼脓血。病变涉及下段结肠或肛门直肠者，可有黏液脓血便及里急后重。③腹部包块见于 10%～20% 患者，由于肠粘连、肠壁增厚、肠系膜淋巴结肿大、内瘘或局部脓肿形成所致。多位于右下腹与脐周。固定的腹块提示有粘连，多已有内瘘形成。④瘘管形成因炎性病变穿透肠壁全层至肠外组织或器官而形成。瘘管形成是克罗恩病的临床特征之一，往往作为与溃疡性结肠炎鉴别的依据。⑤肛门周围病变包括肛门直肠周围瘘管、脓肿形成及肛裂等病变，见于部分患者，有结肠受累者较多见。有时这些病变可为本病的首发或突出的临床表现。

2)全身表现：①发热为常见的全身表现之一，与肠道炎症活动及继发感染有关。间歇性低热或中度热常见，少数呈弛张高热伴毒血症。少数患者以发热为主要症状，甚至较长时间不明原因发热之后才出现消化道症状。②营养障碍由慢性腹泻、食欲减退及慢性消耗等因素所致。主要表现为体重下降，可有贫血、低蛋白血症和维生素缺乏等表现。青春期前患者常有生长发育迟滞。

3)肠外表现：本病肠外表现与溃疡性结肠炎的肠外表现相似，但发生率较高，据我国统计报道以口腔黏膜溃疡、皮肤结节性红斑、关节炎及眼病为常见。

(2)体征：可出现全身多个系统损害，因而伴有一系列肠外表现，包括杵状指(趾)、关节炎、结节性红斑、坏疽性脓皮病、口腔黏膜溃疡，虹膜睫状体炎、葡萄膜炎、小胆管周围炎、硬化性胆管炎、慢性活动性肝炎等，淀粉样变性或血栓栓塞性疾病亦偶有所见。

(3)并发症:肠梗阻最常见,其次是腹腔内脓肿,偶可并发急性穿孔或大量便血。直肠或结肠黏膜受累者可发生癌变。肠外并发症有胆结石症、尿路结石、脂肪肝等。

(4)辅助检查:主要包括实验室检查、X 线检查、结肠镜检查和胶囊内镜与小肠镜。

1)实验室检查:①贫血常见;②活动期周围血白细胞增高,血沉加快,C 反应蛋白增高;③人血白蛋白常有降低;④粪便隐血试验常呈阳性;⑤有吸收不良综合征者粪脂排出量增加并可有相应吸收功能改变。血清自身抗体亦有改变。

2)X 线检查:小肠病变行肠钡餐检查,结肠病变行钡剂灌肠检查。X 线表现为肠道炎性病变,可见黏膜皱襞粗乱、鹅卵石征、多发性狭窄瘘管形成等,病变呈节段性分布。由于病变肠段激惹及痉挛,钡剂很快通过而不停留该处,称为"跳跃征";钡剂通过迅速而遗留一细线条状影,称为"线样征",该征亦可能由肠腔严重狭窄所致。由于肠壁深层水肿,可见填充钡剂的肠襻分离。CT 及 B 超检查对腹腔脓肿诊断有重要价值。小肠 CT 成像对了解小肠病变分布,肠腔的狭窄程度以及通过肠壁增厚、强化等改变有利于对于克罗恩病的诊断以及鉴别诊断。

3)结肠镜检查:结肠镜行全结肠及回肠末段检查。病变呈节段性(非连续性)分布,见纵行溃疡,溃疡周围黏膜正常或增生呈鹅卵石样,病变之间黏膜外观正常,可见肠腔狭窄,炎性息肉。病变处多部位活检有时可发现非干酪坏死性肉芽肿或大量淋巴细胞聚集。

4)胶囊内镜与小肠镜:胶囊内镜是无创、安全的小肠检查方法,它可以观察传统 X 线不能发现的早期小肠黏膜病变和小肠节段性多发性小肠糜烂溃疡以及小肠狭窄病变。双气囊小肠镜为有创的检查方法,其优点是可进行活检,并适用于不宜进行胶囊内镜的小肠明显狭窄患者。

(三)护理诊断

1.腹泻

腹泻与病变肠段炎症渗出、肠蠕动增加及继发吸收不良有关。

2.腹痛

腹痛与食物通过炎症、狭窄肠腔,引起肠痉挛或发生肠梗阻有关。

3.体温过高

体温过高与肠道炎症、继发感染有关。

4.焦虑

与疾病反复发作、迁延不愈、生活质量下降有关。

5.营养失调:低于机体需要量

低于机体需要量与慢性腹泻、食欲减退、慢性消耗等因素有关。

(四)护理目标

患者腹泻、腹痛缓解,营养改善,体重恢复,无并发症。

(五)护理措施

1.一般护理

(1)休息与活动:在急性发作期或病情严重时均应卧床休息,缓解期适当休息,注意劳逸结合。必须戒烟。

(2)合理饮食:一般给高营养低渣饮食,适当给予叶酸、维生素 B_{12} 等多种维生素。重症患者酌用要素饮食或全胃肠外营养,除营养支持外还有助诱导缓解。

2.病情观察

观察患者腹泻的次数、性质,腹泻伴随症状,如发热、腹痛等,监测粪便检查结果。严密观察腹痛的性质、部位以及生命体征的变化，测量患者的体重，监测血红蛋白、血清电解质和清蛋白的变化，了解营养状况的变化。

3.用药护理

遵医嘱腹痛、腹泻可使用抗胆碱能药物或止泻药，合并感染者静脉途径给予广谱抗生素。给予柳氮磺吡啶（SASP）、糖皮质激素、免疫抑制剂等治疗，以控制病情，使腹痛缓解。注意避免药物的不良反应，如应嘱患者餐后服药，服药期间定期复查血象，不可随意停药，防止反跳现象等。

4.心理护理

向患者解释病情，使患者树立战胜疾病信心，自觉地配合治疗。

（六）健康教育

1.疾病知识指导

指导患者合理休息与活动，戒烟，食用质软、易消化、少纤维素又富含营养、有足够热量的食物，避免食用冷饮、水果、多纤维的蔬菜及其他刺激性食物，忌食牛乳和乳制品。

2.安慰鼓励患者

使患者树立信心，积极地配合治疗。

3.用药指导

嘱患者坚持服药并了解药物的不良反应，病情有异常变化要及时就诊。

（七）护理效果评价

患者腹泻、腹痛缓解，无发热、营养不良，体重增加。

（刘媛媛）

第五节 慢性胰腺炎

慢性胰腺炎是一种伴有胰实质进行性毁损的慢性炎症，我国以胆石症为常见原因，国外则以慢性酒精中毒为主要病因。慢性胰腺炎可伴急性发作，称为慢性复发性胰腺炎。由于本病临床表现缺乏特异性，可为腹痛、腹泻、消瘦、黄疸、腹部肿块、糖尿病等，易被误诊为消化性溃疡、慢性胃炎、胆管疾病、肠炎、消化不良、胃肠神经官能症等。本病虽发病率不高，但近年来有逐步增高的趋势。

一、疾病概述

（一）病因

慢性胰腺炎的发病因素与急性胰腺炎相似，主要有胆管系统疾病、乙醇、腹部外伤、代谢和内分泌障碍、营养不良、高钙血症、高脂血症、血管病变、血色病、先天性遗传性疾病、肝脏疾病及免疫功能异常等。

（二）临床表现

慢性胰腺炎的症状繁多且无特异性。典型病例可出现五联症，即上腹疼痛、胰腺钙化、胰腺假性囊肿、糖尿病及脂肪泻。但是同时具备上述五联症的患者较少，临床上常以某一或某些症状为主要特征。

1.腹痛

腹痛为最常见症状,见于60%~100%的病例,疼痛常剧烈,并持续较长时间。一般呈钻痛或钝痛,绞痛少见。多局限于上腹部,放射至季肋下,半数以上病例放射至背部。疼痛发作的频度和持续时间不一,一般随着病变的进展,疼痛期逐渐延长,间歇期逐渐变短,最后整天腹痛。在无痛期,常有轻度上腹部持续隐痛或不适。

痛时患者取坐位,膝屈曲,压迫腹部可使疼痛部分缓解,躺下或进食则加重(这种体位称为胰体位)。

2.体重减轻

体重减轻是慢性胰腺炎常见的表现,约见于3/4以上病例。主要由于患者担心进食后疼痛而减少进食所致。少数患者因胰功能不全、消化吸收不良或糖尿病而有严重消瘦,经过补充营养及助消化剂后,体重减轻往往可暂时好转。

3.食欲减退

常有食欲欠佳,特别是厌油类或肉食。有时食后腹胀、恶心和呕吐。

4.吸收不良

吸收不良表现疾病后期,胰脏丧失90%以上的分泌能力,可引起脂肪泻。患者有腹泻,大便量多、带油滴、恶臭。由于脂肪吸收不良,临床上也可出现脂溶性维生素缺乏症状。碳水化合物的消化吸收一般不受影响。

5.黄疸

少数病例可出现明显黄疸(血清胆红素高达20 mg/dL),由胰腺纤维化压迫胆总管所致,但更常见假性囊肿或肿瘤的压迫所致。

6.糖尿病症状

约2/3的慢性胰腺炎病例有葡萄糖耐量减低,半数有显性糖尿病,常出现于反复发作腹痛持续几年以后。当糖尿病出现时,一般均有某种程度的吸收不良存在。糖尿病症状一般较轻,易用胰岛素控制。偶可发生低血糖、糖尿病酸中毒、微血管病变和肾病变。

7.其他

少数病例腹部可扪及包块,易误诊为胰腺肿瘤。个别患者呈抑郁状态或有幻觉、定向力障碍等。

二、护理评估

(一)健康史

评估患者饮食状况,是否喜油腻饮食,是否嗜酒;评估患者有无胆管病史;患者有无急性胰腺炎病史。

(二)身体状况

慢性胰腺炎急性发作时,临床表现与急性胰腺炎相似。有的慢性胰腺炎无临床表现。

1.腹痛

腹痛为最常见的症状,位于上腹部中间或稍偏左,多伴有脊背痛。疼痛一般呈钝痛,且持续时间较长,常因劳累、饮食不节、情绪激动而诱发。上腹部深部可有触痛,一般无腹肌紧张和反跳痛。

2.消化不良

一般表现为食欲缺乏、腹部饱胀感、吸气等。与胰腺外分泌不足、胰液排出不畅有关。

3.腹泻

表现为脂肪泻，大便不成形，有油滴浮于表面，为胰腺外分泌功能减退所致。

4.黄疸

为胰头部纤维化引起胆总管梗阻所致，逐渐加深。

5.腹部包块

如发生胰腺假性囊肿，左上腹部常可触及肿块。

6.糖尿病表现

因β细胞分泌不足，出现类似糖尿病的症状。

（三）辅助检查

如下所述。

1.实验室检查

（1）血清和尿淀粉酶测定：慢性胰腺炎急性发作时血尿淀粉酶浓度和Cam/Ccr比值可一过性地增高。随着病变的进展和较多的胰实质毁损，

在急性炎症发作时可不合并淀粉酶升高。测定血清胰型淀粉酶同工酶（Pam）可作为反映慢性胰腺炎时胰功能不全的试验。

（2）葡萄糖耐量试验：可出现糖尿病曲线。有报告慢性胰腺炎患者中78.7％试验阳性。

（3）胰腺外分泌功能试验：在慢性胰腺炎时有80％～90％病例胰外分泌功能异常。

（4）吸收功能试验：最简便的是做粪便脂肪和肌纤维检查。

（5）血清转铁蛋白放射免疫测定：慢性胰腺炎血清转铁蛋白明显增高，特别对酒精性钙化性胰腺炎有特异价值。

2.B超检查

可显示结节、胰管扩张、假性囊肿、结石等。

3.X线检查

胰腺可有钙化和结石；钡餐造影可见胰腺囊肿引起胃肠移位。

4.CT检查

胰腺肿大或缩小，边缘不清。密度降低，有钙化、结石和囊肿。

5.内镜逆行胰胆管造影

可见胰管扩张、狭窄或阻塞、胰石、胆石、胆总管改变等。

6.其他检查

还可行活检和选择性血管造影等。

（四）心理-社会评估

如下所述。

（1）评估患者是否了解疾病发生的原因以及治疗方法。

（2）评估患者是否已经改变以前不良的饮食习惯。

（3）评估患者家庭的饮食习惯。

（4）评估患者对疾病治疗的信心。

（5）评估患者的社会支持状况等。

三、护理诊断

(一)营养不良

营养不良与食欲差、惧食、脂肪和蛋白质长期的吸收不良有关。

(二)腹痛

腹痛与胰腺神经受炎性介质刺激胆管阻塞有关。

(三)活动无耐力

活动无耐力与进食少,营养不良有关。

(四)血糖升高

血糖升高与胰岛细胞被破坏,功能受损有关。

(五)知识缺乏

缺乏疾病预防及治疗知识。

(六)潜在并发症

血糖水平异常,与β细胞功能受损有关。

四、护理目标

(1)患者能配合完成控制疼痛的方法,自述疼痛缓解或可以耐受。

(2)患者营养得到改善,症状缓解。

(3)患者掌握与疾病有关的知识。

(4)患者情绪稳定,自述焦虑减轻或消失,能积极配合治疗、护理。

五、护理措施

(一)体位

协助患者卧床休息,选择舒适的卧位。有腹膜炎者宜取半卧位,利于引流和使炎症局限。

(二)饮食

脂肪对胰腺分泌具有强烈的刺激作用并可使腹痛加剧。因此,一般以适量的优质蛋白、丰富的维生素、低脂无刺激性半流质或软饭为宜,如米粥、藕粉、脱脂奶粉、新鲜蔬菜及水果等。每天脂肪供给量应控制在20～30 g,避免粗糙、干硬、胀气及刺激性食物或调味品。少食多餐、禁止饮酒。对伴糖尿病患者,应按糖尿病饮食进餐。

(三)疼痛护理

绝对禁酒、避免进食大量肉类饮食、服用大剂量胰酶制剂等均可使胰液与胰酶的分泌减少,缓解疼痛。护理中应注意观察疼痛的性质、部位、程度及持续时间,有无腹膜刺激征。协助取舒适卧位以减轻疼痛。适当应用非麻醉性镇痛剂,如阿司匹林、吲哚美辛、布洛芬、对乙酰氨基酚等非甾体抗炎药。对腹痛严重,确实影响生活质量者,可酌情使用麻醉性镇痛剂,但应避免长期使用,以免导致患者对药物产生依赖性。给药20～30分钟后须评估并记录镇痛药物的效果及不良反应。

(四)维持营养需要量

蛋白-热量营养不良在慢性胰腺炎患者是非常普遍的。进餐前30分钟为患者镇痛,以防止餐后腹痛加剧,使患者惧怕进食。进餐时胰酶制剂同食物一起服用,可以保证酶和食物适当混合,取得满意效果。同时,根据医嘱及时给予静脉补液,保证热量供给,维持水、电解质、酸碱平衡。严重的慢性胰腺炎患者和中至重度营养不良者，在准备手术阶段应考虑提供肠外或肠内营养支持。护理上需加强肠内、外营养液的输注护理，防止并发症。

(五)心理护理

因病程迁延，反复疼痛、腹泻等症状，患者常有消极悲观的情绪反应，对手术及预后的担心常引起焦虑和恐惧。护理上应关心患者，采用同情、安慰、鼓励法与患者沟通，稳定患者情绪，讲解疾病知识，帮助患者树立战胜疾病的信心。

六、健康教育

(一)疾病知识指导

向患者及家属介绍本病的有关因素和疾病发展过程，解释各项检查前后的注意事项。

(二)生活指导

指导患者按时服药，养成规律进食习惯。戒除烟、酒，清淡、易消化饮食，避免进食刺激强高脂肪和高蛋白食物。教会患者识别高血糖食物及如何计算食物的热量，并能根据热量合理饮食。

(三)复查

定期复查，疾病变化随诊。

七、护理效果评价

(1)患者对疼痛的处理满意，主诉疼痛减轻。

(2)患者营养得到适当补充，体重增加。

(3)患者掌握与疾病有关的知识，能复述健康教育内容。

(4)患者情绪稳定，能配合治疗和护理。

(刘媛媛)

第五章　心内科护理

第一节　原发性高血压

原发性高血压是以血压升高为主要临床表现但原因不明的综合征，通常简称为高血压。高血压是导致充血性心力衰竭、卒中、冠心病、肾衰竭、夹层动脉瘤的发病率和病死率升高的主要危险性因素之一，严重影响人们的健康和生活质量，是最常见的疾病，防治高血压非常必要。

一、血压分类和定义

目前，我国采用国际上统一的血压分类和标准，将 18 岁以上成人的血压按不同水平分类，高血压定义为收缩压≥18.7 kPa(140 mmHg)和/或舒张压≥12.0 kPa(90 mmHg)，根据血压升高水平，又进一步将高血压分为 1、2、3 级(表 5-1)。

表 5-1　血压的定义和分类

类别	收缩压(mmHg)		舒张压(mmHg)
理想血压	<120	和	<80
正常血压	<130	和	<85
正常高值	130～139	或	85～89
高血压			
1 级(轻度)	140～159	或	90～99
亚组：临界高血压	140～149	或	90～94
2 级(中毒)	160～179	或	100～109
3 级(重度)	≥180	或	≥110
单纯收缩期高血压	≥140	和	<90
亚组：临界收缩期高血压	140～149	和	<90

注：当患者的收缩压和舒张压分属不同分类时，应当用较高的分类。

二、病因

（一）遗传

高血压具有明显的家族性，父母均为高血压者其子女患高血压的概率明显高于父母均无高血压者的概率。约60%高血压患者可询问到有高血压家族史。

（二）饮食

膳食中钠盐摄入量与人群血压水平和高血压患病率呈正相关。摄盐越多，血压水平和患病率越高，钾摄入量与血压呈负相关，限制钠补充钾可使高血压患者血压降低。钾的降压作用可能是通过促进排钠而减少细胞外液容量。有研究表明膳食中钙不足可使血压升高。大量研究显示高蛋白质摄入、饮食中饱和脂肪酸或饱和脂肪酸/不饱和脂肪酸比值较高、饮酒量过多都属于升压因素。

（三）精神

城市脑力劳动者高血压患病率超过体力劳动者，从事精神紧张度高的职业者发生高血压的可能性较大，长期生活在噪声环境中听力敏感性减退者患高血压也较多。高血压患者经休息后往往症状和血压可获得一定改善。

（四）肥胖

超重或肥胖是血压升高的重要危险因素。一般采用体重指数（BMI），即体重（kg）/身高$(m)^2$（以20～24为正常范围）。血压与BMI呈显著正相关。肥胖的类型与高血压发生关系密切，向心性肥胖者容易发生高血压，表现为腰围往往大于臀围。

（五）其他

服避孕药妇女容易出现血压升高。一般在终止服用避孕药后3～6个月血压常恢复正常。阻塞性睡眠呼吸暂停综合征（OSAS）是指睡眠期间反复发作性呼吸暂停。OSAS常伴有重度打鼾，患此病的患者常有高血压。

三、发病机制

原发性高血压的发病机制至今还没有一个完整统一的认识。目前认为高血压的发病机制集中在以下几个方面。

（一）交感神经系统活性亢进

已知反复的精神刺激与过度紧张可以引起高血压。长期处于应激状态如从事驾驶员、飞行员等职业者高血压患病率明显增高。当大脑皮质兴奋与抑制过程失调时，交感神经和副交感神经之间的平衡失调，交感神经兴奋性增加，其末梢释放去甲肾上腺素、肾上腺素、多巴胺、血管升压素等儿茶酚胺类物质增多，从而引起阻力小动脉收缩增强使血压升高。

（二）肾素-血管紧张素-醛固酮系统（RAAS）激活经典的RAAS

肾小球旁细胞分泌的肾素，激活从肝脏产生的血管紧张素原转化为血管紧张素Ⅰ，然后再经肺循环中的血管紧张素转换酶（ACE）的作用转化为血管紧张素Ⅱ。血管紧张素Ⅱ作用于血管紧张素Ⅱ受体，有如下作用：①直接使小动脉平滑肌收缩，外周阻力增加。②刺激肾上腺皮质球状带，使醛固酮分泌增加，致使肾小管远端集合管的钠重吸收加强，导致水、钠潴留。③交感神经冲动发放增加使去甲肾上腺素分泌增加。以上作用均可使血压升高。近年来发现血管壁、心脏、脑、肾脏及肾上腺中也有RAAS的各种组成成分。局部RAAS各成分对心脏、血管平滑肌的作用，可能在高血压发生和发展中有更大影响，占有十分重要的地位。

(三)其他

细胞膜离子转运异常可使血管收缩反应性增强和平滑肌细胞增生与肥大，血管阻力增高；肾脏潴留过量摄入的钠盐，使体液容量增大，机体为避免心排血量增高使组织过度灌注，全身阻力小动脉收缩增强，导致外周血管阻力增高；胰岛素抵抗所致的高胰岛素血症可使电解质代谢发生障碍，还使血管对体内升压物质反应性增强，血液中儿茶酚胺水平增加，血管张力增高，从而使血压升高。

四、病理生理和病理解剖

高血压的早期表现为全身细小动脉的间歇性痉挛，仅有主动脉壁轻度增厚，全身细小动脉和脏器无明显的器质性改变，患者多无明显症状。如病变持续，可导致许多脏器受累，最重要的是心、脑、肾组织的病变。

(一)心脏

心脏主要表现为左心室肥厚和扩大，病变晚期可导致心力衰竭。这种由高血压引起的心脏病称为高血压性心脏病。长期高血压还可引起冠状动脉粥样硬化。

(二)脑

由于脑细小动脉的长期硬化和痉挛，使动脉壁缺血、缺氧而通透性增高，容易形成微小动脉瘤，当血压突然升高时，微小动脉瘤破裂，从而发生脑出血。高血压可促使脑动脉发生粥样硬化，导致脑血栓形成。

(三)肾脏

细小动脉硬化引起的缺血使肾小球缺血、变性、坏死，继而纤维化及玻璃样变，并累及相应的肾小管，使之萎缩、消失，间质出现纤维化。因残存的肾单位越来越少，最终导致肾衰竭。

五、临床表现

(一)症状

大多数患者早期症状不明显，常见症状有头痛、头晕、耳鸣、眼花、乏力、心悸，还有的表现为失眠、健忘、注意力不集中、情绪易波动或发怒等。经常在体检或其他疾病就医检查时发现血压升高。血压升高常与情绪激动、精神紧张、体力活动有关，休息或去除诱因血压可下降。

(二)体征

血压受昼夜、气候、情绪、环境等因素影响波动较大。一般清晨起床活动后血压迅速升高，夜间血压较低；冬季血压较高，夏季血压较低；情绪不稳定时血压高；在医院或诊所血压明显增高，在家或医院外的环境中血压低。体检时可听到主动脉瓣区第二心音亢进、收缩期杂音，长期高血压时有心尖冲动明显增强，搏动范围扩大以及心尖冲动左移体征，提示左心室增大。

(三)恶性或急进性高血压

表现为患者发病急骤，舒张压多持续在 17.3～18.7 kPa(130～140 mmHg)或更高。常有头痛、视力模糊或失明，视网膜可发生出血、渗出及视盘水肿，肾脏损害突出，持续蛋白尿、血尿及管型尿，病情进展迅速，如不及时治疗，易出现严重的脑、心、肾损害，发生脑血管意外、心力衰竭和尿毒症，最后多因尿毒症而死亡，但也可死于脑血管意外或心力衰竭。

六、并发症

(一)高血压危象

在情绪激动、精神紧张、过度劳累、寒冷等诱因作用下,小动脉发生强烈痉挛,血压突然急剧升高,收缩压可达 34.7 kPa(260 mmHg)、舒张压可达 16.0 kPa(120 mmHg)以上,影响重要脏器血液供应而出现危急症状。在高血压的早、中、晚期均可发生。患者出现头痛、恶心、呕吐、烦躁、心悸、出汗、视力模糊等征象,伴有椎-基底动脉、视网膜动脉、冠状动脉等累及的缺血表现。

(二)高血压脑病

高血压脑病发生在重症高血压患者,是指血压突然或短期内明显升高,由于过高的血压干扰了脑血管的自身调节机制,脑组织血流灌注过多造成脑水肿。出现中枢神经功能障碍征象。临床表现为弥漫性严重头痛、呕吐、烦躁、意识模糊、精神错乱、局灶性或全身抽搐,甚至昏迷。

(三)主动脉夹层

主动脉夹层指主动脉腔内的血液通过内膜的破口进入主动脉壁中层而形成的血肿,夹层分离突然发生时多数患者突感胸部疼痛,向胸前及背部放射,随夹层涉及范围而可以延至腹部、下肢及颈部。疼痛剧烈难以忍受,起病后即达高峰,呈刀割或撕裂样。突发剧烈的胸痛常误诊为急性心肌梗死。高血压是导致本病的重要因素。患者因剧痛而有休克外貌,焦虑不安、大汗淋漓、面色苍白、心率加速,从而使血压增高。

(四)其他

其他并发症可并发急性左心衰竭、急性冠脉综合征、脑出血、脑血栓形成、腔隙性脑梗死、慢性肾衰竭等。

七、辅助检查

(一)测量血压

定期测量血压是早期诊断高血压和评估严重程度的主要方法,采用经验证合格的水银柱或电子血压计,测量安静休息坐位时上臂肱动脉处血压,必要时还应测量平卧位和站立位血压。但须在未服用降压药物情况下的不同时间测量 3 次血压,才能确诊。对偶有血压超出正常值者,需定期重复测量后确诊。通常在医疗单位或家中随机测血压的方式不能可靠地反映血压的波动和在休息、日常活动状态下的情况。近年来,24 小时动态血压监测已逐渐应用于临床及高血压的防治工作上。一般监测的时间为 24 小时,测压时间间隔为 15～30 分钟,可较为客观和敏感地反映患者的实际血压水平,可了解血压的昼夜变化节律性和变异性,估计靶器官损害与预后,比随机测血压更为准确。动态血压监测的参考标准正常值:24 小时低于 17.3/10.7 kPa(130/80 mmHg),白天低于 18.0/11.3 kPa(135/85 mmHg),夜间低于 16.7/10.0 kPa(125/75 mmHg)。正常血压波动夜间 2～3 时处于血压最低,清晨迅速上升,上午 6～10 时和下午 4～8 时出现两个高峰,尔后缓慢下降。高血压患者的动态血压曲线也类似,但波动幅度较正常血压时大。

(二)体格检查

除常规检查外还有身高,体重,双上肢血压,颈动脉及上下肢动脉搏动情况,颈、腹部血管有无杂音,腹主动脉搏动,肾增大,眼底等的情况。

(三)尿液检查

通过肉眼观察尿的颜色、透明度、有无血尿;测比重、pH、糖和蛋白含量,并作镜下检验。尿比重降低(<1.010)提示肾小管浓缩功能障碍。正常尿液 pH 为 5～7,原发性醛固酮增多症尿呈酸性。

(四)血生化检查

空腹血糖、血钾、肌酐、尿素氮、尿酸、胆固醇、甘油三酯、低密度脂蛋白、高密度脂蛋白等。

(五)超声心动图

超声心动图能更为可靠地诊断左心室肥厚,测定计算所得的左心室重量指数(LVMI),是一项反映左心室肥厚及其程度的较为准确的指标,与病理解剖的相关性和符合率好。超声心动图还可评价高血压患者的心功能,包括左心室射血分数、收缩功能、舒张功能。

(六)眼底检查

眼底检查可见血管迂曲,颜色苍白,反光增强,动脉变细,视网膜渗出、出血、视盘水肿等。眼底改变可反映高血压的严重程度,分为 4 级:Ⅰ级,动脉出现轻度硬化、狭窄、痉挛、变细;Ⅱ级,视网膜动脉中度硬化、狭窄,出现动脉交叉压迫,静脉阻塞;Ⅲ级,动脉中度以上狭窄伴局部收缩,视网膜有棉絮状渗出、出血和水肿;Ⅳ级,出血或渗出物伴视盘水肿。高血压眼底改变与病情的严重程度和预后密切相关。

(七)胸透或胸片、心电图

胸透或胸片、心电图对诊断高血压及评估预后都有帮助。

八、治疗

(一)目的

治疗目的是通过降压治疗使高血压患者的血压达标,以期最大限度地降低心脑血管发病和死亡的总危险。

(二)降压目标值

一般高血压人群降压目标值<18.7/12.0 kPa(140/90 mmHg);高血压高危患者(糖尿病及肾病)降压目标值<17.3/10.7 kPa(130/80 mmHg);老年收缩期性高血压的降压目标值:收缩压 18.7～20.0 kPa(140～150 mmHg),舒张压<12.0 kPa(90 mmHg)但不低于 8.7～9.3 kPa(65～70 mmHg),舒张压降得过低可能抵消收缩压下降得到的好处。

(三)非药物治疗

非药物治疗主要是改善生活方式,改善生活方式对降低血压和心脑血管危险的作用已得到广泛认可,所有患者都应采用,这些措施包括以下几点。

1.戒烟

吸烟所致的危害是使高血压并发症如心肌梗死、脑卒中和猝死的危险性显著增加,加重脂质代谢紊乱,降低胰岛素敏感性,降低内皮细胞依赖性血管扩张效应,并降低或抵消降压治疗的疗效。戒烟对心脑血管的良好益处,任何年龄组均可显示。

2.减轻体重

超重 10%以上的高血压患者体重减少 5 kg,血压便有明显降低,体重减轻亦可增加降压药物疗效,对改善糖尿病、胰岛素抵抗、高脂血症和左心室肥厚等均有益。

3.减少过多的乙醇摄入

戒酒和减少饮酒可使血压显著降低,适量饮酒仍有明显加压反应者应戒酒。

4.适当运动

适当运动有利于改善胰岛素抵抗和减轻体重,提高心血管调节能力,稳定血压水平。较好的运动方式是低或中等强度的运动，可根据年龄及身体状况选择，中老年高血压患者可选择步行、慢跑、上楼梯、骑车等，一般每周3～5次，每次30～60分钟。运动强度可采用心率监测法，运动时心率不应超过最大心率(180或170次/分)的60%～85%。

5.减少钠盐的摄入量、补充钙和钾盐

膳食中约大部分钠盐来自烹调用盐和各种腌制品，所以应减少烹调用盐及腌制品的食用，每人每天食盐量摄入应少于2.4 g(相当于氯化钠6 g)。通过食用含钾丰富的水果如香蕉、橘子和蔬菜如油菜、香菇、大枣等，增加钾的摄入。喝牛奶补充钙的摄入。

6.多食含维生素丰富的食物

多吃水果和蔬菜，减少食物中饱和脂肪酸的含量和脂肪总量。

7.减轻精神压力，保持心理平衡

长期精神压力和情绪忧郁是降压治疗效果欠佳的重要原因，亦可导致高血压。应对患者作耐心的劝导和心理疏导，鼓励其参加社交活动、户外活动等。

(四)降压药物治疗对象

高血压2级或以上患者[≥21.3/13.3 kPa(160/100 mmHg)]；高血压合并糖尿病、心、脑、肾靶器官损害患者；血压持续升高6个月以上，改善生活方式后血压仍未获得有效控制者。从心血管危险分层的角度，高危和极高危患者应立即开始使用降压药物强化治疗。中危和低危患者则先继续监测血压和其他危险因素，之后再根据血压状况决定是否开始药物治疗。

(五)降压药物治疗

1.降压药物分类

现有的降压药种类很多，目前常用降压药物可归纳为以下几大类(表5-2)：利尿剂、β受体阻滞剂、钙通道阻滞剂、血管紧张素转换酶抑制剂和血管紧张素Ⅱ受体阻滞剂、α受体阻滞剂。

表5-2 常用降压药物名称、剂量及用法

药物种类	药名	剂量	用法(每天)
利尿剂	氢氯噻嗪	12.5～25 mg	1～3次
	呋塞米	20 mg	1～2次
	螺内酯	20 mg	1～3次
药物种类	药名	剂量	用法(每天)
β受体阻滞剂	美托洛尔	12.5～50 mg	2次
	阿替洛尔	12.5～25 mg	1～2次
钙通道阻滞剂	硝苯地平控释片	30 mg	1次
	地尔硫䓬缓释片	90～180 mg	1次
血管紧张素转换酶抑制剂	卡托普利	25～50 mg	2～3次
	依那普利	5～10 mg	1～2次
血管紧张素Ⅱ受体阻滞剂	缬沙坦	80～160 mg	1次
	伊贝沙坦	150 mg	1次
α受体阻滞剂	哌唑嗪	0.5～3 mg	2～3次
	特拉唑嗪	1～8 mg	1次

2.联合用药

临床实际使用降压药时，由于患者心血管危险因素状况、并发症、靶器官损害、降压疗效、药物费用以及不良反应等，都可能影响降压药的具体选择。任何药物在长期治疗中均难以完全避免其不良反应，联合用药可使不同的药物互相取长补短，有可能减轻或抵消某些不良反应。联合用药可减少单一药物剂量，提高患者的耐受性和依从性。现在认为，2 级高血压[≥21.3/13.3 kPa (160/100 mmHg)]患者在开始时就可以采用两种降压药物联合治疗，有利于血压在相对较短的时间内达到目标值。比较合理的两种降压药联合治疗方案：利尿药与 β 受体阻滞剂；利尿药与 ACEI 或血管紧张素受体拮抗剂(ARB)；二氢吡啶类钙通道阻滞剂与 β 受体阻滞剂；钙通道阻滞剂与 ACEI 或 ARB，α 阻滞剂和 β 阻滞剂。必要时也可用其他组合，包括中枢作用药如 α_2 受体激动剂、咪哒唑啉受体调节剂，以及 ACEI 与 ARB；国内研制了多种复方制剂，如复方降压片、降压0 号等，以当时常用的利血平、双肼屈嗪(血压达静)、氢氯噻嗪为主要成分，因其有一定降压效果，服药方便且价格低廉而广泛使用。

九、护理

(一)一般护理

1.休息

早期高血压患者可参加工作，但不要过度疲劳，坚持适当的锻炼，如骑自行车、跑步、做体操及打太极拳等。要有充足的睡眠，保持心情舒畅，避免精神紧张和情绪激动，消除恐惧、焦虑、悲观等不良情绪。晚期血压持续增高，伴有心、肾、脑病时应卧床休息。关心体贴患者，使其精神愉快，鼓励患者树立战胜疾病的信心。

2.饮食

饮食方面应给低盐、低脂肪、低热量饮食，以减轻体重。因为摄入总热量太大超过消耗量，多余的热量转化为脂肪，身体就会发胖，体重增加，提高血液循环的要求，必定提高血压。鼓励患者多食水果、蔬菜、戒烟、控制饮酒、咖啡、浓茶等刺激性饮料。少吃胆固醇含量多的食物，对服用排钾利尿剂的患者应注意补充含钾高的食物如蘑菇、香蕉、橘子等。肥胖者应限制热能摄入，控制体重在理想范围之内。

3.病房环境

病房环境应整洁、安静、舒适、安全。

(二)对症护理及病情观察护理

1.剧烈头痛

当出现剧烈头痛伴恶心、呕吐，常系血压突然升高、高血压脑病，应立即让患者卧床休息，并测量血压及脉搏、心率、心律，积极协助医师采取降压措施。

2.呼吸困难、发绀

呼吸困难、发绀系高血压引起的左心衰竭所致，应立即给予舒适的半卧位，及时给予氧气吸入。按医嘱应用洋地黄治疗。

3.心悸

严密观察脉搏、心率、心律变化并做记录。安静休息，严禁下床，并安慰患者消除紧张情绪。

4.水肿

晚期高血压伴心肾衰竭时可出现水肿。护理中注意严格记录出入量，限制钠盐和水分摄入。

严格卧床休息，注意皮肤护理，严防压疮发生。

5.昏迷、瘫痪

昏迷、瘫痪由晚期高血压引起脑血管意外所引起。应注意安全护理，防止患者坠床、窒息、肢体烫伤等。

6.病情观察护理

对血压持续增高的患者，应每天测量血压 2～3 次，并做好记录，必要时测立、坐、卧位血压，掌握血压变化规律。如血压波动过大，要警惕脑出血的发生。如在血压急剧增高的同时，出现头痛、视物模糊、恶心、呕吐、抽搐等症状，应考虑高血压脑病的发生。如出现端坐呼吸、喘憋、发绀、咳粉红色泡沫痰等，应考虑急性左心衰竭的发生。出现上述各种表现时均应立即送医院进行紧急救治。另外，在变换体位时也应动作缓慢，以免发生意外。有些降压药可引起水、钠潴留。因此，需每天测体重，准确记录出入量，观察水肿情况，注意保持出入量的平衡。

(三)用药观察与护理

1.用药原则

终身用药，缓慢降压，从小剂量开始逐步增加剂量，即使血压降至理想水平后，也应服用维持量，老年患者服药期间改变体位要缓慢，以免发生意外，合理联合用药。

2.药物不良反应观察

使用噻嗪类和襻利尿剂时应注意血钾、血钠的变化；用β受体阻滞剂应注意其抑制心肌收缩力、心动过缓、房室传导时间延长、支气管痉挛、低血糖、血脂升高的不良反应；钙通道阻滞剂硝苯地平的不良反应有头痛、面红、下肢水肿、心动过速；血管紧张素转换酶抑制剂可有头晕、乏力、咳嗽、肾功能损害等不良反应。

(四)心理护理

患者多表现有易激动、焦虑及抑郁等心理特点，而精神紧张、情绪激动、不良刺激等因素均与高血压密切相关。因此，对待患者应耐心、亲切、和蔼、周到。根据患者特点，有针对性地进行心理疏导。同时，让患者了解控制血压的重要性，帮助患者训练自我控制的能力，参与自身治疗护理方案的制订和实施，指导患者坚持长期的饮食、药物、运动治疗，将血压控制在接近正常的水平，以减少对靶器官的进一步损害，定期复查。

十、出院指导

(一)饮食调节指导

强调高血压患者要以低盐、低脂肪、低热量、低胆固醇饮食为宜；少吃或不吃含饱和脂肪的动物脂肪，多食含维生素的食物，多摄入富含钾、钙的食物，食盐量应控制在 3～5 g/d，严重高血压患者的食盐量控制在 1～2 g/d。饮食要定量、均衡、不暴饮暴食；同时适当地减轻体重，有利于降压。戒烟和控制酒量。

(二)休息和锻炼指导

高血压患者的休息和活动应根据患者的体质、病情适当调节，病重体弱者，应以休息为主。随着病情好转，血压稳定，每天适当从事一些工作、学习、劳动将有益身心健康；还可以增加一些适宜的体能锻炼，如散步、慢跑、打太极拳、体操等有氧活动。患者应在运动前了解自己的身体状况，以此来决定自己的运动种类、强度、频度和持续时间。注意规律生活，保证充足的休息和睡眠，对于睡眠差、易醒、早醒者，可在睡前饮热牛奶 200 mL，或用 40～50 ℃温水泡足 30 分钟，或选择自己喜爱的放松精神情绪的音乐协助入睡。总之，要注意劳逸结合，养成良好的生活习惯。

（三）心理健康指导

高血压的发病机制是除躯体因素外，心理因素占主导地位，强烈的焦虑、紧张、愤怒以及压抑常为高血压的诱发因素，因此教会患者自我调节和自我控制能力是关键。护士要鼓励患者保持豁达、开朗愉快的心境和稳定的情绪，培养广泛的爱好和兴趣。同时指导家属为患者创造良好的生活氛围，避免引起患者情绪紧张、激动和悲哀等不良刺激。

（四）血压监测指导

建议患者自行购买血压计，随时监测血压。指导患者和家属正确测量血压的方法，监测血压、做好记录，复诊时对医师加减药物剂量会有很好的参考依据。

（五）用药指导

由于高血压是一种慢性病，需要长期的、终身的服药治疗，而这种治疗要患者自己或家属配合进行，所以患者及家属要了解服用的药物种类及用药剂量、用药方法、药物的不良反应、服用药物的最佳时间，以便发挥药物的最佳效果和减少不良反应。出现不良反应要及时报告主诊医师，以便调整药物及采取必要的处理措施。切不可血压降下来就停药，血压上升又服药，血压反复波动，对健康极为不利。由于这类患者大多是年纪较大，容易遗忘服药，可建议患者在家中醒目之处做标记，以起到提示作用。对血压显著增高多年的患者，血压不宜下降过快，因为患者往往不能适应，并可导致心、脑、肾血液的供应不足而引起脑血管意外，如使用可引起明显直立性低血压药物时，应向患者说明平卧起立或坐位起立时，动作要缓慢，以免血压突然下降，出现晕厥而发生意外。

（六）按时就医

服完药出现血压升高或过低；血压波动大；出现眼花、头晕、恶心呕吐、视物不清、偏瘫、失语、意识障碍、呼吸困难、肢体乏力等情况时立即到医院就医。如病情危重，可求助“120”急救中心。

（赵超杰）

第二节　继发性高血压

继发性高血压是指继发于其他疾病或原因的高血压，也称为症状性高血压，只占人群高血压的5％～10％。血压升高仅是这些疾病的一个临床表现。继发性高血压的临床表现、并发症和后果与原发性高血压相似。继发性高血压的原发病可以治愈，而原发病治愈之后高血压症状也随之消失，而延误诊治又可产生各种严重并发症，故需及时早期诊断，早期治疗继发性高血压是非常重要的。继发性高血压的主要病因有以下几点。

（1）肾脏病变：如急慢性肾小球肾炎、慢性肾盂肾炎、肾动脉狭窄、糖尿病性肾炎、先天遗传性肾病、红斑狼疮、多囊肾及肾积水等。

（2）大血管病变：如肾动脉粥样硬化、肾动脉痉挛、肾动脉先天性异常、动脉瘤等大血管畸形（先天性主动脉缩窄）、多发性大动脉炎等。

（3）妊娠高血压综合征疾病：多发生于妊娠晚期，严重时要终止妊娠。

（4）内分泌性病变：如嗜铬细胞瘤、原发性醛固酮增多症、皮质醇增多症等。

（5）脑部疾病：如脑瘤、脑部创伤、颅内压升高等。

(6)药源性因素:如长期口服避孕药、器官移植长期应用激素等。

下面叙述常见的继发性高血压。

一、肾实质性高血压

(一)病理生理

发生高血压主要和肾脏病变导致钠水排泄障碍、产生高血容量状态及肾脏病变可能促使肾性升压物质分泌增加有关。

(二)临床表现

1.急性肾小球肾炎

急性肾小球肾炎多见于青少年,有急性起病及链球菌感染史,有发热、血尿、水肿史。

2.慢性肾小球肾炎

慢性肾小球肾炎与原发性高血压伴肾功能损害者区别不明显,但有反复水肿史、贫血、血浆蛋白低、蛋白尿出现早而血压升高相对轻,眼底病变不明显。

3.糖尿病肾病

无论是胰岛素依赖性型糖尿病或是非胰岛素依赖性型,均可发生肾损害而有高血压,肾小球硬化。肾小球毛细血管增厚为主要的病理改变。早期肾功能正常,仅有微量清蛋白尿,血压也可能正常,伴随病情发展,出现明显蛋白尿及肾功能不全而诱发血压升高。

4.慢性肾盂肾炎

患者既往有急性尿感染病史,出现尿急、尿痛、尿频症状,尿常规可见白细胞,尿细菌培养阳性,一般肾盂肾炎不引起血压升高,当肾功能损害程度重时,可以出现高血压症状、肾衰竭。

(三)治疗

同原发性高血压及相关疾病治疗。

二、肾动脉狭窄性高血压

(一)病理生理

发生高血压主要是肾动脉主干及分支狭窄,造成肾实质缺血,及肾素-血管紧张素-醛固酮系统、激肽释放酶-激肽-前列腺素系统的升压、降压作用失衡,即可出现高血压症状。在我国由于肾动脉狭窄引起的高血压患者中,大动脉炎占70%,纤维肌性发育不良占20%、动脉粥样硬化仅占5%。可为单侧或双侧性。

(二)临床表现

患者多为中青年女性,多无高血压家族史;高血压的病程短,进展快,多呈恶性高血压表现;一般降压治疗反应差,本病多有舒张压中、重度升高,腹部及腰部可闻及血管性杂音,眼底呈缺血性改变。大剂量断层静脉肾盂造影,放射性核素肾图有助于诊断,肾动脉造影可明确诊断。

(三)治疗

治疗手段包括手术、经皮肾动脉成形术和药物治疗。手术治疗包括血流重建术、肾移植术、肾切除术。经皮穿刺肾动脉成形术是治疗肾动脉狭窄的主要方法,其成功率达80%~90%;创伤小,疗效好,为首选治疗方法。使用降压药物时,选药原则同原发性高血压。但对一般降压药物反应不佳。ACEI有降压效果,但可能使肾小球滤过率进一步降低,使肾功能不全恶化。钙通道阻滞剂有降压作用,并不明显影响肾功能。

三、嗜铬细胞瘤

（一）病理生理

嗜铬细胞瘤是肾上腺髓质或交感神经节等内皮组织嗜铬细胞的肿瘤的通称。最早发现的肿瘤在肾上腺，后来在交感神经元组织中也发现了具有相同生物特性的肿瘤。肾上腺部位的嗜铬细胞瘤产生肾上腺素和去甲肾上腺素，二者通过兴奋细胞膜的肾上腺素能 α 和 β 受体而发生效能，从而引起血压升高以及其他心血管和代谢改变。

（二）临床表现

血压波动明显，阵发性血压增高伴心动过速、头痛、出汗、面色苍白等症状，严重时可有心律失常、心绞痛、急性心力衰竭、脑卒中等。发作时间一般为数分钟至数小时，多为诱发因素引起，如体位改变、情绪波动、触摸肿瘤部位等。对一般降压药物无效，或高血压伴血糖升高，代谢亢进等表现者应疑及本病。在血压增高期测定血与尿中儿茶酚胺及其代谢产物香草基杏仁酸（VMA）测定有助于诊断，酚苄明试验（10 mg每天 3 次），3 天内血压降至正常，对诊断有价值。B 超、CT、MRT 检查可发现并确定肿瘤的部位及形态，大多数嗜铬细胞瘤为良性，可作手术切除，效果好，约 10%嗜铬细胞瘤为恶性，肿瘤切除后可有多处转移灶。

（三）治疗

手术治疗为首选的治疗方法。只有临床上确诊为恶性嗜铬细胞瘤已转移，或患者不能耐受手术时，才行内科治疗。

四、原发性醛固酮增多症

（一）病理生理

肾上腺皮质增生或肿瘤分泌过多醛固酮所致。过量分泌的醛固酮通过其水、钠潴留效应导致高血压。水、钠潴留使细胞外液容量明显增加，故心排量增多引起血压升高。最初，高血压是容量依赖性的，血压升高与钾丢失同时存在。随着病程延长，长期细胞内钠浓度升高和细胞内低钾直接导致血管平滑肌收缩，使外周血管阻力升高，逐渐出现阻力性高血压。

（二）临床表现

临床上以长期高血压伴顽固的低钾血症为特征，可有肌无力、周期性瘫痪、烦渴、多尿、室性期前收缩及其他室性心律失常，心电图可有明显 U 波、Q-T 间期延长等表现。血压多为轻、中度增高。实验室检查有低钾血症、高钠血症、代谢性碱中毒，血浆肾素活性降低，尿醛固酮排泄增多等。螺内酯试验阳性，具有诊断价值。

（三）治疗

大多数原发性醛固酮增多症是由单一肾上腺皮质腺瘤所致，手术切除是最好的治疗方法，术前应控制血压，纠正低钾。药物治疗，尤其适用于肾上腺皮质增生引起的特发性醛固酮增多症，可作肾上腺大部切除术，但效果差、一般需用药物治疗。常用药物有螺内酯、钙通道阻滞剂、糖皮质激素等。

五、皮质醇增多症

（一）病理生理

肾上腺皮质肿瘤或增生分泌糖皮质激素过多所致，又称为库欣综合征，为促肾上腺皮质激素

(ACTH)过多或肾上腺病变所致。此外,长期大量应用糖皮质激素治疗某种病可引起医源性类库欣综合征;患者本身垂体肾上腺皮质受到抑制、功能减退,一旦停药或遭受应激,可发生肾上腺功能低下。

(二)临床表现

除高血压外,尚有向心性肥胖,满月脸,多毛,皮肤细薄而有紫纹,血糖增高等特征性表现。实验室检查24小时尿中17-羟皮质类固醇或17-酮皮质类固醇增多、地塞米松抑制试验及促肾上腺皮质激素兴奋试验阳性有助于诊断。颅内蝶鞍X线检查,肾上腺CT放射性碘化胆固醇肾上腺扫描可用于病变定位诊断。

(三)治疗

皮质醇增多症病因复杂,治疗方法也各不相同。已知的病因有垂体性库欣病、肾上腺瘤、肾上腺癌、不依赖于ACTH双侧肾上腺增生、异位ACTH综合征等。治疗方法涉及手术、放射治疗(以下简称放疗)及药物治疗。

六、主动脉缩窄

(一)病理生理

多数为先天性血管畸形,少数为多发性大动脉炎所引起高血压。

(二)临床表现

上肢血压增高,而下肢血压不高或降低,呈上肢血压高于下肢的反常现象,腹主动脉、股动脉及其他下肢动脉搏动减弱或不能触及,右肩胛间区、腋部可有侧支循环动脉的搏动和杂音或腹部听诊有血管杂音。检查胸部X线摄影可显示左心室扩大迹象,主动脉造影可明确诊断。

(三)治疗

对缓解期慢性期患者考虑外科手术治疗,急性期的可应用甲氨蝶呤和糖皮质激素,要密切监测血压,另外抗血栓应用阿司匹林对症治疗,应用扩血管及降压药。

(赵超杰)

第三节 心 包 炎

心包炎是指心包因细菌、病毒、自身免疫、物理、化学等因素而发生急性炎性反应和渗液,以及心包粘连、增厚、缩窄、钙化等慢性病变。临床上主要有急性心包炎和慢性缩窄性心包炎。

一、急性心包炎

(一)病因和病理

1.病因

急性心包炎常继发于全身疾病。可因感染、结缔组织异常、代谢异常、损伤心肌梗死或某些药物引起,或为非特异性,临床上以结核性、化脓性和风湿性心包炎多见。急性心包炎的病因,过去常见于风湿热、结核及细菌感染。近年来有了明显变化,病毒感染、肿瘤及心肌梗死性心包炎发病率明显增多。另外,自身免疫、代谢性疾病、物理因素等均可引起。

2.病理

急性心包炎的病理可分为纤维蛋白性和渗出性两种。

(1)纤维蛋白性:为急性心包炎的初级阶段,心包的脏层出现纤维蛋白,白细胞及少量内皮细胞组成的炎性渗出物,使心包壁呈绒毛状、不光滑、由于此期尚无明显液体积聚,心包的收缩和舒张功能不受限。

(2)渗出性:随着病情发展,心包腔渗出液增多,主要为浆液性纤维蛋白渗液。渗出液可呈血性、脓性,100～300 mL。积液一般数周至数月内吸收,可伴有壁层和脏层的粘连、增厚和缩窄。当短时间渗出液量增多,心包腔内压力迅速上升,限制心脏舒张期的血液充盈和收缩期的心排血量,超出心代偿能力时,可出现心脏压塞,发生休克。

(二)临床表现

1.纤维蛋白性心包炎

(1)症状:可由原发疾病引起,如结核可有午后潮热、盗汗。化脓性心包炎可有寒战、高热、大汗等。心包本身炎症,可见胸骨后疼痛、呼吸困难、咳嗽、声音嘶哑、吞咽困难等。由于炎症波及第5或6肋间水平以下的心包壁层,此阶段心前区疼痛为最主要症状。急性特异性心包炎及感染性心包炎等疼痛症状较明显,而缓慢发展的结核性或肿瘤性心包炎疼痛症状较轻。疼痛可为钝痛或尖锐痛,向颈部、斜方肌区(特别是左侧)或肩部放射,疼痛程度轻重不等,通常在胸部活动、咳嗽和呼吸时加重;坐起和前倾位缓解。冠脉缺血疼痛则不随胸部活动或卧位而加重,两者可鉴别。

(2)体征:心包摩擦音是纤维蛋白性心包炎的典型体征。由粗糙的壁层和脏层在心脏活动时相互摩擦而产生,呈刮抓样,与心音发生无相关性。典型的心包摩擦音以胸骨左缘第3、4肋间最清晰,常间歇出现并时间短暂,有时仅出现于收缩期,甚至仅在舒张期闻及。坐位时前倾和深吸气时听诊器加压更易听到。心包摩擦音可持续数小时到数天。当心包积液量增多将两层包膜分开时,摩擦音消失,如有粘连仍可闻及。

2.渗出性心包炎

(1)症状:呼吸困难是心包积液时最突出的症状,与支气管、肺受压及肺淤血有关。呼吸困难严重时,患者呈端坐呼吸,身体前倾、呼吸浅快、可有面色苍白、发绀等。急性心脏压塞时,出现烦躁不安、上腹部胀痛、水肿、头晕甚至休克。也可出现压迫症状:压迫支气管引起激惹性咳嗽;压迫食管引起吞咽困难;压迫喉返神经导致声音嘶哑。

(2)体征:具体如下。

1)心包积液体征:①心界向两侧增大,相对浊音界消失,患者由坐位变卧位时第2、3肋间心浊音界增宽。②心尖冲动弱,可在心浊音界左缘内侧处触及。③心音遥远、心率增快。④Ewart征,大量心包积液压迫左侧肺部,在左肩胛骨下区可出现浊音及支气管呼吸音。

2)心包叩击音:少数患者在胸骨左缘第3、4肋间可听到声音响亮呈拍击样的心包叩击音,因心脏舒张受到心包积液的限制,血流突然终止,形成漩涡和冲击心室壁产生震动所致。

3)心脏压塞体征:当心包积液聚集较慢时,可出现亚急性或慢性心包压塞,表现为体循环静脉淤血、奇脉等;快速的心包积液(仅100 mL)即可引起急性心脏压塞,表现为急性循环衰竭、休克等。其征象有:①体循环静脉淤血表现。颈静脉怒张,吸气时明显,静脉压升高、肝大伴压痛、腹水、皮下水肿等。②心排血量下降引起收缩压降低、脉压变小、脉搏细弱,重者心排血量降低发生休克。③奇脉指大量心包积液,触诊时桡动脉呈吸气性显著减弱或消失,呼气时声音复原的现象。

(三)辅助检查

1.实验室检查

原发病为感染性疾病可出现白细胞计数增加、红细胞沉降率增快。

2.X线检查

渗出性心包炎心包积液量>300 mL时,心脏阴影向两侧扩大,上腔静脉影增宽及右心膈角呈锐角,心缘的正常轮廓消失,呈水滴状或烧瓶状,心脏随体位而移动。心脏搏动减弱或消失。

3.心电图检查

其改变取决于心包脏层下心肌受累的范围和程度。

(1)常规12导联(aVR导联除外)有ST段弓背向下型抬高及T波增高,1天至数天后回到等电位线。

(2)T波低平、倒置,可持续数周至数月或长期存在。

(3)可有低电压,大量积液时见电交替。

(4)可出现心律失常,以窦性心动过速多见,部分发生房性心律失常,还可有不同程度的房室传导阻滞。

4.超声心动图检查

对诊断心包积液和观察心包积液量的变化有重要意义。M型或二维超声心动图均可见液性暗区可确诊。

5.心包穿刺

对心包炎性质的鉴别、解除心脏压塞及治疗心包炎均有重要价值。

(1)心包积液测定腺苷脱氨酶活性,≥30 U/L对结核性心包炎的诊断有高度的特异性。

(2)抽取定量的积液可解除心脏压塞症状。

(3)心包腔内注入抗生素或化疗药物可治疗感染性或肿瘤性心包炎。

6.心包活检

可明确病因。

(四)治疗

急性心包炎的治疗与预后取决于病因,所以诊治的开始应着眼于筛选能影响处理的特异性病因,检测心包积液和其他超声心动图异常,并给予对症治疗。胸痛可以服用布洛芬600~800 mg,每天3次,如果疼痛消失可以停用,如果对非甾体抗炎药物不敏感,可能需要给予糖皮质激素治疗,泼尼松60 mg口服,每天1次,1周内逐渐减量至停服,也可以辅助性麻醉类止痛剂。急性非特异性心包炎和心脏损伤后综合征患者可有心包炎症反复发作成为复发性心包炎,可以给予秋水仙碱0.5~1 mg,每天1次,至少1年,缓慢减量停药。如果是心包积液影响了血流动力学稳定,可以行心包穿刺。病因明确后应该针对病因进行治疗。

(五)护理评估

1.健康史

评估患者有无结核病史和近期有无纵隔、肺部或全身其他部位的感染史;有无风湿性疾病、心肾疾病及肿瘤、外伤、过敏、放射性损伤的病史。

2.身体状况

(1)全身症状:多由原发疾病或心包炎症本身引起,感染性心包炎常有畏寒、发热、肌肉酸痛、出汗等全身感染症状，结核性心包炎还有低热、盗汗、乏力等。

(2)心前区疼痛：为最初出现的症状，是纤维蛋白性心包炎的重要表现，多见于急性非特异心包炎和感染性心包炎(不包括结核性心包炎)。部位常在心前区或胸骨后，呈锐痛或刺痛，可放射至颈部、左肩、左臂、左肩胛区或左上腹部，于体位改变、深呼吸、咳嗽、吞咽、左侧卧位时明显。

(3)呼吸困难：渗出性心包炎最突出的症状。心脏压塞时，可有端坐呼吸、呼吸浅快、身体前倾和口唇发绀等。

(4)心包摩擦音：心包炎特征性体征，在胸骨左缘第3、4肋间听诊最清楚，呈抓刮样粗糙音，与心音的发生无相关性。部分患者可在胸壁触到心包摩擦感。

(5)心包积液征及心脏压塞征：心浊音界向两侧扩大，并随体位改变而变化，心尖冲动弱而弥散或消失，心率快，心音低而遥远。颈静脉怒张、肝大、腹水、下肢水肿。血压下降、脉压变小、奇脉，甚至出现休克征象。

(6)其他：气管、喉返神经、食管等受压，可出现刺激性咳嗽、声音嘶哑、吞咽困难等。

3.心理状况

患者常因住院影响工作和生活，及心前区疼痛、呼吸困难而紧张、烦躁，急性心脏压塞时可出现晕厥，患者更感到恐慌不安。

(六)护理诊断

1.疼痛(心前区疼痛)

与心包纤维蛋白性炎症有关。

2.气体交换受损

与肺淤血及肺组织受压有关。

3.心排血量减少

与大量心包积液妨碍心室舒张充盈有关。

4.体温过高

与感染有关。

5.焦虑

与住院影响工作、生活及病情重有关。

(七)护理目标

(1)疼痛减轻或消失。

(2)呼吸困难减轻或消失。

(3)心排血量能满足机体需要，心排血量减少症状和肺淤血症状减轻或消失。

(4)体温降至正常范围。

(5)焦虑感消失，情绪稳定。

(八)护理措施

1.一般护理

(1)保持病房环境安静、舒适、空气新鲜，温湿度适宜；安置患者取半卧位或前倾坐位休息，提供床头桌便于伏案休息，以减轻呼吸困难。

(2)给予低热量、低动物脂肪、低胆固醇、适量蛋白质和富含维生素的食物，少食多餐，避免饱餐及刺激性食物、烟酒；有肺淤血症状时给低盐饮食。

(3)出现呼吸困难或胸痛时立即给予氧气吸入，一般为1～2 L/min持续吸氧，嘱患者少说话，以减少耗氧。

(4)心前区疼痛时，遵医嘱适当给予镇静剂以减轻疼痛，嘱患者勿用力咳嗽或突然改变体位，以免诱发或加重心前区疼痛。

(5)畏寒或寒战时，注意保暖；高热时，给予物理降温或按医嘱给予小剂量退热剂，退热时需补充体液，以防虚脱，及时揩干汗液、更换衣服床单，防止受凉。

(6)鼓励患者说出内心的感受，向患者简要介绍病情和进行必要的解释，给予心理安慰，使患者产生信任、安全感。

2.病情观察

(1)定时监测和记录生命体征了解患者心前区疼痛的变化情况，密切观察心脏压塞的表现。

(2)患者呼吸困难，血压明显下降、口唇发绀、面色苍白、心动过速，甚至休克时，应及时向医师报告，并做好心包穿刺的准备工作。

(3)对水肿明显和应用利尿剂治疗患者，需准确记录出入量，观察水肿部位的皮肤及有无乏力、恶心、呕吐、腹胀、心律不齐等低血钾表现，并定期复查血清钾，出现低血钾症时遵医嘱及时补充氯化钾。

3.心包穿刺术护理

(1)术前：应备好心包穿刺包，急救药品及器械；向患者做好解释工作，将治疗的意义、过程、术中配合等情况告诉患者(如术中勿剧烈咳嗽或深呼吸)，必要时遵医嘱给予少量镇静剂。

(2)术中：应陪伴患者，给予支持、安慰；熟练地配合医师进行穿刺治疗，配合医师观察心电图，如出现 ST 段抬高或室性期前收缩提示针尖触及心室壁，出现 PR 段抬高和房性期前收缩，则提示针尖触及心房，应提醒医师立即退针。

(3)术后：应记录抽液量和积液性质，按要求留标本送检；嘱患者绝对卧床 4 小时，可采取半卧位或平卧位；密切观察患者的血压、呼吸、脉搏、心率及心律的变化，并做好记录，发现异常及时进行处理；如患者因手术刺激出现胸痛或精神紧张影响休息时，可给予镇静剂。

4.健康指导

告知急性心包炎患者，经积极病因治疗，大多数可以痊愈，仅极少数会演变成慢性缩窄性心包炎。因此，必须坚持足够疗程的有效药物治疗，以预防缩窄性心包炎的发生。指导患者充分休息，摄取高热量、高蛋白、高维生素的易消化饮食，限制钠盐摄入。防寒保暖，防止呼吸道感染。

(九)护理评价

(1)心前区疼痛有无缓解，能否随意调整体位，深呼吸、咳嗽、吞咽是否受影响，心包摩擦音是否消失。

(2)呼吸的频率及深度是否已恢复正常，发绀有无消失。

(3)血压和脉压是否已恢复正常，水肿、肝大等心脏压塞征象是否好转或已消失。

(4)体温有无下降或已恢复正常，血白细胞计数是否正常。

(5)紧张、烦躁、恐慌不安等不良心理反应有无消失，情绪是否稳定。

二、慢性缩窄性心包炎

(一)病因与病理

1.病因

慢性缩窄性心包继发于急性炎症，其原因为结核或其他感染、新生物、日光或声音的辐射、创伤和心脏手术等。在我国以结核性为最常见，其次为化脓性或创伤性心包炎后演变而来。少数与心包肿瘤、急性非特异性心包炎及放射性心包炎等有关。

2.病理

缩窄性心包炎继发于急性心包炎。急性心包炎后，随着积液逐渐吸收，可有纤维组织增生、心包增厚粘连、壁层与脏层融合钙化。心包缩窄使心室舒张期扩展受阻，心室舒张期充盈减少，使心搏量下降，导致动脉系统供血不足，进一步发展会影响心脏收缩功能，使静脉回流受阻，出现静脉系统淤血。

(二)临床表现

1.症状

起病隐匿，常于急性心包炎后数月至数年发生心包缩窄。早期症状为劳力性呼吸困难，严重时不能平卧，呈端坐呼吸。常见食欲缺乏、腹部胀满或疼痛、头晕、乏力等症状。

2.体征

(1)心脏体征：①心尖冲动减弱或消失。②心浊音界正常或稍大，心音低而遥远。③部分患者在胸骨左缘第3、4肋间于舒张早期可听到心包叩击音。④可出现期前收缩与房颤等。

(2)心包腔缩窄和心腔受压的表现：①出现静脉回流受限的体征，如颈静脉怒张、肝大、胸腹水、下肢水肿等。②少数患者出现Friedreich征(舒张早期颈静脉突然塌陷现象)和Kussmaul征(吸气时颈静脉怒张明显，静脉压进一步上升)，是因充盈压过高的右心房在三尖瓣开放时压力骤然下降所致。③收缩压降低，舒张压升高，脉压变小，脉搏细弱无力。由于心排血量减少，反射性引起周围小动脉痉挛。

(三)辅助检查

1.实验室检查

可有轻度贫血，肝淤血有肝功能损害血浆精蛋白生成减少，肾淤血可有蛋白尿、一过性尿素氮升高。

2.X线检查

心搏减弱或消失，可出现心影增大，呈三角形，左、右心缘变直，主动脉弓小或难以辨认；上腔静脉扩张；心包钙化等征象。

3.心电图检查

常提示心肌受累的范围和程度。主要表现为QRS波群低电压和T波倒置或低平；T波倒置越深，提示心肌损害越重。

4.超声心动图检查

可见心包增厚、钙化、室壁活动减弱等表现。

5.CT及MR检查

CT及MR检查是识别心包增厚和钙化可靠与敏感的方法，若见心室呈狭窄的管状畸形、心房增大和下腔静脉扩张，可提示心包缩窄。

6.右心导管检查

可见肺毛细血管压力、肺动脉舒张压力、右心室舒张末期压力及右心房压力均增高[>33.3 kPa(250 mmHg)]等特征性表现。右心房压力曲线呈M型或W型，右心室压力曲线呈收缩压轻度升高、舒张早期下陷和舒张期的高原型曲线。

(四)治疗

慢性缩窄性心包炎是一个进展性疾病，其心包增厚、临床症状和血流动力学表现不会自动逆转，外科心包剥离术是唯一确切的治疗。内科治疗包括利尿、扩张静脉和限盐。窦性心动过速是一种代偿机制，所以β受体阻滞剂应该避免或谨慎使用。房颤伴快心室率，地高辛为首选，并应该在β受体阻滞剂和钙通道阻滞剂之前使用，心率控制在 80～90 次/分。

(五)护理评估

1.健康史

评估急性心包炎病史和治疗情况。

2.身体状况

起病缓慢，一般在急性心包炎后 2～8 个月逐渐出现明显的心脏压塞(体循环淤血和心排血量不足)征象。主要表现为不同程度的呼吸困难，头晕、乏力、衰弱、心悸、胸闷、咳嗽、腹胀、食欲缺乏、肝区疼痛等；体征主要有颈静脉怒张、肝大、腹水、下肢水肿等；心脏听诊有心音低钝，心包叩击音及期前收缩、心房颤动等心律失常；晚期可有收缩压下降，脉压变小等。

3.心理状况

患者因病程漫长、生活不能自理或需要做心包切开术等而焦虑不安。

(六)护理诊断

1.活动无耐力

与心排血量不足有关。

2.体液过多

与体循环淤血有关。

(七)护理目标

(1)活动耐力增强，能胜任正常体力活动。

(2)水肿减轻或消退。

(八)护理措施

1.一般护理

(1)患者需卧床休息至心慌、气短、水肿症状减轻后，方可起床轻微活动，并逐渐增加活动量。合理安排每天活动计划，以活动后不出现心慌、呼吸困难、水肿加重等为控制活动量的标准。

(2)给予高蛋白、高热量、高维生素饮食，适当限制钠盐摄入，防止因低蛋白血症及水、钠潴留而加重腹水及下肢水肿。

(3)因机体抵抗力低下及水肿部位循环不良、营养障碍，易形成压疮和继发感染，故应加强皮肤护理，以免产生压疮。

(4)加强与患者的心理沟通，体贴关怀患者，和家属共同做好思想疏导工作，消除患者的不良心理反应，使患者树立信心，以良好的精神状态配合各项治疗。

2.病情观察

定时监测和记录生命体征，准确记录出入量，密切观察心脏压塞症状的变化，发现病情变化尽快向医师报告，以便及时处理。

3.心包切开术的护理

心包切开引流术的目的是缓解压迫症状，防止心肌萎缩。

(1)术前向患者说明手术的意义和手术的必要性、可靠性，解除思想顾虑，使患者和家属增加对手术的心理适应性和对医护人员的信任感。

(2)术后做好引流管的护理，记录引流液的量和性质，并按要求留标本送检；同时严密观察患者的脉搏、心率、心律和血压变化，如有异常及时报告医师并协助处理。

4.健康指导

教育缩窄性心包炎患者应注意充分休息，加强营养，注意防寒保暖，防止呼吸道感染。指出应尽早接受手术治疗，以获得持久的血流动力学恢复和临床症状明显改善。

(九)护理评价

(1)活动后心慌、气短、乏力等症状有无减轻或缓解，日常生活能否自理。

(2)水肿有无减轻或已消失，颈静脉怒张、肝大、腹水等有无减轻或已恢复正常。

(赵超杰)

第四节　冠状动脉粥样硬化性心脏病

冠状动脉粥样硬化性心脏病是指冠状动脉粥样硬化使血管腔狭窄或阻塞，导致心肌缺血、缺氧或坏死而引起的心脏病。它和冠状动脉功能性改变即冠状动脉痉挛一起统称冠状动脉性心脏病(简称冠心病)，也称缺血性心脏病。

一、概述

(一)临床分型

1979年，世界卫生组织曾将冠心病分为5型：隐匿型或无症状型冠心病、心绞痛、心肌梗死、缺血性心肌病和猝死。近年来，趋向于根据发病特点和治疗原则的不同进行分类：慢性冠脉病也称慢性心肌缺血综合征，以及急性冠状动脉综合征。前者包括稳定型心绞痛、缺血性心肌病和隐匿性冠心病；后者包括不稳定型心绞痛、非ST段抬高型心肌梗死和ST段抬高型心肌梗死，也有将冠心病猝死包括在内。

(二)危险因素

1.年龄与性别

多见于40岁以上的中、老年人，男性多于女性，女性在绝经期后发病率增加。年龄和性别是不可改变的危险因素。

2.血脂异常

脂质代谢异常是动脉粥样硬化最重要的危险因素，常见于高胆固醇血症。血液中的脂质主要包括总胆固醇(TC)和甘油三酯(TG)，脂蛋白分为乳糜微粒、极低密度脂蛋白(VLDL)、低密度脂蛋白(LDL)、中等密度脂蛋白(LDL)和高密度脂蛋白(HDL)。TC、TG、LDL或VLDL增高，都被认为是危险因素。临床上，以TC与LDL增高最受关注。

3.高血压

高血压患者患病率较血压正常者高3～4倍，冠心病患者60%～70%有高血压。

4.糖尿病和糖耐量异常

糖尿病患者中不仅本病发病率较非糖尿病者高出数倍，且病变进展迅速。本病患者糖耐量减低者也十分常见。

5.吸烟

吸烟可造成动脉壁氧含量不足,促进动脉粥样硬化的形成。吸烟者与不吸烟者比较,前者本病的发病率和病死率增高 2～6 倍,且与每天吸烟的支数成正比,被动吸烟也是冠心病的危险因素。

6.其他

其他危险因素还包括家族史;肥胖;缺少体力活动;进食过多的动物脂肪、胆固醇、糖和钠盐;A 型性格;血中同型半胱氨酸增高;胰岛素抵抗增强;血中纤维蛋白原及一些凝血因子增高;病毒、衣原体感染等。

二、稳定型心绞痛

稳定型心绞痛也称劳力性心绞痛,是在冠状动脉固定性严重狭窄基础上,由于心肌负荷的增加引起心肌急剧的、暂时的缺血缺氧的临床综合征。其典型表现为阵发性胸骨后压榨性疼痛,主要位于胸骨后部,可放射至心前区和左上肢尺侧,常发生于劳力负荷增加时,持续数分钟,休息或服用硝酸酯制剂后疼痛消失。

(一)病因

稳定型心绞痛的发病机制主要是在冠状动脉存在固定狭窄或部分闭塞的基础上发生需氧量的增加,而导致心肌血氧供需失衡。当冠状动脉狭窄或部分闭塞时,其扩张性减弱,血流量减少,对心肌的供氧量相对比较固定。一旦心脏负荷突然增加,如劳累、情绪激动、饱餐、受寒等使心脏负荷增加,心肌耗氧量突然增大时,心脏对血液的需求增加,心肌血液的供求出现矛盾时就会导致心绞痛。

(二)临床表现

1.症状

心绞痛以发作性胸痛为主要临床表现,典型疼痛的特点为以下内容。

(1)部位:主要在胸骨体中、上段之后,可波及心前区,有手掌大小范围,界限不清楚,常放射至左肩、左臂尺侧达无名指和小指,偶有或至颈、咽或下颌部。

(2)性质:胸痛多有压迫感、发闷感、紧缩感、烧灼感,呈钳夹样、挤压样,但不尖锐,不像针刺或刀割样痛,偶伴濒死的恐惧感。发作时患者常不自觉地停止原来的活动,直至症状缓解。

(3)诱因:体力劳动、情绪激动、饱餐、寒冷、吸烟、心动过速、休克等。

(4)持续时间:心绞痛一般持续数分钟至十余分钟,3～5 分钟内逐渐消失,很少超过30 分钟。

(5)缓解方式:一般在停止原来诱发症状的活动后即可缓解,舌下含服硝酸甘油等硝酸酯类药物也能迅速缓解。

2.体征

心绞痛不发作时一般无异常体征。心绞痛发作时常见心率增快、血压升高。心尖部听诊有时出现奔马律。

(三)辅助检查

1.实验室检查

血糖、血脂检查可以了解冠心病危险因素。

2.心电图检查

心电图检查是发现患者心肌缺血与诊断心绞痛最常用的检查方法。约有半数患者静息心电图为正常。心绞痛发作时绝大多数患者可出现暂时性心肌缺血引起的 ST 段压低(≥0.1 mV),发作缓解后恢复。有时出现 T 波倒置,在平时有 T 波持续倒置的患者,发作时可变为直立。运动负荷试验及 24 小时动态心电图监测可显著提高缺血性心电图的检出率。

3.X 线检查

心脏 X 线检查可无异常发现,若伴缺血性心肌病可见心影增大、肺淤血等。

4.放射性核素检查

利用放射性铊心肌显像所示灌注缺损提示心肌供血不足或血供消失,对心肌缺血诊断较有价值。

5.选择性冠状动脉造影检查

选择性冠状动脉造影检查可使左、右冠状动脉及主要分支得到清楚的显影,具有确诊价值。

6.其他检查

二维超声心动图可探测到缺血区心室壁的运动异常;多排螺旋 CT 冠状动脉成像(CTA)进行冠状动脉二维或三维重建,用于判断冠状动脉管腔狭窄程度和管壁钙化情况也有一定意义。

(四)处理原则及治疗要点

稳定型心绞痛的治疗原则是改善冠状动脉血供和降低心肌耗氧,同时治疗动脉粥样硬化,避免诱发因素。

1.发作时的治疗

(1)休息:发作时应立即休息,一般患者停止活动后症状即可消除。

(2)药物治疗:宜选用作用较快的硝酸酯制剂,这类药物除可扩张冠状动脉增加冠状动脉血流量外,还可扩张周围血管,减少静脉回流,减轻心脏前、后负荷和降低心肌耗氧量,从而缓解心绞痛。①硝酸甘油:0.3～0.6 mg 舌下含化,1～2 分钟内显效,约 30 分钟后作用消失。一般连用不超过 3 次,每次相隔 5 分钟。②硝酸异山梨酯:可用 5～10 mg,舌下含服,2～5 分钟显效,作用持续 2～3 小时。

2.缓解期的治疗

缓解期宜尽量避免各种诱发因素。药物治疗以改善预后药物和改善缺血药物为主,非药物治疗包括血管重建治疗、增强型体外反搏、运动锻炼疗法等。

(1)药物治疗。

硝酸酯制剂:能够扩张冠状动脉,增加缺血区心肌的供血。硝酸异山梨酯5～20 mg 口服,每天3 次,服后半小时起作用,持续 3～5 小时。

β受体阻滞剂:β受体阻滞剂是通过抑制心脏β肾上腺素能受体,从而降低血压、减慢心率、减弱心肌收缩力,以降低心肌耗氧量,减少心绞痛发作和增加运动耐量,降低心绞痛患者病死率和心肌梗死的风险。

调血脂药物:常选用他汀类药物如洛伐他汀、辛伐他汀,他汀类药物能有效降低血清总胆固醇(TC)和低密度脂蛋白胆固醇(LDL-C),延缓斑块进展,使斑块稳定。

血管紧张素转换酶抑制药(ACEI):在稳定型心绞痛患者中,合并糖尿病、心力衰竭或左心室功能不全的高危患者应该使用 ACEI。常用药物有卡托普利、依那普利、福辛普利等。

钙通道阻滞剂:抑制钙离子进入细胞内,抑制心肌细胞兴奋-收缩耦联中钙离子的利用,因而抑制心肌收缩，减少氧耗；并通过扩张冠状动脉，解除冠状动脉痉挛，改善心内膜下心肌的供血；扩张周围血管、减轻心脏负荷，从而缓解心绞痛；还可以降低血液黏度，抗血小板聚集，改善心肌的微循环。常用药物有维拉帕米、硝苯地平缓释剂、地尔硫䓬等。

抗血小板药物：①长期服用阿司匹林每天 75～100 mg 和有效的降血脂治疗可促使粥样斑块稳定，减少血栓形成；②氯吡格雷主要用于支架植入术后患者。

代谢性药物：曲美他嗪 20 mg，每天 3 次饭后口服。通过抑制脂肪酸氧化，优化心肌能量代谢，改善心肌缺血及左心功能，缓解心绞痛。可与 β 受体阻滞剂等抗心肌缺血药物联用。

中医中药治疗：以活血化瘀、芳香温通、祛痰通络法最为常用，针灸和穴位按摩治疗也有一定疗效。

(2)运动锻炼疗法：合理的运动锻炼有助于促进侧支循环的建立，提高体力活动的耐受量从而减轻症状。建议稳定型心绞痛患者最好每天坚持有氧运动 30 分钟，每周运动不少于 5 天。

(3)冠状动脉血管重建治疗：稳定型心绞痛患者的血管重建治疗，常通过经皮冠状动脉介入治疗和冠状动脉旁路移植术。其中经皮冠状动脉介入治疗创伤小、恢复快、危险性相对较低，尤其是药物洗脱支架的出现，使其远期疗效明显提高，普遍应用于临床。

冠状动脉旁路移植术的主要目的是通过血管旁路移植绕过狭窄的冠状动脉，为缺血心肌重建血运通道，即让心脏搏出的血从主动脉经过所架的血管桥，流向狭窄或梗阻的冠状动脉远端而达到缺血的心肌，以改善心肌供血、供氧，缓解和消除心绞痛等症状，提高患者生活质量。

(4)增强型体外反搏治疗：能降低患者心绞痛发作频率，改善运动负荷试验中的心肌缺血情况，能使 75%～80%的患者症状获得改善。对于药物治疗难以奏效又不适宜行血管重建术的难治性慢性稳定型心绞痛可试用。一般每天 1 小时，12 天为 1 个疗程。

(五)护理评估

1.病史

了解患病与诊治经过，患者有无高血压、高血脂、糖尿病等疾病，疾病发作的诱因、患者生活饮食方式等。询问患者首次发生心绞痛的时间，主要症状的特点，有无伴随症状，是否进行性加重，有无并发症，既往检查结果、治疗经过及效果。

2.身体状况

评估患者入院时的意识和精神状态、体位、生命体征；有无面色苍白、皮肤湿冷、心率增快、血压升高、痛苦表情等；有无放射痛、恶心、呕吐、心悸或呼吸困难等。查看有无心脏扩大，听诊有无心律异常，有无第三或第四心音，有无奔马律及心尖部收缩期杂音等，了解相关检查结果。

3.心理-社会状况

患者是否有紧张、烦躁不安、恐惧的情绪，评估患者的职业特点、家庭状况、个人应对方式、经济情况、生活习惯等。

(六)护理措施

1.休息与活动

心绞痛发作时应立即停止正在进行的活动，就地休息。不稳定心绞痛者，应卧床休息，并密切观察。保持环境安静，限制探视，取得合作。

2.饮食

进食低脂、低胆固醇清淡饮食，提倡少量多餐。

3.给氧

鼻导管给氧,以增加心肌氧的供应,减轻缺血和疼痛。

4.心理护理

疼痛发作时应有专人陪伴,允许患者表达内心感受,给予心理支持,鼓励患者增强战胜疾病的信心。简明扼要地解释疾病过程与治疗配合方法,说明不良情绪会增加心肌耗氧量而不利于病情控制。

5.疼痛观察

评估患者疼痛的部位、性质、程度、持续时间,给予心电监护,描记疼痛发作时的心电图,严密监测心率、心律、血压变化,观察患者有无面色苍白、大汗、恶心、呕吐等。

6.用药护理

(1)心绞痛发作时给予患者舌下含服硝酸甘油,用药后注意观察患者胸痛变化情况,如服药后 3～5 分钟仍不缓解者可重复使用,每隔 5 分钟 1 次,连续 3 次仍不能缓解者,应考虑急性冠状动脉综合征的可能,要及时报告医师。

(2)对于心绞痛发作频繁者,可遵医嘱给予硝酸甘油静脉滴注,但应控制滴速,并告知患者及家属不可擅自调节滴速,以防止低血压情况的发生。

(3)部分患者用药后出现面部潮红、头部胀痛、头晕、心动过速、心悸等不适,应告知患者上述不良反应是由药物所产生的血管扩张作用所致,以解除顾虑。

(4)应用他汀类药物时,应严密监测转氨酶及肌酸激酶等生化指标,及时发现药物可能引起的肝脏损害。采用强化降脂治疗时,应注意监测药物的安全性。

7.减少或避免诱因

疼痛缓解后,与患者一起分析引起心绞痛发作的原因。保持排便通畅,切忌用力排便,以免诱发心绞痛。调节饮食,禁烟、酒。保持心境平和,改变焦躁易怒、争强好胜的性格等。

8.排便的护理

(1)评估排便情况:如排便的次数、性状,有无习惯性便秘,是否服用通便药物。

(2)指导患者采取通便措施:合理饮食及增加富含纤维素的食物如水果、蔬菜的摄入;无糖尿病者每天清晨给予蜂蜜 20 mL 加温开水同饮;适当进行腹部按摩(按顺时针方向)以促进肠蠕动。一旦出现排便困难,可使用开塞露、盐水灌肠。

(七)健康指导

1.疾病知识指导

生活方式的改变是冠心病治疗的基础。

(1)合理膳食:宜摄入低热量、低脂、低胆固醇、低盐饮食,多食蔬菜、水果和粗纤维食物如芹菜、糙米等,避免暴饮暴食,注意少量多餐。

(2)戒烟、限酒。

(3)适量运动:运动方式应以有氧运动为主,运动的强度和时间因病情和个体差异而不同,必要时需要在监测下进行。

(4)自我心理调适:调整心态,减轻精神压力,逐渐改变急躁易怒性格,保持心理平衡采取放松术或与他人交流的方式缓解压力。告知患者及家属过劳、情绪激动、饱餐、用力排便、寒冷刺激等都是心绞痛发作的诱因,应注意尽量避免。

2.用药指导

(1)指导患者出院后遵医嘱服药,不要擅自增减药量,自我监测药物的不良反应。

(2)外出时随身携带硝酸甘油以备急需。

(3)硝酸甘油见光易分解,应放在棕色瓶内,存放于干燥处,以免潮解失效。药瓶开封后每6个月更换1次,以确保疗效。

3.病情监测指导

(1)教会患者及家属心绞痛发作时的缓解方法,胸痛发作时应立即停止活动或舌下含服硝酸甘油。如连续含服硝酸甘油3次仍不缓解,或心绞痛发作比以往频繁、程度加重、疼痛时间延长,应及时就医,警惕心肌梗死的发生。

(2)不典型心绞痛发作时可能表现为牙痛、肩周炎、上腹痛等,为防止误诊,可先按心绞痛发作处理并及时就医。

(3)告诉患者应定期复查心电图、血压、血糖、血脂、肝功能等。

三、急性冠状动脉综合征

急性冠状动脉综合征是一组由急性心肌缺血引起的临床综合征,主要包括不稳定型心绞痛、非ST段抬高型心肌梗死及ST段抬高型心肌梗死。急性冠状动脉综合征发病的主要病理基础多是动脉粥样硬化不稳定斑块破裂或糜烂导致冠状动脉内血栓形成。血小板激活在其发病过程中起着非常重要的作用。

(一)不稳定型心绞痛和非ST段抬高型心肌梗死

不稳定型心绞痛和非ST段抬高型心肌梗死均是由动脉粥样斑块破裂或糜烂,伴有不同程度的表面血栓形成、血管痉挛及远端血管栓塞导致的一组临床症状,合称为非ST段抬高型急性冠状动脉综合征。本部分主要以不稳定型心绞痛为例进行介绍。

1.病因

冠状动脉内不稳定的粥样斑块继发的病理改变,使局部的心肌血流量明显下降,如斑块内出血、斑块纤维帽出现裂隙、表面有血小板聚集和/或刺激冠状动脉痉挛,导致缺血性心绞痛。可由劳力负荷诱发,但劳力负荷终止后胸痛并不能缓解。非ST段抬高型心肌梗死因严重持续性心肌缺血而导致坏死,病理上出现灶性或心内膜下心肌坏死。

2.临床表现

(1)症状:不稳定型心绞痛的疼痛性质与稳定型心绞痛的疼痛性质相似,但前者程度更严重,频率更快,持续时间更长;轻微活动即可诱发,可在静息时或夜间发作;可向新的部位放射;伴随新的症状,如恶心、呕吐、大汗、心悸或呼吸困难等;休息或含服硝酸甘油可能只是暂时或部分缓解心绞痛。

(2)体征:可暂时性出现第三、第四心音,缺血发作时或发作后有时可闻及心尖区收缩期杂音(二尖瓣反流所致)。

3.辅助检查

(1)心电图检查:大多数患者胸痛发作时有一过性ST段(抬高或压低)和T波(低平或倒置)改变,其中ST段的动态改变($\geq$0.1 mV的抬高或压低)是严重冠状动脉疾病的表现,可能会发生急性心肌梗死或猝死。

(2)连续心电监护:连续的心电监测可发现无症状或心绞痛发作时的ST段改变。连续

24小时心电监测发现，85%～90%的心肌缺血可不伴有心绞痛症状。

(3)冠状动脉造影和其他侵入性检查：冠状动脉造影能提供详细的血管相关信息，帮助指导治疗并评价预后。在长期稳定型心绞痛基础上出现的不稳定型心绞痛患者常伴有多支冠状动脉病变，而新发作的静息心绞痛患者可能只有单支冠状动脉病变。冠脉内超声(IVUS)和光学相干断层显像(CT)可以精准提供斑块分布、性质、大小和有无斑块破溃及血栓形成等更精准的粥样斑块硬化信息。

(4)心肌损伤标志物检查：心肌损伤标志物增高水平与心肌梗死范围及预后密切相关。

(5)其他检查：胸部X线、心脏超声和放射性核素检查的结果与稳定型心绞痛患者的结果相似，但阳性发现率更高。

4.处理原则及治疗要点

不稳定型心绞痛和非ST段抬高型心肌梗死是严重的、具有潜在危险的疾病，其治疗主要有两个目的：即刻缓解缺血和预防严重不良反应后果(即死亡或心肌梗死或再梗死)，包括抗缺血治疗、抗血栓治疗和根据危险度分层进行有创治疗。

(1)一般处理：患者应立即卧床休息，消除紧张情绪和焦虑，保持环境安静，可以应用小剂量的镇静药和抗焦虑药物。对于有发绀、呼吸困难或其他高危表现的患者给予吸氧。同时积极处理可能引起心肌耗氧量增加的疾病，如感染、发热、甲状腺功能亢进症、贫血、低血压、心力衰竭、低氧血症、肺部感染、快速型心律失常和严重的缓慢型心律失常。维持血氧饱和度达90%以上。

(2)抗心肌缺血治疗：主要目的是减少心肌耗氧量(减慢心率、降低血压或减弱左心室收缩能力)或扩张冠状动脉，以缓解心绞痛发作。

硝酸酯类药物：扩张静脉，降低心脏前负荷，降低左心室舒张末压，降低心肌耗氧量，改善左心室局部和整体功能。还可扩张冠状动脉，缓解心肌缺血。心绞痛发作时，可舌下含服硝酸甘油，若无效可静脉应用硝酸甘油或硝酸异山梨酯。

β受体阻滞剂：降低心肌耗氧量，减少心肌缺血反复发作，减少心肌梗死的发生，对改善近、远期预后均有重要作用。常用药物有美托洛尔和比索洛尔。

钙通道阻滞剂：可有效减轻心绞痛症状，作为治疗持续性心肌缺血的次选药物。钙通道阻滞剂为血管痉挛性心绞痛的首选药物，能有效降低心绞痛的发生率。

(3)抗血小板治疗。

环氧化酶抑制剂：阿司匹林可降低急性冠状动脉综合征患者的短期和长期病死率。除非有禁忌证，所有不稳定型心绞痛和非ST段抬高型心肌梗死患者均应尽早使用阿司匹林，首次口服非肠溶制剂或嚼服肠溶制剂300 mg，随后75～100 mg，每天1次，长期维持。其主要不良反应是胃肠道反应和上消化道出血。

二磷酸腺苷(ADP)受体阻滞剂：临床常用氯吡格雷，首剂可用300～600 mg，随后75 mg，每天1次。用于不能耐受阿司匹林者长期使用，以及植入支架术后和阿司匹林联用。

(4)抗凝治疗：常规应用于中危和高危不稳定型心绞痛和非ST段抬高型心肌梗死患者中，常用药物包括普通肝素、低分子肝素、磺达肝癸钠和比伐芦定。

普通肝素：推荐用量为静脉注射80 U/kg后，以15～18 U/(kg·h)的速度静脉滴注维持。

低分子肝素：与普通肝素相比，低分子肝素在降低心脏事件发生方面有更优或相等的疗效。常用药物包括依诺肝素、那曲肝素、达肝素等。

磺达肝癸钠：是选择性Ⅹa因子间接抑制剂。对需行经皮冠状动脉介入治疗的患者，术中需要追加普通肝素抗凝。

(5)调脂治疗:他汀类药物除了对血脂的调节作用外,远期还有抗感染、稳定斑块的作用,能降低冠状动脉疾病的病死率和心肌梗死的发病率。

(6)冠状动脉血运重建术:包括经皮冠状动脉介入治疗和冠状动脉旁路移植术。由于操作成功率提高和并发症降低,经皮冠状动脉介入治疗在不稳定型心绞痛和非 ST 段抬高型心肌梗死患者的应用增加。

(二)急性 ST 段抬高型心肌梗死

急性心肌梗死是在冠状动脉病变的基础上,发生冠状动脉血供急剧减少或中断,使相应心肌严重而持久地缺血,导致部分心肌细胞急性坏死。临床上表现为持久的胸骨后剧烈疼痛、发热、白细胞计数增加及反映心肌缺血、损伤和坏死的一系列特征性心电图进行性改变和血清心肌损伤标记物增高。常可发生恶性心律失常、心源性休克或心力衰竭,属冠心病中急性冠状动脉综合征的严重类型。

1.病因

(1)冠脉粥样硬化可造成一支或多支血管管腔狭窄和心肌血供不足。若侧支循环尚未充分建立,一旦血供急剧减少或中断,使心肌严重而持久地急性缺血达 1 小时以上,即可发生心肌梗死。

(2)促使粥样斑块破溃出血及血栓形成的诱因:①休克、脱水、出血、外科手术或严重心律失常,使心排血量骤降,冠状动脉灌流量锐减;②重体力活动、饱餐特别是进食多量高脂饮食后、情绪过分激动或血压剧升,心肌耗氧量猛增,冠状动脉供血明显不足;③晨起 6 时～12 时交感神经活动增加,冠状动脉张力增强。

2.临床表现

(1)先兆表现:部分患者在发病前数天有乏力,胸部不适,活动时心悸、气急、烦躁、心绞痛等前驱症状,其中以初发型心绞痛或恶化型心绞痛最为突出。心绞痛发作较以往频繁、性质较剧、持续较久、硝酸甘油疗效差、诱发因素不明显。心电图可出现 ST 段一过性显著抬高/压低,T 波倒置或增高。及时处理先兆症状,可使部分患者避免发生心肌梗死。

(2)症状:①疼痛是最先出现的症状,多发生于清晨,疼痛的性质与心绞痛相同,但诱因多不明显,且常发生于安静时,程度较重,持续时间较长,可达数小时或更长,休息和含硝酸甘油多不能缓解。患者常烦躁不安、出汗、恐惧、胸闷或有濒死感。②全身症状有发热、心动过速、白细胞计数增高和红细胞沉降率增快等,由坏死物质吸收所引起。③胃肠道症状,疼痛剧烈时常伴有频繁的恶心、呕吐和上腹胀痛,与迷走神经受坏死心肌刺激和心排血量降低组织灌注不足等有关。④心律失常多发生在起病 1～2 周内,而以 24 小时内最多见,可伴乏力、头晕、晕厥等症状。⑤低血压与休克,疼痛缓解而收缩压仍低于 10.7 kPa(80 mmHg)且患者表现为烦躁不安、面色苍白、皮肤湿冷、脉细而快、大汗淋漓、尿少、神志迟钝甚至晕厥者,则为休克表现。⑥心力衰竭主要为急性左心衰竭,表现为呼吸困难、咳嗽、发绀、烦躁等症状,严重者可发生肺水肿,随后可有颈静脉怒张、肝大、水肿等右心衰竭表现。

(3)体征:心脏浊音界可正常,也可轻度至中度增大;心率多增快,少数也可减慢,心律失常;心尖区第一心音减弱,可闻及第三或第四心音奔马律;10%～20%患者在起病第 2～3 天出现心包摩擦音;部分患者在心前区可闻及收缩期杂音;可有各种心律失常、休克或心力衰竭相关的其他体征。几乎所有的患者都有血压降低的症状。

(4)并发症包括以下几种。①乳头肌功能失调或断裂:二尖瓣乳头肌因缺血、坏死等使收缩功能发生障碍,造成不同程度的二尖瓣脱垂并关闭不全,总发生率可高达50%。②心室壁瘤:主要见于左心室,发生率为5%～20%。较大的室壁瘤体检时可见左侧心界扩大,心脏搏动范围较广,可有收缩期杂音。瘤内发生附壁血栓时,心音减弱。③心肌梗死后综合征:发生率约为10%。于心肌梗死后数周至数月内出现,可反复发生,表现为心包炎、胸膜炎或肺炎,有发热、胸痛等症状,可能为机体对坏死组织的变态反应。④栓塞:发生率为1%～6%,见于起病后1～2周,如由左心室附壁血栓脱落所致,则引起脑、肾、脾或四肢等动脉栓塞。由下肢静脉血栓脱落所致,则产生肺动脉栓塞。⑤心脏破裂:少见,常在1周内出现,多为心室游离壁破裂,造成心包积血引起急性心脏压塞而猝死。

3.辅助检查

(1)实验室检查:血常规、尿常规、肾功能、电解质、血糖、血脂、心肌酶学和血清心肌坏死标记物。

(2)影像学及其他检查:心电图检查、胸部X线检查、24小时动态血压监测、超声心动图检查、颈动脉超声检查和放射性核素检查等。

4.处理原则及治疗要点

(1)休息:急性期应绝对卧床休息,保持室内环境安静,减少不良刺激。

(2)病情监测:给予持续心电监测,除颤仪应随时处于备用状态,密切观察心率、心律、血压和心功能变化,判断病情的发展,确定抢救及治疗方案。

(3)饮食和通便:给予流质、半流质饮食,逐步过渡到普通饮食。所有急性心肌梗死患者无腹泻者均应使用缓泻剂,以防止便秘时用力排便导致心脏破裂或引起心律失常与心力衰竭。

(4)给氧治疗:急性心肌梗死1周内,应给予常规吸氧,一般患者可用双鼻孔导管低流量持续或间接给氧。严重左心衰竭、肺水肿合并有机械并发症者,需面罩加压给氧或气管插管并机械通气。

(5)有效镇痛:首选吗啡2～4 mg静脉注射或哌替啶50～100 mg肌内注射。

(6)心肌再灌注:起病3～6小时,心肌再灌注包括溶栓、急性冠状动脉介入治疗、冠状动脉搭桥术。积极的治疗措施是起病3～6小时,最多在12小时内,使闭塞的冠状动脉再通,恢复心肌灌注,挽救缺血心肌,缩小梗死面积,从而能改善血流动力学,保护心功能和降低泵衰竭发生率与住院病死率,而且开始越早越好。可采取以下几种疗法。①经皮冠状动脉介入治疗:有条件的医院对具备适应证的患者应尽快实施经皮冠状动脉介入治疗;②溶栓疗法:无条件实行介入治疗或因患者就诊延误、转运时间过长将会错过再灌注时机,无禁忌证应立即(接诊患者后30分钟内)行溶栓治疗。临床上常用溶栓药物包括链激酶(SK)、尿激酶(UK)、组织型纤溶酶原激活剂(t-PA)及重组人组织型纤溶酶原激酶衍生物(rt-PA)等。

(7)抗心律失常治疗:心律失常必须及时消除,以免演变为严重心律失常甚至猝死。

(8)控制休克:出现心源性休克时,应在血流动力学监测下,采用升压药、血管扩张药、补充血容量和纠正酸中毒等抗休克处理。

5.护理评估要点

(1)病史:了解患者患病及诊治经过,评估患者首次心肌梗死发病的时间,发病时的症状如疼痛的部位、性质、程度、持续时间、诱因与缓解方式;有无恶心、呕吐、全身乏力、发热、血压异常、大汗、面色苍白等伴随症状;有无呼吸困难、晕厥、休克、心力衰竭等严重情况发生;相关检查、化验结果。

(2)身体状况:评估胸痛发作的特点,观察患者的意识与精神状态,注意有无表情痛苦、面色苍白、大汗、神志模糊、反应迟钝甚至晕厥等休克表现。观察患者的体温、脉搏、呼吸、血压有无异常。注意患者心率、心律、心音的变化,有无奔马律、心脏杂音及肺部啰音等。

(3)心理-社会状况:评估是否由于胸痛异常剧烈,患者产生了恐惧,活动耐力和自理能力下降而产生焦虑、抑郁情绪。护士应评估患者的心理状态,了解患病对其身心状态的影响程度,患者对疾病的认识程度,患者的经济状况和家人的支持程度。

6.护理措施

(1)休息与活动:急性期应住在冠心病监护室,绝对卧床休息,保持环境安静,减少探视,消除焦虑,防止不良刺激。若病情稳定无并发症,24 小时内应鼓励患者在床上进行肢体活动,如进行腹式呼吸、关节被动与主动运动。若无低血压,第 3 天就可在病房内走动;梗死后 4~5 天,逐步增加活动直至每天 3 次步行 100~150 m,逐渐过渡到室外散步,以不感到疲劳为限,但对病情不稳定及高危患者应适当延长卧床时间。

(2)给氧护理:给予鼻导管间断或持续吸氧,增加心肌氧的供应,减轻心肌缺血和疼痛。严重呼吸困难者可行面罩加压给氧或气管插管并机械通气。

(3)病情观察:持续心电、血压、呼吸、血流动力学和血氧饱和度监测,密切观察心律、心率、血压和心功能的变化。准备好抢救设备和药物,除颤仪应随时处于备用状态,以便及时抢救。

(4)饮食护理:由于患者心肌供血不足,心功能低下,心排血量减少,加上长时间卧床,胃肠蠕动减弱,消化功能不良,宜进食低脂、低胆固醇、清淡易消化的流质或半流质饮食,避免食用辛辣食物或发酵食物,以减少便秘与腹胀。进食不宜太快及过饱,以免加重心脏负担。

(5)保持大便通畅:入院后常规给予缓泻剂;若 2 天无大便,需积极处理。排便用力易诱发心律失常、心源性休克和心力衰竭等并发症,甚至还可发生心脏破裂。排便时必须有专人看护,严密观察心电图的改变。饮食中适当增加纤维食物;避免用力排便,防止因腹内压急剧升高,反射性引起心率及冠状动脉血流量变化而发生意外。

(6)心理护理:急性心肌梗死患者心理影响巨大,表现为惊恐、忧虑、抑郁、易激惹。疼痛发作时应有专人陪伴,鼓励患者表达内心感受,给予心理支持,增强战胜疾病的信心。指导缓解紧张的放松训练方法。

(7)用药护理:迅速建立两条静脉通路,监测穿刺处有无渗药、红肿、出血、疼痛等,如发现异常及时更换穿刺部位,注意输液速度、液体出入量。保证给药途径畅通,注意遵医嘱应用药物。应用吗啡或哌替啶需注意有无呼吸抑制,应用硝酸甘油或硝酸异山梨酯需随时监测血压变化。

(8)溶栓治疗的护理:①询问患者是否有脑血管病病史、活动性出血和出血倾向、严重而未控制的高血压、近期大手术或外伤史等溶栓禁忌证;②遵医嘱迅速应用溶栓药物并观察不良反应,包括出血(皮肤黏膜出血、尿血、便血、咯血和颅内出血)、低血压[收缩压低于 12.0 kPa(90 mmHg)]和变态反应(寒战、发热、皮疹);③溶栓过程中注意患者有无低血压,观察溶栓疗效。

(9)并发症的监测与护理。

心律失常与猝死的监测与护理:心电监测出现室性期前收缩呈频发性、多源性、二联律或三联律等变化,有可能发展为室性心动过速或心室颤动,应立即给予利多卡因 50~100 mg 稀释后静脉推注。监测电解质和酸碱平衡状况,准备好急救药品和抢救设备,如除颤仪、起搏器等,随时准备抢救。

心力衰竭的病情监测与处理：急性心肌梗死患者在起病最初几天，甚至在梗死演变期可发生心力衰竭，特别是急性左心衰竭。应严密观察患者有无呼吸困难、咳嗽、咳痰、少尿等，听诊肺部有无湿啰音；避免情绪激动、饱餐、用力排便等加重心脏负荷的因素。

(10)康复训练的监测：开始进行康复训练时，必须在护理人员的监测下进行，以不引起任何不适为度，心率增加10～20次/分为正常反应。运动时心率增加<10次/分可加大运动量，进入高一阶段的训练。若运动时心率增加超过20次/分，收缩压降低超过2.0 kPa(15 mmHg)，出现心律失常或心电图ST段缺血型下降≥0.1 mV，则应退回到前一个运动水平。出现下列情况时应减慢运动进程或停止运动：①胸痛、心悸、气喘、头晕、恶心、呕吐等；②心肌梗死3周内活动时，心率变化超过20次/分或血压变化超过2.7 kPa(20 mmHg)；③心肌梗死6周内活动时，心率变化超过30次/分或血压变化超过4.0 kPa(30 mmHg)。

7.健康指导

(1)饮食指导：急性心肌梗死恢复后的所有患者均应采用饮食调节，低饱和脂肪和低胆固醇饮食。指导患者避免食用黄油、蛋黄、脂肪、动物内脏、坚果、猪油、巧克力、含乙醇及咖啡因的饮料等，多食新鲜蔬菜、水果、豆制品、植物油。少食多餐，避免过饱。

(2)戒烟：向患者讲解吸烟对健康特别是对心血管方面的危害，告知戒烟方法，制订戒烟计划。每次随诊都须问诊戒烟计划执行情况。

(3)心理指导：应充分理解并指导患者正确对待自己的病情，保持乐观与平和的心情，消除因担心今后工作能力和生活质量而产生的焦虑情绪。鼓励家属和同事对患者给予理解和支持，工作、生活中避免对其施加压力，创造一个良好的身心休养环境。

(4)康复指导：建议出院后继续进行康复治疗，利于提高患者的心理健康水平和生活质量、延长存活时间。康复训练应分阶段循序渐进增加活动量，提倡小量、重复、多次运动，适当的间隔休息，可以提高运动总量而避免超负荷运动。运动中以达到患者最大心率60%～65%的低强度长期锻炼是安全有效的。运动方式包括步行、慢跑、打太极拳、骑自行车、游泳、做健美操等，每周运动3～4天，每次10～15分钟。个人卫生活动、家务劳动、娱乐活动等也对患者有益。经2～4个月的体力活动锻炼后，酌情恢复部分或轻体力工作，但对重体力劳动、驾驶员、高空作业及其他精神紧张或工作量过大的工种应予以避免。无并发症的患者心肌梗死后6～8周可恢复性生活，性生活应适度。

(5)用药指导与病情监测：指导患者严格按医嘱服药，提高服药依从性。告知患者及家属药物的用法、作用和不良反应，教会患者定期监测血压、脉搏。若胸痛发作频繁、程度较重、时间较长，服用硝酸酯制剂疗效差时，应及时就医。教会家属心肺复苏的基本技术，定期门诊随访。

(赵超杰)

第五节　心律失常

心律失常是指心脏冲动起源、频率、节律、传导速度或激动次序的异常。引起心律失常的原因很多，可以是生理性的，也可以是病理性的。各种器质性心脏病是引发心律失常的最常见原因，其中缺血性心脏病、充血性心力衰竭和心源性休克等较易引发严重的心律失常，可导致严重的血流动力学障碍，甚至死亡。除上述疾病外，自主神经功能紊乱、药物中毒、内分泌代谢失常、酸碱平衡失调、电解质紊乱、急性感染、手术和心导管刺激等均可引起心律失常。健康人在紧张、激动、疲劳、吸烟、饮酒和饱餐等情况下，也可发生心律失常。本节仅介绍临床常见的心律失常。

一、房性期前收缩

房性期前收缩是指激动起源于窦房结以外心房任何部位的一种主动性异位搏动。正常成人进行24小时心电监测，大约60%有房性期前收缩发生。

（一）病因

各种器质性心脏病患者均可发生房性期前收缩，并可能是快速性房性心律失常的先兆。

（二）临床表现

患者一般无明显症状，频发房性期前收缩者可有心悸或心跳暂停感。

（三）心电图特征

（1）房性期前收缩的P波提前发生，形态与窦性P波不同。

（2）下传的QRS波群形态通常正常，少数无QRS波出现。

（3）常见不完全性代偿间歇。

（四）治疗要点

房性期前收缩通常无须治疗。吸烟、饮酒与咖啡可诱发，应劝导患者减量。有明显症状时可给予药物治疗。

二、心房颤动

心房颤动（简称房颤）是指规则有序的心房电活动丧失，代之以快速无序的心房颤动波，是最严重的心房电活动紊乱，也是常见的快速性心律失常之一。心房由于无序颤动，从而失去了有效的收缩和舒张，进而导致泵血功能下降或丧失，因此心室律紊乱、心功能受损和心房附壁血栓形成是心房颤动患者的主要病理、生理特点。

（一）病因

房颤常发生于有基础心血管疾病的患者，如冠心病、高血压、风湿性心脏瓣膜病、甲状腺功能亢进性心脏病、心肌病、感染性心内膜炎和缩窄性心包炎。

（二）临床表现

心房颤动主要表现为心慌，症状轻重程度亦受心室率快慢的影响，心室率不快，可无明显症状，心率超过150次/分时，患者可发生心绞痛或心力衰竭。房颤产生血栓、引起体循环栓塞的风险极大，如房颤患者突发偏瘫、失语需考虑到脑栓塞，发生急性腹痛但又排除其他常见急腹症时亦应考虑肠系膜动脉栓塞的可能性。房颤特异性体征主要为心律绝对不齐、心音强弱不等和脉搏短绌。

（三）心电图特点

（1）P波消失，代之以大小不等、形态不一、间期不等的心房颤动波——f波，频率为350～600次/分。

（2）RR间期绝对不等。

（3）QRS波群形态通常正常，当心室率过快，发生室内差异性传导时，QRS波群增宽、变形。

(四)治疗要点

(1)积极控制基础心脏疾病、控制诱发因素。

(2)控制心室率:常用药物有洋地黄、β受体阻滞剂及钙通道阻滞剂等。

(3)药物复律和同步直流电复律。

(4)导管消融和外科治疗。

(5)抗凝治疗。

三、室性期前收缩

室性期前收缩(简称室早)是指起源于心室肌或心室肌内浦肯野纤维的提前出现的异常电激动,是最常见的心律失常之一。在正常人和各类心脏疾病患者中均可发生。但临床上患者多伴有黑蒙、眩晕,有器质性心脏病,心脏结构和功能改变,当心电图表现为多源、成对、成串的室性期前收缩时应引起重视。

(一)病因

正常人与各种心脏病患者均可发生室性期前收缩。心肌炎、缺血、缺氧、麻醉和手术等均可使心肌受到机械、电、化学性刺激而发生室性期前收缩,常见于冠心病、心肌病、心肌炎、风湿性心脏病。

(二)临床表现

室性期间收缩常无与之直接相关的症状,患者是否有症状及症状的轻重程度与期前收缩的频发程度不直接相关。患者可感到心悸,类似电梯快速升降的失重感或代偿间歇后一次有力的心脏搏动,多数人称“偷停”。听诊时可闻及期前收缩后出现一较长的停歇,期前收缩的第二心音减弱,仅能听到第一心音,桡动脉搏动减弱或消失。

(三)心电图特征

(1)提前出现的 QRS 波前无 P 波或无相关的 P 波。

(2)提前出现的 QRS 形态宽大畸形,时限通常＞0.12 毫秒,T 波方向多与 QRS 的主波方向相反。

(3)往往为完全性代偿间歇,即期前收缩前后 RR 间距等于窦性周期的 2 倍。

(四)治疗要点

(1)无器质性心脏疾病,考虑为良性室性期前收缩,预后良好,从危险效益比来说,不支持常规抗心律失常药物治疗,应首先考虑祛除诱发或加重室性期前收缩的因素如吸烟、喝咖啡等。对于此类患者的治疗重点是缓解症状。

(2)对于器质性心脏病伴频发室性期前收缩的患者,其治疗目的是预防心脏性猝死。

四、室性心动过速

室性心动过速(简称室速)是指起源于希氏束以下水平连续 3 个或 3 个以上的快速性心律失常。

(一)病因

常发生于各种器质性心脏病患者,最常见于冠心病,尤其是急性心肌梗死患者。也发生于无明显器质性心脏病的原发性心电疾病,如先天性长 QT 综合征。10%～20%的室性心动过速为特发性室性心动过速,常见于年轻男性。

(二)临床表现

患者可表现为心悸、胸闷、胸痛和黑蒙等,但临床表现并不一致,非持续性室速(<30 秒,能自行终止)的患者除心悸外可无其他任何症状,而持续性室速(>30 秒,需药物或电复律终止发作)的患者常伴有明显血流动力学障碍和心肌缺血,其表现包括低血压、四肢厥冷、乏力、晕厥、少尿、气短和心绞痛等。听诊心律轻度不规则。

(三)心电图特征

(1)频率多在 100~250 次/分,节律可稍不齐。

(2)QRS 波群形态宽大畸形,时限通常超过 0.12 秒;ST-T 波方向与 QRS 波主波方向相反。

(3)心房独立活动与 QRS 波无固定关系,房室分离。

(4)偶尔心房激动夺获心室或发生室性融合波或 1∶1 传导。

(四)治疗要点

(1)立即终止室性心动过速的发作:根据血流动力学是否稳定采取抗心律失常药物治疗或直流电复律治疗的方法。

(2)纠正和治疗室性心动过速的诱因和病因:如低血钾、心肌缺血和心功能不全。

五、心室扑动与心室颤动

心室扑动与心室颤动(简称室扑和室颤)为致命性心律失常。

(一)病因

常见于缺血性心脏病。心室颤动往往是心脏停搏前的短暂征象,也可以因急性心肌缺血或心电紊乱而发生。由于心脏出现多灶性局部兴奋,以致完全失去排血功能,心室扑动常不能持久,没有很快恢复,便会转为心室颤动而导致死亡。

(二)临床表现

心室扑动与心室颤动为最恶性的心律失常,短时间即可引起意识丧失、抽搐、呼吸停顿甚至死亡。触诊时大动脉搏动消失、听诊心音消失、血压无法测到。

(三)心电图特征

(1)心室扑动心电图特征:无正常 QRS-T 波,代之以连续快速而相对规则的大振幅波动,频率达200~250 次/分,心脏失去排血功能。

(2)心室颤动心电图特征:QRS-T 波完全消失,出现大小不等、极不匀齐的低小波,频率在 200~500 次/分。心室扑动和心室颤动均是极严重的致死性心律失常。

(四)治疗要点

心室扑动和心室颤动发生后即为心搏骤停,如果未能积极救治,多在数分钟内因组织缺氧而导致重要生命器官损害或死亡,因此应及时采取积极有效的复苏措施。长期治疗包括病因治疗、祛除诱因、药物治疗和植入式心脏复律除颤器治疗。

六、房室传导阻滞

房室传导阻滞(又称房室阻滞)是指房室交界区脱离了生理不应期后,心房冲动传导延迟或不能传导至心室。根据阻滞不同,房室阻滞分为一度、二度和三度。一度房室传导阻滞指房室传导时间延长。二度房室传导阻滞指激动自心房至心室过程中有部分传导中断,即有心室脱漏现象。二度房室传导阻滞又分为两型,称二度Ⅰ型房室阻滞和二度Ⅱ型房室阻滞。三度房室传导阻滞又称完全性房室传导阻滞，指心房激动全部不能传入心室。

（一）病因

主要有先天性、原发性和继发性，临床上以继发性多见。

（二）临床表现

对于房室传导阻滞，一度房室传导阻滞通常无症状；二度房室传导阻滞可引起心搏脱落，可有心悸；三度房室传导阻滞的症状取决于心室率的快慢，包括疲倦、乏力、头晕、晕厥、心绞痛及心力衰竭等。当心室率严重缓慢导致脑供血不足时，可引起短暂意识丧失，甚至抽搐。室内传导阻滞多无特殊的临床表现，主要为基础心脏病变的症状。对于房室传导阻滞，一度房室传导阻滞时第一心音减弱；二度房室传导阻滞时有心搏脱漏，Ⅰ型者第一心音逐渐减弱，Ⅱ型者强度恒定；三度房室传导阻滞时心率慢而规则，第一心音强弱不等。

（三）心电图特征

1.一度房室传导阻滞

(1)PR 间期延长，成人＞0.20 秒（老年人＞0.21 秒）。

(2)每个 P 波后均有 QRS 波群。

2.二度房室传导阻滞

二度Ⅰ型心电图特征：P 波规律出现，PR 间期逐渐延长，直到 P 波下传受阻，脱漏 1 个 QRS 波群，漏搏后房室阻滞得到一定改善，PR 间期又趋缩短，之后又逐渐延长，如此周而复始地出现。二度Ⅱ型心电图特征：表现为 PR 间期恒定，部分 P 波后无 QRS 波群。凡连续出现 2 次或者 2 次以上的 QRS 波群脱漏者，常称为高度房室阻滞。

3.三度房室传导阻滞

(1)P 波与 QRS 波群各自独立，互不相关，呈完全性房室分离。

(2)心房率＞心室率。

(3)QRS 波群形态和时限取决于阻滞部位，如阻滞位于希氏束及其附近，心室率为 40～60 次/分，QRS 波群正常；如阻滞部位在希氏束分叉以下，心室率可＜40 次/分，QRS 波群宽大畸形。

（四）治疗要点

针对不同病因进行治疗。一度或二度Ⅰ型房室传导阻滞心室率不太慢者无须特殊治疗。二度Ⅱ型或三度房室传导阻滞如心室率慢伴有明显症状或血流动力学障碍，甚至阿-斯综合征者，应给予心脏起搏治疗。

七、心律失常患者护理评估

（一）病史

评估患者之前出现心律失常的情况，如发作时间、次数和发作时的心电图表现、起止方式及就医情况；是否服用抗心律失常药物，其名称、服用方法、效果及不良反应等；是否行电复律、起搏器植入术、射频消融术及外科手术等，效果如何。询问患者是否有心脏本身的疾病，如冠心病、风心病、高血压、心肌病及心力衰竭等；是否伴有其他系统疾病，如甲状腺功能亢进症或低下、呼吸衰竭导致的低氧血症或高碳酸血症等；是否有全身性感染、电解质紊乱及转移到心脏的肿瘤等。

（二）身体状况

包括患者入院时的意识、精神状态及生命体征（呼吸、心率、血压、脉搏情况）。心脏有无扩大，心脏冲动的位置和范围等。

(三)心理-社会状况

心律失常患者有各种不舒适的感觉，甚至有濒死感，因而存在焦虑、恐惧的情绪。护理人员需及时评估患者是否存在焦虑、恐惧等负性情绪及其严重程度，以及其他情况。

八、心律失常患者护理措施

(一)休息与活动

评估患者心律失常的类型及临床表现，与患者及家属共同制订休息与活动计划。对于无器质性心脏病的良性心律失常患者鼓励其正常工作和生活，建立健康的生活方式，保持心情舒畅，避免过度劳累。当患者出现因心律失常发作导致的胸闷、心悸、头晕等不适症状时采取高枕卧位、半卧位，尽量避免左侧卧位，因左侧卧位时患者常能感觉到心脏搏动而使不适感加重。当心律失常频繁发作，伴有头晕、晕厥或曾有跌倒病史时，应嘱患者卧床休息，避免单独外出，防止意外。当患者出现由窦性停搏、二度Ⅱ型或三度房室传导阻滞、持续性室速等严重心律失常或快速心室率引起血压下降的情况时，应卧床休息，以减少心肌耗氧量。

(二)用药护理

严格遵医嘱按时按量给予抗心律失常药物，静脉注射时速度宜慢，静脉滴注药物时尽量用输液泵调节速度，以及观察患者的生命体征和心电图变化，密切观察药物的效果及不良反应。胺碘酮静脉用药易引起静脉炎，应选择大血管并注意保护血管，严密观察穿刺局部情况，谨防药物外渗。

(三)病情观察

观察患者有无心悸、乏力、胸闷及头晕等症状，以及心律失常发生的程度、持续时间及给日常生活带来的影响。定时测量脉搏、心律及心率，判断有无心律失常的发生。房颤患者应同时测量心率和脉率 1 分钟，观察脉搏短绌的变化，有无晕厥，询问其诱因、发作时间及过程。进行 24 小时动态心电图监测的患者，嘱其保持日常的生活和活动，并记录发病时的症状和出现的时间及当时所从事的活动，以利于发现病情、查找病因。对严重心律失常者，应持续心电监护，严密监测心律、心率、心电图、生命体征、血氧饱和度的变化，如发现异常应立即报告医师。安放监护电极片应注意清洁皮肤，电极放置位置应避开胸骨右缘及心前区，以免影响做心电图和紧急电复律。伴呼吸困难、发绀等缺氧表现时给予氧气吸入，流量为 2～4 L/min。

(四)配合抢救

对于高危患者，应留置静脉通道，备好抗心律失常药物及其他抢救药品，准备好各种抢救器材，如除颤仪、临时起搏器等。一旦发生猝死，立即配合抢救。

(五)心理护理

为患者提供舒适安静的环境，了解患者的需要，倾听患者的主诉和感受，耐心解答患者提出的问题，向患者介绍病情及预后，鼓励患者参与制订护理计划。合理安排护理操作时间，保证患者的休息与睡眠时间，必要时遵医嘱使用镇静药。对于使用的各种仪器要有针对性地介绍使用的目的、功能、安全性和必要性，必要时关闭仪器报警功能，尽可能减少不良刺激。

九、心律失常患者健康指导

(1)向患者及家属讲解心律失常的常见原因、诱发因素及防治知识，避免诱发因素如情绪紧张、过度劳累、急性感染、寒冷刺激、不良生活习惯(吸烟、饮浓茶和咖啡等),避免饱餐。指导患者注意劳逸结合,有规律的生活,保证充足的睡眠时间。低钾血症易诱发室性期前收缩或室速,应注意预防、监测与纠正。心动过缓患者应避免排便时过度屏气,以免兴奋迷走神经而加重心动过缓。

(2)指导患者严格遵医嘱服药,说明按医嘱服药的重要性,严禁随意更改剂量或更换药物。指导患者观察药物产生的疗效和不良反应,发现异常时及时就诊。

(3)指导患者及家属监测脉搏的方法和心律失常发作时的应对措施。教会家属心肺复苏术,以备紧急需要时应用。对于进行电复律术、导管消融术、植入永久起搏器或外科手术后的患者注意加强相关指导。

(4)指导患者出院后定期随访,发现异常及时就诊。

(赵超杰)

第六章　肾内科护理

第一节　急性肾小球肾炎

急性肾小球肾炎(acute glomerulonephritis,AGN)简称急性肾炎,是一组起病急,以血尿、蛋白尿、水肿和高血压为特征的肾脏疾病,可伴有一过性肾损害。本病多见于链球菌感染后。

一、临床表现

急性肾小球肾炎在链球菌感染后常有1～3周的潜伏期,起病急,临床表现的严重程度不一,伴有血尿、蛋白尿,可有管型尿(红细胞管型、颗粒管型等),常有高血压及水、钠潴留症状,有时有短暂的氮质血症,患者常有疲乏、厌食、恶心、呕吐、嗜睡、头晕、视物模糊及腰部钝痛等全身表现。轻者可仅有镜下血尿及血清补体C_3异常;重者不仅有急性肾炎综合征的表现,并常可并发急性肾衰竭、急性心力衰竭和高血压脑病等。急性肾小球肾炎大多预后良好,常可在数月内临床自愈(表6-1)。

表6-1　急性肾小球肾炎典型表现

临床表现	特点
尿异常	血尿、蛋白尿、尿量减少
水肿	晨起眼睑、颜面部水肿,呈特殊的肾炎面容
尿异常	血尿、蛋白尿、尿量减少
高血压	多为轻度或中度高血压,少数患者可出现严重高血压脑病
少尿	尿量少于500 mL/d
肾功能损伤	常有一过性氮质血症,少数预后不佳
严重的并发症	心力衰竭、高血压脑病、急性肾衰竭

(一)尿异常

1.血尿

血尿常为起病的首发症状,患者几乎均有血尿,为肾小球源性,约40%呈肉眼血尿,数天至一两周转为镜下血尿。镜下血尿持续时间较长，常 3～6 个月或更久。

2.蛋白尿

几乎全部患者尿蛋白阳性，多为轻中度，少数患者尿蛋白可超过 3.5 g/d，达到肾病综合征水平。蛋白尿多在几周内消失，很少延至半年以上。

3.尿量减少

多数患者起病时尿量减少，常降至 400～700 mL/d，1～2 周后逐渐增多，发展至少尿、无尿者不多见。

(二)水肿

70%～90%的患者发生水肿，常表现为晨起眼睑、颜面部的水肿，呈特殊的肾炎面容。水肿多为轻中度，少数患者可在数天内转为重度水肿。

(三)高血压

高血压见于 80%左右的患者，多为轻度或中度高血压，常于利尿消肿后恢复正常。高血压的原因也主要与水、钠潴留，血容量扩张有关。少数患者可出现严重高血压，甚至高血压脑病，持续高血压亦可加重肾功能损害，应予以及早治疗。

(四)少尿

大部分患者起病时尿量少于 500 mL/d。可有少尿引起氮质血症，2 周后尿量渐增，肾功能恢复。

(五)肾功能损伤

肾功能损伤患者常有一过性氮质血症，血肌酐及尿素氮轻度升高，常于 1～2 周后，随尿量增加而恢复到正常水平。少数老年患者虽经利尿后肾功能仍不能恢复，预后不佳。

(六)重症患者在急性期可发生较严重的并发症

1.心力衰竭

心力衰竭以老年患者多见。多在起病后 1～2 周内发生，主要与水、钠潴留引起的血容量增加有关。

2.高血压脑病

高血压脑病常发生于急性肾炎起病后 1～2 周内，表现为剧烈头痛、频繁呕吐、视物模糊、嗜睡，严重者出现惊厥及昏迷。

3.急性肾衰竭

急性肾衰竭主要与肾小球滤过率下降、尿量减少有关，表现为少尿或无尿，血尿素氮，肌酐升高及水、电解质、酸碱平衡的紊乱等。

二、辅助检查

(一)尿液检查

尿液检查可见血尿，为变形红细胞尿。95%以上的患者伴有蛋白尿，多为轻中度蛋白尿，尿蛋白量少于 3 g/d，少数患者尿蛋白可超过 3.5 g/d。尿沉渣中可见红细胞管型、透明管型和颗粒管型，偶可见白细胞管型，还可见上皮细胞和白细胞。尿纤维蛋白降解产物常增高。

(二)血液检查

因血容量扩大，血液稀释，红细胞计数及血红蛋白可稍低，血清蛋白也可轻度下降，少尿者常有高钾血症。血沉常增快，为 30～60 mm/h(魏氏法)。在疾病最初的 2 周内，补体 C_3 水平降低，8周内逐渐恢复正常，是急性肾小球肾炎的重要特征。70%～80%的患者血清抗链球菌溶血素“O”滴度增高。

（三）双肾B超检查

肾皮质回声增强，外形轮廓可无改变，肾体积稍有增大。

（四）肾穿活检

典型病例一般不需肾活检，但当有急进性肾炎的可能时，或起病后2～3个月仍有高血压、持续性低补体血症或伴有肾功能损害者，应进行活检，以便明确诊断和治疗。光镜下大多数呈急性增殖性、弥漫性病变，肾小球内皮细胞增生、肿胀，系膜细胞增生，致使毛细血管腔狭窄，甚至闭塞。肾小球系膜、毛细血管及囊腔均有明显的中性粒细胞及单核细胞浸润，严重时毛细血管内发生凝血现象。电镜下可见到肾小球基膜的上皮细胞有驼峰状沉积物，有时也见到微小的内皮下沉积物。免疫荧光镜检：沉积物内含免疫球蛋白，主要是IgG和C_3。亦有少数呈肾小球系膜细胞及基质增生。

三、治疗

（一）治疗原则

急性肾小球肾炎为自限性疾病，基本上是对症治疗。密切观察病情，出现异常及时报告医师。治疗以对症治疗、卧床休息为主，积极控制感染和预防并发症，急性肾衰竭患者予短期透析。

治疗的重点包括：注意休息，预防和治疗水、钠潴留，控制循环血量，遵医嘱利尿、降血压，从而减轻症状（水肿、高血压）。预防肾衰竭等致死性并发症，如心力衰竭、高血压脑病、急性肾衰竭以及防治各种加重肾脏病变的因素，如抗感染治疗。少尿性急性肾衰竭及严重水、钠潴留引起左心衰竭者应透析治疗。

（二）药物治疗

1.利尿剂的应用

利尿剂可增加尿钠排出，减少体内水、钠潴留，减轻水肿。常用噻嗪类利尿和保钾利尿剂合用，氢氯噻嗪25 mg，每天3次，氨苯蝶啶50 mg，每天3次，两者合用可提高利尿效果，并减少低钾血症的发生；襻利尿剂常用呋塞米，20～120 mg/d，口服或静脉注射。

2.无肾毒性抗生素

青霉素、头孢菌素。

3.降压药

首选对肾脏保护作用的降压药，常用血管紧张素转换酶抑制剂（ACEI）（如卡托普利、贝那普利）和血管紧张素Ⅱ受体阻滞剂（ARB）（如氯沙坦），两药降压同时，还可减轻肾小球高滤过、高灌注、高压力状态。

四、护理评估

（一）一般评估

1.生命体征（T、P、R、Bp）

感染未控制时可有发热；水、钠潴留致血容量增加可有血压升高、心率、呼吸加快。

2.患者主诉

发病前有无上呼吸道感染或皮肤感染；有无尿量减少、肉眼血尿；水肿发生的部位，有无腹胀等。

3.相关记录

身高、体重、饮食、睡眠及排便情况等。

(二)身体评估

1.视诊

皮肤是否完好，有无感染病灶；水肿的部位及程度等。

2.触诊

(1)测量腹围：观察有无腹水征象。

(2)观察颜面及全身水肿情况：根据每天水肿的部位记录情况与患者尿量情况作动态的综合分析，判断水肿是否减轻，治疗是否有效。

3.叩诊

腹部有无移动性浊音、有无胸腔积液，心界有无扩大。

4.听诊

两肺有无湿啰音和哮鸣音。

(三)心理-社会评估

了解患者对疾病的认识程度，有无因疾病而导致的焦虑、恐惧等不良情绪。评估患者家庭及社会的支持情况。

(四)辅助检查结果评估

1.ASO 测定

ASO 滴度高低与链球菌感染有关，滴度明显升高说明近期有链球菌感染，但早期用青霉素后，滴度可不高。

2.补体测定

血清补体的动态变化是急性链球菌感染后急性肾炎的重要特征，发病初期补体 C_3 明显下降，8 周内渐恢复正常。

(五)主要用药的评估

(1)利尿剂治疗时：尤其注意有无电解质紊乱，有无出现嗜睡、精神萎靡，呕吐、厌食、心音低钝、肌张力低或惊厥等症状。

(2)抗生素应用注意有无肾毒性。

五、护理诊断

(1)体液过多：与肾小球滤过率下降导致水、钠潴留有关。

(2)有皮肤完整性受损的危险：与皮肤水肿有关。

六、护理措施

(一)休息与活动

(1)急性期患者应绝对卧床休息，症状比较明显者需卧床休息 4～6 周，待水肿消退、肉眼血尿消失、血压恢复正常后，方可逐步增加活动量。待病情稳定后可从事一些轻体力活动，但 1～

2年内应避免重体力活动和劳累。

(2)提供安静舒适的睡眠环境,有助于入睡。

(二)病情观察

观察水肿的部位、特点、程度及消长情况,定期测量胸围、腹围、体重的变化,有利于治疗效果评估及判断有无胸、腹水的出现等,或作为调整输入量和速度、饮水量及利尿剂用量的依据。记录24小时出入量,监测尿量变化,监测生命体征,尤其是血压。观察有无心力衰竭、高血压脑病的表现,密切监测实验室检查结果。

(三)饮食护理

急性期应严格限制钠的摄入,以减轻水肿和心脏负担;水肿重且尿少者,应控制入量。一般每天盐的摄入量应低于3 g。病情好转,水肿消退,血压下降后,可由低盐饮食逐渐转为正常饮食。尿量明显减少者还应注意控制水和钾的摄入。另外,还应根据肾功能调节蛋白质的摄入量,维持1 g/(kg·d),过多的蛋白摄入会加重肾脏负担,同时注意给予足够的热量和维生素。

(四)皮肤护理

水肿较重的患者要注意衣着柔软、宽松。长期卧床者,应嘱其经常变换体位,防止发生压疮;年老体弱者,可协助其翻身或用软垫支撑受压部位。水肿患者皮肤非常薄,易发生破损而感染,故需协助患者做好全身皮肤的清洁,清洗时避免过分用力而损伤皮肤。同时,密切观察皮肤有无红肿、破损和化脓等情况发生。

(五)预防感染

(1)注意保暖,不要着凉,尽量少去人多的地方,避免上呼吸道感染。

(2)做好会阴部护理,保持清洁,做好个人卫生,防止泌尿系统和皮肤感染。

(3)保持病房环境清洁,定时开门窗通风换气,定期进行空气、地面消毒,尽量减少病区的探访人次。

(六)用药护理

遵医嘱给予利尿剂,常用噻嗪类利尿剂,必要时可用髓襻利尿剂。应注意大剂量呋塞米可能引起听力及肾脏的严重损害,还要注意血钾的丢失。积极稳步地控制血压对于增加肾血流量,改善肾功能,预防心、脑合并症非常重要。常用噻嗪类利尿剂,必要时可用钙通道阻滞剂及其他降压药物联合应用。

(七)心理护理

限制儿童的活动可使其产生焦虑、烦躁、抑郁等心理反应,故对儿童及青少年患者,应使其充分理解急性期卧床休息及恢复期限制运动的重要性。在患者卧床休息期间,应尽量多关心、巡视患者,及时询问患者的需要并予以解决。多关心、鼓励患者,消除他们的心理负担。由于急性肾小球肾炎为自限性疾病,总的预后良好。及早诊治可防止严重并发症及持续高血压和/或肾病综合征,避免造成肾功能的损害或进行性恶化。给予患者心理安慰、鼓励,帮助患者树立战胜疾病的信心。

七、健康教育

(一)预防上呼吸道感染

解释本病与感染的关系,加强个人卫生、注意保暖,预防呼吸道等各种感染。

(二)休息和活动

患病期间加强休息,病情稳定后可从事轻体力活动,痊愈后可参加体育活动,增强体质,1～2年内应避免重体力活动和劳累。

(三)自我监测

指导患者自我监测血压,观察尿量、血尿、蛋白尿等,定时随访。

(四)预防感染

急性肾小球肾炎的发生常与呼吸道感染或皮肤感染有关,且感染还可增加疾病慢性化的发生率。注意休息和保暖,加强个人卫生,预防上呼吸道和皮肤感染。若患感冒、咽炎、扁桃体炎和皮肤感染等,应及时就医。

(五)急需就诊的指标

嘱患者如果出现下列任何一种情况,请速到医院就诊。

(1)尿量减少、血尿。

(2)面部、下肢水肿。

(3)感冒、发热。

(张艳伟)

第二节　慢性肾小球肾炎

慢性肾小球肾炎(CGN)简称慢性肾炎,是由多种病因引起、呈现多种病理类型的一组慢性进行性肾小球疾病。患者常呈现不同程度的水肿、高血压、蛋白尿及血尿,肾功能常逐渐恶化直至终末期肾衰竭。慢性肾小球肾炎可发生于任何年龄,但以青、中年为主,男性多见。

一、临床表现

慢性肾炎为起病缓慢、病程迁延、临床表现多样、多种病因引起的一组原发性肾小球疾病,不同病理改变有其相应的临床表现。早期患者可有乏力、疲倦、腰部酸痛、食欲差;有的可无明显症状。

(一)基本临床表现

1.蛋白尿

大多数慢性肾炎患者有持续性蛋白尿,尿蛋白量常在1～3 g/24 h。有的也可表现为大量蛋白尿,出现肾病综合征的表现。

2.血尿

大多数慢性肾炎患者尿沉渣可见不同程度的肾小球源性血尿,常伴有管型。

3.高血压

大多数慢性肾炎患者多表现为中度以上的血压增高,呈持续性。

4.水肿

大多数慢性肾炎患者多发生在眼睑、面部或下肢踝部。

(二)慢性肾衰竭临床表现

随着病情的发展可逐渐出现夜尿增多、肾功能减退,最后发展为慢性肾衰竭而出现相应的临床表现。

1.早期表现

慢性肾炎早期常表现为无症状性蛋白尿和/或血尿,有时伴管型,也可伴乏力、腰酸、食欲差和间断轻微水肿等。肾小球和/或肾小管功能正常或轻度受损。

2.急性发作表现

慢性肾炎病程中可因呼吸道感染等原因诱发急性发作,表现为感染后 2～5 天内病情急剧恶化,出现大量蛋白尿和血尿,甚至肉眼血尿,管型增多,水肿、高血压和肾功能损害均加重。适当处理可使病情恢复至原有水平,但部分患者由此进入尿毒症阶段。

二、辅助检查

(一)尿液检查

多数尿蛋白(+)～(+++),尿蛋白定量为 1～3 g/24 h。镜下可见多型红细胞,可有红细胞管型。

(二)血液检查

早期血常规检查多正常或轻度贫血,晚期红细胞计数和血红蛋白计数明显下降。晚期血肌酐和血尿素氮增高,Ccr 明显下降。

(三)肾 B 超检查

晚期双肾缩小,肾皮质变薄。

三、治疗

慢性肾炎的治疗重点应放在保护残存肾功能,延缓肾损害进展上。

(一)一般治疗

1.饮食

低盐(每天食盐<3 g);出现肾功能不全时应限制蛋白质摄入量。

2.休息

肾功能正常的轻症患者可适当参加工作,重症及肾功能不全患者应休息。

(二)对症治疗

1.利尿

轻者合用噻嗪类利尿剂及保钾利尿剂,重者用襻利尿剂。

2.降血压

应将血压严格控制至 17.3/10.7 kPa(130/80 mmHg),能耐受者还能更低,这对尿蛋白>1 g/d 者尤为重要。但是,对于老年患者或合并慢性脑卒中的患者,应该个体化地制订降压目标,常只宜降至 18.7/12.0 kPa(140/90 mmHg)。慢性肾炎高血压于治疗之初就常用降压药物联合治疗,往往选用血管紧张素转换酶抑制剂或血管紧张素 AT_1 受体阻滞剂,与二氢吡啶、钙通道阻滞剂和/或利尿药联合治疗,无效时再联合其他降压药物。血清肌酐>265 μmol/L(3 mg/dL)不是禁用血管紧张素转换酶抑制剂或血管紧张素 AT_1 受体阻滞剂的指征,但是必须注意警惕高钾血症发生。

3.延缓肾损害进展的措施

严格控制高血压就是延缓肾损害进展的重要措施，除此而外，还可采用如下治疗。

(1)血管紧张素转换酶抑制剂(ACEI)或血管紧张素 AT_1 受体阻滞剂(ARB)：无高血压时亦可服用，能减少尿蛋白及延缓肾损害进展，宜长期服药。

(2)调血脂药物：以血浆胆固醇增高为主者，应服用羟甲基戊二酰辅酶 A 还原酶抑制剂(他汀类药)；以血清甘油三酯增高为主者，应服用纤维酸类衍生物(贝特类药)治疗。

(3)抗血小板药物：常口服双嘧达莫 300 mg/d，或服阿司匹林 100 mg/d。若无不良反应此两类药可长期服用，但是肾功能不全、血小板功能受损时要慎用。

(4)降低血尿酸药物：肾功能不全致肾小球滤过率＜30 mL/min 时，增加尿酸排泄的药物已不宜使用，只能应用抑制尿酸合成药物(如别嘌呤醇及非布司他)，并需根据肾功能情况酌情调节用药剂量。除上述药物治疗外，避免一切可能加重肾损害的因素也极为重要，如不用肾毒性药物(包括西药及中药)、预防感染(一旦发生，应及时选用无肾毒性的抗感染药物治疗)、避免劳累及妊娠等。

4.糖皮质激素及细胞毒性药物

一般不用糖皮质激素及细胞毒性药物，至于尿蛋白较多、肾脏病理显示活动病变(如肾小球细胞增生、小细胞新月体形成及肾间质炎症细胞浸润等)的患者，是否可以酌情考虑应用，需要个体化地慎重决定。慢性肾炎如已进展至慢性肾功能不全，则应按慢性肾功能不全非透析疗法处理；如已进入终末期肾衰竭，则应进行肾脏替代治疗(透析或肾移植)。

四、护理评估

(一)一般评估

1.生命体征(T、P、R、Bp)

大部分患者可有不同程度的高血压。

2.患者主诉

有无尿量减少、泡沫尿、血尿；水肿的发生时间、部位、特点、程度、消长情况；血压是否升高，有无头晕头痛；有无气促、胸闷、腹胀等腹腔、胸腔、心包积液的表现；有无发热、咳嗽、皮肤感染、尿路刺激征等。

3.相关记录

身高、体重、饮食、睡眠及排便情况等。

(二)身体评估

1.视诊

面部颜色(贫血)；有无水肿(肾炎性水肿多从颜面部开始，肾病性水肿多从下肢开始)；皮肤黏膜有无破损；腹部有无膨隆或蛙状腹。

2.触诊

(1)测量腹围：观察有无腹水征象。

(2)颜面、下肢水肿的情况：根据每天水肿的部位记录情况与患者尿量情况作动态的综合分析，判断水肿是否减轻，治疗是否有效。

3.叩诊

肾区有无叩击痛；腹部有无移动性杂音；肺下界移动范围有无变小；心界有无扩大。

4.听诊

两肺有无湿啰音和哮鸣音。

(三)心理-社会评估

了解患者的心理反应状况及社会支持情况,如医疗费用来源是否充足、家庭成员的关心程度等。

(四)辅助检查结果评估

1.尿液检查

有无血尿、蛋白尿,各种管型尿。

2.血液检查

注意有无红细胞和血红蛋白的异常;Scr 和 BUN 升高和 Ccr 下降的程度。

3.B 超检查

双侧肾脏是否为对称性缩小、皮质变薄。

4.肾活组织检查

可根据肾小球病变的病理类型,了解治疗效果及预后。

(五)主要用药的评估

1.利尿剂

尤其注意有无电解质紊乱,有无出现嗜睡、精神萎靡,呕吐、厌食、心音低钝、肌张力低或惊厥等症状。

2.降压药

理想的血压控制水平视蛋白尿程度而定,尿蛋白>1 g/d 者,血压最好控制在 16.7/10.0 kPa(125/75 mmHg)以下;尿蛋白<1 g/d 者,血压最好控制在 17.3/10.7 kPa(130/80 mmHg)以下。

3.血小板解聚药

注意有无皮肤黏膜出血情况、血尿等出血征象。

五、护理诊断

(1)体液过多:与肾小球滤过功能下降致水、钠潴留有关。

(2)焦虑:与疾病反复发作、预后不良有关。

(3)营养失调,低于机体需要量:与限制蛋白饮食、患者食欲缺乏、低蛋白血症有关。

(4)潜在并发症:慢性肾衰竭。

(5)知识缺乏:缺乏慢性肾小球肾炎相关知识。

六、护理措施

(一)一般护理

1.休息与活动

嘱咐患者加强休息,以延缓肾功能减退。

2.饮食护理

予优质低蛋白、低磷、高热量饮食,每天蛋白质入量控制在 0.6~0.8 g/kg,其中 60%以上为动物蛋白质;少尿者应限制水的摄入,每天入量约为前 1 天 24 小时的尿量加上 500 mL;明显水肿、高血压者予低盐饮食。

3.皮肤护理

水肿较重的患者要注意衣着柔软、宽松。长期卧床者，应嘱其经常变换体位，防止发生压疮；年老体弱者，可协助其翻身或用软垫支撑受压部位。水肿患者皮肤非常薄，易发生破损而感染，故需协助患者做好全身皮肤的清洁，清洗时避免过分用力而损伤皮肤。同时，密切观察皮肤有无红肿、破损化脓等情况发生。

4.预防感染

注意保暖，不要着凉，尽量少去人多的地方，避免上呼吸道感染。注意个人卫生，做好会阴部护理，保持清洁，防止泌尿系统和皮肤感染。保持病房环境清洁，定时开门窗通风换气，定期进行空气地面消毒，尽量减少病区的探访人次。

5.病情观察

监测患者营养状况，包括观察并记录进食情况，如每天摄取的食物总量、品种，评估膳食中营养成分结构是否合适，总热量是否足够，观察口唇、指甲和皮肤色泽有无苍白；定期监测体重和上臂肌围，有无体重减轻、上臂环围缩小；检测血红蛋白浓度和血清蛋白浓度是否降低，应注意体重指标不适合水肿患者的营养评估。慢性患者的水肿一般不重，但少数患者可出现肾病综合征的表现，注意观察患者的尿量，水肿程度有无加重，或有无胸腔、腹水。密切观察血压的变化，血压突然升高或持续高血压可加重肾功能的恶化。监测肾功能，如 Ccr、血肌酐。监测血尿素氮，定期检查尿常规，监测水、电解质、酸碱平衡有无异常。

6.治疗配合

(1)饮食治疗：慢性肾炎患者肾功能减退时应予以优质蛋白饮食，0.6～0.8 g/(kg · d)，每天限制在 30～40 g，其中 50%以上为优质蛋白，以减轻肾小球毛细血管高灌注、高压力和高滤过状态。低蛋白饮食时，应适当增加糖类的摄入，以满足机体生理代谢所需要的热量，避免因热量供给不足加重负氮平衡。控制磷的摄入，同时注意补充多种维生素及锌元素，因为锌有刺激食欲的作用。有明显水肿和高血压时需低盐饮食。

(2)积极控制高血压：近来通过研究结果证实，ACEI 作为一线降压药物与钙通道阻滞剂等药物联合应用治疗高血压，对延缓肾功能恶化也有肯定的疗效。ACEI 和 ARB 两类降压药物可以降低尿蛋白，β 受体阻滞剂对肾素依赖性高血压有较好疗效，对防治心血管并发症也有较好疗效。

(二)用药护理

1.利尿药

观察利尿效果，防止低钠、低钾血症及血容量减少等不良反应的发生。

2.降压药

使长期服用降压药者充分认识降压治疗对保护肾功能的作用，嘱其勿擅自改变药物剂量或停药，以确保满意的疗效。卡托普利对肾功能不全者易引起高钾血症，应定时查血压，降压不宜过快或过低，以免影响肾灌注。

3.激素或免疫抑制剂

慢性肾炎伴肾病综合征者常见，应观察药物可能出现的不良反应。

4.抗血小板聚集药

观察有无出血倾向，监测出血、凝血时间等。

(三)心理护理

由于多数患者病程较长,肾功能逐渐恶化,预后差,心理护理就显得尤为重要,特别是对于那些由于疾病而影响了正常工作、学习和生活的患者。

1.一般性的心理支持

心理支持主要通过支持、解释、疏导、鼓励等方法建立良好的社会支持体系,帮助患者树立生活和治疗的信心,保持乐观的心态。

2.放松疗法

放松疗法可结合音乐疗法放松精神、稳定情绪,还可辅助性地起到降血压、增加外周血流量、改善微循环的作用。

3.集体心理治疗

集体心理治疗可将患者集中到一起进行疾病的讲解,鼓励患者之间的探讨,自我病情的介绍和分析,通过交流起到互相鼓励、宣泄不良情绪的作用。

七、健康教育

(一)休息与饮食

制订个体化的活动计划,嘱患者加强休息,避免剧烈运动和过重的体力劳动,以延缓肾功能减退。适当活动,增强抵抗力,预防各种感染。

解释优质低蛋白、低磷、低盐、高热量饮食的重要性,指导患者根据病情选择合适的食物和量。

(二)避免加重肾损害的因素

注意休息和保暖,加强个人卫生,预防各种感染。若患感冒、咽炎、扁桃体炎和皮肤感染等,应及时就医。避免使用对肾功能有害的药物,如氨基糖苷类抗生素、抗真菌药等。

(三)定期门诊随访

慢性肾炎病程长,需定期随访疾病的进展。若病情出现变化,如出现水肿或水肿加重、血压增高、血尿等,应及时就医。

(四)用药指导

按医嘱用药,避免使用肾毒性药物。

(五)病情监测

指导患者或家属学会自我监测血压及观察水肿程度和尿液的变化,定时复诊。

(六)就诊的指标

告诉患者如果出现下列任何一种情况,请速到医院就诊。

(1)恶心、呕吐;头痛、头晕。

(2)面部、腹部、下肢肿胀。

(3)血尿、大量泡沫尿。

(张艳伟)

第三节 隐匿性肾小球肾炎

隐匿性肾小球肾炎(LCN)又称无症状性血尿和/或蛋白尿,一般指在体检或偶然情况下尿常规检查发现异常,患者无水肿、高血压及肾功能损害的一组肾小球疾病。临床表现为无症状性血尿或无症状性蛋白尿,或两者均有,但以其中一种表现更为突出。它是一组病因、发病机制及病理类型不尽相同、临床表现类似、预后各异的原发性肾小球疾病。

一、临床表现

(一)无症状性血尿

大部分无症状性血尿患者为青年人,无临床症状和体征,多于体检时发现肾小球源性血尿,呈持续性或反复发作性,部分患者于剧烈运动,感染,发热等情况时出现一过性肉眼血尿。此型以持续性镜下血尿和/或反复发作性肉眼血尿为共同临床表现,此型患者无水肿、高血压、蛋白尿及肾功能损害。

(二)无症状性蛋白尿

无症状性蛋白尿多发生于青年人,蛋白尿呈持续性,偶有波动。尿蛋白定量通常在1.0 g/24 h以下,以清蛋白为主。尿沉渣检查正常,无水肿,高血压及肾功能损害。无症状性蛋白尿患者预后不一,部分预后良好。

(三)无症状性血尿和蛋白尿

无症状性血尿和蛋白尿多见于青年男性。临床上同时存在血尿和蛋白尿,尿蛋白定量通常在1.0～2.0 g/24 h,无高血压、水肿和肾功能损害表现。由于无明显临床症状及体征,容易被患者和医师忽略致漏诊。

二、辅助检查

(一)尿液检查

尿常规化验或存在轻度蛋白尿,或镜下血尿,或两者兼有。相差显微镜尿红细胞形态学检查及尿红细胞容积分布曲线检查提示为肾小球源性血尿。

(二)血常规检查

血常规检查一般无异常发现。

(三)血生化检查

肝功能、肾功能检查正常;血抗链"O"、类风湿因子、抗核抗体、冷球蛋白阴性、补体正常。

(四)肾功能检查

肾功能检查包括肾小球滤过功能和肾小管功能评估在正常范围。肾小球滤过率、Ccr正常,酚红排泄试验、尿浓缩稀释功能及酸化功能均在正常范围。

(五)影像学检查

超声影像学检查早期可见双肾正常,肾皮质或肾内结构正常。核素显像、膀胱镜检查及静脉肾盂造影均可无异常发现。

(六)肾活检病理

肾活检病理对于隐匿性肾小球肾炎患者、肾活检可帮助进一步明确诊断。对于肾穿刺活检的指征,目前意见不一致,部分学者认为蛋白尿明显,特别是尿蛋白定量>1.0 g/24 h应考虑进行肾穿刺活检,明确病理类型;随访过程中如发现尿蛋白增加,和/或出现血尿、蛋白尿,和/或出现水肿、高血压、肾功能损害等肾病表现,也应及时行肾活检以帮助明确病理类型及病变程度,制订相应治疗措施。

三、治疗

(一)一般治疗

急性起病后应卧床休息,直至肉眼血尿消失,水肿消退,血压恢复正常,血肌酐恢复正常后,方可轻微活动,但要密切随诊,若病情变化,仍需继续卧床休息。饮食应注意给予适当蛋白,1 g/kg/d,限制过于严格或增加摄入均不利于肾脏的恢复。有水肿及高血压者应注意给予低盐(2~3 g/d)甚至无盐饮食;对于水肿且尿少者,应严格限制水的摄入。部分患者还需低钾饮食。另外应摄入富含维生素的饮食。

(二)病因治疗

治疗感染灶对急性肾炎病情及预后的影响至今尚无定论。目前多主张存在明显的感染灶,细菌培养阳性时,积极使用抗生素,多选用青霉素类或其他敏感药物,疗程 2 周左右。对扁桃体病灶明显,病情迁延 2 个月以上,病情反复者,可考虑扁桃体摘除。但其对急性肾炎的病程影响亦无定论。

(三)对症治疗

1.利尿

经限制水、盐摄入后,仍水肿严重甚至因水、钠潴留导致心力衰竭者,应使用利尿剂。可选用噻嗪类利尿药,但对于肾小球滤过率<25 mL/min时,应选用襻利尿剂,如呋塞米、丁脲胺。其中呋塞米的剂量可用至400~1 000 mg/d,一般不超过400 mg/d,大剂量使用时应注意其耳毒性和肾损害。还可使用小剂量的多巴胺以解除血管痉挛而利尿。避免使用汞利尿剂、渗透性利尿剂和保钾利尿剂。

2.降压

积极而适当的降压有利于增加肾血流量,改善肾功能,减少心脑血管病合并症的发生。利尿剂的使用可降低容量负荷,从而降低血压,还可选用钙通道阻滞剂,如氨氯地平,α 受体拮抗剂如哌唑嗪,一般不需使用转换酶抑制剂,必要时可静脉滴注酚妥拉明或硝普钠,可快速降压,防治高血压脑病的发生。

3.降血钾

首先应控制高钾饮食的摄入,使用排钾利尿药如呋塞米,纠正酸中毒静脉滴注碳酸氢钠,予葡萄糖加胰岛素,口服离子交换树脂,若上述措施均无效时,应紧急血液透析或腹膜透析。

4.控制心力衰竭

因急性肾炎发生主要是容量负荷增加,故利尿降压是首选措施。可静脉滴注硝普钠或酚妥拉明。必要时行血液滤过。

四、护理诊断

(1)有感染的危险:与疾病所致机体免疫力下降有关。

(2)知识缺乏:缺乏疾病保健的相关知识。

(3)潜在并发症:肾功能不全。

五、护理措施

(一)一般护理

1.休息与活动

轻度患者可适当参加体育锻炼;对水肿明显,血压较高患者或肾功能不全的患者,强调应卧床休息,按病情给予相应的护理级别。

2.病情观察

注意观察尿量、颜色、性状变化。有明显异常及时报告医师,每周至少化验尿常规和比重一次。注意观察患者的血压、水肿、尿量、尿检结果及肾功能变化,如有少尿、水肿、高血压,应及时报告主管医师给予相应的处理。

3.预防感染

慢性肾炎容易发生各种感染,尤其发生在用糖皮质激素或细胞毒性药物治疗期间,注意病室内空气新鲜,定期消毒,预防呼吸道感染,发现发热、腰痛的患者及时报告主管医师,及时预防肾功能恶化。

4.按不同时间送检尿液标本

采用不同的方式留取尿标本,如晨尿、清洁中段尿、1 小时尿、3 小时尿、12 小时尿或 24 小时尿等,并应按送检要求进行相应的处理。应将留尿方法和注意事项告知患者,及时送检。

5.饮食护理

(1)提供优质高蛋白饮食,如牛奶、鸡蛋、鱼类,肾功能不全时要控制植物蛋白的摄入。在平时膳食时要保证食物中碳水化合物的摄入,以提供足够的热量,减少自体蛋白质的分解。

(2)限制钠的摄入,每天膳食中钠应低于 3 g,少尿时应控制钾的摄入,保证全面营养。

(二)用药护理

预防控制感染,上呼吸道感染、泌尿道感染往往是引起肾小球疾病的重要诱因,反复的感染可致肾脏的损伤,引起肾功能改变,所以要积极预防,及时控制。积极治疗高血压,过高的血压可破坏肾脏调节血压的功能,加重肾小球内压力,造成肾脏损害,积极治疗原发病,控制系统性红斑狼疮,类风湿性关节炎,皮肌炎等风湿类疾病以及糖尿病等,中西医结合治疗原发病疗效可靠。保护肾功能,避免各种肾损伤的因素,特别避免使用肾毒性药物。

(三)心理护理

(1)护士应该向患者讲述疾病知识,组织病友交流养病体会,对顾虑较大的患者,多安慰鼓励,给予心理上的支持,增强患者战胜疾病的信心。

(2)对不太重视疾病的患者,应该耐心说明急进性肾小球肾炎的危害,使之主动配合治疗疾病,做好自我护理,并做好患者家属的思想工作。

(3)经常巡视病房,了解患者的需要,及时帮助患者解决实际问题,建立良好的医患关系,使患者有焦虑情绪时,愿意向护士倾诉。

(4)指导患者掌握放松技巧,如听轻音乐、练气功,缓慢深呼吸,以转移注意力,减轻焦虑。

(5)指导患者有规律的生活,保证睡眠质量,勿劳累;向患者提供有关肾病的保健书籍,让患者了解疾病治疗过程及转归。

(6)避免使用对肾有损害的药物,告诉患者不要随意服用偏方、秘方,因近几年发现有很多中成药和中草药对肾有一定的毒性,如服用中药务必到正规的肾病专科去治疗,以防止损害肾功能。

六、健康教育

(1)告知患者应注意保持乐观心态,减轻思想压力。

(2)嘱患者注意保护肾功能,避免肾损害因素:如感染、劳累、肾毒性药物等。对反复发作的慢性扁桃体炎,急性期过后及时摘除。

(3)嘱患者定期检测尿常规,3～6个月检测1次。

(张艳伟)

第四节　急性间质性肾炎

急性间质性肾炎(AIN)又称急性肾小管间质性肾炎,是一组临床出现急性肾损害、病理以肾间质炎细胞浸润及水肿为主要表现的肾脏病。根据病因可分为药物相关性急性间质性肾炎、感染相关性急性间质性肾炎及自身免疫性急性间质性肾炎。

一、临床表现

(一)药物相关性急性间质性肾炎

药物相关性急性间质性肾炎主要表现为突发的肾小球滤过率下降,血清尿素氮、肌酐进行性增高,可伴有恶心、呕吐、消瘦、疲乏无力、发热、皮疹、关节痛等症状。伴或不伴有少尿,血压多正常。发热、皮疹、嗜酸性粒细胞增多称为三联征。

(二)感染相关性急性间质性肾炎

感染相关性急性间质性肾炎有原发病的临床表现,如发热、寒战、血白细胞增多等感染中毒症状或午后低热、盗汗、食欲差等结核中毒症状以及感染部位的症状。如果是肾脏局部感染,则有腰背痛和肾区叩痛。其他症状同上。

(三)自身免疫性急性间质性肾炎

自身免疫性急性间质性肾炎主要是原发病的表现,原发病的表现随着病种的不同而各异,肾脏病变也不同,因此临床表现差异大,但是多有间质性肾炎的临床表现。

二、辅助检查

(一)尿液检查

一般为少量蛋白尿、无菌性白细胞尿、嗜酸性粒细胞尿(＞5%)、肾性糖尿、低渗尿。

(二)血液检查

肌酐和尿素氮增高,高钾、高氯等电解质紊乱,代谢性酸中毒等,菌血症时血培养阳性。

(三)B超检查

肾脏呈正常大小或体积增大,皮质回声增强,同于或高于肝脏回声。

(四)病理学检查

肾间质水肿伴灶性或弥漫性炎细胞浸润,肾小管可有不同程度的退行性变,肾小球和肾血管正常或病变较轻。

三、治疗

(一)药物相关性急性间质性肾炎

治疗原则为去除病因,支持治疗以防治并发症以及促进肾功能恢复。

1.一般治疗

应力争去除病因,首先停用相关药物或可疑药物,避免再次使用同类药物,支持治疗主要在于对急性肾衰竭及其并发症的非透析治疗措施或透析治疗,主要目标是改善症状并减少并发症。

2.特殊治疗

如果停用致病药物数周后患者的肾功能未能得到改善,肾衰竭程度过重且病理提示肾间质弥散性炎细胞浸润,或肾脏病理显示肉肿性肾间质肾炎者,有必要早期给予糖皮质激素治疗,常可获得利尿、加速肾功能改善的疗效。

(二)感染相关性急性间质性肾炎

针对可疑病原体给予积极抗感染及支持治疗最重要,对重症呈少尿或无尿型急性肾衰竭表现或伴有多系统器官功能衰竭,应按急性肾衰竭治疗原则给予替代治疗。

(三)自身免疫性急性间质性肾炎

特发性急性间质性肾炎的治疗主要是支持治疗和免疫抑制治疗。对病情较重者及伴有肉芽肿的特发急性间质性肾炎应早期应用中等剂量的激素治疗,必要时可以考虑给予甲泼尼龙冲击治疗。若无效或停药后复发,则可考虑应用其他免疫抑制剂(如环磷酰胺或环孢素等)治疗,仍可获得满意疗效,但需要特别注意监测这些药物的不良反应。

四、护理诊断

(1)体液过多:与肾小球滤过率下降,水、钠潴留有关。

(2)有电解质和酸碱失衡的危险:与肾小管功能异常有关。

(3)有感染的危险:与贫血、抵抗力下降有关。

(4)有皮肤完整受损的危险:与高度水肿有关。

(5)知识缺乏:缺乏疾病预防及用药相关知识。

(6)潜在并发症:急性肾衰竭等。

(7)体温过高:与身体受到感染有关。

五、护理措施

(一)一般护理

卧床休息,水肿明显者给予无盐饮食,水肿减轻后给予低盐饮食,饮食应易消化、富含维生素。出现急性肾功能不全者,限制蛋白入量,给予优质蛋白,维持营养状态。

(二)用药护理

停用致敏药物,慎用对肾功能有影响的药物,纠正酸碱和电解质平衡。针对病因治疗,如药物过敏所致的急性间质性肾炎应该找到致敏药物，并立即停用，可以应用糖皮质激素，同时加强支持治疗，必要时给予透析支持治疗。尽量减轻肾功能受损，加速肾功能的恢复。如感染引起的急性间质性肾炎应控制感染，预防出现医院内感染，提供安静舒适的环境。

（三）心理护理

鼓励患者表达自己的想法，适时给予心理支持，对焦虑紧张的患者给予心理疏导。

六、健康教育

应尽快明确病因，即刻停用致病药物，经适当治疗后，肾功能可以部分或完全恢复。但由于起病病因、治疗病程长短、肾功能受损程度、间质浸润和纤维化情况及治疗及时与否均可影响肾功能的恢复时间和程度，而且，肾功能的恢复还取决于多学科的协作和综合治疗的措施。因此，要帮助患者掌握急性肾小管间质性肾炎知识，对健康人群宜讲解用药常识，与社区医护人员相互支持、通力协作是非常重要的。

（张艳伟）

第五节　慢性间质性肾炎

慢性间质性肾炎是由不同病因引起的一组以肾间质纤维化及肾小管萎缩伴慢性炎细胞浸润为主要病理表现的临床病理综合征，又称慢性肾小管间质性肾炎。在慢性间质性肾炎的晚期，肾脏缩小，外形不规则，见多发的瘢痕，经常存在两肾不等大。光镜下，间质呈典型的慢性炎症变化，主要见淋巴细胞、浆细胞和成纤维细胞，有大量的胶原和含黏多糖的基质沉积。肾小管细胞萎缩扁平，肾小管外形扭曲，常见管腔扩张，内含嗜酸性管型，肾小管基底膜特征性增厚。疾病后期肾小球受累，周围绕以纤维组织，最后肾小球发生纤维化和透明样变。

一、临床表现

（一）微生物感染引起的慢性间质性肾炎

慢性非梗阻反流性肾盂肾炎多见于儿童，排尿或膀胱充盈时有腰痛，排尿间歇短而尿量多，合并感染时有肾盂肾炎发作。另外，还有肾小管功能障碍的临床表现，如尿液酸化功能、浓缩功能障碍，早期一般无水肿。引起中毒性慢性间质性肾炎的原因有很多，包括止痛剂、某些化疗药物、重金属、放射线等因素。尿流动力学出现异常的情况下容易出现尿路的感染，慢性非梗阻反流性肾盂肾炎是导致慢性间质性肾炎的常见原因。

（二）中毒性慢性间质性肾炎

止痛剂中毒者以年轻女性多见，长期服用止痛剂后出现肾小管功能受损；化疗药物中毒者表现为化疗后出现蛋白尿和肾功能改变；重金属中毒后出现肾小管功能损害，锂中毒可以出现肾性尿崩症，铅中毒除了全身表现外，在肾脏表现为肾小管功能失常，肾性糖尿、氨基酸尿、蛋白尿、管型尿及尿铅排量增加等。

二、辅助检查

(一)尿液检查

蛋白尿、红细胞和白细胞尿,感染时有脓尿、糖尿、低渗透尿等。

(二)血液检查

代谢性酸中毒、低钠、低钾等。

(三)病理学检查

肾间质纤维化,肾小管和肾血管萎缩。

(四)影像学检查

微生物感染引起的慢性间质性肾炎可见病侧肾盂肾盏腔增大,输尿管扩张,肾皮质区变薄;止痛剂性肾病的X线检查表现为戒指征或环形影,铅中毒者骨X线检查表现有骨硬化现象。

三、治疗

(一)尿路感染

对于细菌感染引起的慢性间质性肾炎应用抗生素,抗感染用药时注意细菌敏感性的变化、用量和疗程,并根据肾功能状态调整药物用量,尽量选择对肾脏毒性小的药物。

(二)镇痛剂性肾病

早期诊断至关重要,作出诊断后即应停止服用有关药物,减少非那西汀投放量,有助于预防慢性肾小管间质性肾炎的发生。

(三)梗阻性肾病

根据梗阻的病因解除梗阻,同时控制感染并保存肾功能。

(四)中毒性肾病

药物引起的中毒性肾病应停用该药,重金属引起的中毒性肾病应减少接触并用解毒药。

四、护理诊断

(1)有生命体征改变的可能:与疾病严重程度有关。

(2)饮食习惯与摄入量改变:与肌酐的升高引起的消化功能紊乱有关。

(3)恐惧:与慢性疾病引起的全身不适有关。

(4)健康维护能力降低:与滥用药物或重金属慢性中毒引起的机体功能改变有关。

(5)知识缺乏:缺乏疾病治疗和护理知识。

五、护理措施

(一)一般护理

卧床休息,提供安静舒适环境。给予优质蛋白、高营养、低盐饮食。

(二)用药护理

对有尿路感染的患者选用敏感的抗生素。对有尿路梗阻的患者,在控制感染后应手术解除尿路梗阻。寻找引起肾功能恶化的原因,通过治疗减缓肾功能的下降。

(三)心理护理

护士应了解患者及家属对该病的认知程度,及时提供各种治疗信息帮助患者树立对治疗的信心，积极参与检查和治疗，保证治疗和护理的连续性，做好心理关怀，创造舒适的休息环境，减轻和控制症状，增加患者的生活乐趣。

六、健康教育

指导患者应用正确的饮食方法，改进一些不良的生活习惯，避免肾损害因素，定期检查，了解肾功能的情况告知患者避免长期应用止痛药；对进行化疗的患者，在化疗期间密切观察肾脏功能改变；对于接触重金属者，应定期检查肾脏功能，以了解是否存在重金属引起的肾脏病变。如果出现肾脏病变，应该立即停止应用止痛药或化疗药，脱离重金属环境。

（张艳伟）

第六节 急性肾盂肾炎

急性肾盂肾炎是由细菌（极少数可由真菌、病毒、原虫）引起的肾盂黏膜及肾实质的急性感染性疾病，一般伴有下尿路感染，临床上不易严格区分。本病起病急，可发生于各年龄阶段，其中以育龄女性最多见。可根据有无基础疾病分为复杂性和非复杂性肾盂肾炎。根据临床病程及疾病，肾盂肾炎可分为急性及慢性两期，慢性肾盂肾炎是导致慢性肾功能不全的重要原因。

一、临床表现

（一）急性肾盂肾炎

常见于育龄妇女。

1.全身感染症状

起病急，可有寒战、发热、头痛、恶心、呕吐、食欲下降等，常伴有血白细胞计数升高和血沉增快。一般无高血压和氮质血症。

2.泌尿系统症状

泌尿系统症状包括尿频、尿急、尿痛等膀胱刺激征，腰痛或者下腹部疼痛、肋脊角及输尿管点压痛，肾区压痛和叩击痛。必须指出，有些肾盂肾炎患者的临床表现与膀胱炎相似，且两者的临床症状多有重叠，故仅凭临床表现很难鉴别，需要做进一步定位检查方能确诊。

（二）慢性肾盂肾炎

肾盂肾炎病程超过半年，同时有下列情况之一的，可诊断为慢性肾盂肾炎：在静脉肾盂造影片上可见肾盂肾盏变形、狭窄；肾外形可凹凸不平，且两肾大小不等；肾小管功能有弥漫性损害。

1.尿路感染表现

常见间歇性出现无症状细菌尿、尿频、排尿不适等下尿路症状，轻微的肋部或腹部不适，间歇性低热等表现。

2.慢性间质性肾炎的症状

慢性间质性肾炎表现为多尿、夜尿等肾小管浓缩功能减退症状。晚期，在小管间质损害的基础上，出现局灶性节段性的肾小球硬化，表现为大量蛋白尿或肾病综合征，患者的预后差，可逐渐进展至终末期肾病。慢性肾盂肾炎临床表现复杂，容易反复发作，目前被认为是较难根治而逐渐进展的疾病。

二、辅助检查

急性期时可有急性炎症的发现，如血白细胞计数升高，中性粒细胞可有百分比增高，下列检查对诊断更有重要意义。

（一）尿常规检查

尿常规检查是最简便而可靠的检测泌尿道感染的方法，宜留清晨第1次尿液待测，尿中白细胞计数显著增加，出现白细胞管型提示肾盂肾炎，红细胞计数也增加，少数可有肉眼血尿，尿蛋白常为阴性或微量。

（二）尿细菌学检查

新鲜清洁中段尿细菌定量培养菌落计数≥10^5/mL有临床意义，<10^7/mL为污染所致。如临床上无尿感症状，则要求2次清洁中段尿定量培养均≥10/mL，且为同一菌种。

（三）尿抗体包裹细菌分析

用免疫荧光分析证实来自肾脏的细菌包裹着抗体，可和荧光标记的抗体IgG结合呈阳性反应来自膀胱的细菌不被特异性的抗体所包裹，故近年来尿液抗体包裹性细菌（ACB）分析较广泛地用于上下尿路感染的定位诊断，其准确性高。

（四）X线检查

由于急性泌尿道感染本身容易产生膀胱输尿管反流，故静脉或逆行肾盂造影宜在感染消除后4～8周后进行，急性肾盂肾炎以及无并发症的复发性泌尿道感染并不主张常规做肾盂造影，对慢性或久治不愈患者，视需要分别可做尿路平片，静脉肾盂造影，逆行肾盂造影，排尿时膀胱输尿管造影，以检查有无梗阻、结石、输尿管狭窄或受压、肾下垂、泌尿系统先天性畸形以及膀胱输尿管反流现象等。此外，还可了解肾盂、肾盏形成及功能，以便与肾结核、肾肿瘤等鉴别，慢性肾盂肾炎的肾盂呈轻度扩张或杵状，并可有瘢痕性畸形，肾功能不全时需用2倍或3倍碘造影剂做静脉快速滴入，并多次摄片才能使造影得到满意效果。肾血管造影可显示慢性肾盂肾炎的血小管有不同程度的扭曲，必要时可做肾CT扫描或磁共振扫描，以排除其他肾脏疾病。

（五）超声波检查

超声波检查是目前应用最广泛，最简便的方法，它能筛选泌尿道发育不全、先天性畸形、多囊肾、肾动脉狭窄所致的肾脏大小不匀、结石、肾盂积水、肿瘤及前列腺疾病等。

三、治疗

急性肾盂肾炎的治疗关键是使用血浓度高及对致病微生物敏感的抗生素。临床上应根据患者症状和体征严重程度选择治疗方案和药物。

（一）治疗目的

（1）控制和预防败血症。

（2）清除进入泌尿道的致病菌。

（3）防止复发。

一般来说，肾盂肾炎的治疗主要分为两个阶段：静脉给药迅速控制败血症。继而口服给药清除病原体，维持治疗效果和防止复发。

（二）用药原则

（1）药物敏感，血药浓度足够高。

（2）症状较轻，无恶心呕吐的患者可口服甲氧苄啶＋磺胺甲噁唑和氟喹诺酮。

（3）患者退烧 24 小时（通常在治疗 72 小时）后，可口服甲氧苄啶＋磺胺甲噁唑和氟喹诺酮，一般 14 天的疗程，可有效清除感染的病原体和胃肠道中的残余病原体。

（三）治疗要点

1.应用抗生素

轻型肾盂肾炎宜口服有效抗菌药物 14 天，可选用磺胺类（复方磺胺甲噁唑 6 片，顿服）和氟喹酮类（如氧氟沙星 0.4 g，顿服），一般72 小时可见效，若无效，则应根据药物敏感试验更改药物。严重肾盂肾炎有明显毒血症状者需肌内注射或静脉用药，可选用氨基糖苷类、青霉素类（如氨苄西林 2 g，每天 3 次）、头孢类等药物，获得尿培养结果后应根据药敏选药，必要时联合用药，另外，严重肾盂肾炎应在病情允许时，做影像学检查，以确定有无尿路梗阻，尤其是结石等。

2.碱化尿液

口服碳酸氢钠片（10 g，每天 3 次），可以增强上述抗菌药物的疗效，减轻尿路刺激症状。

四、护理诊断

（1）疼痛：与肾区有压痛、叩击痛，腹部输尿管移行区或耻骨上区有压痛有关。

（2）焦虑：与病情变化所带来的不适，并发症增多有关。

（3）潜在并发症：败血症，甚至诱发急性肾衰竭等。

五、护理措施

（一）休息

急性发作期应注意卧床休息，宜取屈曲位，保持心情愉快，可进行放松的活动，如听音乐、欣赏小说等分散注意力，减轻焦虑，缓解尿路刺激征。

（二）饮食护理

患者发病时，会伴有高热或低热、乏力等症状，容易导致患者食欲变差，护理人员给予患者饮食护理时，注意饮食色、香、味的搭配，以易消化的食物为主，注意高热量、高蛋白的摄入，保证患者营养。同时，在无禁忌证的情况下，鼓励患者多饮水，饮水量应在 2 000～2 500 mL/d。勤排尿，以达到冲洗尿路的目的，减少细菌在尿路停留。

（三）缓解疼痛

指导患者进行肾区的热敷或按摩，以缓解局部肌肉痉挛，减轻疼痛。

（四）保持会阴部的清洁

减少肠道细菌的侵入，尤其是女性患者的月经期。

（五）病情观察

监测体温、尿液性状的变化，观察有无腰痛加剧。高热者可采取冰敷、乙醇擦浴等措施进行物理降温；如高热持续不退或者体温升高，且出现腰痛加剧等，应考虑可能出现肾周脓肿、肾乳头坏死等并发症，需及时处理。

（六）用药护理

患者忌随意减少药量或者停药，持续用药才能实现临床治愈。用药后，护理人员还要观察患者用药后的疗效与各种不良反应,为患者讲解药物作用与用药方法。由于急慢性肾盂肾炎患者用药时间长,护理人员一定要为患者做好用药相关讲解,使患者可以准确合理用药,更好地配合治疗与护理工作。遵医嘱用药,在早期应用抗感染药物,观察患者用药后的疗效与毒副作用,如有异常及时上报医师处理。患者服用喹诺酮类药物,能造成胃肠道轻度的不良反应,所以,此类药物多在饭后服用,此类药物也会导致皮肤瘙痒。患者服用氨基糖苷类药物,会出现耳鸣、眩晕、肾毒性等症状,老年患者多禁用此类药物。患者服用氨苄西林或头孢类抗生素时,一定要询问患者过敏史,提前做好过敏测试,观察患者用药后的疗效与不良反应。护理人员指导患者要遵医嘱用药,当所有临床症状彻底消失后才能停止用药。遵医嘱使用抗菌药物和口服碳酸氢钠,注意药物用法、剂量、疗程和注意事项,如口服复方磺胺甲恶唑期间要注意多饮水,并同时服用碳酸氢钠,以增强疗效,减少磺胺结晶的形成。

六、健康教育

给予患者以心理指导:指导患者保持乐观豁达的态度,向患者及家属介绍肾盂肾炎的病因、症状、治疗及预后,积极消除患者的疑虑、恐惧心理,树立信心,配合治疗。

(张艳伟)

第七章　内分泌科护理

第一节　糖　尿　病

糖尿病(diabetes mellitus,DM)是一组由多病因引起的以慢性高血糖为特征的代谢性疾病，是由胰岛素分泌和/或作用缺陷所引起。糖尿病是常见病、多发病。据国际糖尿病联盟统计，2011 年全球有糖尿病患者 3.66 亿，比 2010 年的 2.85 亿增加近 30%。我国成年人糖尿病患病率达 9.7%，而糖尿病前期的比例更高达 15.5%。因此，糖尿病是严重威胁人类健康的世界性公共卫生问题。

一、分型

(一)1 型糖尿病

1 型糖尿病：胰岛 B 细胞破坏，常导致胰岛素绝对缺乏。

(二)2 型糖尿病

2 型糖尿病：从以胰岛素抵抗为主伴胰岛素分泌不足到以胰岛素分泌不足为主伴胰岛素抵抗。

(三)其他特殊类型糖尿病

其他特殊类型糖尿病指病因相对比较明确，如胰腺炎、库欣综合征等引起的一些高血糖状态。

(四)妊娠期糖尿病

妊娠期糖尿病指妊娠期间发生的不同程度的糖代谢异常。

二、病因与发病机制

糖尿病的病因和发病机制至今未完全阐明。总的来说，遗传因素及环境因素共同参与其发病过程。胰岛素由胰岛 B 细胞合成和分泌，经血液循环到达体内各组织器官的靶细胞，与特异受体结合并引发细胞内物质代谢效应。该过程中任何一个环节发生异常，均可导致糖尿病。

(一)1 型糖尿病

1.遗传因素

遗传因素在 1 型糖尿病发病中起重要作用。

2.环境因素

糖尿病可能与病毒感染、化学毒物和饮食因素有关。

3.自身免疫

有证据支持 1 型糖尿病为自身免疫性疾病。

4.1 型糖尿病的自然史

1 型糖尿病的发生发展经历以下阶段。

(1)个体具有遗传易感性,临床无任何异常。

(2)某些触发事件,如病毒感染引起少量 B 细胞破坏并启动自身免疫过程。

(3)出现免疫异常,可检测出各种胰岛细胞抗体。

(4)B 细胞数目开始减少,仍能维持糖耐量正常。

(5)B 细胞持续损伤达到一定程度时(通常只残存 10%～20%的 B 细胞),胰岛素分泌不足,出现糖耐量降低或临床糖尿病,需用外源胰岛素治疗。

(6)B 细胞几乎完全消失,需依赖外源胰岛素维持生命。

(二)2 型糖尿病

1.遗传因素与环境因素

有资料显示遗传因素主要影响 B 细胞功能。环境因素包括年龄增加、现代生活方式改变、营养过剩、体力活动不足、子宫内环境以及应激、化学毒物等。

2.胰岛素抵抗和 B 细胞功能缺陷

胰岛素抵抗是指胰岛素作用的靶器官对胰岛素作用的敏感性降低。B 细胞功能缺陷主要表现为胰岛素分泌异常。

3.糖耐量减低和空腹血糖调节受损

糖耐量减低是葡萄糖不耐受的一种类型。空腹血糖调节受损是指一类非糖尿病性空腹血糖异常,其血糖浓度高于正常,但低于糖尿病的诊断值。目前认为两者均为糖尿病的危险因素,是发生心血管病的危险标志。

4.临床糖尿病

达到糖尿病的诊断标准(表 7-1)。

表 7-1　糖尿病诊断标准

诊断标准	静脉血浆葡萄糖水平
(1)糖尿病症状＋随机血糖或	≥11.1 mmol/L
(2)空腹血浆血糖(FPG)或	≥7.0 mmol/L
(3)葡萄糖负荷后两小时血糖(2 小时 PG)	≥11.1 mmol/L
无糖尿病症状者,需改天重复检查,但不做第 3 次 OGTT	

注:空腹的定义是至少 8 小时没有热量的摄入;随机是指一天当中的任意时间而不管上次进餐的时间及食物摄入量。

三、临床表现

(一)代谢紊乱综合征

1."三多一少"

多饮、多食、多尿和体重减轻。

2.皮肤瘙痒

患者常有皮肤瘙痒,女性患者可出现外阴瘙痒。

3.其他症状

四肢酸痛、麻木、腰痛、性欲减退、月经失调、便秘和视物模糊等。

(二)并发症

1.糖尿病急性并发症

(1)糖尿病酮症酸中毒(diabetic ketoacidosis,DKA):为最常见的糖尿病急症,以高血糖、酮症和酸中毒为主要表现。DKA 最常见的诱因是感染,其他诱因有胰岛素治疗中断或不适当减量、饮食不当、各种应激及酗酒等。临床表现为早期"三多一少",症状加重;随后出现食欲缺乏、恶心、呕吐,多尿、口干、头痛、嗜睡,呼吸深快,呼气中有烂苹果味(丙酮);后期严重失水、尿量减少、眼球下陷、皮肤黏膜干燥,血压下降、心率加快,四肢厥冷;晚期出现不同程度意识障碍。

(2)高渗高血糖综合征:糖尿病急性代谢紊乱的另一临床类型,以严重高血糖、高血浆渗透压、脱水为特点,无明显酮症酸中毒,患者常有不同程度的意识障碍或昏迷。本病起病缓慢,最初表现为多尿、多饮,但多食不明显或反而食欲缺乏;随病情进展出现严重脱水和神经精神症状,患者反应迟钝、烦躁或淡漠、嗜睡,逐渐陷入昏迷、出现抽搐,晚期尿少甚至尿闭,但无酸中毒样深大呼吸。与 DKA 相比,失水更为严重、神经精神症状更为突出。

(3)感染性疾病:糖尿病容易并发各种感染,血糖控制差者更易发生,病情也更严重。

(4)低血糖:一般将血糖≤2.8 mmol/L 作为低血糖的诊断标准,而糖尿病患者血糖值≤3.9 mmol/L就属于低血糖范畴。低血糖有两种临床类型,即空腹低血糖和餐后(反应性)低血糖。低血糖的临床表现呈发作性,具体分为两类:①自主(交感)神经过度兴奋表现为多有出汗、颤抖、心悸、紧张、焦虑、饥饿、流涎、软弱无力、面色苍白、心率加快、四肢冰凉和收缩压轻度升高等。②脑功能障碍表现为初期表现为精神不集中、思维和语言迟钝、头晕、嗜睡、视物不清、步态不稳,后可有幻觉、躁动、易怒、性格改变、认知障碍,严重时发生抽搐和昏迷。

2.糖尿病慢性并发症

(1)微血管病变:这是糖尿病的特异性并发症。微血管病变主要发生在视网膜、肾、神经和心肌组织,尤其以肾脏和视网膜病变最为显著。

(2)大血管病变:这是糖尿病最严重、突出的并发症,主要表现为动脉粥样硬化。动脉粥样硬化主要侵犯主动脉、冠状动脉、脑动脉、肾动脉和肢体外周动脉等。

(3)神经系统并发症:以周围神经病变最常见,通常为对称性,下肢较上肢严重,病情进展缓慢。患者常先出现肢端感觉异常,如呈袜子或手套状分布,伴麻木、烧灼、针刺感或如踏棉垫感,可伴痛觉过敏、疼痛;后期可有运动神经受累,出现肌力减弱甚至肌萎缩和瘫痪。

(4)糖尿病足:指与下肢远端神经异常和不同程度周围血管病变相关的足部溃疡、感染和/或深层组织破坏,主要表现为足部溃疡、坏疽。糖尿病足是糖尿病最严重且需治疗费用最多的慢性并发症之一,是糖尿病非外伤性截肢的最主要原因。

(5)其他:糖尿病还可引起黄斑病、白内障、青光眼、屈光改变和虹膜睫状体病变等。牙周病是最常见的糖尿病口腔并发症。

在我国,糖尿病是导致成人失明、非创伤性截肢的主要原因;心血管疾病是使糖尿病患者致残、致死的主要原因。

四、辅助检查

(一)尿糖测定

尿糖受肾糖阈的影响。尿糖呈阳性只提示血糖值超过肾糖阈(大约10 mmol/L),尿糖呈阴性不能排除糖尿病可能。

(二)血糖测定

血糖测定的方法有静脉血葡萄糖测定、毛细血管血葡萄糖测定和 24 小时动态血糖测定 3 种。前者用于诊断糖尿病,后两种仅用于糖尿病的监测。

(三)口服葡萄糖耐量试验

当血糖高于正常范围而又未达到诊断糖尿病标准时,须进行口服葡萄糖耐量试验(OGTT)。OGTT 应在无摄入任何热量 8 小时后,清晨空腹进行,75 g 无水葡萄糖,溶于 250～300 mL 水中,5～10 分钟内饮完,空腹及开始饮葡萄糖水后 2 小时测静脉血浆葡萄糖。儿童服糖量按 1.75 g/kg计算,总量不超过 75 g。

(四)糖化血红蛋白 A_1 测定

糖化血红蛋白 A_1测定:其测定值者取血前 8～12 周血糖的总水平,是糖尿病病情控制的监测指标之一,正常值是 3%～6%。

(五)血浆胰岛素和 C 肽测定

主要用于胰岛 B 细胞功能的评价。

(六)其他

根据病情需要选用血脂、肝肾功能等常规检查,急性严重代谢紊乱时的酮体、电解质、酸碱平衡检查,心、肝、肾、脑、眼科以及神经系统的各项辅助检查等。

五、治疗要点

糖尿病管理须遵循早期和长期、积极而理性、综合治疗和全面达标、治疗措施个体化等原则。国际糖尿病联盟(IDF)提出糖尿病综合管理 5 个要点(有“五驾马车”之称):糖尿病健康教育、医学营养治疗、运动治疗、血糖监测和药物治疗。

(一)健康教育

健康教育是重要的基础管理措施,是决定糖尿病管理成败的关键。每位糖尿病患者均应接受全面的糖尿病教育,充分认识糖尿病并掌握自我管理技能。

(二)医学营养治疗

医学营养治疗是糖尿病基础管理措施,是综合管理的重要组成部分。详见饮食护理。

(三)运动疗法

在糖尿病的管理中占重要地位,尤其对肥胖的 2 型糖尿病患者,运动可增加胰岛素敏感性,有助于控制血糖和体重。运动的原则是适量、经常性和个体化。

(四)药物治疗

1.口服药物治疗

(1)促胰岛素分泌剂。①磺胺类药物:其作用不依赖于血糖浓度。常用的有格列苯脲、格列吡嗪、格列齐特、格列喹酮和格列苯脲等。②非磺胺类药物:降血糖作用快而短,主要用于控制餐后高血糖。如瑞格列奈和那格列奈。

(2)增加胰岛素敏感性药物。①双胍类:常用的药物有二甲双胍。二甲双胍通常每天剂量500～1 500 mg,分 2～3 次口服,最大剂量不超过每天2 g。②噻唑烷二酮类:也称格列酮类,有罗格列酮和吡格列酮两种制剂。

(3)α-葡萄糖苷酶抑制剂:作为 2 型糖尿病第一线药物,尤其适用于空腹血糖正常(或偏高)而餐后血糖明显升高者。常用药物有阿卡波糖和伏格列波糖。

2.胰岛素治疗

胰岛素治疗是控制高血糖的重要和有效手段。

(1)适应证:①1 型糖尿病。②合并各种严重的糖尿病急性或慢性并发症。③处于应激状态,如手术、妊娠和分娩等。④2 型糖尿病血糖控制不满意,B 细胞功能明显减退者。⑤某些特殊类型糖尿病。

(2)制剂类型:按作用快慢和维持作用时间长短,可分为速效、短效、中效、长效和预混胰岛素5 类。根据胰岛素的来源不同,可分为动物胰岛素、人胰岛素和胰岛素类似物。

(3)使用原则:①胰岛素治疗应在综合治疗基础上进行。②胰岛素治疗方案应力求模拟生理性胰岛素分泌模式。③从小剂量开始,根据血糖水平逐渐调整。

(五)人工胰

人工胰由血糖感受器、微型电子计算机和胰岛素泵组成。目前尚未广泛应用。

(六)胰腺和胰岛细胞移植

治疗对象主要为 1 型糖尿病患者,目前尚局限于伴终末期肾病的患者。

(七)手术治疗

部分国家已将减重手术(代谢手术)推荐为肥胖 2 型糖尿病患者的可选择的治疗方法之一,我国也已开展这方面的治疗。

(八)糖尿病急性并发症的治疗

1.糖尿病酮症酸中毒

对于早期酮症患者,仅需给予足量短效胰岛素和口服液体,严密观察病情,严密监测血糖、血酮变化,调节胰岛素剂量。对于出现昏迷的患者应立即抢救,具体方法如下。

(1)补液:治疗的关键环节。基本原则是“先快后慢,先盐后糖”。在 1～2 小时内输入0.9%氯化钠溶液 1 000～2 000 mL,前 4 小时输入所计算失水量的 1/3。24 小时输液量应包括已失水量和部分继续失水量,一般为 4 000～6 000 mL,严重失水者可达 6 000～8 000 mL。

(2)小剂量胰岛素治疗:每小时 0.1 U/kg 的短效胰岛素加入生理盐水中持续静脉滴注或静脉泵入。根据血糖值调节胰岛素的泵入速度,血糖下降速度一般以每小时 3.9～6.1 mmol/L(70～110 mg/dL)为宜,每 1～2 小时复查血糖;病情稳定后过渡到胰岛素常规皮下注射。

(3)纠正电解质及酸碱平衡失调:①轻度酸中毒一般不必补碱。补碱指征为血 pH<7.1,HCO_3^-<5 mmol/L。应采用等渗碳酸氢钠(1.25%～1.4%)溶液。补碱不宜过多、过快,以避免诱发或加重脑水肿。②根据血钾和尿量补钾。

(4)防治诱因和处理并发症：如休克、严重感染、心力衰竭、心律失常、肾衰竭、脑水肿和急性胃扩张等。

2.高渗高血糖综合征

治疗原则同 DKA。严重失水时，24 小时补液量可达 6 000～10 000 mL。

3.低血糖

对轻至中度的低血糖，口服糖水或含糖饮料，进食面包、饼干、水果等即可缓解。重者和疑似低血糖昏迷的患者，应及时测定毛细血管血糖，甚至无须血糖结果，及时给予 50%葡萄糖 60～100 mL 静脉注射，继以 5%～10%葡萄糖液静脉滴注。另外，应积极寻找病因，对因治疗。

(九)糖尿病慢性并发症的治疗

1.糖尿病足

控制高血糖、血脂异常和高血压，改善全身营养状况和纠正水肿等；神经性足溃疡给予规范的伤口处理；给予扩血管和改善循环治疗；有感染出现时给予抗感染治疗；必要时行手术治疗。

2.糖尿病高血压

血脂紊乱和大血管病变，要控制糖尿病患者血压＜130/80 mmHg；如尿蛋白排泄量达到 1 g/24 h，血压应控制低于 125/75 mmHg。低密度脂蛋白胆固醇（LDL-C）的目标值为＜2.6 mmol/L。

3.糖尿病肾病

早期筛查微量蛋白尿及评估 GFR。早期应用血管紧张素转化酶抑制剂或血管紧张素Ⅱ受体阻滞剂，除可降低血压外，还可减轻微量清蛋白尿和使 GFR 下降缓慢。

4.糖尿病视网膜病变

定期检查眼底，必要时尽早使用激光进行光凝治疗。

5.糖尿病周围神经病变

早期严格控制血糖并保持血糖稳定是糖尿病神经病变最重要和有效的防治方法。在综合治疗的基础上，采用多种维生素及对症治疗可改善症状。

六、护理措施

(一)一般护理

1.饮食护理

应帮助患者制订合理、个性化的饮食计划，并鼓励和督促患者坚持执行。

(1)制订总热量。①计算理想体重(简易公式法)：理想体重(kg)＝身高(cm)－105。②计算总热量：成年人休息状态下每天每千克理想体重给予热量 105～126 kJ，轻体力劳动 126～147 kJ，中度体力劳动 147～167 kJ，重体力劳动＞167 kJ。儿童、孕妇、乳母、营养不良和消瘦以及伴有消耗性疾病者应酌情增加，肥胖者酌减，使体重逐渐恢复至理想体重的±5%左右。

(2)食物的组成和分配。①食物组成：总的原则是高碳水化合物、低脂肪、适量蛋白质和高纤维的膳食。碳水化合物所提供的热量占饮食总热量的 50%～60%，蛋白质的摄入量占供能比的 10%～15%，脂肪所提供的热量不超过总热量的 30%，饱和脂肪酸不应超过总热量的 7%，每天胆固醇摄入量宜＜300 mg。②确定每天饮食总热量和碳水化合物、脂肪、蛋白质的组成后，按每克碳水化合物、蛋白质产热 16.7 kJ，每克脂肪产热 37.7 kJ，将热量换算为食品后制订食谱，可按每天三餐分配为 1/5、2/5、2/5 或 1/3、1/3、1/3。

(3)注意事项。①超重者,禁食油炸、油煎食物,炒菜宜用植物油,少食动物内脏、蟹黄、蛋黄、鱼子、虾子等含胆固醇高的食物。②每天食盐摄入量应<6 g,限制摄入含盐高的食物,如加工食品、调味酱等。③严格限制各种甜食:包括各种糖果、饼干、含糖饮料、水果等。为满足患者口味,可使用甜味剂。对于血糖控制较好者,可在两餐之间或睡前加水果,如苹果、梨、橙子等。④限制饮酒量,尽量不饮白酒,不宜空腹饮酒。每天饮酒量≤1 份标准量(1 份标准量:啤酒 350 mL 或红酒 150 mL 或低度白酒 45 mL,各约含乙醇 15 g)。

2.运动护理

(1)糖尿病患者运动锻炼的原则:有氧运动、持之以恒和量力而行。

(2)运动方式的选择:有氧运动为主,如散步、慢跑、快走、骑自行车、做广播体操、打太极拳和球类活动等。

(3)运动量的选择:合适的运动强度为活动时患者的心率达到个体 60%的最大氧耗量,简易计算方法为:心率=170-年龄。

(4)运动时间的选择:最佳运动时间是餐后 1 小时(以进食开始计时)。每天安排一定量的运动,至少每周 3 次。每次运动时间 30~40 分钟,包括运动前作准备活动和运动结束时的整理运动时间。

(5)运动的注意事项:①不宜空腹时进行,运动过程应补充水分,携带糖果,出现低血糖症状时,立即食用。②运动过程中出现胸闷、胸痛、视物模糊等应立即停止运动,并及时处理。③血糖>14 mmol/L,应减少活动,增加休息。④随身携带糖尿病卡以备急需。⑤运动时,穿宽松的衣服,棉质的袜子和舒适的鞋子,可以有效排汗和保护双脚。

(二)用药护理

1.口服用药的护理

指导患者正确服用口服降糖药,了解各类降糖药的作用、剂量、用法、不良反应和注意事项。

(1)口服磺胺类药物的护理:①协助患者于早餐前 30 分钟服用,每天多次服用的磺胺类药物应在餐前 30 分钟服用。②严密观察药物的不良反应。最主要的不良反应是低血糖,护士应教会患者正确识别低血糖的症状及如何及时应对和选择医疗支持。③注意药物之间的协同与拮抗。水杨酸类、磺胺类、保泰松、利血平、β 受体阻滞剂等药物与磺胺类药物合用时会产生协同作用,增强后者的降糖作用;噻嗪类利尿剂、呋塞米、依他尼酸、糖皮质激素等药物与磺胺类药物合用时会产生拮抗作用,降低后者的降糖作用。

(2)口服双胍类药物的护理:①指导患者餐中或餐后服药。②如出现轻微胃肠道反应,给予患者讲解和指导,以减轻患者的紧张或恐惧心理。③用药期间限制饮酒。

(3)口服 α-葡萄糖苷酶抑制剂类药物的护理:①应与第一口饭同时服用。②本药的不良反应有腹部胀气、排气增多或腹泻等症状,在继续使用或减量后消失。③服用该药时,如果饮食中淀粉类比例太低,而单糖或啤酒过多则疗效不佳。④出现低血糖时,应直接给予葡萄糖口服或静脉注射,进食淀粉类食物无效。

(4)口服噻唑烷二酮类药物的护理:①每天服用 1 次,可在餐前、餐中、餐后任何时间服用,但服药时间应尽可能固定。②密切观察有无水肿、体重增加等不良反应,缺血性心血管疾病的风险增加,一旦出现应立即停药。③如果发现食欲缺乏等情况,警惕肝功能损害。

2.使用胰岛素的护理

(1)胰岛素的保存:①未开封的胰岛素放于冰箱 4~8 ℃冷藏保存,勿放在冰箱门上,以免震荡受损。②正在使用的胰岛素在常温下(≤28 ℃)可使用 28 天,无须放入冰箱。③运输过程尽量保持低温,避免过热、光照和剧烈晃动等,否则可因蛋白质凝固变性而失效。

(2)胰岛素的注射途径:包括静脉注射和皮下注射。注射工具有胰岛素专用注射器、胰岛素笔和胰岛素泵。

(3)胰岛素的注射部位:皮下注射胰岛素时,宜选择皮肤疏松部位,如上臂三角肌、臀大肌、大腿前侧、腹部等。进行运动锻炼时,不要选择大腿、臂部等要活动的部位注射。注射部位要经常更换,如在同一区域注射,必须与上次注射部位相距 1 cm 以上,选择无硬结的部位。

(4)胰岛素不良反应的观察与处理:①低血糖反应。②变态反应表现为注射部位瘙痒,继而出现荨麻疹样皮疹,全身性荨麻疹少见。处理措施包括更换高纯胰岛素,使用抗组胺药及脱敏疗法,严重反应者中断胰岛素治疗。③注射部位皮下脂肪萎缩或增生时,采用多点、多部位皮下注射和及时更换针头可预防其发生。若发生则停止注射该部位后可缓慢自然恢复。④胰岛素治疗初期可发生轻度水肿,以颜面和四肢多见,可自行缓解。⑤部分患者出现视物模糊,多为晶状体屈光改变,常于数周内自然恢复。⑥体重增加以老年 2 型糖尿病患者多见,多引起腹部肥胖。护士应指导患者配合饮食、运动治疗控制体重。

(5)使用胰岛素的注意事项:①准确执行医嘱,按时注射。对 40 U/mL 和 100 U/mL 两种规格的胰岛素,使用时应注意注射器与胰岛素浓度的匹配。②长、短效或中、短效胰岛素混合使用时,应先抽吸短效胰岛素,再抽吸长效胰岛素,然后混匀,禁忌反向操作。③注射胰岛素时应严格无菌操作,防止发生感染。④胰岛素治疗的患者,应每天监测血糖 2～4 次,出现血糖波动过大或过高,及时通知医师。⑤使用胰岛素笔时要注意笔与笔芯是否匹配,每次注射前确认笔内是否有足够的剂量,药液是否变质。每次注射前安置新针头,使用后丢弃。⑥用药期间定期检查血糖、尿常规、肝肾功能、视力、眼底视网膜血管、血压及心电图等,了解病情及糖尿病并发症的情况。⑦指导患者配合糖尿病饮食和运动治疗。

(三)并发症的护理

1.低血糖的护理

(1)加强预防:①指导患者应用胰岛素和胰岛素促分泌剂,从小剂量开始,逐渐增加剂量,谨慎调整剂量。②指导患者定时定量进餐,如果进餐量较少,应相应减少药物剂量。③指导患者运动量增加时,运动前应增加额外的碳水化合物的摄入。④乙醇能直接导致低血糖,应指导患者避免酗酒和空腹饮酒。⑤容易在后半夜及清晨发生低血糖的患者,晚餐适当增加主食或含蛋白质较高的食物。

(2)症状观察和血糖监测:观察患者有无低血糖的临床表现,尤其是服用胰岛素促分泌剂和注射胰岛素的患者。对老年患者的血糖不宜控制过严,一般空腹血糖≤7.8 mmol/L,餐后血糖≤11.1 mmol/L 即可。

(3)急救护理:一旦确定患者发生低血糖,应尽快给予糖分补充,解除脑细胞缺糖状态,并帮助患者寻找诱因,给予健康指导,避免再次发生。

2.高渗高血糖综合征的护理

(1)预防措施:定期监测血糖,应激状况时每天监测血糖。合理用药,不要随意减量或停药。保证充足的水分摄入。

(2)病情监测:严密观察患者的生命体征、意识和瞳孔的变化,记录 24 小时出入液量等。遵医嘱定时监测血糖、血钠和渗透压的变化。

(3)急救配合与护理:①立即开放两条静脉通路,准确执行医嘱,输入胰岛素,按照正确的顺序和速度输入液体。②绝对卧床休息,注意保暖,给予患者持续低流量吸氧。③加强生活护理,尤其是口腔护理、皮肤护理。④昏迷者按昏迷常规护理。

3.糖尿病足的预防与护理

(1)足部观察与检查:①每天检查双足1次,视力不佳者,亲友可代为检查。②了解足部有无感觉减退、麻木、刺痛感;观察足部的皮肤温度、颜色及足背动脉搏动情况。③注意检查趾甲、趾间、足底皮肤有无红肿、破溃、坏死等损伤。④定期做足部保护性感觉的测试,常用尼龙单丝测试。

(2)日常保护措施:保持足部清洁,避免感染,每天清洗足部1次,10分钟左右;水温适宜,不能烫脚;洗完后用柔软的浅色毛巾擦干,尤其是脚趾间;皮肤干燥者可涂护肤软膏,但不要太油,不能常用。

(3)预防外伤:①指导患者不能赤足走路,外出时不能穿拖鞋和凉鞋,不能光脚穿鞋,禁忌穿高跟鞋和尖头鞋,防止脚受伤。②应帮助视力不好的患者修剪趾甲,趾甲修剪与脚趾平齐,并锉圆边缘尖锐部分。③冬天不要使用热水袋、电热毯或烤灯保暖,防止烫伤,同时应注意预防冻伤。夏天注意避免蚊虫叮咬。④避免足部针灸、修脚等,防止意外感染。

(4)选择合适的鞋袜:①指导患者选择厚底、圆头、宽松、系鞋带的鞋子;鞋子的面料以软皮、帆布或布面等透气性好的面料为佳;购鞋时间最好是下午,需穿袜子试穿,新鞋第1次穿20~30分钟,之后再延长穿鞋时间。②袜子选择以浅色、弹性好、吸汗、透气及散热好的棉质袜子为佳,大小适中、无破洞和不粗糙。

(5)促进肢体血液循环:①指导患者步行和进行腿部运动(如提脚尖,即脚尖提起、放下,重复20次。试着以单脚承受全身力量来做)。②避免盘腿坐或跷二郎腿。

(6)积极控制血糖,说服患者戒烟:足溃疡的教育应从早期指导患者控制和监测血糖开始。同时告知患者戒烟,因吸烟会导致局部血管收缩而促进足溃疡的发生。

(7)及时就诊:如果伤口出现感染或久治不愈,应及时就医,进行专业处理。

(四)心理护理

糖尿病患者常见的心理特征有否定、怀疑、恐惧紧张、焦虑烦躁、悲观抑郁、轻视麻痹、愤怒拒绝和内疚混乱等。针对以上特征,护理人员应对患者进行有针对性的心理护理。糖尿病患者的心理护理因人而异,但对每一个患者,护士都要做到以和蔼可亲的态度进行耐心细致、科学专业的讲解。

(1)当患者拒绝承认患病事实时,护士应耐心主动地向患者讲解糖尿病相关的知识,使患者消除否定、怀疑、拒绝的心理,并积极主动地配合治疗。

(2)有轻视、麻痹心理的患者,应耐心地向患者讲解不重视治疗的后果及各种并发症的严重危害,使患者积极地配合治疗。

(3)指导患者学习糖尿病自我管理的知识,帮助患者树立战胜疾病的信心,使患者逐渐消除上述心理。

(4)寻求社会支持,动员糖尿病患者的亲友学习糖尿病相关知识,理解糖尿病患者的困境,全面支持患者。

(刘媛媛)

第二节　甲状腺功能亢进症

甲状腺功能亢进症(简称甲亢)指由多种病因导致的甲状腺激素(TH)分泌过多,引起各系统兴奋性增高和代谢亢进为主要表现的一组临床综合征。其中以毒性弥漫性甲状腺肿(Graves病)最多见。

一、病因

(一)遗传因素

弥漫性毒性甲状腺肿是器官特异性自身免疫病之一,有显著的遗传倾向。

(二)免疫因素

弥漫性毒性甲状腺肿的体液免疫研究较为深入。最明显的体液免疫特征为血清中存在甲状腺细胞促甲状腺激素(TSH)受体抗体。即甲状腺细胞增生,TH 合成及分泌增加。

(三)环境因素

环境因素对本病的发生、发展有重要影响,如细菌感染、性激素、应激等,可能是该病发生和恶化的重要诱因。

二、临床表现

(一)一般临床表现

1.甲状腺激素分泌过多综合征

(1)高代谢综合征:多汗怕热、疲乏无力、体重锐减、低热和皮肤温暖潮湿。

(2)精神神经系统:焦躁易怒、神经过敏、紧张忧虑、多言好动、失眠不安、思想不集中和记忆力减退等。

(3)心血管系统:心悸、胸闷、气短,严重者可发生甲亢性心脏病。

(4)消化系统:常表现为食欲亢进,多食消瘦。重者可有肝功能异常,偶有黄疸。

(5)肌肉骨骼系统:部分患者有甲亢性肌病、肌无力和周期性瘫痪。

(6)生殖系统:女性月经常有减少或闭经。男性有勃起功能障碍,偶有乳腺发育。

(7)内分泌系统:早期血促肾上腺皮质激素(ACTH)及 24 小时尿 17-羟皮质类固醇升高,继而受过高 T_3、T_4 抑制而下降。

(8)造血系统:血淋巴细胞升高,白细胞计数偏低,血容量增大,可伴紫癜或贫血,血小板寿命缩短。

2.甲状腺肿

(1)弥漫性、对称性甲状腺肿大。

(2)质地不等、无压痛。

(3)肿大程度与甲亢轻重无明显关系。

(4)甲状腺上下可触及震颤,闻及血管杂音,为诊断本病的重要体征。

3.眼征

(1)单纯性突眼：眼球轻度突出，瞬目减少，眼裂增宽。

(2)浸润性突眼：眼球突出明显，眼睑肿胀，眼球活动受限，结膜充血水肿，严重者眼睑闭合不全、眼球固定、角膜外露而形成角膜溃疡、全眼炎，甚至失明。

(二)特殊临床表现

(1)甲亢危象：①高热(40 ℃以上)；②心率快(>140 次/分钟)；③烦躁不安、呼吸急促、大汗、恶心、呕吐和腹泻等，严重者可出现心力衰竭、休克及昏迷。

(2)甲状腺毒症性心脏病主要表现为心排血量增加、心动过速、心房颤动和心力衰竭。

(3)淡漠型甲状腺功能亢进症：①多见于老年患者，起病隐袭；②明显消瘦、乏力、头晕、淡漠、昏厥等；③厌食、腹泻等消化系统症状。

(4)T_3型甲状腺毒症多见于碘缺乏地区和老年人，实验室检查：血清总三碘甲腺原氨酸(TT_3)与游离三碘甲腺原氨酸(FT_3)均增高，而血清总甲状腺素(TT_4)、血清游离甲状腺素(FT_4)正常。

(5)亚临床型甲状腺功能亢进症血清 FT_3、FT_4正常，促甲状腺激素(TSH)降低。

(6)妊娠期甲状腺功能亢进症：①妊娠期甲状腺激素结合球蛋白增高，引起 TT_4和 TT_3增高。②一过性甲状腺毒症。③新生儿甲状腺功能亢进症。④产后由于免疫抑制的解除，弥漫性毒性甲状腺肿易于发生，称为产后弥漫性毒性甲状腺肿。

(7)胫前黏液性水肿多发生在胫骨前下 1/3 的部位，也见于足背、踝关节、肩部、手背或手术瘢痕处，偶见于面部，皮损大多为对称性。

(8)Graves 眼病(甲状腺相关性眼病)。

三、辅助检查

(一)实验室检查

检测血清游离甲状腺素(FT_4)、游离三碘甲腺原氨酸(FT_3)和促甲状腺激素(TSH)。

(二)影像学及其他检查

放射性核素扫描、CT 检查、B 超检查、MRI 检查等有助于甲状腺、异位甲状腺肿和球后病变性质的诊断，可根据需要选用。

四、处理原则和治疗要点

(一)抗甲状腺药物

口服抗甲状腺药物是治疗甲亢的基础措施，也是手术和^{131}I 治疗前的准备阶段。常用的抗甲状腺药物包括硫脲类(丙硫氧嘧啶、甲硫氧嘧啶等)和咪唑类(甲巯咪唑、卡比马唑等)。

(二)^{131}I 治疗甲亢

目的是破坏甲状腺组织，减少甲状腺激素产生。该方法简单、经济，治愈率高，尚无致畸、致癌、不良反应增加的报道。

(三)手术治疗

通常采取甲状腺次全切术，两侧各留下 2～3 g 甲状腺组织。

五、护理评估

(一)病史

详细询问过去健康情况,有无甲亢家族史,有无病毒感染,应激因素,诱发因素,生活方式,饮食习惯,排便情况;查询上次住院的情况,药物使用情况,以及出院后病情控制情况;询问最近有无疲乏无力、怕热多汗、大量进食却容易饥饿、甲状腺肿大、眼部不适、高热的症状。

(二)身体状况

评估生命体征的变化,包括体温是否升高,脉搏是否加快,脉压是否增大等;情绪是否发生变化;有无体重下降,是否贫血。观察和测量突眼度;观察甲状腺肿大的程度,是否对称,有无血管杂音等。

(三)心理-社会评估

询问对甲状腺疾病知识的了解情况,患病后对日常生活的影响,是否有情绪上的变化,如急躁易怒,易与身边的人发生冲突或矛盾;了解所在社区的医疗保健服务情况。

六、护理措施

(一)饮食护理

(1)给予高蛋白、高维生素、矿物质丰富、高热量饮食。

(2)适量增加奶类、蛋类、瘦肉类等优质蛋白以纠正体内的负氮平衡,多摄取新鲜蔬菜和水果。

(3)多饮水,保证每天 2 000～3 000 mL,以补充腹泻、出汗等所丢失的水分。若患者并发心脏疾病应避免大量饮水,以预防水肿和心力衰竭的发生。

(4)为避免引起患者精神兴奋,不宜摄入刺激性的食物及饮料,如浓茶、咖啡等。

(5)为减少排便次数,不宜摄入过多的粗纤维食物。

(6)限制含碘丰富的食物,不宜食海带、紫菜等海产品,慎食卷心菜、甘蓝等易致甲状腺肿的食物。

(二)用药护理

(1)指导患者正确用药,不可自行减量或停药。

(2)观察药物不良反应:①粒细胞缺乏症多发生在用药后 2～3 个月内。定期复查血常规,如血白细胞计数低于 $3\times10^9/L$ 或中性粒细胞计数低于 $1.5\times10^9/L$,应考虑停药,并给予升白药物。②如伴咽痛、发热、皮疹等症状须立即停药。③药疹较常见,可用抗组胺药控制,不必停药,发生严重皮疹时应立即停药,以免发生剥脱性皮炎。④发生肝坏死、中毒性肝炎、精神病、狼疮样综合征、胆汁淤滞综合征、味觉丧失等应立即停药进行治疗。

(三)休息与活动

评估患者目前的活动情况,与患者共同制订日常活动计划。不宜剧烈活动,活动时以不感疲劳为好,适当休息,保证充足睡眠,防止病情加重。如有心力衰竭或严重感染者应严格卧床休息。

(四)环境

保持病室安静,避免嘈杂,限制探视时间,告知家属不宜提供兴奋、刺激的信息,以减少患者激动、易怒的精神症状。甲亢患者因怕热多汗,应安排通风良好的环境,夏天使用空调,保持室温凉爽而恒定。

(五)生活护理

协助患者完成日常的生活护理,如洗漱、进餐、如厕等。对大量出汗的患者,加强皮肤护理,应随时更换浸湿的衣服及床单,防止受凉。

(六)心理护理

耐心细致地解释病情,提高患者对疾病的认知水平,让患者及其家属了解其情绪、性格改变是暂时的,可因治疗而得到改善,鼓励患者表达内心感受,理解和同情患者,建立互信关系。与患者共同探讨控制情绪和减轻压力的方法,指导和帮助患者正确处理生活中的突发事件。

(七)病情观察

观察患者精神状态和手指震颤情况,注意有无焦虑、烦躁、心悸等甲亢加重的表现,必要时使用镇静剂。

(八)眼部护理

采取保护措施,预防眼睛受到刺激和伤害。外出戴深色眼镜,减少光线、灰尘和异物的侵害。经常用眼药水湿润眼睛,避免过度干燥;睡前涂抗生素眼膏,眼睑不能闭合者用无菌纱布或眼罩覆盖双眼。指导患者当眼睛有异物感、刺痛或流泪时,勿用手直接揉眼睛。睡眠或休息时,抬高头部,使眶内液回流减少,减轻球后水肿。

七、健康指导

(一)疾病知识指导

为患者讲解有关甲亢的疾病知识,指导患者注意加强自我保护,上衣领宜宽松,避免压迫甲状腺,严禁用手挤压甲状腺以免 TH 分泌过多,加重病情。对有生育需要的女性患者,应告知其妊娠可加重甲亢,宜治愈后再妊娠。育龄女性在^{131}I 治疗后的 6 个月内应当避孕。妊娠期间监测胎儿发育。鼓励患者保持身心愉快,避免精神刺激或过度劳累,建立和谐的人际关系和良好的社会支持系统。

(二)患者用药指导

坚持遵医嘱按剂量、按疗程服药,不可随意减量或停药。对妊娠期甲亢患者,应指导其避免各种对母亲及胎儿造成影响的因素,宜选用抗甲状腺药物治疗,禁用^{131}I 治疗,慎用普萘洛尔。产后如需继续服药,则不宜哺乳。

(三)定期监测及复查

指导患者服用抗甲状腺药物,开始 3 个月,每周检查血常规 1 次,每隔 1～2 个月做甲状腺功能测定,每天清晨卧床时自测脉搏,定期测量体重。脉搏减慢、体重增加是治疗有效的标志。若出现高热、恶心、呕吐、不明原因腹泻、突眼加重等症状,警惕甲状腺危象可能,应及时就诊。指导患者出院后定期复查甲状腺功能、甲状腺彩超等。

(刘媛媛)

第八章 脊柱外科护理

第一节 颈椎管狭窄症

一、概述

颈椎管狭窄症是指组成颈椎椎管的诸解剖结构因先天性或继发性因素引起一个或多个平面管腔狭窄，而导致脊髓或神经根受压并出现一系列的临床症状。其发病率仅次于腰椎管狭窄症。颈椎管狭窄症多见于40岁以上的中老年人，起病隐匿，发展较缓慢，很多在创伤后出现症状，以下颈椎为好发部位，$C_4 \sim C_6$最多见。本病常与颈椎病并存。

二、病因和分类

颈椎管狭窄症包括先天性椎管狭窄和继发性椎管狭窄两类，根据病因将颈椎管狭窄症分为4类。

(一)发育性颈椎管狭窄症

发育性颈椎管狭窄症是指个体在发育过程中，椎弓发育障碍，颈椎椎管矢状径较正常发育狭小，致使椎管内容积缩小，而致脊髓或神经根受到刺激或压迫，并出现一系列的临床症状。发育性颈椎管狭窄具有家族遗传倾向，其确切病因尚不清楚。

早期或未受到外伤时，可不出现症状，但随着脊柱的退变或者在某些继发性因素作用下，如头颈部的外伤、椎节不稳、骨刺形成、髓核突出或脱出、黄韧带肥厚等均可使椎管进一步狭窄，导致脊髓受压的一系列临床表现。矢状径愈小，症状越重。

(二)退变性颈椎管狭窄症

退变性颈椎管狭窄症是最常见的一种类型。退变发生的时间和程度与个体差异、职业、劳动强度、创伤等因素有关。颈椎活动较多，且活动范围大，因此中年以后容易发生颈椎劳损。此时如遭遇外伤，很容易破坏椎管内的骨性或纤维结构，迅速出现颈脊髓受压的表现，退行变的椎间盘更易受损而发生破裂。

(三)医源性颈椎管狭窄症

医源性颈椎管狭窄症主要由于手术所引起，在临床上有增多的趋势。其主要原因：①椎板切除过多或范围过大，未行融合固定，导致颈椎不稳，引起继发性创伤和纤维结构增生性改变；②手术创伤或出血，形成瘢痕组织与硬脊膜粘连，缩小了椎管容积，造成脊髓压迫；③颈椎前路减压植骨后，骨块突入椎管，使椎管容积迅速减小或直接压迫脊髓；颈后路手术后植骨块更易突入椎管内形成新的压迫源；④椎管成型失败，如椎管成形术时铰链处断裂，使回植的椎板对脊髓造成压迫。

(四)其他病变

如颈椎病、颈椎间盘突出症、颈椎后纵韧带骨化症、颈椎肿瘤和结核等因素，造成椎管容积的减小，可出现椎管狭窄的表现。

三、临床表现

(一)感觉障碍

出现较早，并比较明显，表现为四肢麻木、疼痛或过敏。大多数患者上肢为始发症状，临床亦可见一侧肢体先出现症状者。另外也有患者主诉胸部束带感，严重者可出现呼吸困难。感觉障碍出现后，一般持续时间较长，可有阵发性加剧。

(二)运动障碍

大多在感觉障碍后出现，表现为锥体束征，四肢无力，活动不便，僵硬，多数先有下肢无力，行走有踩棉花感，重者站立不稳，步态蹒跚，严重者可出现四肢瘫痪。

(三)大小便功能障碍

一般出现较晚，早期以尿频、尿急、便秘多见，晚期出现尿潴留、大小便失禁。

(四)其他表现

1.自主神经症状

约35%的患者可出现，以胃肠和心血管症状居多，包括心慌、失眠、头晕、耳鸣等，严重者可出现Horner征。

2.局部症状

患者颈部可有疼痛、僵硬感，颈部常保持自然仰伸位，惧怕后仰。因颈椎伸屈位椎管容积有相应变化，多数患者可前屈。椎节后缘有骨刺形成者，亦惧前屈。

四、护理

颈椎手术风险较大，术中术后可能发生各种意外，并且患者常因担心手术风险及效果而有很大心理压力。因此，护士应在充分评估患者的基础上，术前给予最佳的照顾和指导，提高手术耐受力，确保患者以最佳的身心状态接受手术；并在术后给予妥善的护理，预防和减少术后并发症，促进早日康复。所以，重视并加强围术期护理对颈椎手术成功的实施极为重要。

(一)术前护理

1.术前健康宣教

为使患者能有一个良好的状态，积极配合治疗并安全渡过围术期，护理人员须做好患者的术前健康教育，以配合手术治疗的顺利开展，内容应包括以下几点。

(1)首先护理人员要有一个认真的工作态度、良好的精神面貌和熟练的操作技术；在对待患者及家属时要热情和蔼，以取得他们的信任。

(2)对术前准备的具体内容、术后需要进行监测的设备、管道以及术后可能出现的一些状况，例如:切口疼痛、渗血以及因麻醉、插管造成的咽喉部疼痛、痰多、痰中带血以及恶心、呕吐等情况仔细向患者和家属进行交代,消除因未知带来的恐惧、不安情绪,使在精神上、心理上都有所准备。

(3)护士应在医护观点一致的前提下进行健康教育。在进行术前健康教育时,不可将该手术的治疗效果绝对化,避免引起患者的误解,成为引发医疗纠纷的隐患。另外患者也经常通过护理人员来了解手术医师的情况,他们非常注重主刀医师的技术与经验,担心人为因素增加手术的危险性。提示在进行术前健康教育时,可将同病种术后效果好的患者介绍给术前患者,让其现身说法,增加患者对术者的信赖。

(4)心理护理:颈椎手术部位特殊,靠近脊髓,危险性大,患者顾虑大,思想负担重,对手术抱有恐惧心理。因此要通过细心观察,与患者及时沟通,缓解心理压力。

2.指导训练

(1)气管食管推移训练:主要用于颈前路手术,要求术前3～5天即开始进行。方法:患者自己或护理人员用手的2～4指插入一侧颈部的内脏鞘与血管鞘间隙,持续向对侧牵拉;或用手大拇指推移,循序渐进,开始时每次持续1～2分钟,逐渐增加至15～30分钟,要求每次推拉气管过中线,以适应手术时对气管的牵拉,减轻不适感,注意要保护皮肤,勿损伤。

(2)有效咳嗽排痰训练。方法:嘱患者先缓慢吸气,同时上身向前倾,咳嗽时将腹壁内收,一次吸气连续咳三声,停止咳嗽将余气尽量呼出,再缓慢吸气,或平静呼吸片刻后,再次咳嗽练习。时间一般控制在5分钟以内,避免餐后、饮水后进行,以免引起恶心。患者无力咳痰时,可用右手示指和中指按压气管,以刺激咳嗽,或用双手压迫患者上腹部或下腹部,增加膈肌反弹力,帮助患者咳嗽咳痰。同时要向患者解释通过有效咳嗽可预防肺部感染,并告知患者术后咳嗽可能会有些不舒服或疼痛,但不影响伤口愈合。

对于接受能力较弱的老年患者和儿童,可通过指导其进行吹气球的练习方法来达到增加肺活量的目的。具体方法:准备一些普通气球,练习时每次将气球吹得尽可能大,然后放松5～10秒,重复以上动作,每次10～15分钟,每天3次。

(3)体位训练:颈椎前路手术时患者的体位是仰卧时颈部稍稍地过伸,因此术前患者需要练习去枕平卧或颈部稍稍地处于过伸仰卧位,以坚持2～3小时为宜,以免术中长期处于这一固定体位而产生不适感;俯卧位的练习,主要用于颈后路手术患者,患者俯卧在床上,胸部用高枕头或叠好的被子垫高20～30 cm,额部垫一硬的东西如书本等,以保持颈部屈曲的姿势,坚持时间应超过手术所需的时间,一般以能坚持3～4小时为宜;另外还有床上大小便训练等。必须反复向患者强调术前训练的重要性,并准确的教会患者和家属训练的方法、内容、要求和目标。

3.感染的预防

住院患者要保持口腔清洁,经常用含漱液含漱;有吸烟习惯的患者应在入院时即劝其停止吸烟,以减少呼吸道的刺激及分泌物,对痰多黏稠者应给以雾化吸入,或使用祛痰药。指导患者训练深呼吸运动,可增加肺通气量,也有利于排痰,避免发生坠积性肺炎。

4.手术前日准备

(1)药敏试验:包括抗生素试验、碘过敏试验(手术中拟行造影者)。如过敏试验呈阳性者,及时通知医师,并做好标记。

(2)交叉配血:及时抽取血标本,送血库,做好血型鉴定和交叉配血试验。

(3)皮肤准备:按照手术要求常规备皮,范围分别为颈椎前路(包括下颌部、颈部、上胸部)、颈椎后路(要理光头,包括颈项部、肩胛区);若需要取自体移植,供骨区(多为髂骨区)同时准备。另外,还要修剪指甲、沐浴、更换清洁衣裤。

(4)选配颈托:为达到充分减压的目的术中需切除椎间盘组织及部分椎体骨质,并进行植骨,颈椎稳定性受到一定影响,因此术后需佩戴颈托进行保护。目前多采用前后两片式颈托,松紧可自由调节,根据患者个体选择不同的型号,术前试戴一段时间,达到既能控制颈部活动,又无特别不适为宜。让患者立、卧位试戴均合适,便于术后佩戴,预防术后并发症,因此要求护士应详细讲解颈托的佩戴、脱取、使用、保养等方法,并要求患者及家属能正确复述且能在护士指导下正确操作。佩戴颈托松紧适宜,维持颈椎的生理曲度,过松会影响制动效果,过紧颈托边缘易压伤枕骨处皮肤,并影响呼吸;颈托勿直接与患者皮肤接触,因其材料为优质泡沫,吸汗性能差,故颈托内应垫棉质软衬垫,有利于汗液吸收,每天更换内衬垫 1～2 次,确保颈部舒适、清洁;佩戴期间,保持颈托清洁,必要时用软刷蘸洗洁精清洗干净,毛巾擦干,置阴凉处晾干;加强颈部皮肤护理,向患者及家属详细讲解佩戴颈托期间皮肤护理的重要性,指导、协助并教会家属定时检查颈托边缘及枕部皮肤情况,并定时按摩。

(5)胃肠道准备:术前 1 天以半流质或流质为佳,对于择期手术患者、大便功能障碍导致便秘及排便困难的患者,为了防止麻醉后肛门松弛,不能控制粪便的排出,增加污染的机会或避免术后腹胀及术后排便的痛苦,易在术前晚及术日晨用 0.1％～0.2％的肥皂水各清洁灌肠一次。

5.手术当日的护理

(1)观察:夜班护士要观察患者的情绪,精神状况、生命体征、禁食禁饮情况;若患者体温突然升高、女性患者月经来潮及其他异常情况要及时与医师联系,择期手术的患者应推迟手术日期。

(2)饮食:术日晨患者禁食禁水,术前禁食 12 小时以上,禁饮 4～6 小时,防止麻醉或手术过程中呕吐而致窒息或吸入性肺炎。但抗结核药、降糖药、降血压药应根据情况服用。

(3)用物准备:准备好带往手术室的各种用物,包括颈托、术中用药、影像学资料、病历等并全面检查术前各项准备工作是否完善,应确认所有术前医嘱、操作及医疗文书均已完成。

(4)着装准备:要求患者仅穿病员服,里面不穿任何内衣。告知患者不要化妆、涂口红、指甲油,以免影响术中对皮肤颜色的观察。请患者取下佩戴的饰物、义齿、手表、隐形眼镜等,贵重物品交由家属保管。

(5)交接患者:向接病员的手术室工作人员,交点术中用物、病历等,扶患者上平车,转运期间把患者的安全放在首位。并仔细核对确认患者为拟行手术的患者。

(6)病床准备:患者进入手术室后,病床更换清洁床单、被套等物,准备输液架、氧气装置、吸引器、气管切开包、监护仪、两个沙袋及其他必需用物。

(二)术后护理

1.术后搬运与体位

患者术后返回病房,搬运时要十分谨慎,至少有 3 人参与,当班护士应协助将患者抬上病床,此时手术医师负责头颈部的体位与搬动,搬运时必须保持脊柱水平位,头颈部置于自然中立位,局部不弯曲,不扭转,动作轻稳,步调一致,尽量减少震动,注意保护伤口,如有引流管、输液管要防止牵拉脱出。因术后均带有颈托,将患者放置适当体位后,需摘下颈托,头颈部两侧各放一沙袋以固定并制动,局部制动不仅可减少出血,还可以防止植骨块或内固定的移位。病房护士与手术室护士交接输血、输液及引流管情况,并迅速连接好血压、血氧饱和度等监测仪器,观察患者的一般情况,调整好输血输液的滴速。如有异常变化及时处理。

2.保持呼吸道通畅

术后可取去枕平卧位或垫枕侧卧位，保持颈椎平直及呼吸道通畅，低流量吸氧。如有呕吐及时吸出呕吐物，防止误吸；保持有效地分泌物引流，及时清除口腔、咽喉部的黏痰。若患者烦躁不安、发绀、呼吸困难、颈部增粗、四肢感觉运动障碍进行性加重，应考虑颈部血肿压迫气管、颈脊髓的可能，立即通知医师采取紧急措施，在床旁剪开缝线，清除积血，待呼吸改善后，急送手术室清创、消毒、寻找出血点。不伴有颈部肿胀的呼吸困难者，多系喉头水肿所致。主要是由于术中牵拉与刺激气管所致，此时应在吸氧的同时，静脉滴注醋酸地塞米松 5～10 mg。并做好气管切开的准备。

3.全身情况的观察

术后定时观察患者的生命体征、面色、表情、四肢运动和感觉及引流等情况。全麻未清醒前，每 15～30 分钟巡视一次，观察血压、脉搏、血氧饱和度等并作好记录，连续 6 小时。如病情稳定，可 2～4 小时一次。术后由于机体对手术损伤的反应，患者体温可略升高，一般不超过 38 ℃，临床上称为外科热，不需特殊处理。若体温持续不退，或 3 天后出现发热，应检查伤口有无感染或其他并发症。

4.翻身的护理

为防止压疮的发生，应每 2 小时翻身一次，并对受压的骨突处按摩 5～10 分钟，翻身时一般由 3 人共同完成，并准备 2 个翻身用的枕头。如果将患者由仰卧位翻身至左侧，其中 2 人分别站在病床的两侧，第 1 人站在右侧靠床头的位置，负责扶住患者的颈部与头部，位于床左侧的第 2 人用双手向自己一侧扒住患者的右侧肩背部及腰臀部，与第 1 人同步行动，将患者的躯干呈轴线向左侧翻转，并保持颈部与胸腰椎始终成一直线，不可使颈部左右偏斜、扭转。位于床右侧的第 3 人则迅速用枕头顶住患者的右侧肩部和腰臀部，同时垫高头颈部的枕头，使之适合于侧卧，侧卧时枕头高度同一侧肩宽，并在两侧置沙袋以制动。双下肢屈曲，两膝间放一软枕，增加舒适感。翻身时可用手掌拍打背部，力量要适中，不可过猛，可协助排痰，预防肺部并发症。同法翻至右侧。

5.饮食的护理

术后第一天给予流质或半流质，1 周后视病情改为普食，给高蛋白、高热量、高维生素、易消化食物，如鱼类、蛋类、蔬菜、水果等，促进康复。

6.引流管的护理

引流的目的是及时引出可能成为细菌生长温床的血液和渗液，在术后恢复过程中虽然出血的危险逐渐减少，但在引流部位则仍可能发生。因此应密切观察和记录引流液的量、色和性状，避免引流管打折；妥善固定，确保引流管有效引流；每天更换引流袋并严格无菌操作；注意引流管内有无血块、坏死组织填塞；一般 24～48 小时拔除引流管。遵医嘱给氧，提高血氧饱和度，观察给氧效果，给氧时间超过 24 小时应常规更换湿化瓶、给氧导管、鼻塞；准确记录尿量，随时调节输液速度。

(三)术后并发症的预防及护理

1.喉头痉挛水肿

喉头痉挛水肿表现为声音嘶哑或失声，吞咽困难。预防处理措施包括以下几点。

(1)术前向患者强调气管推移训练的重要性，并检查推移效果，根据情况给予指导。

(2)控制水肿。颈椎术后 1 周水肿期，应加强监护，遵医嘱常规使用醋酸地塞米松或甲泼尼龙和甘露醇静脉滴注，以脱水消炎。

(3)由于伤口疼痛引起吞咽困难，为防止呛咳和误吸，术后宜小口进食，少量多餐，并禁食生硬瓜果。

(4)遵医嘱给予缓解喉头痉挛的药物，并以醋酸地塞米松和庆大霉素雾化吸入。

2.神经损伤

神经损伤表现为双下肢无力并进行性加重；声音嘶哑，发音不清；饮水或进食时呛咳。预防处理措施如下。

(1)注意观察患者双下肢感觉、运动情况，让患者自主活动脚趾，如发现异常及时报告。

(2)及早鼓励并指导患者做抗阻力肌肉锻炼，及时给予按摩，促进局部血循环，防止失用性萎缩。

(3)嘱患者尽量少说话，使损伤的喉返神经及早恢复功能。

(4)给予饮食指导，进食半流饮食，必要时协助坐起，以免发生呛咳。

3.脑脊液漏

表现为切口引流管中引流液持续增多，每小时引流量＞8 mL，呈淡红色或类似于血浆；患者有头痛、恶心、呕吐等低颅压症状。主要护理有以下几点。

(1)心理护理：向患者及家属说明外渗脑脊液身体每天可自行产生，少量漏出不会影响伤口愈合，也无后遗症。经医师妥善处理，伤口可以痊愈。

(2)体位护理：采取头低脚高位，床尾抬高 15～20 cm，抬高床尾可减低脊髓腔内脑脊液压力，增加颅腔脑脊液压力，改善颅腔与脊髓腔之间的脑脊液压力上的动力学变化。该姿势有利于减少脑脊液漏出，促进裂口愈合。患者如不能耐受长时间俯卧者，可与侧卧位交替。脑脊液漏未愈前禁止患者下床活动。

(3)伤口护理：保持切口敷料清洁干燥，敷料被污染后随时更换，严格遵守无菌操作规程。必要时伤口局部加压包扎或加密缝合。保持床单清洁、干燥，加强皮肤护理。同时保持病室空气通畅，温、湿度适宜。

(4)饮食护理：鼓励患者进食营养丰富易消化饮食，适量食用含纤维素多的食物，保持大便通畅，以降低腹内压，促进脑脊液漏的愈合。

4.呼吸道并发症

表现为咽干、咽痛、咽部异物感；呼吸困难、发绀、烦躁等，氧饱和度＜90%。随时可导致呼吸道阻塞引起窒息甚至死亡。主要护理措施如下。

(1)超声雾化吸入：地塞米松 5 mg、庆大霉素 8×10^4 U、加入生理盐水雾化吸入每天 2 次，以减轻呼吸道水肿、炎症。可嘱患者多次少量饮水，减轻呼吸道干燥。

(2)保持呼吸道通畅：术后严密观察患者呼吸频率、节律及面色的变化，必要时及时吸出呼吸道分泌物，保持气道通畅，防止坠积性肺炎的发生。同时保证充分有效地供氧。

(3)密切观察：颈椎术后 1 周为水肿期，术后 1～2 天为水肿形成期，4～5 天为水肿高峰期。在此期间密切观察患者呼吸情况。肥胖及打鼾者、应加强夜间观察，注意有无呼吸抑制或睡眠呼吸暂停综合征的发生。

(4)药物治疗：常规遵医嘱静脉滴注甘露醇、醋酸地塞米松等药物，防止喉头水肿及控制血肿对脊髓的压迫。

5.颈部血肿

术后用力咳嗽、呕吐、过度活动或谈话是出血的诱因。表现为:颈部增粗、发音改变,严重时可出现呼吸困难,口唇发绀,鼻翼翕动等症状。护理上主要应注意以下几点。

(1)颈部血肿多发生在术后24～48小时。所以术后严密观察切口渗血情况,倾听患者主诉,经常询问患者有无憋气、呼吸困难等症状。如患者颈部明显增粗,进行性呼吸困难,考虑有血肿可能。一旦发生血肿压迫,立即拆开颈部缝线,清除血肿,必要时行气管切开。

(2)保持引流通畅,妥善固定。正常情况下,术后引流量24小时内应少于100 mL,若引流液过多,色鲜红,应及时报告医师。

(四)出院指导

1.出院护送

防止颈部外伤,尤其汽车急刹车时的惯性原理致颈部前后剧烈活动,导致损伤,所以出院乘车回家需平卧为妥;如无法平卧,取侧坐位。

2.头颈的位置与制动

术后继续佩戴颈托3个月,保持颈托清洁,松紧适中,内垫小毛巾或软布确保舒适,防止皮肤压伤;始终保持颈置中立位,平视前方,卧位时去枕平卧或仅垫小薄枕,保持颈椎正常曲度;禁止做低头、仰头、旋转动作;避免长时间看电视、电脑、看书报、防颈部过度疲劳;避免用高枕,保持颈部功能位,有利于康复,特殊情况遵医嘱。

3.锻炼

循序渐进加强肢体及各关节的锻炼,保持正常肌力,加大关节活动度。术后8周开始在颈托保护下做项背肌的抗阻训练,每次用力5秒,休息5秒,每组做20～30次,每2小时做1组,持之以恒,促进颈部肌肉血液循环,防止颈背肌失用性萎缩。

4.复查

一般要求3个月内每个月复查1次,如伤口有红肿、疼痛、渗液等及时复诊,3个月后每6个月复查1次。

5.注意事项

6个月后可恢复工作,工作中注意不能长时间持续屈颈,保持颈椎正常曲度防复发;术后3个月内禁抬重物。

(徐淑真)

第二节　颈椎间盘突出症

一、概述

颈椎间盘突出症(LDH)是指颈椎间盘的髓核和相应破裂的纤维环突向椎管内,而引起的颈髓后神经根受压的一系列临床表现,致压物是单纯的椎间盘组织。它与颈椎病属于不同病理变化的颈椎疾病。颈椎间盘突出症临床上并不少见,是较为常见的脊柱疾病之一,发病率仅次于腰椎间盘突出。严重时可发生高位截瘫危及生命。

颈椎间盘突出临床多见于20～40岁的青壮年，约占患者人数的80%。有一定的职业倾向性如长期保持固定姿势的人群：办公室职员、教师、手术室护士、长期观看显微镜者、油漆工等较易发生。颈椎间盘突出男性明显多于女性，农村多于城市。女性多发于孕产后，往往是突然发生的腰痛异常剧烈，活动有障碍。另外长期生活、工作在潮湿及寒冷环境中的人也较易发生。

二、分类

（一）根据病程分类

1.急性颈椎间盘突出症

有明确的外伤史，伤前无临床症状，伤后出现。影像学检查证实有椎间盘破裂或突出而无颈椎骨折或脱位，并有相应临床表现。

2.慢性颈椎间盘突出症

无明显诱因缓慢发病或因为颈部姿势长期处于非生理位置，如长期持续低头工作者，不良嗜睡姿势者或强迫性屈曲头颈者等。

（二）根据症状分类

1.神经根型

颈神经受累所致。

2.脊髓型

脊髓型是椎间盘突出压迫脊髓引起的一系列症状，临床此类型多见。

3.混合型

同时表现以上两种症状。

（三）根据颈椎间盘向椎管内突出的位置不同分类

1.侧方突出型

突出部位在后纵韧带的外侧，钩椎关节的内侧。该处是颈脊神经经过的地方，因此突出的椎间盘可压迫脊神经根而产生根性症状。

2.旁中央突出型

突出部位偏向一侧而在脊髓与脊神经之间，因此可以同时压迫二者而产生单侧脊髓及神经根症状。

3.中央突出型

突出部位在椎管中央，因此可压迫脊髓双侧腹面而产生双侧症状。

三、病因机制

椎间盘是人体各组织中最早最易随年龄发生退行性改变的组织，椎间盘的退变多开始于20岁以后，随着年龄的增长退变程度不断加重，以C_5～C_6的退变最常见，其次是C_6～C_7，两者占颈椎间盘突出症的90%。颈椎间盘突出症常由颈部创伤、退行性变等因素导致。致伤原因主要是突然遭受到意外力量作用或颈椎突然快速屈伸旋转运动，使髓核突破纤维环，造成脊髓或神经根受压，出现急性发病，多见于交通事故或体育运动。临床还有部分患者呈慢性发病。

四、临床表现

颈椎间盘前部较高较厚，正常髓核位置偏后，且纤维环后方薄弱，故髓核容易向后方突出或脱出，而椎间盘的后方有脊髓、神经根等重要结构，因此突出的髓核容易刺激或压迫脊髓或神经根，产生临床症状。

（一）症状

症状呈现多样性：颈部不适、疼痛，并肩部酸痛、疲劳。单侧上肢及手部放射性疼痛、麻木、无力。双侧手麻木无力，跨步无力，步态不稳，腿有打软踩棉花感，容易跌倒，病重者可出现瘫痪等。

（二）一般体征

当椎间盘突出压迫颈神经根时，颈部可出现颈肌痉挛，颈发僵，生理前凸减小或消失，部分节段棘突有压痛，上肢可查出受压神经根分布区的痛觉过敏或麻木，肌肉力量减弱，肌萎缩，肌腱反射减退或消失。压迫脊髓时可表现为四肢肌张力增高，腹壁反射、提睾反射减退或消失，病理反射多呈阳性。当脊髓半侧受压时可出现典型 Brown-Sequard 征（即末梢性麻痹、与病变脊髓分节相应的皮肤区域感觉消失）。

（三）特殊体检

1.颈椎间孔挤压试验

颈椎间孔挤压试验为患者取坐位，头颈后仰并向侧方旋转，检查者立于背后，用双手按压患者额头顶部，出现上肢放射痛或麻木者为阳性。对症状轻者可采用头顶叩击法检查。

2.神经根牵拉试验

神经根牵拉试验为患者端坐，检查者一手轻推患侧头颈部，另一手握住患侧腕部，对抗牵拉，可诱发上肢放射痛或麻木。

五、治疗

对颈椎间盘突出症诊断明确；对保守治疗无效、顽固性疼痛、神经根或脊髓压迫症状严重者应采取手术治疗。

（一）前路椎间盘切除融合

适用于中央型和旁中央型椎间盘突出症患者，对原有退变者应同时去除增生的骨赘，以免残留可能的致压物。

（二）后路椎间盘切除术

适用于侧方型颈椎间盘突出症或多节段受累、伴椎管狭窄或后纵韧带骨化者。单纯的椎间盘突出可采用半椎板及部分关节突切除术，通过减压孔摘除压迫神经根的椎间盘组织。若伴有椎管狭窄或后纵韧带骨化则可采用全椎板减压术。

（三）经皮椎间盘切除术

具有创伤小，出血少等优点，国内尚未广泛开展。

（四）经皮激光椎间盘减压术

首先用于治疗腰椎间盘突出症，近年来国内外学者将其用于颈椎间盘突出症的治疗。

（五）融核术

年轻患者，经非手术治疗数周无效则可选用此法。虽有不少学者报道该法疗效不亚于外科手术治疗，但诸多因素限制其广泛应用：①该法采用颈前路穿刺途径，而颈前方解剖结构密集，如血管神经束、气管食管束等，增加了穿刺的难度和危险性；②使用木瓜凝乳蛋白酶有损伤脊髓的潜在危险性。

六、护理

(一)术前护理

1.术前健康宣教

为保证患者术前训练质量和有一个良好的状态,积极配合治疗并安全渡过围术期,减少术后并发症,护理人员须做好患者的术前健康教育,以配合手术治疗的顺利开展,内容应包括以下几点。

(1)首先护理人员要有一个认真的工作态度、良好的精神面貌和熟练的操作技术;在对待患者及家属时要热情和蔼,以取得他们的信任。

(2)对术前准备的具体内容、术后需要进行监测的设备、管道以及术后可能出现的一些状况,如切口疼痛、渗血以及因麻醉、插管造成的咽喉部疼痛、痰多、痰中带血以及恶心、呕吐等情况仔细向患者和家属进行交代,消除因未知带来的恐惧、不安情绪,使在精神上、心理上都有所准备,以良好的心态迎接手术。

(3)护士应在医护观点一致的前提下进行健康教育。在进行术前健康教育时,不可将该手治疗效果绝对化,避免引起患者的误解,成为引发医疗纠纷的隐患。另外患者也经常通过护理人员来了解手术医师的情况,患者非常注重主刀医师的技术与经验,担心人为因素增加手术的危险性。提示在进行术前健康教育时,可将同病种术后效果好的患者介绍给术前患者,让其现身说法,增加患者对术者的信赖。

2.心理护理

颈椎手术部位特殊,靠近脊髓,危险性大,患者对手术抱有恐惧心理,顾虑大,思想负担重。因此满足其心理需求是必要的,要通过细心观察,与患者及时沟通,缓解心理压力。

3.指导训练

术前训练项目较为重要且不易掌握动作要领,医护人员要在训练中给予指导,并对训练效果给予评价,以减少患者自行训练所致效果偏差而影响手术。

(1)气管食管推移训练:主要用于颈前路手术。要求在术前 3～5 天即开始进行。方法:患者自己或护理人员用手的 2～4 指插入一侧颈部的内脏鞘与血管鞘间隙,持续向对侧牵拉;或用大拇指推移,循序渐进,开始时每次持续 1～2 分钟,逐渐增加至 15～30 分钟,每天 2～3 次。要求每次推拉气管过中线,以适应手术时对气管的牵拉,减轻不适感,注意要保护皮肤,勿损伤。

(2)有效咳嗽排痰训练。方法:嘱患者先缓慢吸气,同时上身向前倾,咳嗽时将腹壁内收,一次吸气连续咳三声,停止咳嗽将余气尽量呼出,再缓慢吸气,或平静呼吸片刻后,再次进行咳嗽练习。时间一般控制在 5 分钟以内,避免餐后、饮水后进行,以免引起恶心。患者无力咳痰时,可用右手示指和中指按压气管,以刺激咳嗽,或用双手压迫患者上腹部或下腹部,增加膈肌反弹力,帮助患者咳嗽咳痰。同时要向患者解释通过有效咳嗽可预防肺部感染,并告知患者术后咳嗽可能会有些不舒服或疼痛,但不影响伤口愈合。对于接受能力较弱的老年患者和儿童,可通过指导其进行吹气球的练习方法来达到增加肺活量的目的。具体方法:准备一些普通气球,练习时每次将气球吹得尽可能大,然后放松 5～10 秒,重复以上动作,每次10～15 分钟,每天 3 次。

(3)体位训练:颈椎前路手术时患者的体位是仰卧时颈部稍稍地过伸,因此术前患者需要练习去枕平卧或颈部稍稍地处于过伸仰卧位,以坚持 2～3 小时为宜,以免术中长期处于这一固定体位而产生不适感;俯卧位的练习,主要用于颈后路手术患者,患者俯卧在床上,胸部用高枕头或叠好的被子垫高 20～30 cm,额部垫一硬的东西如书本等,以保持颈部屈曲的姿势,坚持时间应超过手术所需的时间,一般以能坚持 3～4 小时为宜。

(4)床上大小便及肢体功能锻炼:强调其对手术及术后康复的积极意义,使患者在术前两天学会床上解大小便;教会患者术后如何在床上进行四肢的主动活动;讲解轴线翻身的配合要点和重要性。

4.感染的预防

住院患者要保持口腔清洁,经常用含漱液含漱;有吸烟习惯的患者应在入院时即劝其停止吸烟,以减少呼吸道的刺激及分泌物,对痰多黏稠者应给以雾化吸入,或使用祛痰药。指导患者训练深呼吸运动,可增加肺通气量,也有利于排痰,避免发生坠积性肺炎。

5.手术前日准备

(1)药敏试验:包括抗生素试验、碘过敏试验(手术中拟行造影者)。如过敏试验呈阳性者,及时通知医师,并做好标记。

(2)交叉配血:及时抽取血标本,送血库,做好血型鉴定和交叉配血试验。

(3)皮肤准备:按照手术要求常规备皮,范围分别为颈椎前路(包括下颌部、颈部、上胸部)、颈椎后路(要理光头,包括颈项部、肩胛区);若需要取自体移植,供骨区(多为髂骨区)同时准备。另外,还要修剪指甲、沐浴、更换清洁衣裤。

(4)选配颈托:为达到充分减压的目的术中需切除椎间盘组织及部分椎体骨质,并进行植骨,颈椎稳定性受到一定影响,因此术后需佩戴颈托进行保护。目前多采用前后两片式颈托,松紧可自由调节,根据患者个体选择不同的型号,术前试戴一段时间,达到既能控制颈部活动,又无特别不适为宜。让患者立、卧位试戴均合适,便于术后佩戴,预防术后并发症,因此要求护士应详细讲解颈托的佩戴、脱取、使用、保养等方法,并要求患者及家属能正确复述且能在护士指导下正确操作。佩戴颈托松紧适宜,维持颈椎的生理曲度,过松影响制动效果,过紧颈托边缘易压伤枕骨处皮肤,并影响呼吸;颈托勿直接与患者皮肤接触,因其材料为优质泡沫,吸汗性能差,故颈托内应垫棉质软衬垫,有利于汗液吸收,每天更换内衬垫 1～2 次,确保颈部舒适、清洁;佩戴期间,保持颈托清洁,必要时用软刷蘸洗洁精清洗干净,毛巾擦干,置阴凉处晾干;加强颈部皮肤护理,向患者及家属详细讲解佩戴颈托期间皮肤护理的重要性,指导、协助并教会家属定时检查颈托边缘及枕部皮肤情况,并定时按摩。

(5)胃肠道准备:术前一天以半流质或流质为佳,对于择期手术患者、大便功能障碍导致便秘及排便困难的患者,为了防止麻醉后肛门松弛,不能控制粪便的排出,增加污染的机会或避免术后腹胀及术后排便的痛苦,易在术前晚及术日晨用 0.1%～0.2%的肥皂水各清洁灌肠一次。

6.手术当日的护理

(1)观察:夜班护士要观察患者的情绪,精神状况、生命体征、禁食禁饮情况;若患者体温突然升高、女性患者月经来潮及其他异常情况要及时与医师联系,择期手术的患者应推迟手术日期。

(2)饮食:术日晨患者禁食禁水,术前禁食 12 小时以上,禁饮 4～6 小时,防止麻醉或手术过程中呕吐而致窒息或吸入性肺炎。但抗结核药、降糖药、降血压药应根据情况服用。

(3)用物准备:准备好带往手术室的各种用物,包括颈托、术中用药、影像学资料、病历等并全面检查术前各项准备工作是否完善,应确认所有术前医嘱、操作及医疗文书均已完成。

(4)着装准备:要求患者仅穿病员服,里面不穿任何内衣。告知患者不要化妆、涂口红、指甲油,以免影响术中对皮肤颜色的观察。请患者取下佩戴的饰物、义齿、手表、隐形眼镜等,贵重物品交由家属保管。

(5)交接患者:向接病员的手术室工作人员交点术中用物、病历等,扶患者上平车,转运期间把患者的安全放在首位。并仔细核对确认患者为拟行手术的患者。

(6)病床准备:患者进入手术室后,病床更换清洁床单、被套等物,准备输液架、氧气装置、吸引器、气管切开包、监护仪、两个沙袋及其他必需用物。

(二)术后护理

1.体位

患者术后返回病房,搬运时至少有3人参与,当班护士应协助将患者抬上病床,手术医师负责头颈部,搬运时必须保持脊柱水平位,头颈部置于自然中立位,局部不弯曲,不扭转,动作轻稳,步调一致,尽量减少震动,注意保护伤口,如有引流管、输液管要防止牵拉脱出。因术后均戴有颈托,将患者放置适当体位后,需摘下颈托,头颈部两侧各放一沙袋以固定并制动,局部制动不仅可减少出血,还可以防止植骨块或内固定的移位。交接输血、输液及引流管情况。

2.密切观察病情变化

术后进行心电监护,术后6小时内监测血压、脉搏、呼吸、血氧饱和度每15～30分钟1次,病情平稳后改为1～2小时1次。因手术过程中刺激脊髓导致脊髓、神经根水肿,可造成呼吸肌麻痹;牵拉气管、食管、喉上、喉返神经可出现呼吸道分泌物增多、声嘶、呛咳、吞咽和呼吸困难等异常情况,应重点观察呼吸的频率、节律、深浅、面色的变化以及四肢皮肤感觉、运动和肌力情况。低流量给氧12～24小时。用醋酸地塞米松、硫酸庆大霉素或盐酸氨溴索加入生理盐水行超声雾化每天2～3次。鼓励患者咳嗽,促进排痰,必要时使用吸痰器,保持呼吸道通畅。如出现憋气、呼吸表浅、口唇及四肢末梢发绀,血氧饱和度降低,应立即报告医师并协助处理。

3.观察伤口敷料情况有无渗出

如有渗出及时更换潮湿的敷料,并观察渗出液的量和色;妥善固定引流管并保持通畅,一般术后24～48小时,引流量少于50 mL,且色淡即可拔管。并注意观察有无脑脊液漏。

4.皮肤护理

避免皮肤长时间受压,注意保持床单位清洁、平整,协助翻身,拍背每2小时1次。更换体位时脊柱保持中立位,防止颈部过屈、过伸及旋转。

5.预防肺部、泌尿系统感染

卧床期间给予口腔护理每天2次,术后第2天即可嘱患者做深呼吸及扩胸运动。每天1∶5 000呋喃西林或生理盐水500 mL密闭式冲洗膀胱2次,会阴擦洗2次,每天更换尿袋,定时放尿,并嘱其多饮水,每天不少于2 500 mL。

6.活动护理

下床时先坐起,逐渐移至床边,双足垂于床下,适应片刻,无头晕、眼花等感觉时,再站立行走,防止因长时间卧床后突然站立导致直立性低血压而摔倒。

7.加强锻炼

术后第一天协助患者做肢体抬高、关节被动活动及肌肉按摩等,第二天嘱患者练习握拳、抬臂,伸、曲髋、膝、肘各关节,每天2～3次,每天15～30分钟,循序渐进,以患者不疲劳为主。

(三)出院指导

(1)嘱患者术后3个月内继续佩戴颈托保护颈部,避免颈部屈伸和旋转运动。

(2)术后继续佩戴颈托3个月,保持颈托清洁,松紧适中,内垫小毛巾或软布确保舒适,防止皮肤压伤；始终保持颈部置中立位，平视前方，卧位时去枕平卧或仅垫小薄枕，保持颈椎正常曲度；禁止做低头、仰头、旋转动作；避免长时间看电视、电脑、看书报、防颈部过度疲劳；避免用高枕，保持颈部功能位，有利于康复，特殊情况遵医嘱。

(3)继续加强功能锻炼，保持正常肌力，加大关节活动度。持之以恒，促进颈部肌肉血液循环，防止颈背肌失用性萎缩。

(4)术后3个月门诊复查随访。若颈部出现剧烈疼痛或吞咽困难，有梗塞感，应及时来院复查，可能为植骨块、内固定松动、移位、脱落。

(5)6个月后可恢复工作，工作中注意不能长时间持续屈颈，保持颈椎正常曲度防复发；术后3个月内禁抬重物。

(6)营养神经药物应用1～3个月。

（徐淑真）

第三节 腰椎管狭窄症

一、概述

腰椎管狭窄症是指由各种原因引起的骨质增生或纤维组织增生肥厚，导致椎管或神经根管的矢状径较正常者狭窄，刺激或压迫由此通过的脊神经根或马尾神经而引起的一系列临床症状。它是导致腰痛或腰腿痛的最常见原因之一。腰椎管狭窄包括3个部分，即主椎管、神经根管及椎间孔狭窄。发育性腰椎管狭窄症发病大多在中年以后，而退变所致者多见于老年。本病男性多于女性。

二、病因

(一)先天性椎管狭窄

系先天发育过程中，腰椎弓根短而致椎管矢径短小。此种情况临床甚为少见。

(二)退变性椎管狭窄

临床最为多见，系腰椎退变的结果，随年龄增长，退行变性表现如下。

(1)腰椎间盘首先退变。

(2)椎体唇样增生。

(3)后方小关节也增生、肥大、内聚、突入椎管，上关节突肥大增生时，在下腰椎(L_4、L_5或L_3、L_4、L_5)由上关节突背面与椎体后缘间组成的侧隐窝发生狭窄，该处为神经根所通过，从而可被压迫。

(4)椎板增厚。

(5)黄韧带增厚，甚至骨化，这些均占据椎管内一定空间，合起来成为退变性腰椎管狭窄。

(三)其他原因所致的椎管狭窄

(1)腰椎滑脱：该平面椎管矢状径减小。

(2)中央型腰椎间盘突出，占据腰椎管的空间，可产生椎管狭窄症状。此两种情况均有明确诊断，临床上并不称其为腰椎管狭窄。

(3)继发性，如全椎板切除之后，形成的瘢痕，再使椎管狭窄，或椎板融合之后，椎板相对增厚，致局部椎管狭窄。此种情况均很少见。

(4)腰椎爆裂骨折，椎体向椎管内移位，急性期休息，无症状，起床活动后或活动增加后，可出现椎管狭窄症状。

三、临床表现

(1)间歇性跛行表现为患者行走后，出现一侧或双侧腰酸、腰痛、下肢麻木无力，以至跛行；但若蹲下或坐下休息片刻，症状即可缓解或消失，患者继续行走，上述症状又会出现。

(2)腰部后伸受限及疼痛。

(3)腰骶痛伴单侧或双侧臀部、大腿外侧胀痛、感觉异常或下肢无力。

(4)主诉多而体征少患者均有许多主诉，但体格检查时多无阳性所见，直腿抬高试验常为阴性。

四、诊断

(一)病史

详细了解与患病有关的情况，如有无先天性脊柱发育不良，腰椎有否外伤及手术史等。

(二)体格检查

本病阳性体征少，有时表现为膝反射、跟腱反射减弱。

(三)辅助检查

X 线片表现椎管矢状径小，小关节增生，椎板间隙狭窄；CT 扫描检查能清晰显示腰椎各横截面的骨性和软组织结构，MRI 检查可显示腰段椎管情况，硬膜后方受压节段黄韧带肥厚，腰椎间盘膨出或突出或脱出，马尾有无异常等。

五、治疗

(一)非手术治疗

腰椎管狭窄症是慢性疾病，有急性加重者常因走路过多、负重或手提重物、劳累而引起，腰椎管内软组织及马尾神经根可能有水肿，对此应卧床休息；腰部理疗，按摩等有助于水肿消退；而慢性腰椎管狭窄症者，可练习腹肌，使腰椎管生理前突得到暂时减轻，从而缓解症状，此仅对早期病例有效，如伴有急性腰椎间盘突出症，除休息外，可行牵引治疗，需知单独腰椎管狭窄症，牵引并无效果。

(二)手术治疗

适应证包括：①经较正规的非手术治疗无效；②自觉症状明显并持续加重，影响正常生活和工作；③明显的神经根痛和明确的神经功能损害，尤其是严重的马尾神经损害；④进行性加重的滑脱、侧凸伴相应的临床症状和体征。

六、护理

(一)术前护理

1.心理护理

该病多发生于中老年，病情较重，病程长，发病后不但影响工作，生活难以自理，且易反复发作，逐渐加重，易出现焦虑、悲观情绪，又由于缺乏医学知识，对手术持怀疑态度，担心手术安全及术后肢体康复程度，劳动能力是否丧失，表现为紧张焦虑。护士要针对患者不同的心理特点，多与患者交谈，给患者以关心、理解和安慰，向患者讲解腰椎管狭窄症的有关知识、手术疗效以及目前对此病的治疗水平，以典型病例作现身说法，让患者与术后患者交流，了解手术的可靠性，消除患者紧张焦虑情绪，使患者增加战胜疾病的信心，以最佳的心理状态配合手术。

2.床上排便训练

以防术后因创伤、姿势、体位的改变不习惯卧位排便，导致尿潴留、排便困难，术前需要在床上进行排便训练。所以术前 2～3 日要指导患者在床上练习大小便，同时要向患者讲解术前在床上训练大小便的重要性，使其自觉的接受，以减少术后便秘和排尿困难的发生。

3.体位及翻身的训练

腰椎管狭窄术中多采用俯卧位，术前 2～3 日要指导患者在床上练习俯卧位，练习 3～4 次/天，时间从 1 小时延长至 3～4 小时，使全身肌肉放松，呼吸平稳。同时术前要指导患者练习轴位翻身，翻身时脊柱成一直线，不可扭转，以适应术后翻身需要。

4.一般术前护理

完善术前各项检查，如肝功能、血糖、心电图等，对于老年患者的常见病如糖尿病、高血压病、心脏病等，应积极进行治疗，排除不利手术的因素。指导术前禁烟禁酒，教会患者做深呼吸和有效地咳嗽，预防肺部感染，加强营养支持，以增强体质。术前备皮、交叉配血、抗生素过敏试验，术前晚予灌肠。

(二)术后护理

1.生命体征监测

术后予心电监护，密切观察患者生命体征变化，每 0.5～1 小时测量血压、脉搏、呼吸及血氧饱和度1 次，做好记录，同时应注意观察患者的神志、面色、口唇颜色、尿量，询问患者有何不适，予氧气吸入。每4 小时测体温 1 次。

2.脊髓神经功能观察

腰椎管狭窄症若在融合时应用内固定，神经根损伤较常见；而伤口负压引流不畅，血留于伤口内致血凝块压迫神经根或硬脊膜，亦加重术后粘连；术中因神经牵拉，可致术后神经根水肿。因此术后应密切观察神经功能恢复情况，全身麻醉清醒后，以钝形针尖如回形针尖轻触患者双下肢或趾尖皮肤，观察有否知觉或痛觉，早期发现神经功能异常非常重要，脊髓功能恢复与症状出现的时间有直接关系。

3.切口引流管的护理

应保持切口敷料干燥完整，注意观察切口敷料渗血情况，如渗血较多，要及时通知医师，更换敷料，观察切口有无红肿，警惕感染的可能。术后切口处放置负压引流管，目的是为了防止切口内形成血肿压迫硬脊膜造成再手术的危险，并防止血肿感染、机化、粘连。在放置引流管期间，应确保引流管的固定、畅通，一般术后 6 小时每 30 分钟挤管 1 次，以后每 1～2 小时挤管 1 次，以防血块堵塞，并观察记录引流液的性质、颜色和量。引流液应为暗红色血性液，术后当天 100～300 mL，24 小时后引流液明显减少或无引流液，最多 20～40 mL，如引流液 24 小时多于 500 mL，呈粉红色，患者诉头痛头晕应警惕脑脊液漏，首先应把负压引流改为一般引流，并协助患者取去枕平卧位或适当抬高床尾 10°～20°，同时报告医师给予及时恰当的处理。一般引流管放置 24～48 小时，48 小时后引流液逐渐减少，可拔除引流管。

4.体位护理

一般手术回病房后予去枕平卧6小时,头偏向一侧,以利于后路手术切口压迫止血和预防全身麻醉术后呕吐,过早翻身会引起伤口活动性出血。由护士协助患者,一手置患者肩部,一手置患者臀部,两手同时用力,作滚筒式翻身,动作应稳而准,避免拖、拉、推动作。翻身时要保持整个脊柱平直,勿屈曲扭转,避免脊柱过度扭曲造成伤口出血,一般平卧2~3小时,侧卧15~30分钟,左右侧卧及平卧交替使用。

5.排泄的护理

术后向患者讲明及时排便可消除腹胀、尿潴留,减轻腹内压以减少切口出血,有利于切口愈合,术后4~6小时,要督促患者自行排尿,1~3天排大便1次,不能自行排尿者,可按摩下腹部、听流水声等诱导排尿,无效者采用无菌导尿术保留尿管,采取间断夹闭尿管定时放尿,以训练膀胱功能,要用碘伏棉球擦洗外阴,2次/天,以预防泌尿系统感染,3日无大便者要及时通知医师,采用开塞露塞肛或番泻叶泡茶饮,同时指导患者进食高热量、高蛋白易消化富含纤维素的饮食。

6.并发症的护理

(1)硬膜外血肿:脊柱手术创面大、剥离深,术后渗血较多,若引流不畅,易造成硬膜外血肿。术后密切观察双下肢感觉、运动情况及双下肢肌力,如发现双下肢感觉、运动功能较术前减弱或出现障碍应及时报告医师。予以CT及MRI检查,如诊断明确,应立即再次手术行血肿清除术。

(2)脑脊液漏:脑脊液漏在腰椎管狭窄手术时发生率约5%,临床表现为切口敷料渗出增多,渗出液颜色为淡红或淡黄色,患者自觉头痛、头晕、恶心。一旦出现脑脊液漏,立即报告医师,患者去枕平卧位,将负压引流改为普通引流,或者减低负压球负压,必要时拔除引流管,加强换药,保持切口敷料清洁,并用消毒棉垫覆盖后沙袋加压,保持床单清洁干燥,静脉应用抗生素及等渗盐水,必要时抽吸切口皮下脑脊液,探查伤口,行裂口缝合或修补硬膜。

(三)健康教育

1.术后功能锻炼

向患者说明术后功能锻炼对防止神经根粘连及恢复腰背肌的功能的重要性,以争取患者的积极配合。术后第1天练习股四头肌收缩及直腿抬高训练,以防脊神经根粘连。方法是膝关节伸直,踝关节为功能位,下肢抬起坚持5~10秒,两腿重复此动作,锻炼次数以患者能耐受为宜。术后1周进行腰背肌功能训练,提高腰背肌肌力,增加脊柱的稳定性。指导患者仰卧做腰背肌功能锻炼,根据病情及患者体质,循序渐进,由腰背半弓直至全弓,由五点支撑到三点、四点支撑,还可采用飞燕法:患者取俯卧位,颈部后伸,稍用力后抬起胸部离开床面,两上肢向背后伸,形似飞燕点水。术后12~14天在支具保护下床活动。

2.出院指导

指导患者出院后卧硬板床休息1个月,尽量少做弯腰及扭腰动作、注意腰部保暖,避免受凉。应用人体力学的原理来指导患者的坐、立、行、卧及持重的姿势。指出患者不正确的姿势和活动方法,指导其生活和工作中保持正确的姿势和习惯,身体不能过早和过度负重,并应避免腰部长时间保持同一种姿势和直体弯腰动作,同时积极参加适当体育锻炼,尤其是注意腰背肌功能锻炼,以增加脊柱的稳定性,同时加强营养,以减缓机体组织和器官的退行性变。

(徐淑真)

第四节　腰椎间盘突出症

一、概述

腰椎间盘突出症是指因腰椎间盘变性、破裂后髓核组织向后方或突至椎板内，致使相邻组织遭受刺激或压迫而出现的一系列临床症状。腰椎间盘突出症为临床上最为常见的疾病之一，多见于青壮年，虽然腰椎各节段均可发生，但以 $L_4 \sim L_5$、$L_5 \sim S_1$ 最为多见。

二、病因

（一）退行性变

腰椎间盘突出症的危险因素（又称诱发因素）有很多，其中腰椎间盘退行性变是根本原因。椎间盘的生理退变从 20 岁即开始，30 岁时退变已很明显。此时，在组织学方面可见到软骨终板柱状排列的生长层消失，其关节层逐渐钙化，并伴有骨形成和血管的侵入。

（二）职业特性

腰椎间盘突出有明显的职业特性。从业有反复举重物、垂直震动、扭转等特点者，腰椎间盘突出症的发病率高。腰椎间盘长期受颠簸震荡，产生慢性压应力，使椎间盘退变和突出。长期弯腰工作者，尤其是蹲位或坐位如铸工和伏案工作者，髓核长期被挤向后侧，纤维环后部长期受到较大的张应力，再加之腰椎间盘后方纤维环较薄弱，易发生突出，所以并非重体力劳动者是腰椎间盘突出的高危人群。

（三）外伤

外伤是腰椎间盘突出的重要因素，特别是儿童与青少年的发病与之关系密切。

（四）遗传因素

腰椎间盘突出有家族性发病的报道，而有些人种的发病率较低。

（五）腰骶先天异常

腰骶椎畸形可使发病率增高，包括腰椎骶化、骶椎腰化、半椎体畸形等。

（六）体育运动

很多体育活动虽能强身健体，但也可增加腰椎间盘突出发生的可能性，如跳高、跳远、高山滑雪、体操、足球、投掷等，这些活动都能使椎间盘在瞬间受到巨大的压应力和旋转应力，纤维环受损的可能性大大增加。

（七）其他因素

寒冷、酗酒、腹肌无力、肥胖、多产妇和某些不良站、坐姿，也是腰椎间盘突出症的危险因素。

三、临床表现

（一）疼痛

腰痛是最早的症状。由于腰椎间盘突出是在腰椎间盘退行性变的基础上发展起来的，所以在突出以前的椎间盘退行性变即可出现腰腿痛。腰部的疼痛多数是由慢性肌肉失衡、姿势不当或情绪紧张引起。椎间关节引起的牵涉性疼痛是由椎旁肌肉、韧带、关节突关节囊、椎间盘或硬膜囊受损引起，疼痛在腰骶部或患侧下肢。若是腰部的肌肉慢性劳损，其疼痛一般局限于腰骶部，不向下肢放射。神经根引起的牵涉性疼痛，其支配的皮节易出现刺痛、麻木感，若前根的运动神经受压，可出现支配肌肉的力量下降和萎缩。

(二)下肢放射痛、麻木

主要是因为突出的椎间盘对脊神经根造成化学性和机械性刺激，表现为腰部至大腿及小腿后侧的放射性疼痛或麻木感。肢体麻木多与下肢放射痛伴发。麻木是突出的椎间盘压迫本体感觉和触觉纤维引起的。有少数患者自觉下肢发凉、无汗或出现下肢水肿，这与腰部交感神经根受到刺激有关。中央型巨大突出者，可出现会阴部麻木、刺痛、排便及排尿困难，男性阳痿，双下肢坐骨神经疼痛。

(三)肌肉萎缩

腰椎间盘突出较重者，常伴有患下肢的肌萎缩，以踇趾背屈肌力减弱多见。

(四)活动范围减小

腰椎间盘突出常引起腰椎的活动度受限，前屈受限病变多在上腰椎，侧屈受限有神经根受刺激的情况存在，伸展受限多有关节突关节的病损。

(五)马尾神经症状

主要表现为会阴部麻木和刺痛感，排便和排尿困难。

(六)体格检查

可发现腰椎生理曲度改变，腰背部压痛和叩痛，步态异常，直腿抬高试验阳性等。

四、诊断

(一)病史

详细了解与患病有关的情况，如有无外伤，从事何种职业，治疗经过等。

(二)体格检查

观察患者步态，是否跛行，腰椎生理曲线，脊柱是否出现侧突，直腿抬高试验等。

(三)辅助检查

摄腰椎正侧位、斜位 X 线片，CT、MRI 检查，对有马尾神经损伤者行肌电图检查。

五、治疗

(一)非手术治疗

首次发病者、较轻者、诊断不清者以及全身及局部情况不宜手术者。方法包括卧床休息，卧床休息加牵引，支具固定，推拿、理疗、按摩，封闭、髓核溶解术。

(二)手术治疗

(1)诊断明确，病史超过半年，经过严格保守治疗至少 6 周无效；或保守治疗有效，经常复发且疼痛较重者影响工作和生活者。

(2)首次发作的腰椎间盘突出症疼痛剧烈，尤以下肢症状者，患者因疼痛难以行动及睡眠，被迫处于屈髋屈膝侧卧位，甚至跪位。

(3)出现单根神经麻痹或马尾神经受压麻痹，表现为肌肉瘫痪或出现直肠、膀胱症状。

(4)病史虽不典型，经脊髓造影或其他影像学检查，显示硬脊膜明显充盈缺损或神经根压迫征象，或示巨大突出。

(5)椎间盘突出并有腰椎管狭窄。

六、护理

(一)术前护理

1.心理护理

腰椎间盘突出症患者大多病程长，反复发作、痛苦大，给生活及工作带来极大不便，心理负担重，故深入病房与患者交流谈心，了解患者所思所虑，给予正确疏导解除患者各种疑虑。针对自身疾病转归不了解的患者，护理人员应根据患者的年龄、性别、文化背景、职业、性格特点，耐心向患者介绍疾病的病因、解剖知识、临床症状、体征，使患者对自己和疾病有一概括的了解，且能正确描述自己的症状，掌握本病的基本知识，能配合治疗及护理。对担心手术不成功及预后的患者，要向患者介绍主管医师技术水平及可靠性，简明扼要介绍手术过程、注意事项及体位的要求，介绍本病区同种疾病成功患者现身说法，增强患者对手术信心，使患者身心处于最佳状态接受手术。

2.术前检查

本病患者年龄一般较大，故术前应认真协助患者做好各项检查，了解患者全身情况，是否有心脏病、高血压、糖尿病等严重全身疾病，如有异常给予相应的治疗，使各项指标接近正常，减少术后并发症的发生。

3.体位准备

术前 3～5 天，指导患者在床上练习大小便，防止术后卧床期间因体位改变而发生尿潴留或便秘。

4.皮肤准备

术前 3 天嘱患者洗澡清洁全身，活动不便的患者认真擦洗手术部位，术前 1 天备皮、消毒，注意勿损伤皮肤。

(二)术后护理

1.生命体征观察

术后监测体温、脉搏、血压、呼吸及面色等情况，持续心电监护，每 1 小时记录 1 次，发现异常立即报告医师。观察患者双下肢运动、感觉情况及大小便有无异常，及时询问患者腰腿痛和麻木的改善情况。如发现患者体温升高同时伴有腰部剧烈疼痛是椎间隙感染的征兆，应及时给予处理。

2.切口引流管的护理

观察伤口敷料外观有无渗血及脱落或移位，伤口有无红肿、缝线周围情况。术后一般需在硬膜外放置负压引流管，观察并准确记录引出液的色、质、量。保持引流通畅，防止引流管扭曲、受压、滑出。第 1 天引流量应小于 400 mL，第 3 天应小于 50 mL，此时即可拔除引流管，一般术后 48～72 小时拔管。若引流量大，色淡，且患者出现恶心、呕吐、头痛等症状，应警惕脑脊液漏，及时报告医师。有资料报道腰椎间盘突出症术后并发脑脊液漏的发生率为 2.65%。

3.体位护理

术后仰卧硬板床 4～6 小时，以减轻切口疼痛和术后出血，以后则以手术方法不同可以侧卧或俯卧位。翻身按摩受压部位，必要时加铺气垫床，避免压疮发生，翻身时保持脊柱平直勿屈曲、扭转，避免拖、拉、推等动作。

4.饮食护理

术后给予清淡易消化富有营养的食物,如蔬菜、水果、米粥、汤类。禁食辛辣油腻易产气的豆类食品及含糖较高食物,待大便通畅后可逐步增加肉类及营养丰富的食物。

5.尿潴留及便秘的护理

了解患者产生尿潴留的原因,给予必要的解释和心理安慰,给患者创造良好排便环境,让患者听流水声及用温水冲洗会阴部,必要时用穴位按摩排尿或导尿解除尿潴留。指导患者掌握床上大便方法,术后3 天禁食辛辣及含糖较高的食物,多食富含粗纤维蔬菜、水果。按结肠走向按摩腹部,每天早晨空腹饮淡盐水 1 杯。必要时用缓泻剂灌肠解除便秘。

6.并发症的护理

(1)脑脊液漏:由多种原因引起,如锐利的骨刺、手术时硬膜损伤。表现为恶心、呕吐和头痛等,伤口负压引流量大,色淡。予去枕平卧,伤口局部用 1 kg 沙袋压迫,同时减轻引流球负压。遵医嘱静脉输注林格液。必要时探查伤口,行裂口缝合或修补硬膜。

(2)椎间隙感染:是椎节深部的感染,多见于椎间盘造影、髓核化学溶解或经皮椎间盘切除术后。表现为背部疼痛和肌肉痉挛,并伴有体温升高,MRI 是可靠的检查手段。一般采用抗生素治疗。

七、健康教育

(1)向患者说明术后功能锻炼对恢复腰背肌的功能及防止神经根粘连的重要性。因为虽然手术摘除了突出的髓核,解除了对神经根的压迫和粘连,但受压后(尤其是病程较长者)所出现的神经根症状以及腰腿部功能恢复,仍需一个较长的过程,而手术又不可避免地引起不同程度的神经根粘连;进行功能锻炼对防止神经根粘连,增加疗效起着重要作用,科学合理的功能锻炼,可促进损伤组织的修复,使肌肉恢复平衡状态,改善肌肉萎缩,肌力下降等病理现象,有利于纠正不良姿势。功能锻炼的原则:先少量活动,以后逐渐增加运动量,以锻炼后身体无明显不适为度、持之以恒。

(2)直腿抬高锻炼:术后 2~3 天,指导患者做双下肢直腿抬高锻炼,每次抬高应超过 40°,持续 30 秒~1 分钟,2~3 次/天,15~30 分钟/次,高度逐渐增加,以能耐受为限。

(3)腰背肌功能锻炼:术后应尽早锻炼以恢复腰背肌的功能,缩短康复过程。腰背肌功能锻炼时应严格掌握锻炼时间及强度,遵循循序渐进、持之以恒的原则。一般开窗减压,半椎板切除术患者术后 1 周,全椎板切除术 3~4 周,植骨融合术后 6~8 周开始。具体锻炼方法为:五点支撑法,患者先仰卧位,屈肘伸肩,然后屈膝伸髋,同时收缩背伸肌,以双脚双肘及头部为支点,使腰部离开床面,每天坚持锻炼数十次。1~2 周后改为三点支撑法,患者双肘屈曲贴胸,以双脚及头枕为三支点,使整个身体离开床面,每天坚持数十次,最少持续 4~6 周。飞燕法:先俯卧位,颈部向后伸,稍用力抬起胸部离开床面,两上肢向背后伸,两膝伸直,再从床上抬起双腿,以腹部为支撑点,身体上下两头翘起,3~4 次/天,20~30 分钟/次。功能锻炼应坚持锻炼半年以上。

八、出院指导

(一)日常指导

保持心情愉快,注意饮食起居,劳逸结合。要注意保证正常食饮,防止因饮食不当引起便秘,少吃或忌吃辛辣,多吃蔬菜、水果。注意腰部及下肢的保暖、防寒、防潮。避免因咳嗽、打喷嚏等而增加腹压。

(二)休息

指导患者出院后继续卧硬板床休息,3个月内尽可能多卧床。

(三)正确的姿势

说明正确的身体力学原理及规则,保持正确姿势的坐、走、站及举物的正确姿势运动的重要性。包括日常生活中指导患者站立时挺胸、脊背挺直,收缩小腹;坐位时两脚平踏地面,背部平靠椅背,臀部坐满整个椅背面;仰卧时,双膝下置一软枕;捡东西时尽量保持腰背部平直,以下蹲弯曲膝部代替弯腰,物体尽量靠近身体;取高处物品时,用矮凳垫高,勿踮脚取物;起床时,先将身体沿轴线翻向一侧,用对侧上肢支撑床铺,使上半身保持平直起床;另外,半年内禁止脊柱弯曲、扭转、提重物等活动或劳动。

(四)功能锻炼

继续进行腰背肌功能锻炼指导,指导患者根据自己的体力在原有锻炼基础上,增加锻炼的强度,做到循序渐进,持之以恒。

(徐淑真)

第五节 脊柱侧凸

一、概述

正常人脊柱矢状面有四个生理弧度,即颈椎前凸,胸椎后凸,腰椎前凸和骶椎后凸,但在额状面则无侧凸,呈一直线,各个棘突的连线通过臀沟垂直于地面。若脊柱的某一段偏离身体的中线,向侧方弯曲则称为脊柱侧弯,又称脊柱侧凸。

二、病理

脊柱侧弯多发生在脊柱胸段或腰段,且大多凸向右侧,凸向左侧者较少。椎骨的病理改变主要为椎体的楔形变、脊椎骨的旋转畸形和凹侧椎弓根变矮。椎体左右楔形变形成脊柱侧凸,若合并前后位楔形变,则形成侧后凸畸形。整个脊椎骨有旋转畸形。

三、脊柱畸形对患者的影响

脊柱畸形所致的肺功能低下、疼痛、神经系症状和丧失自信心在各治疗单位中均可遇到。脊柱侧凸的主要趋势:重度胸弯患者(90°以上),肺活量必然要下降,死于肺源性心脏病为正常人的2倍。背部不适发生率增加,引起明显的自卑情绪以致心理紊乱(但不是精神病)。

四、治疗

(一)非手术治疗

1.非手术治疗的目的

防止侧凸继续加重;对所有侧凸类型有效;治疗能达到满意的外观;减少手术的可能。其方法包括支具、电刺激、生物反馈治疗等。支具治疗目前最常见,应用最广泛。

2.治疗内容

理疗、表面电刺激、石膏及支具。

(二)手术治疗

1.手术治疗的目的

安全地矫正畸形;在三维空间上平衡躯体;尽可能短地融合脊柱;尽可能地矫正畸形,将脊柱融合,防止畸形进一步加重;术后躯干与骨盆保持平衡。

2.治疗内容

植骨融合和矫形手术。

五、护理

(一)术前患者的护理

1.手术前期的护理重点

评估并矫正可能增加手术危险性的生理和心理问题,帮助患者做好心理和身体护理。向患者和家属提供有关手术的卫生指导。帮助制定出院和生活形态改变的调适计划。

2.手术前期患者的评估

准备一般资料;评估既往史、健康状况、心理状况、亲属对手术的看法是否支持、关心程度及经济承受能力及患者对手术的耐受性、实验室检查结果及重要脏器功能。

3.手术前期患者护理

(1)心理准备:由于脊柱侧凸手术部位特殊,病变复杂,患者对手术安全性,治疗效果有不同程度的担心。护士应对患者的情绪表示理解,关心和鼓励患者,使增进与患者及家属的交流,对患者的病情、诊断、手术方法、手术的必要性、手术的效果以及可能发生的并发症及预防措施、手术的危险性、手术后的恢复过程及预后,向患者及家属交代清楚,提出要求患者配合的事项和手术前后应注意的问题,以取得患者的信任和配合,使患者愉快地接受手术,手术护士的术前访视也能使患者产生安全感。

(2)环境准备:保持病室清洁,病房温度应保持在18~20 ℃,湿度50%~60%,减少陪护。对新入院的患者,护士要介绍病区环境。

(3)身体准备:完善检查:帮助患者完善各种检查,护士向患者讲解各项检查的意义,帮助和督促患者接受检查。对于留取样本的血、尿、便化验检查,应向患者交代各种标本的采集要求。

(4)影像学检查前准备。包括X线检查、CT检查和MRI检查。

X线片:普通X线检查患者无须特殊的检查前准备。

CT检查前患者的准备:①检查前须将详细病情摘要等相关资料提供给CT医师以备参考;②检查前4小时禁食。腹部扫描者,检查前一周内不可做钡剂造影;③增强检查须经患者本人和家属签字后行碘过敏试验,呈阴性者方可进行;④去除检查部位衣服上的金属物品和饰品;⑤检查时保持体位不动,配合检查进行平静呼吸、屏气等;⑥生命垂危的急诊患者,须在急诊医护人员监护下进行检查;⑦妊娠妇女、情绪不稳定或急性持续痉挛者不宜做本项检查;⑧不能配合的儿童患者,采取镇定措施如水合氯醛灌肠等后方可进行检查。

MRI的检查前患者准备:①携带相关资料,供MRI检查时参考;②腹部检查前4小时禁食水;③对于胆道水成像的患者需在检查前一晚10点禁食水;④MRI设备具有强磁场,如装有心脏起搏器、体内有金属或磁性物质植入的患者和早期妊娠的患者不能进行检查，以免发生意外；⑤患者勿穿戴有金属的内衣，检查头颈部的患者在前一晚洗头；⑥因检查时间长，环境噪声大幽暗，嘱其有思想准备，不要急躁，耐心配合；⑦有意识障碍、昏迷、精神症状等不能有效配合检查的患者，除非经相关专业临床医师同意，否则不能检查；⑧不能配合的儿童患者须采取镇静措施，如水合氯醛灌肠；⑨宫内节育器有可能对其产生影响，必要时取出再检查。

(5)其他术前准备：床上大小便，咳嗽和咳痰方法，术前两周开始停止吸烟。术前训练目的是使患者更好地适应术后情况和减少术后并发症的发生。①大便、小便训练：脊柱手术后一般不能早期下床，而患者多不习惯在卧位解大便和小便。因此，术后常发生排便、排尿困难，增加患者的痛苦和发生尿路感染的机会，大便困难可引起术后腹胀、便秘。所以，在术前 2 天内护士应指导患者应学会在卧位大便和小便。②呼吸训练：可以明显减少术后呼吸道并发症的发生。包括充分的深呼吸和有效的咳嗽。术前指导患者练习深呼吸，可通过吹气球训练，间歇吹气球，促使肺膨胀；练习正确的咳嗽方法，深吸气后声门紧闭，在腹肌、膈肌同时收缩后放开声门，一声将气咳出。每次深吸气后闭气 30 秒，然后再呼气，呼气末再闭气15 秒。周期性深呼吸刺激肺泡表面活性物质的活力。③肢体活动训练：适当的肢体活动，在术前可以增加机体代谢，改善心肺功能，提高手术耐受性。术后促进血液循环，避免深静脉血栓形成，还能增强患者康复的信心。因此，应指导患者在床上进行四肢运动。术中需要进行“唤醒试验”的患者，教会其按医嘱进行握拳和趾伸屈活动。唤醒的护理主要有：术前查看患者双脚及脚趾活动情况，用双手感受患者双脚的肌力以便与术中患者双脚及脚趾活动情况及双脚肌力做对比，告知患者双脚活动方法及活动双脚及脚趾的重要性以便取得患者的主动配合。④手术卧姿的训练：脊柱后路手术需在俯卧进行时，术前应训练患者逐步延长俯卧时间，直到能支持 2 小时以上状态。护士在术前应判断患者在俯卧中是否舒适，有无呼吸障碍。如果手术在局麻下进行，这种训练更为必要。

(6)备血和补液：纠正水、电解质紊乱及酸碱平衡失调及贫血；血型鉴定及交叉配合试验，备好一定量的全血。

(7)预防感染：不与有感染的患者接触；杜绝有上呼吸道感染的人员进入手术室；预防性使用抗菌药物。

(8)热量、蛋白质和维生素：手术前准备、手术和饮食限制都会造成热量、蛋白质和维生素摄入或合成不足，影响组织修复和伤口愈合，削弱防御感染的能力。如果是择期手术，最好能有 1 周左右的时间，通过口服、注射或高价静脉营养提供充分的热量、蛋白质和维生素。

(9)皮肤准备：脊柱术后伤口感染常导致严重后果。这是由于脊柱手术多要暴露椎管，甚至切开硬脊膜，感染可扩散到中枢神经系统。各种脊柱内固定器均为异物，一旦伤口感染则不易控制，而内固定器又不能轻易拆除，使处理十分棘手。因此必须强调局部皮肤准备的质量。术前注意保护皮肤。沐浴时勿擦伤、搔破皮肤。夏季，尤其背部的皮肤不可被蚊子叮咬。背部若有毛囊炎，应及早治疗，可涂碘伏，待炎症消退后方可手术，卧床时间不久，皮肤无破损者，术前 1 天剃净手术消毒区域皮肤的汗毛和毛发，用肥皂水轻柔擦洗 3 次，拭干后用 75％乙醇涂擦 1 分钟，用无菌巾包扎。手术当日晨，再次检查皮肤准备情况，如有遗漏应补充备皮。用 75％乙醇擦手术区皮肤 1 次，再用无菌巾包扎送入手术室。在剃除毛发时，如有皮肤划伤，用碘伏消毒，无菌纱布覆盖。卧床时间较久，尤其经过颅骨牵引或睡过石膏床的患者，局部准备应从术前 3 天开始。因其皮肤表面常有痂皮形成且与汗毛紧密粘连。如在手术前日才强行除去，可在皮肤上遗留较多小创面，增加术后感染机会。宜用温热肥皂水，轻轻擦洗；或用液体石蜡浸透痂皮，再逐渐剥去。在剃除毛发时应十分轻柔和仔细，以免损伤皮肤。手术区皮肤有脓点或皮肤损伤后结痂未脱落及痂下有分泌物的患者，应暂缓进行脊柱择期手术。手术区皮肤有损伤而又必须紧急手术的情况下，如开放性脊柱损伤则按清创术处理。

(10)呼吸道准备：目的是改善通气功能，预防术后并发症。主要措施是戒烟和深呼吸和咳嗽、咳痰训练。如患者患有呼吸系统疾病，术前应行体位引流，雾化吸入，必要时应用抗生素。注意保暖，防止着凉，严密行心电监护和血气分析，预防肺炎的发生。

(11)胃肠道准备：术前 12 小时禁食，术前 4 小时禁水，以防因麻醉或手术过程中的呕吐而引起窒息或吸入性肺炎。术前晚及术晨肥皂水灌肠，骶尾部手术的患者常规做清洁灌肠。

(12)手术前患者健康教育：尽量使用简单易懂的言语进行交流；告诉患者各种事项，操作的理由或原因。术前患者应掌握的术后基本活动方法有深呼吸，有效咳痰，体位改变和肢体功能锻炼，练习床上大、小便。

(二)术中患者的护理

1.手术室的环境

手术室应邻近手术科室和相关科室。手术室分为无菌区，清洁区，半清洁区和污染区。适宜温度为 20～24 ℃，湿度为 50％～60％。

2.手术中患者的护理

(1)手术体位的要求：最大限度地保证患者的舒适与安全；有利于暴露手术野，方便术者操作；对呼吸、循环影响最小；不使肢体过度牵拉或压迫而受损；肢体不可悬空放置，应有托架支托。

(2)手术野皮肤消毒：消毒用药液不可过多；从手术中心开始，用力稳重均匀环行涂擦；消毒范围应超过手术切口所需面积。

(3)手术过程中的观察：巡回护士应密切观察患者的反应，及时发现患者的不适，或意外情况，防止并发症的发生，确保患者的安全。

(三)术后患者的护理

1.术后患者的评估

评估麻醉的恢复情况及身体重要脏器的功能；查看伤口及引流物情况及患者的情绪反应。患者由手术室转送回病房或监护病室的过程中应注意如下问题。

(1)全麻患者：拔管前需吸尽呼吸道和口腔内的分泌物。在经胸手术者，检查肺复张情况。听诊肺部，确定无异常呼吸音、痰鸣音存在时再拔管。如有气胸，应立即穿刺抽气或进行胸腔闭式引流。如有舌后坠，呼吸不畅可插入口咽管或托起下颌，保持呼吸道通畅。

(2)初步检查患者的神经功能：清醒患者，主要了解下肢的主动运动，尤其是足趾和踝关节的伸屈功能。

(3)将患者搬上推床，检查血压、脉搏、呼吸无异常后，才可推送出手术室。

(4)脊柱不稳的患者：护士在搬抬过程中监督和指导，保持脊柱位置稳定。尤其在颈椎手术后，需有专人保持头颈位置，以免发生意外。

(5)患者返回病房前准备工作：病房应准备好床位，术后所需物品，如生命体征监护仪、无菌负压吸引瓶、吸痰器、氧气等。颈椎前路手术后，常规准备气管切开包。需术后牵引者，安置好牵引用具。

2.术后患者的具体护理内容

(1)术后体位：麻醉未清醒前取侧卧或仰卧位，头偏向一侧，清醒前防止坠床与脊柱扭曲。腰麻患者术后去枕平卧 6 小时，硬膜外麻醉患者平卧 4～6 小时后每 2 小时变换一次体位，翻转患者时，应注意保持脊椎平直，以维持脊柱的正常生理弯曲度；如果患者是颈椎手术时，术后搬运患者返回病床过程中应保持头颈部的自然中立位，切勿扭转、过屈或过伸，三人搬运时动作协调，一人固定头部，保持头、颈、胸在同一水平面，轻搬轻放，应由另一位护理人员负责支托患者的头部颈部，保持颈椎平直；翻身时注意保护患者，防止坠床。如患者伴有休克，应取仰卧中凹位，即下肢或床脚抬高 20°，头部和躯干同时抬高 15°的体位。脊柱或臀部手术后可采用俯卧或仰卧位。

（2）一般观察内容包括：①神志、血压、脉搏、呼吸，对任何微小的异常变化都应注意，因其常是意外情况的先兆；②引流装置固定情况，管道是否通畅，引流液的颜色和数量，手术创口的渗出情况；③小便排出的时间和量；④静脉通道有无阻塞，有无输血、输液并发症；⑤术后医嘱执行情况；⑥具体手术后所需特殊观察项目。

（3）正常生理功能的维护：包括维持呼吸功能、有效循环血量和水电平衡等。

维持呼吸功能：保持呼吸道通畅。鼓励自行咳嗽排痰，必要时及时吸痰。有呕吐物及时清除。术后 48 小时内，严密观察呼吸情况并持续高流量吸氧。给氧。如发现患者烦躁不安、鼻翼翕动、呼吸困难，应立即查明原因，尽快处理。患者生命体征平稳后，协助床上翻身、变换体位，鼓励其做深呼吸和咳嗽咳痰。咳嗽时，用双手或用枕头按住疼痛部位，以减轻疼痛。对于痰液黏稠者：①保证摄入足够的水分；②遵医嘱进行雾化吸入；③翻身时叩击胸、背部。

维持有效循环血量和水电平衡：给予静脉补液，保持各种管道通畅，记录尿液的颜色、性质和量，检查皮肤的温度、湿度和颜色，观察敷料渗血情况。

重建正常饮食和排便形态：术后饮食形态的恢复步骤由麻醉方法、手术的种类、患者的反应来决定。要鼓励患者及早恢复经口进食。术后需观察患者排尿情况，记录自行排尿的时间。

控制疼痛、增进舒适：麻醉作用过去之后，切口开始感觉疼痛，术后当天下午或晚上疼痛最为剧烈，24～48 小时后痛感会逐渐减轻。切口痛与切口的大小、切口的部位、体位和情绪状态等因素有关。控制疼痛的措施包括取合适体位、药物止痛和减轻焦虑。使用药物止痛是术后 24 小时切口疼痛最有效的止痛措施。止痛剂的作用时间因药物、剂量不同，以及患者的疼痛强度，对药物的吸收、转换和排泄能力的不同而异。

引流管的护理：妥善固定；密切观察切口渗血及引流情况，保持引流通畅，经常挤压引流管，并保持引流管为负压状态，防止折叠、扭曲、松动、受压、经常检查引流管有无漏气或导管松脱以免影响持续负压吸引效果。术后 1～2 天，特别是 24 小时内要密切观察引流液的颜色、性质和量。术后 24 小时引流量一般不超过 500 mL，如引流液过多应警惕有无潜在失血性休克，严密观察血压、脉搏、尿量及意识变化，有异常及时报告医师，对症处理。一般在术后 48～72 小时引流量每天小于 50 mL 时可拔出引流管。保持通畅；每天观察、记录引流液的颜色、性质和量；按需要进行特殊护理，如冲洗；不可过久留置各种引流管道。橡皮条引流在术后 24～48 小时拔除。引流管在无明显血液或渗出液流出后拔除，一般为术后第 2～3 天。引流量在第 2～3 天还不减少，应考虑和鉴别有无内出血或脑脊液漏发生。每天需更换无菌引流瓶，记录引流量。

（4）发热护理：重度脊柱侧凸患者在接受矫形内固定手术后，因手术时间较长，创伤大且内植入物较大，并且有植骨，术后感染的概率大大增加。术后切口内的负压引流管一定要保持通畅，引出的血量在 200～400 mL 时方可放心。否则引出量过少，有残留血肿是术后伤口感染的主要原因。另外由于剃刀背的切除，患者胸廓完整性受损，咳痰困难，因此术后必须严密监测并控制体温，以防术后切口及肺部感染并发症的发生。术后常规使用抗生素，体温高于 39 ℃时，应观察切口有无红肿渗出，皮肤有无压伤，并且观察患者有无胸痛、咳痰等症状，及时通知医师给予处理。术后病房紫外线消毒 30 分钟，2 次/日，有效的房间通风，保持空气的新鲜、清洁，适当控制探视。

(5)饮食的护理：局麻下进行的脊柱中小手术，对胃肠道功能影响小，术后恢复快，可不必限制饮食；蛛网膜下腔麻醉和硬脊膜外腔麻醉在手术后 6 小时后可根据患者需要而进食；全身麻醉者，应待麻醉清醒，恶心、呕吐反应消失后，方可进食。较大的脊柱手术后，胃肠功能恢复后才能进食，其标志是肠鸣音正常，肛门已经排气。术后每天饮食能量应达 3 000 kJ 以上，富含蛋白质、维生素和粗纤维。需长期卧床，尤其不能随意翻身的患者，在胃肠功能恢复后，宜进食易消化食物，以免排便困难。术后三天内暂停进食易引起胃肠道胀气的食品，如牛奶、豆浆、甜食、生冷食品等。应进食高蛋白、易消化流质或半流质饮食，保证足够的热量，多吃蔬菜、水果、多饮水。保持二便通畅。如果术后三天未排便给予缓泻剂，如开塞露、麻仁丸等，减少术后腹部胀气。

(6)活动的护理：凡脊柱稳定的患者，术后应鼓励早期下床活动。早期活动有增加肺活量、减少肺部并发症、改善全身血液循环、促进切口愈合、减少因下肢静脉淤血而形成血栓的优点。此外，尚有利于肠道和膀胱功能的恢复，从而减少腹胀和尿潴留的发生。

脊柱不稳定的患者，术后需卧床较长时间。有休克、心力衰竭、严重感染、出血、极度衰弱等情况，以及施行过若干有特殊固定、制动要求的手术患者，则不应该强调早期活动。这种情况下，应指导患者进行深呼吸、上肢及下肢运动、足趾和踝关节伸屈活动、下肢肌松弛和收缩的交替运动、间歇翻身活动，以促进血液循环，减少并发症，并增强患者信心。痰多者，也应定时咳痰。瘫痪患者应进行肢体各关节被动活动和肌肉按摩，以免关节强直和肌肉萎缩。

(7)基础护理：切实做好口腔、皮肤、会阴护理，预防压疮、口腔炎、尿路感染、坠积性肺炎的发生。疼痛护理：评估疼痛性质(如绞痛、刺痛、钝痛)、强度(如严重、温和)和形态(如间歇性或持续性)，并向患者解释疼痛的原因，协助采取舒适卧位，维持安宁、舒适环境。也可以按摩伤口周围皮肤以分散注意力，教导深呼吸、哈气等松弛技巧，并鼓励听收音机、阅读书报等，以转移注意力。必要时视病情需要按医嘱使用止痛剂并监测用药效果。

(8)实施出院计划：出院计划的目的是让患者及家属做好出院准备，保持医疗、护理工作的连续性、完整性。实际上出院计划的制定在患者入院后、手术前即已开始。

(徐淑真)

第六节 脊柱后凸

一、概述

脊柱后凸是脊柱在矢状面上向后方凸出；而前凸则表现为在矢状面上向前凸出。正常情况下，脊柱的胸段及骶段向后凸出，而颈段和腰段向前凸出。在正常人群中，如颈腰段脊柱出现后凸，则视为异常；胸骶椎后凸过度则亦视为异常。

二、治疗原则

尽管不同类型的脊柱后凸畸形的具体治疗方法是不同的，但其治疗原则是相同的。包括后凸畸形非手术治疗；柔韧性后凸畸形的手术矫形，阻止其进一步发展；固定性后凸畸形的手术矫正。

三、脊柱后凸的治疗

(一)卧床休息

早期应平卧硬板床，局部症状减轻后开始腰背肌功能锻炼，根据椎体破坏和骨愈合程度决定2～3个月后下床活动。

(二)脊柱牵引

对急性脊柱损伤伴有椎体压缩或楔形变引起的脊柱后凸，在无严重的复合伤情况下，可给予适当的脊椎牵引，同时以骨折部位为中心加垫软枕，使脊柱过伸，在前纵韧带和椎间盘的牵张力作用下，使压缩或楔变椎体逐渐复位，纠正局部畸形。

(三)支具治疗

对允许下床活动的脊柱结核或外伤患者，应及时佩戴胸腰背支具，以限制脊柱的屈曲、伸展和旋转活动，利于局部的骨愈合，支具佩戴时间应在6个月以上，其间要每隔3个月复查脊柱X线片一次，观察病椎的病变范围和局部的骨愈合情况，必要时可拍摄动态位X线片，明确局部是否存在异常活动，以便决定继续佩戴支具的时间。

(四)手术治疗

前路松解、颅盆环牵引术；后路椎体楔形截骨术。

四、护理

(一)术前患者的护理

1.手术前期的护理重点

评估并矫正可能增加手术危险性的生理和心理问题，帮助患者做好心理和身体护理。向患者和家属提供有关手术的卫生指导。帮助制定出院和生活形态改变的调适计划。

2.手术前期患者的评估

准备一般资料；评估既往史、健康状况、心理状况、亲属对手术的看法是否支持、关心程度及经济承受能力及患者对手术的耐受性、实验室检查结果及重要脏器功能。

3.手术前期患者护理具体内容

(1)心理准备：由于脊柱侧凸手术部位特殊，病变复杂，患者对手术安全性，治疗效果有不同程度的担心。护士应对患者的情绪表示理解，关心和鼓励患者，使增进与患者及家属的交流，对患者的病情、诊断、手术方法、手术的必要性、手术的效果以及可能发生的并发症及预防措施、手术的危险性、手术后的恢复过程及预后，向患者及家属交代清楚，提出要求患者配合的事项和手术前后应注意的问题，以取得患者的信任和配合，使患者愉快地接受手术，手术护士的术前访视也能使患者产生安全感。

(2)环境准备：保持病室清洁，病房温度应保持在18～20℃，湿度50%～60%，减少陪护。对新入院的患者，护士要介绍病区环境。

(3)身体准备:完善检查:帮助患者完善各种检查,护士向患者讲解各项检查的意义,帮助和督促患者接受检查。对于留取样本的血、尿、便化验检查,应向患者交代各种标本的采集要求。

(4)影像学检查前准备。包括X线检查、C检查和MRI检查。

X线检查:普通X线检查患者无须特殊的检查前准备。

CT检查前患者的准备:①检查前须将详细病情摘要等相关资料提供给CT医师以备参考。②检查前4小时禁食。腹部扫描者,检查前一周内不可做钡剂造影。③增强检查患者须经本人和家属签字后行碘过敏试验,呈阴性者方可进行。④去除检查部位衣服上的金属物品和饰品。⑤检查时保持体位不动,配合检查进行平静呼吸、屏气等。⑥生命垂危的急诊患者,须在急诊医护人员监护下进行检查。⑦妊娠妇女、情绪不稳定或急性持续痉挛者不宜做本项检查。⑧不能配合的儿童患者,采取镇定措施如水合氯醛灌肠等方可进行检查。

MRI检查前患者准备:①携带相关资料,供MRI检查时参考;②腹部检查前4小时禁食水;③对于胆道水成像的患者需在检查前一晚10点都禁食水;④MRI设备具有强磁场,如装有心脏起搏器、体内有金属或磁性物质植入的患者和早期妊娠的患者不能进行检查,以免发生意外;⑤患者勿穿戴有金属的内衣,检查头颈部的患者在前一晚洗头;⑥因检查时间长,环境噪声大幽暗,嘱其右思想准备,不要急躁,耐心配合;⑦有意识障碍、昏迷、精神症状等不能有效配合检查的患者,除非经相关专业临床医师同意,否则不能检查;⑧不能配合的儿童患者须采取镇静措施,如水合氯醛灌肠;⑨宫内节育器有可能对其产生影响,必要时取出再检查。

(5)其他术前准备。包括大便、小便训练、呼吸训练、肢体活动训练等。

大便、小便训练:脊柱手术后一般不能早期下床,而患者多不习惯在卧位解大便和小便。因此,术后常发生排便、排尿困难,增加患者的痛苦和发生尿路感染的机会,大便困难可引起术后腹胀、便秘。所以,在术前2天内护士应指导患者学会在卧位解大便和小便。

呼吸训练:可以明显减少术后呼吸道并发症的发生。包括充分的深呼吸和有效的咳嗽。术前指导患者练习深呼吸,可通过吹气球训练,间歇吹气球,促使肺膨胀;练习正确的咳嗽方法,深吸气后声门紧闭,在腹肌、膈肌同时收缩后放开声门,一声将气咳出。每次深吸气后闭气30秒,然后再呼气,呼气末再闭气15秒。周期性深呼吸刺激肺泡表面活性物质的活力。具体的方法是:①指导患者深吸一口气,再把气完全吐出,尽可能达到最大通气量,每天3次,每次5~10分钟深呼吸训练;②指导患者深吸一口气,在患者呼气2/3时,用力咳嗽,每天3次,每次5~10分钟;③利用简单的器械辅助,如向装有水的瓶内吹气或者吹气球训练,每天3次,每次5~10分钟。在进行深呼吸训练时,应使患者体会到分别使用肋间肌和膈肌进行最大吸气时的感觉和两者共同使用时的感觉。这样,术后患者可以使用能尽量减小伤口疼痛的呼吸肌做到充分深呼吸。有效的咳嗽,应该是呼吸肌突然收缩,气流在呼吸道内迅速通过,达到排出分泌物的目的。训练的关键在于使患者克服喉头发声的"假咳",这可以通过咳嗽时的声音鉴别。必要时可以通过按压胸骨上窝处的气管刺激患者咳嗽。

肢体活动训练:适当的肢体活动,在术前可以增加机体代谢,改善心肺功能,提高手术耐受性。术后促进血液循环,避免深静脉血栓形成,还能增强患者康复的信心。因此,应指导患者在床上进行四肢运动。术中需要进行"唤醒试验"的患者,教会其按医嘱进行握拳和趾伸屈活动。唤醒的护理主要有:术前查看患者双脚及脚趾活动情况,用双手感受患者双脚的肌力以便与术中患者双脚及脚趾活动情况及双脚肌力做对比,告知患者双脚活动方法及活动双脚及脚趾的重要性以便取得患者的主动配合。

手术卧姿的训练：脊柱后路手术需在俯卧进行时，术前应训练患者逐步延长俯卧时间，直到能支持2小时以上状态。护士在术前应判断患者在俯卧中是否舒适，有无呼吸障碍。如果手术在局麻下进行，这种训练更为必要。

备血和补液：纠正水、电解质紊乱及酸碱平衡失调及贫血；血型鉴定及交叉配合试验，备好一定量的全血。

预防感染：不与有感染的患者接触；杜绝有上呼吸道感染的人员进入手术室；预防性使用抗菌药物。

热量、蛋白质和维生素：手术前准备、手术和饮食限制都会造成热量、蛋白质和维生素摄入或合成不足，影响组织修复和伤口愈合，削弱防御感染的能力。如果是择期手术，最好能有1周左右的时间，通过口服、注射或高价静脉营养提供充分的热量、蛋白质和维生素。

皮肤准备：脊柱术后伤口感染常导致严重后果。这是由于脊柱手术多要暴露椎管，甚至切开硬脊膜，感染可扩散到中枢神经系统。各种脊柱内固定器均为异物，一旦伤口感染则不易控制，而内固定器又不能轻易拆除，使处理十分棘手。因此必须强调局部皮肤准备的质量。术前注意保护皮肤。沐浴时勿擦伤、搔破皮肤。夏季，尤其背部的皮肤不可被蚊子叮咬。背部若有毛囊炎，应及早治疗，可涂碘伏，待炎症消退后方可手术，卧床时间不久，皮肤无破损者，术前1天剃净手术消毒区域皮肤的汗毛和毛发，用肥皂水轻柔擦洗3次，拭干后用75％乙醇涂擦1分钟，用无菌巾包扎。手术当日晨，再次检查皮肤准备情况，如有遗漏应补充备皮。用75％乙醇擦手术区皮肤1次，再用无菌巾包扎送入手术室。在剃除毛发时，如有皮肤划伤，用碘伏消毒，无菌纱布覆盖。卧床时间较久，尤其经过颅骨牵引或睡过石膏床的患者，局部准备应从术前3天开始。因其皮肤表面常有痂皮形成且与汗毛紧密粘连。如在手术前日才强行除去，可在皮肤上遗留较多小创面，增加术后感染机会。宜用温热肥皂水，轻轻擦洗；或用液体石蜡浸透痂皮，再逐渐剥去。在剃除毛发时应十分轻柔和仔细，以免损伤皮肤。手术区皮肤有脓点或皮肤损伤后结痂未脱落及痂下有分泌物的患者，应暂缓进行脊柱择期手术。手术区皮肤有损伤而又必须紧急手术的情况下，如开放性脊柱损伤则按清创术处理。

呼吸道准备：目的是改善通气功能，预防术后并发症。主要措施是戒烟、深呼吸和咳嗽、咳痰训练。如患者患有呼吸系统疾病，术前应行体位引流，雾化吸入，必要时应用抗生素。注意保暖，防止着凉，严密行心电监护和血气分析，预防肺炎的发生。

胃肠道准备：术前12小时禁食，术前4小时禁水，以防因麻醉或手术过程中的呕吐而引起窒息或吸入性肺炎。术前晚及术晨肥皂水灌肠，骶尾部手术的患者常规做清洁灌肠。

（二）术中患者的护理

1.手术室的环境

手术室应邻近手术科室和相关科室。手术室分为无菌区，清洁区，半清洁区和污染区。适宜温度为20～24 ℃，湿度为50％～60％。

2.手术中患者的护理

（1）手术体位的要求：最大限度地保证患者的舒适与安全；有利于暴露手术野，方便术者操作；对呼吸、循环影响最小；不使肢体过度牵拉或压迫而受损；肢体不可悬空放置，应有托架支托。

（2）手术野皮肤消毒：消毒用药液不可过多；从手术中心开始，用力稳重均匀环形涂擦；消毒范围应超过手术切口所需面积。

（3）手术过程中的观察：巡回护士应密切观察患者的反应，及时发现患者的不适，或意外情况，防止并发症的发生，确保患者的安全。

（三）术后患者的护理

1.术后患者的评估

评估麻醉的恢复情况及身体重要脏器的功能；查看伤口及引流物情况及患者的情绪反应。患者由手术室转送回病房或监护病室的过程中应注意以下几点。

（1）全麻患者拔管前需吸尽呼吸道和口腔内的分泌物。在经胸手术者，检查肺复张情况。听诊肺部，确定无异常呼吸音、痰鸣音存在时再拔管。如有气胸，应立即穿刺抽气或进行胸腔闭式引流。如有舌后坠，呼吸不畅可插入口咽管或托起下颌，保持呼吸道通畅。

（2）初步检查患者的神经功能。清醒患者，主要了解下肢的主动运动，尤其是足趾和踝关节的伸屈功能。

（3）将患者搬上推床，检查血压、脉搏、呼吸无异常后，才可推送出手术室。

（4）对脊柱不稳的患者，护士在搬抬过程中监督和指导，保持脊柱位置稳定。尤其在颈椎手术后，需有专人保持头颈位置，以免发生意外。

（5）患者返回病房前，病房应准备好床位，术后所需物品，如生命体征监护仪、无菌负压吸引瓶、吸痰器、氧气等。颈椎前路手术后，常规准备气管切开包。需术后牵引者，安置好牵引用具。

2.术后患者的护理

（1）术后体位：麻醉未清醒前取侧卧或仰卧位，头偏向一侧，清醒前防止坠床与脊柱扭曲。腰麻患者术后去枕平卧 6 小时，硬膜外麻醉患者平卧 4～6 小时后每 2 小时变换一次体位，翻转患者时，应注意保持脊椎平直，以维持脊柱的正常生理弯曲度；如果患者是颈椎手术时，术后搬运患者返回病床过程中应保持头颈部的自然中立位，切勿扭转，过屈或过伸，三人搬运时动作协调，一人固定头部，保持头、颈、胸在同一水平面，轻搬轻放，应由另一位护理人员负责支托患者的头部颈部，保持颈椎平直；翻身时注意保护患者，防止坠床。如患者伴有休克，应取仰卧中凹位，即下肢或床脚抬高 20°，头部和躯干同时抬高 15°的体位。脊柱或臀部手术后可采用俯卧或仰卧位。

（2）一般观察内容包括：①神志、血压、脉搏、呼吸。对任何微小的异常变化都应注意，因其常是意外情况的先兆；②引流装置固定情况，管道是否通畅，引流液的颜色和数量，手术创口的渗出情况；③小便排出的时间和量；④静脉通道有无阻塞，有无输血、输液并发症；⑤术后医嘱执行情况；⑥具体手术后所需特殊观察项目。

3.正常生理功能的维护

（1）维持呼吸功能：保持呼吸道通畅。鼓励自行咳嗽排痰，必要时及时吸痰。有呕吐物及时清除。术后 48 小时内，严密观察呼吸情况并持续高流量吸氧、给氧。如发现患者烦躁不安、鼻翼翕动、呼吸困难，应立即查明原因，尽快处理。患者生命体征平稳后，协助床上翻身、变换体位，鼓励其做深呼吸和咳嗽咳痰。咳嗽时，用双手或用枕头按住疼痛部位，以减轻疼痛。对于痰液黏稠者：①保证摄入足够的水分；②遵医嘱进行雾化吸入；③翻身时叩击胸、背部。

（2）维持有效循环血量和水、电解质、酸碱平衡：给予静脉补液，保持各种管道通畅，记录尿液的颜色、性质和量，检查皮肤的温度、湿度和颜色，观察敷料渗血情况。

（3）重建正常饮食和排便形态：术后饮食形态的恢复步骤由麻醉方法、手术的种类、患者的反应来决定。要鼓励患者及早恢复经口进食。术后需观察患者排尿情况，记录自行排尿的时间。

（4）控制疼痛、增进舒适：麻醉作用过去之后，切口开始感觉疼痛，术后当天下午或晚上疼痛最为剧烈，24～48 小时后痛感会逐渐减轻。切口痛与切口的大小、切口的部位、体位和情绪状态等因素有关。控制疼痛的措施包括取合适体位、药物止痛和减轻焦虑。使用药物止痛是术后24 小时切口疼痛最有效的止痛措施。止痛剂的作用时间因药物、剂量不同，以及患者的疼痛强度，对药物的吸收、转换和排泄能力的不同而异。

(5)引流管的护理：妥善固定；密切观察切口渗血及引流情况，保持引流通畅，经常挤压引流管，并保持引流管为负压状态，防止折叠、扭曲、松动、受压、经常检查引流管有无漏气或导管松脱以免影响持续负压吸引效果。术后 1～2 天，特别是 24 小时内要密切观察引流液的颜色、性质和量。术后 24 小时引流量一般不超过 500 mL，如引流液过多应警惕有无潜在失血性休克，严密观察血压、脉搏、尿量及意识变化，有异常及时报告医师，对症处理。一般在术后 48～72 小时每天引流量＜50 mL 时可拔出引流管。保持通畅；每天观察、记录引流液的颜色、性质和量；按需要进行特殊护理，如冲洗；不可过久留置各种引流管道。橡皮条引流在术后 24～48 小时拔除。引流管在无明显血液或渗出液流出后拔除，一般为术后第 2～3 天。引流量在第 2～3 天还不减少，应考虑和鉴别有无内出血或脑脊液漏发生。每天需更换无菌引流瓶，记录引流量。

4.发热护理

重度脊柱侧凸患者在接受矫形内固定手术后，因手术时间较长，创伤大且内植入物较大，并且有植骨，术后感染的概率大大增加。术后切口内的负压引流管一定要保持通畅，引出的血量在 200～400 mL 时方可放心。否则引出量过少，有残留血肿是术后伤口感染的主要原因。另外由于剃刀背的切除，患者胸廓完整性受损，咳痰困难，因此术后必须严密监测并控制体温，以防术后切口及肺部感染并发症的发生。术后常规使用抗生素，体温高于 39 ℃时，应观察切口有无红肿渗出，皮肤有无压伤，并且观察患者有无胸痛，咳痰等症状，及时通知医师给予处理。术后病房紫外线消毒 30 分钟，2 次/日，有效的房间通风，保持空气的新鲜、清洁，适当控制探视。

5.饮食的护理

局麻下进行的脊柱中小手术，对胃肠道功能影响小，术后恢复快，可不必限制饮食；蛛网膜下腔麻醉和硬脊膜外腔麻醉在手术后 6 小时后可根据患者需要而进饮食；全身麻醉者，应待麻醉清醒，恶心、呕吐反应消失后，方可进食。较大的脊柱手术后，胃肠功能恢复后才能进食，其标志是肠鸣音正常，肛门已经排气。术后每天饮食能量应达 3 000 kJ 以上，富含蛋白质、维生素和粗纤维。需长期卧床，尤其不能随意翻身的患者，在胃肠功能恢复后，宜进食易消化食物，以免排便困难。术后 3 日内暂停进食易引起胃肠道胀气的食品，如牛奶、豆浆、甜食、生冷食品等。应进食高蛋白、易消化流质或半流质饮食，保证足够的热量，多吃蔬菜、水果、多饮水。保持二便通畅。如果术后三天未排便给予缓泻剂，如开塞露、麻仁丸等，减少腹部胀气术后。

6.活动的护理

凡脊柱稳定的患者，术后应鼓励早期下床活动。早期活动有增加肺活量、减少肺部并发症、改善全身血液循环、促进切口愈合、减少因下肢静脉淤血而形成血栓的优点。此外，尚有利于肠道和膀胱功能的恢复，从而减少腹胀和尿潴留的发生。脊柱不稳定的患者，术后需卧床较长时间。有休克、心力衰竭、严重感染、出血、极度衰弱等情况，以及施行过若干有特殊固定、制动要求的手术患者，则不应该强调早期活动。这种情况下，应指导患者进行深呼吸、上肢及下肢运动、足趾和踝关节伸屈活动、下肢肌松弛和收缩的交替运动、间歇翻身活动，以促进血液循环，减少并发症，并增强患者信心。痰多者，也应定时咳痰。瘫痪患者应进行肢体各关节被动活动和肌肉按摩，以免关节强直和肌肉萎缩。

7.基础护理

切实做好口腔、皮肤、会阴护理，预防褥疱、口腔炎、尿路感染、坠积性肺炎的发生。疼痛护理：评估疼痛性质（如绞痛、刺痛、钝痛）、强度（如严重、温和）和形态（如间歇性或持续性），并向患者解释疼痛的原因，协助采取舒适卧位，维持安宁、舒适环境。也可以按摩伤口周围皮肤以分散注意力，教导深呼吸、哈气等松弛技巧，并鼓励听收音机、阅读书报等，以转移注意力。必要时视病情需要按医嘱使用止痛剂并监测用药效果。

8.实施出院计划

出院计划的目的是让患者及家属做好出院准备，保持医疗、护理工作的连续性、完整性。实际上出院计划的制定在患者入院后、手术前即已开始。

（徐淑真）

第九章　妇科护理

第一节　痛　　经

痛经(dysmenorrhea)是指在行经前、后或月经期出现下腹疼痛、坠胀伴腰酸及其他不适，严重影响生活和工作质量者。痛经分为原发性痛经与继发性痛经两类。前者指生殖器官无器质性病变的痛经，称功能性痛经；后者指盆腔器质性病变引起的痛经，如子宫内膜异位症等。本节仅叙述原发性痛经。

一、护理评估

(一)健康史

原发性痛经常见于青少年，多发生在有排卵的月经周期，精神紧张、恐惧、寒冷刺激及经期剧烈运动可加重疼痛。评估时需了解患者的年龄和月经史、疼痛特点及与月经的关系、伴随症状和缓解疼痛的方法等。

(二)身体状况

1.痛经

痛经是主要症状，多自月经来潮后开始，最早出现在月经来潮前12小时，月经第1天疼痛最剧烈，持续2～3日后逐渐缓解。疼痛呈痉挛性，多位于下腹正中，常放射至腰骶部、外阴与肛门，少数人的疼痛可放射至大脚内侧。可伴面色苍白、出冷汗、恶心、呕吐、腹泻、头晕、乏力等。痛经多于月经初潮后1～2天发病。

2.妇科检查

生殖器官无器质性病变。

(三)心理-社会状况

患者缺乏痛经的相关知识，担心痛经可能影响健康及婚后的生育能力，表现为情绪低落、烦躁、焦虑；伴随着月经的疼痛，患者常常抱怨自己是女性。

(四)辅助检查

B超检查生殖器官有无器质性病变。

(五)处理要点

以解痉、镇痛等对症治疗为主,并注意对患者的心理治疗。

二、护理诊断

(一)急性疼痛

与经期宫缩有关

(二)焦虑

与反复疼痛及缺乏相关知识有关。

三、护理措施

(一)一般护理

(1)下腹部局部可用热水袋热敷。

(2)鼓励患者多饮热茶、热汤。

(3)注意休息,避免紧张。

(二)病情观察

(1)观察疼痛的发生时间、性质、程度。

(2)观察疼痛时的伴随症状,如恶心、呕吐、腹泻。

(3)了解引起疼痛的精神因素。

(三)用药护理

遵医嘱给予解痉、镇痛药,常用药物有前列腺素合成酶抑制剂如吲哚美辛(消炎痛)、布洛芬等,亦可选用避孕药治疗。

(四)心理护理

讲解有关痛经的知识及缓解疼痛的方法,使患者了解经期下腹坠胀、腰酸、头痛等轻度不适是生理反应。原发性痛经不影响生育,生育后痛经可缓解或消失,从而消除患者紧张、焦虑的情绪。

(五)健康指导

进行经期保健的教育,包括注意经期清洁卫生,保持精神愉快,加强经期保护,避免剧烈运动及过度劳累,防寒保暖等。疼痛难忍时一般选择非麻醉性镇痛药治疗。

(贾莉莎)

第二节 闭 经

闭经(amenorrhea)是妇科常见症状,分为原发性闭经和继发性闭经两类。原发性闭经指年龄超过16岁,第二性征已发育,或年龄超过14岁,第二性征尚未发育,且无月经来潮者;继发性闭经指正常月经建立后,因病理性原因月经停止6个月,或按自身原来月经周期计算停经3个周期以上者。青春期以前、妊娠期、哺乳期以及绝经后的无月经均属生理现象。

一、护理评估

(一)健康史

原发性闭经较少见，常由于遗传性因素或先天性发育缺陷所致，评估时应注意患者生殖器官和第二性征发育情况及家族史。继发性闭经发病率高，病因复杂，评估时应详细询问患者月经史，已婚者应注意有无产后大出血、不孕及流产史。根据控制正常月经周期的4个环节，按病变部位将闭经分为下丘脑性闭经、垂体性闭经、卵巢性闭经及子宫性闭经等。

1.下丘脑性闭经

最常见，以功能性原因为主。

(1)精神因素：精神创伤、紧张忧虑、环境改变、过度劳累、盼子心切或畏惧妊娠等可使内分泌调节功能紊乱而发生闭经。闭经多为一时性，可自行恢复。

(2)剧烈运动、体重下降和神经性厌食均可诱发闭经。因初潮发生和月经维持有赖于一定比例(17%～20%)的机体脂肪，中枢神经对体重下降极为敏感。

(3)药物：一般在停药后3～6个月月经恢复。

2.垂体性闭经

垂体器质性病变或功能失调可影响卵巢功能而引起闭经。

(1)垂体梗死：常见于产后出血使垂体缺血坏死，出现闭经、性欲减退、毛发脱落、第二性征衰退等希恩综合征。

(2)垂体肿瘤：可引起闭经溢乳综合征。

3.卵巢性闭经

因性激素水平低落，子宫内膜不发生周期性变化而导致闭经。

(1)卵巢功能早衰：40岁前绝经者称卵巢功能早衰，常伴有围绝经期综合征的表现。

(2)卵巢功能性肿瘤、卵巢切除或组织破坏。

(3)多囊卵巢综合征：表现为闭经、不孕、多毛、肥胖、双侧卵巢增大。

4.子宫性闭经

月经调节功能及第二性征发育正常，但子宫内膜受到破坏或对卵巢激素不能产生正常的反应而引起闭经。

(1)先天性子宫发育不良或子宫切除术后者。

(2)子宫内膜损伤：子宫腔放疗后、结核性子宫内膜炎、子宫腔粘连综合征，后者因人工流产刮宫过度，使子宫内膜损伤粘连而无月经产生。

5.其他内分泌功能异常

甲状腺功能减退或亢进、肾上腺皮质功能亢进、糖尿病等可引起闭经。

(二)身体状况

了解患者的闭经类型、时间及伴随症状。注意观察患者精神状态、智力发育、营养与健康状况；检查全身发育状况，测量身高、体重、四肢与躯干比例；第二性征如音调、毛发分布、乳房发育状况，挤压乳腺有无乳汁分泌；妇科检查生殖器官有无发育异常和肿瘤等。

(三)心理-社会状况

患者担心闭经对自己的健康、性生活及生育能力有影响，病程过长及治疗效果不佳会加重患者及其家属的心理压力，使其情绪低落、焦虑，反过来又加重闭经。

(四)辅助检查

1.子宫功能检查

(1)诊断性刮宫:适用于已婚妇女,必要时可在宫腔镜直视下检查。

(2)子宫输卵管碘油造影:了解子宫腔及输卵管情况。

(3)药物撤退试验:①孕激素试验可评估内源性雌激素水平;②雌、孕激素序贯疗法。

2.卵巢功能检查

通过B超检查、基础体温测定、宫颈黏液结晶检查、阴道脱落细胞检查、血清激素测定、诊断性刮宫,了解排卵情况及体内性激素水平。

3.垂体功能检查

如垂体兴奋试验等。

4.其他检查

B超检查、染色体检查及内分泌检查等。

(五)处理要点

(1)全身治疗:积极治疗全身性疾病,增强体质,加强营养,保持正常体重。

(2)心理治疗:精神因素所致闭经,应行心理疏导。

(3)病因治疗:子宫腔粘连、先天畸形、卵巢及垂体肿瘤等采取相应手术治疗。

(4)性激素替代疗法:根据病变部位及病因,给予相应激素治疗,常用雌激素替代疗法,雌、孕激素序贯疗法和雌、孕激素合并疗法。

(5)诱发排卵:常用氯米芬、HCG。

二、护理诊断

(一)焦虑

与担心闭经对健康、性生活及生育的影响有关。

(二)功能障碍性悲哀

与长期闭经及治疗效果不佳,担心丧失女性形象有关。

三、护理措施

(一)一般护理

1.鼓励患者增加营养

营养不良引起的闭经者,应供给足够的营养。

2.保证睡眠

工作紧张引起的闭经者,鼓励患者加强锻炼,增强体质,注意劳逸结合。如为肥胖引起的闭经,指导患者进低热量饮食,但需要富有维生素和矿物质,嘱咐患者适当增加运动量。

(二)病情观察

(1)观察患者情绪变化,有无引起闭经的精神因素,如工作、家庭、生活等情况。

(2)对有人工流产、剖宫产史的闭经患者,应监测阴道流血情况及月经变化。

(3)注意患者体重增加或减少的数据和时间,与闭经前、后的关系。

(4)观察患者甲状腺有无肿大、有无糖尿病症状。

(三)用药护理

指导患者合理使用性激素,说明性激素的作用、不良反应、用药方法及注意事项。

(四)心理护理

讲解月经的生理知识,使患者了解闭经与女性特征、生育及健康的关系,减轻心理压力,避免闭经加重。对原发性闭经者,特别是生殖器官畸形者进行心理疏导,使其保持心情舒畅,正确对待疾病,提高对自我形象的认识。

(五)健康指导

(1)告知患者要耐心坚持规范治疗,在医师的指导下接受全身系统检查。

(2)短期治疗效果可能不明显,要有心理准备,不要放弃治疗,树立战胜疾病的信心。

(孟祥花)

第三节　功能失调性子宫出血

功能失调性子宫出血(dysfunctional uterine bleeding,DUB)简称功血,为妇科常见病。它是由于调节生殖系统的神经内分泌机制失常引起的异常子宫出血,而全身及内、外生殖器官无器质性病变存在。常表现为月经周期长短不一、经期延长、经量过多或不规则阴道出血。功血可分为排卵性功血和无排卵性功血两类,约85%病例属无排卵性功血。功血可发生于月经初潮至绝经期间的任何年龄,约50%患者发生于绝经前期,育龄期约占30%,青春期约占20%。

一、护理评估

(一)健康史

1.无排卵性功血

(1)青春期:与下丘脑-垂体-卵巢轴调节功能未健全有关,过度劳累、精神紧张、恐惧、忧伤、环境及气候改变等应激刺激,以及肥胖、营养不良等因素易导致下丘脑-垂体-卵巢轴调节功能紊乱,卵巢不能排卵。

(2)绝经过渡期:因卵巢功能衰退,卵巢对促性腺激素敏感性降低,卵泡在发育过程中因退行性变而不能排卵。

(3)生育期:可因内、外环境改变,如劳累、应激、流产、手术或疾病等引起短暂无排卵。亦可因肥胖、多囊卵巢综合征、高泌乳素血症等因素长期存在,引起持续无排卵。

2.排卵性功血

黄体功能不足原因在于神经内分泌调节功能紊乱,导致卵泡期尿促卵泡素(FSH)缺乏,卵泡发育缓慢,雌激素分泌减少,正反馈作用不足,黄体生成素(LH)峰值不高,使黄体发育不全、功能不足。子宫内膜不规则脱落者,由于下丘脑-垂体-卵巢轴调节功能紊乱或黄体机制异常引起萎缩过程延长。

评估时注意了解患者的发病年龄、月经史、婚育史及发病诱因,有无性激素治疗不当及全身性出血性疾病史。

(二)身体状况

1.月经紊乱

(1)无排卵性功血：最常见的症状是子宫不规则性出血，特点是月经周期紊乱，经期长短不一，经量多少不定。可先有数周或数月停经，然后阴道流血，量较多，持续2～3周或更长时间，不易自止，无腹痛或其他不适。

(2)排卵性功血：黄体功能不足者月经周期缩短，月经频发(月经周期短于21天)，不易受孕或怀孕早期易流产；子宫内膜不规则脱落者月经周期正常，但经期延长，长达9～10天，多发生于产后或流产后。

2.贫血

因出血多或时间长，患者出现头晕、乏力、面色苍白等贫血征象。

3.体格检查

体格检查包括全身检查和妇科检查，排除全身性疾病及生殖器官器质性病变。

(三)心理-社会状况

青春期患者常因害羞而影响及时诊治，生育期患者担心影响生育而焦虑，围绝经期患者因治疗效果不佳或怀疑为恶性肿瘤而焦虑、紧张、恐惧。

(四)辅助检查

1.诊断性刮宫

诊断性刮宫可了解子宫内膜反应、子宫内膜病变，达到止血的目的。不规则流血者可随时刮宫，用以止血。确定有无排卵或黄体功能，于月经前1天或者月经来潮6小时内做诊断性刮宫，无排卵性功血的子宫内膜呈增生期改变，黄体功能不足显示子宫内膜分泌不良。子宫内膜不规则脱落，于月经周期第5～6天进行诊断性刮宫，增生期与分泌期子宫内膜共存。

2.B超检查

了解子宫内膜厚度及生殖器官有无器质性改变。

3.血常规及凝血功能检查

了解有无贫血、感染及凝血功能障碍。

4.宫腔镜检查

直接观察子宫内膜，选择病变区进行活组织检查。

5.卵巢功能检查

判断卵巢有无排卵或黄体功能。

(五)处理要点

1.无排卵性功血

青春期和生育期患者以止血、调整周期、促排卵为原则。围绝经期患者以止血、防止子宫内膜癌变为原则。

2.排卵性功血

黄体功能不足的治疗原则是促进卵泡发育，刺激黄体功能及黄体功能替代，分别应用氯米芬、人绒毛膜促性腺激素(HCG)和孕酮；子宫内膜不规则脱落的治疗原则是促使黄体及时萎缩，子宫内膜及时完整脱落，常用药物有孕激素和HCG。

二、护理诊断

(一)潜在并发症

贫血。

(二)知识缺乏

缺乏性激素治疗的知识。

(三)有感染的危险

与经期延长、机体抵抗力下降有关。

(四)焦虑

与性激素使用及药物不良反应有关。

三、护理措施

(一)一般护理

患者体质往往较差,应加强营养,改善全身情况,可补充铁剂、维生素C和蛋白质。成人体内大约每100 mL血中含50 mg铁,行经期妇女,每天从食物中吸收铁0.7～2.0 mg,经量多者应额外补充铁。向患者推荐含铁较多的食物如猪肝、胡萝卜、葡萄干等。按照患者的饮食习惯,为患者制订适合于个人的饮食计划,保证患者获得足够的营养。

(二)病情观察

观察并记录患者的生命体征、出量及入量,嘱患者保留出血期间使用的会阴垫及内裤,以便更准确地估计出血量,出血较多者,督促其卧床休息,避免过度疲劳和剧烈活动,贫血严重者,遵医嘱做好配血、输血、止血措施,执行治疗方案,维持患者正常血容量。

(三)对症护理

1.无排卵性功血

(1)止血:对大量出血患者,要求在性激素治疗8小时内见效,24～48小时内出血基本停止,若96小时以上仍不止血者,应考虑有器质性病变存在。

性激素止血:①应用大剂量雌激素可迅速提高血内雌激素浓度,促使子宫内膜生长,短期内修复创面而止血,主要用于青春期功血。目前多选用妊马雌酮2.5 mg或己烯雌酚1～2 mg。②孕激素适用于体内已有一定水平雌激素的患者。常用药物如甲羟孕酮或炔诺酮,用药原则同雌激素。③雄激素主要用于围绝经期功血患者的辅助治疗,可随时停用。④联合用药止血效果优于单一药物,可用三合激素或口服短效避孕药,血止后逐渐减量。

刮宫术:止血及排除子宫内膜癌变,适用于年龄大于35岁、药物治疗无效或存在子宫内膜癌高危因素的患者。

其他止血药:卡巴克洛和酚磺乙胺可减少微血管的通透性,氨基己酸、氨甲苯酸、氨甲环酸等可抑制纤维蛋白溶酶,有减少出血量的辅助作用,但不能赖以止血。

(2)调整月经周期:一般连续用药3个周期。在此过程中务必积极纠正贫血,加强营养,以改善体质。

雌、孕激素序贯疗法:人工周期,通过模拟自然月经周期中卵巢的内分泌变化,将雌、孕激素序贯应用,使子宫内膜发生相应变化,引起周期性脱落。适用于青春期功血或生育期功血者,可诱发卵巢自然排卵。雌激素自月经来潮第5天开始用药,妊马雌酮1.25 mg或己烯雌酚1 mg,

每晚 1 次，连服 20 天，于服雌激素最后 10 天加用甲羟孕酮每天 10 mg，两药同时用完，停药后 3～7 天出血。于出血第 5 天重复用药，一般连续使用 3 个周期。用药 2～3 个周期后，患者常能自发排卵。

雌、孕激素联合疗法：可周期性口服短效避孕药，适用于生育期功血、内源性雌激素水平较高者或绝经过渡期功血者。

后半周期疗法：于月经周期的后半周期（撤药性出血的第 16 天）开始服用甲羟孕酮，每天 10 mg，连服 10 天为 1 个周期，共 3 个周期为 1 个疗程。适用于青春期或绝经过渡期功血者。

(3)促排卵：适用于育龄期功血者。常用药物如氯米芬、人绒毛膜促性腺激素（HCG）等。于月经第5 天开始每天口服氯米芬 50 mg，连续 5 天，以促进卵泡发育。B 超监测卵泡发育接近成熟时，可大剂量肌内注射 HCG 5 000 U 以诱发排卵。青春期不提倡使用。

(4)手术治疗：以刮宫术最常用，既能明确诊断，又能迅速止血。绝经过渡期出血患者激素治疗前宜常规刮宫，最好在子宫镜下行分段诊断性刮宫，以排除子宫内细微器质性病变。对青春期功血刮宫应持慎重态度。必要时行子宫次全切除或子宫切除术。

2.排卵性功血

(1)黄体功能不足：药物治疗如下。①黄体功能替代疗法：自排卵后开始每天肌内注射孕酮 10 mg，共 10～14 天，用以补充黄体分泌孕酮的不足。②黄体功能刺激疗法：通常应用 HCG 以促进及支持黄体功能。于基础体温上升后开始，隔天肌内注射 HCG 1 000～2 000 U，共 5 次，可使血浆孕酮明显上升，随之正常月经周期恢复。③促进卵泡发育：于月经第 5 天开始，每晚口服氯米芬 50 mg，共 5 天。

(2)子宫内膜不规则脱落：药物治疗如下。①孕激素：自排卵后第 1～2 天或下次月经前 10～14 天开始，每天口服甲羟孕酮 10 mg，连续 10 天，有生育要求可肌内注射孕酮。②HCG：用法同黄体功能不足。

3.性激素治疗的注意事项

(1)严格遵医嘱正确用药，不得随意停服或漏服，以免使用不当引起子宫出血。

(2)药物减量必须按规定在血止后开始，每 3 日减量 1 次，每次减量不超过原剂量的 1/3，直至维持量，持续用至血止后 20 天停药。

(3)雌激素口服可能引起恶心、呕吐等胃肠道反应，可饭后或睡前服用；对存在血液高凝倾向或血栓性疾病史者禁忌使用。

(4)雄激素用量过大可能出现男性化不良反应。

(四)预防感染

(1)测体温、脉搏。

(2)指导患者保持会阴部清洁，出血期间禁止盆浴及性生活。

(3)注意有无腹痛等生殖器官感染征象。

(4)按医嘱使用抗生素。

(五)心理护理

注意情绪调节，避免过度紧张与精神刺激。特别是青春期少女，父母不仅要关注女孩的学习状况与膳食状况，还要重视女孩的情绪变化，与其多沟通，了解其内心世界的变化，帮助其释放不良情绪，以使其保持相对稳定的精神-心理状态，避免情绪上的大起大落。

(六)健康指导

(1)宜清淡饮食,多食富含维生素 C 的新鲜瓜果、蔬菜。注意休息,保持心情舒畅。

(2)强调严格掌握雌激素的适应证,并合理使用,对更年期及绝经后妇女更应慎用,应用时间不宜过长,量不宜大,并应严密观察反应。

(3)月经期避免剧烈运动,禁止盆浴及性生活,保持会阴部清洁。

(孟祥花)

第四节　围绝经期综合征

绝经是每一个妇女生命过程中必然发生的生理过程。绝经提示卵巢功能衰退,生殖功能终止,绝经过渡期是指围绕绝经前、后的一段时期,包括从绝经前出现与绝经有关的内分泌、生理学和临床特征起,至最后一次月经后一年。

围绝经期综合征(menopausal syndrome,MPS)以往称为更年期综合征,是指妇女在绝经前、后由于卵巢功能衰退、雌激素水平波动或下降所致的以自主神经功能紊乱为主,伴有神经心理症状的一组综合征。多发生于 45～55 岁,约 2/3 的妇女出现不同程度的低雌激素血症引发的一系列症状。绝经分为自然绝经和人工绝经。自然绝经是指卵巢内卵泡生理性耗竭所致的绝经;人工绝经是指双侧卵巢经手术切除或受放射线损坏导致的绝经,后者更易发生围绝经期综合征。

一、护理评估

(一)健康史

了解患者的发病年龄、职业、文化水平及性格特征,询问月经情况及生育史,有无卵巢切除或盆腔肿瘤放疗,有无心血管疾病及其他疾病病史。

(二)身体状况

1.月经紊乱

半数以上妇女出现 2～8 年无排卵性月经,表现为月经频发、不规则子宫出血、月经稀发(月经周期超过 35 天)以至绝经,少数妇女可突然绝经。

2.雌激素下降相关征象

(1)血管舒缩症状:主要表现为潮热、出汗,是血管舒缩功能不稳定的表现,是围绝经期综合征最突出的特征性症状。潮热起自前胸,涌向头颈部,然后波及全身。在潮红的区域患者感到灼热,皮肤发红,紧接着大量出汗。持续数秒至数分钟不等。此种血管功能不稳定可历时 1 年,有时长达 5 年或更长。

(2)精神神经症状:常有焦虑、抑郁、激动、喜怒无常、脾气暴躁、记忆力下降、注意力不集中、失眠多梦等。

(3)泌尿生殖系统症状:出现阴道干燥、性交困难及老年性阴道炎,排尿困难、尿频、尿急、尿失禁及反复发作的尿路感染。

(4)心血管疾病:绝经后妇女冠状动脉粥样硬化性心脏病(简称冠心病)、高血压和脑出血的发病率及死亡率逐渐增加。

(5)骨质疏松症:绝经后妇女约有25%患骨质疏松症、腰酸背痛、腿抽搐、肌肉关节疼痛等。

3.体格检查

全身检查注意血压、精神状态、皮肤、毛发、乳房改变及心脏功能,妇科检查注意生殖器官有无萎缩、炎症及张力性尿失禁。

(三)心理-社会状况

因家庭和社会环境的变化或绝经前曾有精神状态不稳定等,更易引起患者心情不畅、忧虑、多疑、孤独等。

(四)辅助检查

根据患者的具体情况不同,可选择血常规、尿常规、心电图及血脂检查、B超、宫颈刮片及诊断性刮宫等。

(五)处理要点

1.一般治疗

加强心理治疗及体育锻炼,补充钙剂,必要时选用镇静剂、谷维素。

2.激素替代疗法

补充雌激素是关键,可改善症状、提高生活质量。

二、护理诊断

(一)自我形象紊乱

与对疾病不正确认识及精神神经症状有关。

(二)知识缺乏

缺乏性激素治疗相关知识。

三、护理措施

(一)一般护理

改善饮食,摄入高蛋白质、高维生素、高钙饮食,必要时可补充钙剂,能延缓骨质疏松症的发生,达到抗衰老效果。

(二)病情观察

(1)观察月经改变情况,注意经量、周期、经期有无异常。

(2)观察面部潮红时间和程度。

(3)观察血压波动、心悸、胸闷及情绪变化。

(4)观察骨质疏松症的影响,如关节酸痛、行动不便等。

(5)观察情绪变化,如情绪不稳定、易怒、易激动、多言多语、记忆力降低。

(三)用药护理

指导应用性激素。

1.适应证

主要用于治疗雌激素缺乏所致的潮热多汗、精神症状、老年性阴道炎、尿路感染,预防存在高危因素的心血管疾病、骨质疏松症等。

2.药物选择及用法

在医师指导下使用，尽量选用天然性激素，剂量个体化，以最小有效量为佳。

3.禁忌证

原因不明的子宫出血、肝胆疾病、血栓性静脉炎及乳腺癌等。

4.注意事项

(1)雌激素剂量过大可引起乳房胀痛、白带多、头痛、水肿、色素沉着、体重增加等，可酌情减量或改用雌三醇。

(2)用药期间可能发生异常子宫出血，多为突破性出血，但应排除子宫内膜癌。

(3)较长时间的口服用药可能影响肝功能，应定期复查肝功能。

(4)单一雌激素长期应用，可使子宫内膜癌危险性增加，雌、孕激素联合用药能够降低风险。坚持体育锻炼，多参加社会活动；定期健康体检，积极防治围绝经期妇女常见病。

(四)心理护理

使患者及其家属了解围绝经期是必然的生理过程，介绍减轻压力的方法，改变患者的认知、情绪和行为，使其正确评价自己。

(五)健康指导

(1)向围绝经期妇女及其家属介绍绝经是一个生理过程，绝经发生的原因及绝经前、后身体将发生的变化，帮助患者消除因绝经变化产生的恐惧心理，并对将发生的变化做好心理准备。

(2)介绍绝经前、后减轻症状的方法，嘱患者适当地摄取钙质和维生素 D；坚持锻炼如散步、骑自行车等；合理安排工作，注意劳逸结合。

(3)定期普查，更年期妇女最好半年至一年进行 1 次体格检查，包括妇科检查和防癌检查，有选择地做内分泌检查。

(4)绝经前行双侧卵巢切除术者，宜适时补充雌激素。

(孟祥花)

第五节　经前紧张综合征

经前紧张综合征是指妇女在月经来潮前出现的一系列异常现象，如头痛、乳房胀痛、失眠、情绪不稳定、抑郁、焦虑、全身水肿等。严重时影响正常的生活和社会活动。

一、护理评估

(一)病史

经前紧张综合征常发生于 30～40 岁的妇女，年轻女性很少出现。症状在排卵后即开始，月经来潮前几天达高峰，经血出现后消失。

(二)身心状况

主要表现为紧张、烦躁易怒、抑郁、焦虑、失眠、注意力不集中、疲乏无力、头痛等。有些妇女出现手足及面部水肿、乳房胀痛，少数妇女因肠黏膜水肿而出现腹泻现象。

(三)检查

盆腔检查及实验室检查均属正常。

二、护理诊断

(一)焦虑

其与一系列精神症状及不被人理解有关。

(二)体液过多

其与水、钠潴留有关。

三、护理目标

让患者正确认识经前紧张综合征,以减轻症状。

四、护理措施

(1)进行关于经前紧张综合征的有关知识的教育和指导,避免经前过度紧张,注意休息和充足的睡眠。

(2)帮助患者适当控制食盐和水的摄入。

(3)给患者服用适当的镇静剂如安定,也可服用谷维素来控制神经和精神症状,还可服用适当的利尿剂减轻水肿,以改善头痛等不适。

(4)遵医嘱用孕激素或雄激素拮抗雌激素与醛固酮的作用。

五、护理效果评价

(1)患者能够了解经前紧张综合征的相关知识。

(2)患者症状减轻,自我控制能力增强。

(苑　娜)

第六节　外阴及阴道创伤

外阴、阴道部位置虽较隐蔽,但损伤并不少见。此处组织薄弱、神经敏感、血管丰富,受伤后损害重,较疼痛。解剖上前为尿道口,后为肛门,易继发感染,使病情复杂化。

一、护理评估

(一)病因评估

(1)分娩:分娩是导致外阴、阴道创伤的主要原因。

(2)外伤:如骑跨在自行车架上或自高处跌落骑跨于硬物上,外阴骤然触于锐器上,创伤有时可伤及阴道,甚至穿过阴道损伤尿道、膀胱或直肠。

(3)幼女受到强暴所致软组织受损。

(4)初次性交可使处女膜破裂:绝大多数可自行愈合,偶可见裂口延至小阴唇、阴道或伤及穹隆，引起大量阴道流血。

（二）身心状况

1.症状

疼痛为主要症状，程度可轻可重，患者常坐卧不安，行走困难，随着局部肿块的逐渐增大，疼痛也越来越严重，甚至出现疼痛性休克；水肿或血肿导致局部肿胀，也是常见症状；少量或大量血液自阴道或外阴创伤处流出。

2.体征

患者出血多，可出现脉搏快、血压低等出血性休克或贫血的体征。妇科检查外阴肿胀出血，形成外阴血肿时，可见外阴部有紫蓝色肿块突起，有明显压痛。

（三）心理-社会状况

由于是意外事件，且创伤又涉及女性最隐蔽部位，患者及家属常表现出明显的忧虑和担心。

二、辅助检查

出血多者红细胞计数及血红蛋白值下降，合并感染者，可见白细胞增高。

三、护理诊断

（一）疼痛

与外阴、阴道的创伤有关。

（二）恐惧

与突发创伤事件，担心预后对自身的影响有关。

（三）感染

与伤口受到污染，未得到及时治疗有关。

四、护理目标

（1）患者疼痛缓解，舒适感增加。

（2）患者无感染发生或感染被及时发现和控制，体温、血象正常。

五、护理措施

（一）一般护理

患者平卧、给氧。做好血常规检查，建立静脉通道，配血，必要时输血。

（二）心理护理

对患者及家属表示理解，护士应使用亲切温和的语言给予安慰，鼓励他们面对现实，积极配合治疗。

（三）病情监测

密切观察患者生命体征及尿量变化，并准确记录；严密观察患者血肿的大小及其变化，有无活动性出血；术后观察患者阴道及外阴伤口有无出血，有无进行性疼痛加剧或阴道、肛门坠胀等再次血肿的症状。

(四)治疗护理

1.治疗原则

根据不同情况,给予相应处理,原则是止痛、止血、抗休克和抗感染。

2.治疗配合

(1)预防和纠正休克:立即建立静脉通道,做好输血、输液准备,遵医嘱及时给予患者止血药、镇静药、镇痛药;做好手术准备。

(2)配合护理:对损伤程度轻,血肿小于5 cm的患者,采取正确的体位,避免血肿受压;及时给予患者止血、止痛药;24小时内可冷敷,降低局部神经敏感性和血流速度,有利于减轻患者的疼痛和不适;还可以用丁字带、棉垫加压包扎,预防血肿扩散。24小时后热敷或外阴部烤灯,促进血肿或水肿的吸收。保持外阴清洁,每天外阴冲洗3次,大小便后立即擦洗。血肿较大者,需手术切开血肿行血管结扎术后消炎抗感染。

(3)术前准备:需要急诊手术的应进行皮肤、肠道的准备。

(4)术后护理:术后常需外阴加压包扎或阴道填塞纱条,患者疼痛较重,应积极止痛。外阴包扎松解或阴道纱条取出后,注意观察患者阴道及外阴伤口有无再次血肿的症状。保持外阴清洁,遵医嘱给予抗生素预防感染。

(五)健康指导

减少会阴部剧烈活动,避免疼痛;合理膳食;保持心情平静。保持局部清洁、干燥;遵医嘱用药;发现异常,及时就诊。

(六)护理效果评价

评价护理目标是否达到,护理措施的实施情况,健康指导是否落实到位,有无新的护理问题出现。

(孟祥花)

第七节 外阴及阴道炎

一、外阴炎

外阴炎是妇科常见病,是外阴部的皮肤与黏膜的炎症,可发生于任何年龄,以生育期及绝经后妇女多见。

(一)护理评估

1.健康史

(1)病因评估:外阴炎主要指外阴部的皮肤与黏膜的炎症,以大、小阴唇为多见。由于外阴与尿道、肛门、阴道邻近且暴露,同时,阴道分泌物、月经血、产后的恶露、尿液、粪便的刺激、糖尿病患者的糖尿的长期浸渍,均可引起外阴不同程度的炎症,此外,穿化纤内裤、紧身内裤、使用卫生巾使局部透气性差等,均可诱发外阴部的炎症。

(2)病史评估:评估有无外阴炎的因素存在,有无糖尿病、阴道炎病史。

2.身心状况

(1)症状:外阴瘙痒、疼痛、红、肿、灼热,性交及排尿时加重。

(2)体征:局部充血、肿胀、糜烂,常有抓痕,严重者形成溃疡或湿疹。慢性炎症者,外阴局部皮肤或黏膜增厚、粗糙、皲裂等。

(3)心理-社会状况:了解病程,了解患者对症状的反应,有无烦躁、不安等心理。

(二)护理诊断

(1)皮肤或黏膜完整性受损:与皮肤黏膜炎症有关。

(2)舒适改变:与外阴瘙痒、疼痛、分泌物增多有关。

(3)焦虑:与性交障碍、行动不便有关。

(三)护理目标

(1)患者皮肤与黏膜完整。

(2)患者病情缓解或好转,舒适感增加。

(3)患者情绪稳定,积极配合治疗与护理。

(四)护理措施

1.一般护理

炎症期间宜进食清淡且富含营养的食物,禁食辛辣、刺激性食物。

2.心理护理

患者常出现烦躁不安、焦虑紧张,应帮助患者树立信心,减轻心理负担,坚持治疗,讲究患者常出现烦躁不安、焦虑紧张,应帮助患者树立信心,减轻心理负担,坚持治疗,讲究卫生。

3.病情监护

积极寻找病因,消除刺激原。

4.治疗护理

(1)治疗原则:去除病因,积极治疗原发病,如阴道炎、尿瘘、粪瘘、糖尿病等。

(2)治疗配合:保持外阴清洁干燥,局部使用约 40 ℃的 1∶5 000 高锰酸钾溶液坐浴,每天 2 次,每次15～30分钟,5～10 次为 1 个疗程。如有破溃,可涂抗生素软膏或紫草油,急性期可用物理治疗。

(五)健康指导

(1)卫生宣教,指导妇女穿棉质内裤,减少分泌物刺激,对公共场所,如游泳池、公共浴室等谨慎出入,注意经期、孕期、产期及流产后的生殖道清洁,防止感染。

(2)定期妇科检查,积极参与普查与普治。

(3)指导用药方法及注意事项。

(4)加强性道德教育,纠正不良性行为。

(六)护理效果评价

(1)患者诉说外阴瘙痒症状减轻,舒适感增加。

(2)患者焦虑缓解或消失,掌握了卫生保健常识,能养成良好卫生习惯。

二、前庭大腺炎

细菌侵入前庭大腺腺管内致腺管充血、水肿称为前庭大腺炎。

(一)护理评估

1.健康史

(1)病因评估:前庭大腺腺管开口位于小阴唇与处女膜之间,在性交、流产、分娩或其他情况污染外阴部时,病原体易侵入引起炎症,因此,以育龄妇女多见,主要病原体为葡萄球菌、链球菌、大肠埃希菌、淋病奈瑟菌及沙眼衣原体等。急性炎症发作时,细菌先侵犯腺管,腺管口因炎症肿胀阻塞,渗出物不能排出,积存而形成脓肿,称为前庭大腺脓肿(又称巴氏腺脓肿),多发于一侧。如急性炎症消退,腺管口粘连阻塞,分泌物不能外流,脓液转清,则形成前庭大腺囊肿,多为单侧,大小不等,可持续数年不增大。患者往往无自觉症状。

(2)病史评估:了解患者有无反复的外阴感染史及卫生习惯。

2.身心状况

(1)症状:初起时局部肿胀、疼痛、烧灼感,行走不便,可伴有大小便困难等。有时可出现发热等全身症状(表 9-1)。

表 9-1 前庭大腺炎临床类型及身体状况

临床类型	身体状况
急性期	(1)大阴唇下 1/3 处疼痛、肿胀,严重时行走受限。检查局部可见皮肤红、肿、热、压痛。 (2)脓肿形成时,可触及波动感,脓肿直径可达 5～6 cm,可自行破溃。如破口大,引流通畅,脓液流出后炎症消退;如破口小,引流欠佳,炎症持续不退或反复发作。 (3)可出现全身不适、发热等全身症状
慢性期	慢性期囊肿形成,患者感到外阴部有坠胀感或性交不适。检查时局部可触及囊性肿物,大小不一,有时可反复急性发作

(2)体征:外阴部皮肤红肿、压痛明显。当脓肿形成时,疼痛加剧,并可触及波动感,脓肿直径可达5～6 cm。

(3)心理-社会状况:了解病程,了解患者对症状的反应,有无烦躁、不安等心理,患者常有因害羞或怕痛而未及时诊治的心理障碍。

(二)辅助检查

取前庭大腺开口处分泌物作细菌培养,确定病原体。

(三)护理诊断

1.皮肤完整性受损

与脓肿自行破溃或手术切开引流有关。

2.疼痛

与局部炎症刺激有关。

(四)护理目标

(1)患者皮肤保持完整。

(2)疼痛缓解或好转。

(五)护理措施

1.一般护理

急性期患者应卧床休息,饮食易消化,富含营养。

2.心理护理

患者常常烦躁不安、焦虑紧张，应尊重患者，为患者保密，以解除其忧虑，使其积极治疗，帮助其建立治愈疾病的信心和生活的勇气。

3.病情监护

观察患者的生命体征，重点观察体温变化，观察伤口愈合情况。

4.治病护理

(1)治疗原则：急性期局部热敷或坐浴，抗生素消炎治疗；脓肿形成或囊肿较大时，切开引流或行囊肿造口术，保持腺体功能，防止复发。

(2)治疗配合：急性炎症发作时，取前庭大腺开口处分泌物作细菌培养，确定病原体。根据细菌培养结果和药物敏感试验选用抗生素口服或肌内注射。脓肿形成或囊肿较大时，切开引流或行囊肿造口术，并放置引流条。术后保持局部清洁，引流条每天更换1次，外阴用1∶5 000氯己定棉球擦拭，每天擦洗外阴2次，也可用清热解毒中药热敷或坐浴，每天2次。

(六)健康指导

(1)向患者及家属讲解此病的病因及预防措施，指导患者注意外阴清洁卫生。

(2)告知患者及家属月经期、产褥期禁止性交；月经期应使用消毒卫生巾预防感染；术后注意事项及正确用药。告知患者相关卫生保健常识，养成良好卫生习惯。

(七)护理效果评价

(1)患者诉说外阴不适症状减轻，舒适感增加。

(2)患者接受医护人员指导，焦虑缓解或消失。

阴道炎是阴道黏膜及黏膜下结缔组织的炎症，是妇科常见病。正常健康妇女由于解剖结构、组织特点，阴道对病原体的侵入有自然防御功能。当各种因素导致自然防御功能降低，阴道内生态平衡遭到破坏时，病原体侵入导致阴道炎症。幼女及绝经后妇女由于雌激素缺乏，阴道上皮薄，阴道抵抗力低，比青春期及育龄期妇女更易受感染。

三、滴虫性阴道炎

滴虫性阴道炎(trichomonal vaginitis)是由阴道毛滴虫引起的最常见的阴道炎。阴道毛滴虫主要寄生于女性阴道，也可存在于尿道、尿道旁腺及膀胱。男性可存在于包皮皱襞、尿道及前列腺内。滴虫适宜生长在温度为25～40 ℃，pH为5.2～6.6的潮湿环境。月经前后，阴道内酸性减弱，接近中性，隐藏在腺体及阴道皱襞中的滴虫常得以繁殖，而发生滴虫性阴道炎。此病的传播途径有经性交的直接传播及经游泳池、浴盆、厕所、衣物、器械等途径的间接传播。

(一)护理评估

1.健康史

(1)病因评估：阴道毛滴虫呈梨形，体积为多核白细胞的2～3倍。滴虫顶端有4根鞭毛，体部有波动膜，后端尖并有轴柱凸出。活的滴虫透明无色，如水滴，鞭毛随波动膜的波动而活动(图9-1)。阴道毛滴虫极易传播，pH在4.5以下时便受到抑制甚至致死。pH上升至7.5时，其繁殖可完全被抑制。在妊娠期和月经来潮前后，阴道pH升高，可使阴道毛滴虫的感染率和发病率升高。

(2)病史评估：评估发作与月经周期的关系，既往阴道炎病史，个人卫生情况；分析感染经过；了解治疗经过。

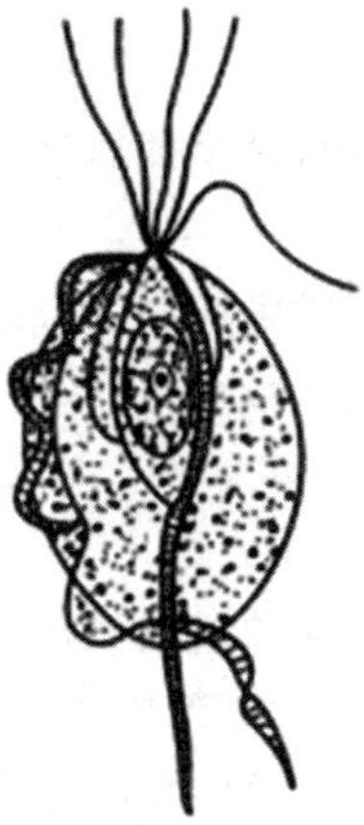

图 9-1 滴虫模式图

2.身心状况

(1)症状:主要症状为白带呈稀薄泡沫状,量多及伴有外阴、阴道口瘙痒。如有其他细菌混合感染,白带可呈黄绿色、血性、脓性且有臭味。局部可有灼热、疼痛、性交痛。合并尿路感染,可有尿频、尿痛、血尿。阴道毛滴虫能吞噬精子,阻碍乳酸生成,影响精子在阴道内存活,可致不孕。

(2)体征:妇科检查时可见阴道黏膜充血,严重时有散在的出血点。有时可见阴道后穹隆处有液性或脓性泡沫状分泌物。

(3)心理-社会状况:患者常因炎症反复发作而烦恼,出现无助感。

(二)辅助检查

1.悬滴法

在玻片上加 1 滴温生理盐水,自阴道后窟隆处取少许分泌物混于生理盐水中,用低倍镜检查,如有滴虫,可见其活动。阳性率可达 80%~90%。取分泌物检查前 24~48 小时,避免性交、阴道灌洗及阴道上药。

2.培养法

适用于症状典型而悬滴法未见滴虫者,可用培养基培养,其准确率可达 98%。

(三)护理诊断

1.知识缺乏

缺乏对疾病传染途径的认识及缺乏阴道炎治疗的知识。

2.舒适改变

与外阴瘙痒、分泌物增多有关。

3.组织完整性受损

与分泌物增多、外阴瘙痒、搔抓有关。

(四)护理目标

(1)患者能说出疾病传染的途径、阴道炎的治疗与日常防护知识。

(2)患者分泌物减少.舒适度提高。保持组织完整性,无破损。

(五)护理措施

1.一般护理

注意个人卫生,保持外阴部清洁、干燥,避免搔抓外阴导致皮肤破损。

2.心理护理

解除患者因疾病带来的烦恼,减轻其对确诊后的心理压力,增强治疗疾病的信心。告知患者夫妇滴虫性阴道炎的传播途径、临床表现、治疗方法和注意事项,减轻他们的焦虑心理,同时鼓励他们积极配合治疗。

3.病情观察

观察患者的外阴瘙痒症状、阴道分泌物的量及颜色等。

4.治疗护理

(1)治疗原则:杀灭阴道毛滴虫,保持阴道的自净作用,防止复发,夫妻双方要同时治疗,切断直接传染途径。

(2)治疗配合:①局部治疗,增强阴道酸性环境,用1%乳酸溶液、0.5%醋酸溶液或1∶5 000高锰酸钾溶液冲洗阴道后,每晚睡前用甲硝唑200 mg,置于阴道后穹隆,每天1次,10天为1个疗程。②全身治疗,甲硝唑(灭滴灵)每次200～400 mg,每天3次口服,10天为1个疗程。③指导患者正确用药,按疗程坚持用药,注意冲洗液的浓度、温度。④观察用药后反应,甲硝唑口服后偶见胃肠道反应,如食欲缺乏、恶心、呕吐及白细胞减少、皮疹等,一旦发现,应报告医师并停药。妊娠期、哺乳期妇女应慎用,因为药能通过胎盘进入胎儿体内,并可由乳汁排泄。

(六)健康指导

(1)做好卫生宣教,积极开展普查普治,消灭传染源,严格禁止滴虫阴道炎或带虫者进入游泳池。医疗单位做好消毒隔离,防止交叉感染。治疗期间勤换内裤,内裤、坐浴及洗涤用物应煮沸消毒5～10分钟以消灭病原体,禁止性生活,避免交叉或重复感染的机会。哺乳期妇女在用药期间或用药后24小时内不宜哺乳。经期暂停坐浴、阴道冲洗及阴道用药。

(2)夫妻应双双检查,男方若查出毛滴虫,夫妻应同治,有助于提高疗效,治疗期间应禁止性生活。

(3)治愈标准:治疗后应在每次月经干净后复查1次,连续3次均为阴性,方为治愈。

(七)护理效果评价

(1)患者自诉外阴不适症状减轻,舒适感增加,悬滴法试验连续3个周期复查为阴性。

(2)患者正确复述预防及治疗此疾病的相关知识。

四、外阴阴道假丝酵母菌病

外阴阴道假丝酵母菌病(vulvovaginal candidiasis,VVC)也称外阴阴道念珠菌病,是一种常见的外阴、阴道炎,80%～90%的病原体为白假丝酵母菌,其发病率仅次于滴虫阴道炎。白假丝酵母菌是真菌,不耐热,加热至60 ℃,持续1小时,即可死亡;但对干燥、日光、紫外线及化学制剂的抵抗力较强。

(一)护理评估

1.健康史

(1)病因评估:念珠菌为条件致病菌,可存在口腔、肠道和阴道而不引起症状。当阴道内糖原增多、酸度增加、局部细胞免疫力下降时,念珠菌可繁殖并引起炎症,故外阴阴道假丝酵母菌病多见于孕妇、糖尿病患者及接受大量雌激素治疗者。此外，长期应用抗生素、服用类固醇皮质激素等，可以改变阴道内微生物之间的相互制约关系，易发此症；紧身化纤内裤、肥胖可使会阴局部的温度及湿度增加，也易使念珠菌得以繁殖而引起感染。

(2)传播途径评估：①内源性感染为主要感染，假丝酵母菌除寄生阴道外，还可寄生于人的口腔、肠道，这些部位的假丝酵母菌可互相传染。②通过性交直接传染。③通过接触感染的衣物等间接传染。

(3)病史评估：了解有无糖尿病及长期使用抗生素、雌激素、类固醇皮质激素病史，了解个人卫生习惯及有无不洁性生活史。

2.身心状况

(1)症状：外阴、阴道奇痒，坐卧不安，痛苦异常，可伴有尿痛、尿频、性交痛。阴道分泌物为干酪样或豆渣样。

(2)体征：妇科检查见小阴唇内侧、阴道黏膜红肿并附着白色块状薄膜，容易剥离，下面为糜烂及溃疡。

(3)心理-社会状况：患者常因外阴瘙痒痛苦不堪，由于影响休息与睡眠，产生忧虑与烦躁，评估患者心理障碍及影响疾病治疗的原因。

3.辅助检查

(1)悬滴法：在玻片上加1滴温生理盐水，自阴道后穹隆处取少许分泌物混于生理盐水中，用低倍镜检查，若找到白假丝酵母菌的芽孢和假菌丝即可确诊。

(2)培养法：适用于症状典型而悬滴法未见白假丝酵母菌者，可用培养基培养。

(二)护理诊断

1.焦虑

与易复发，影响休息与睡眠有关。

2.组织完整性受损

与分泌物增多、外阴瘙痒、搔抓有关。

(三)护理目标

(1)患者情绪稳定，积极配合治疗与护理。

(2)患者病情改善，舒适度提高。

(3)保持组织完整性，组织无破损。

(四)护理措施

1.一般护理

注意个人卫生，保持外阴部清洁、干燥，避免搔抓外阴以免皮肤破损。

2.心理护理

向患者讲解外阴阴道假丝酵母菌病的病因、治疗方法和注意事项等，消除患者的顾虑和焦虑心理，使其积极配合治疗。

3.病情观察

观察患者的外阴瘙痒症状、阴道分泌物的量及颜色等。

4.治疗护理

(1)治疗原则：消除诱因，改变阴道酸碱度，根据患者情况选择局部或全身应用抗真菌药杀灭致病菌。

(2)用药护理:①局部治疗,用2%~4%碳酸氢钠溶液冲洗阴道或坐浴,再选用制霉菌素栓剂、克霉唑栓剂、咪康唑栓剂等置于阴道内,一般7~10天为1个疗程。②全身用药,若局部用药效果较差或病情顽固者,可选用伊曲康唑、氟康唑、酮康唑等口服。③用药注意,孕妇要积极治疗,否则阴道分娩时新生儿易感染发生鹅口疮。妊娠期坚持局部治疗,禁用口服唑类药物。勤换内裤,内裤、坐浴及洗涤用物应煮沸消毒5~10分钟以消灭病原体,避免交叉和重复感染的机会。④用药护理,嘱阴道灌洗或坐浴应注意药液浓度和治疗时间,灌洗药物要充分溶化,温度一般为40 ℃,切忌过烫,以免烫伤皮肤。

(五)健康指导

(1)做好卫生宣教,养成良好的卫生习惯,每天洗外阴、换内裤。切忌搔抓。

(2)约15%男性与女性患者接触后患有龟头炎,对有症状男性也应进行检查与治疗。

(3)鼓励患者坚持用药,不随意中断疗程。

(4)嘱积极治疗糖尿病等疾病,正确使用抗生素、雌激素,以免诱发外阴阴道假丝酵母菌病。

(六)护理效果评价

(1)患者分泌物减少,性状转为正常,舒适感增加。

(2)患者正确复述预防及治疗此疾病的相关知识,做到积极配合并坚持治疗。

五、萎缩性阴道炎

萎缩性阴道炎属非特异性阴道炎,常见于绝经后及卵巢切除后或盆腔放疗者。绝经后的萎缩性阴道炎又称老年性阴道炎。

(一)护理评估

1.健康史

(1)病因评估:①妇女绝经后;②手术切除卵巢;③产后闭经;④药物假绝经治疗;⑤盆腔放疗后等。由于雌激素水平降低,阴道上皮萎缩变薄,上皮细胞内糖原减少,阴道内pH增高,阴道自净作用减弱,局部抵抗力降低,致病菌入侵后易繁殖引起炎症。

(2)病史评估:了解有无糖尿病及长期使用抗生素、雌激素、类固醇皮质激素病史;了解个人卫生习惯及有无不洁性生活史;了解有无进行盆腔放疗等。

2.身心状况

(1)症状:白带增多,多为黄水状,严重感染时可呈脓性,有臭味。黏膜有浅表溃疡时,分泌物可为血性,有的患者可有点滴出血,可伴有外阴瘙痒、灼热、尿频、尿痛、尿失禁等症状。

(2)体征:妇科检查可见阴道皱襞消失,上皮菲薄,黏膜出血,表面可有小出血点或片状出血点;严重时可形成浅表溃疡,阴道弹性消失、狭窄,慢性炎症、溃疡还可引起阴道粘连,导致阴道闭锁。

(3)心理-社会状况:老年人常因思想比较保守,不愿就医而出现无助感。其他患者常因知识缺乏而病急乱投医,因此,应注意评估影响患者不愿就医的因素及家庭支持系统。

3.辅助检查

取分泌物检查,悬滴法排除滴虫性阴道炎和外阴阴道假丝酵母菌病;有血性分泌物时,常需做宫颈刮片或分段诊刮排除宫颈癌和子宫内膜癌。

(二)护理诊断

1.舒适改变

与外阴瘙痒、疼痛、分泌物增多有关。

2.知识缺乏

与缺乏绝经后妇女预防保健知识有关。

3.有感染的危险

与局部分泌物增多、破溃有关。

(三)护理目标

(1)患者分泌物减少,性状转为正常,舒适感增加。

(2)患者正确复述预防及治疗此疾病的相关知识,做到积极配合并坚持治疗。

(3)患者无感染发生或感染被及时发现和控制,体温、血象正常。

(4)患者无感染发生或感染被及时发现和控制,体温、血象正常。

(四)护理措施

1.一般护理

嘱患者保持外阴清洁,勤换内裤。穿棉织内裤,减少刺激等。

2.心理护理

使患者了解老年性阴道炎的病因和治疗方法,减轻其焦虑;对卵巢切除、放疗者给予心理安慰与相关医学知识解释,增强其治疗疾病的信心;解释雌激素替代疗法可缓解症状,帮助其建立治愈疾病的信心。

3.病情观察

观察白带性状、量、气味,有无外阴瘙痒、灼热及膀胱刺激症状等。

4.治疗护理

(1)治疗原则:增强阴道黏膜的抵抗力,抑制细菌生长繁殖。

(2)治疗配合:①增加阴道酸度,用0.5%醋酸或1%乳酸溶液冲洗阴道,每天1次。阴道冲洗后,将甲硝唑200 mg或氧氟沙星200 mg,放入阴道深部,每天1次,7~10天为1个疗程。②增加阴道抵抗力,针对病因给予雌激素制剂,可局部用药,也可全身用药。将己烯雌酚0.125~0.25 mg,每晚放入阴道深部,7天为1个疗程。③全身用药,可口服尼尔雌醇,首次4 mg,以后每2~4周1次,每晚2 mg,维持2~3个月。

(五)健康指导

(1)对围绝经期、老年妇女进行健康教育,使其掌握预防老年性阴道炎的措施及技巧。

(2)指导患者及其家属阴道灌洗、上药的方法和注意事项。用药前洗净双手及会阴,减少感染的机会。自己用药有困难者,指导其家属协助用药或由医务人员帮助使用。

(3)告知使用雌激素治疗可出现的症状,嘱乳癌或子宫内膜癌患者慎用雌激素制剂。

(六)护理效果评价

(1)患者分泌物减少,性状转为正常,舒适感增加。

(2)患者正确复述预防及治疗此疾病的相关知识,做到积极配合并坚持治疗。

(孟祥花)

第八节　盆腔炎性疾病

盆腔炎性疾病(PID)是指女性上生殖道的一组炎性疾病，主要包括子宫内膜炎、输卵管炎、输卵管卵巢脓肿、盆腔腹膜炎。最常见的是输卵管炎及输卵管卵巢脓肿。

女性生殖系统具有比较完善的自然防御功能，当自然防御功能遭到破坏，或机体免疫力降低、内分泌发生变化或外源性病原体入侵而导致子宫内膜、输卵管、卵巢、盆腔腹膜、盆腔结缔组织发生炎症。感染严重时，可累及周围器官和组织，当病原体毒性强、数量多、患者抵抗力低时，常发生败血症及脓毒血症，若未得到及时治疗可能发生盆腔炎性疾病后遗症。

一、护理评估

(一)健康史

(1)了解既往疾病史、用药史、月经史及药物过敏史。

(2)了解流产、分娩的时间、经过及处理。

(3)了解本次患病的起病时间、症状、疼痛性质、部位、有无全身症状。

(二)生理状况

1.症状

(1)轻者无症状或症状轻微不易被发现，常表现为持续性下腹痛，活动或性交后加重；发热、阴道分泌物增多等。

(2)重者可表现为寒战、高热、头痛、食欲减退；月经期发病者可表现为经量增多、经期延长；腹膜炎者出现消化道症状，如恶心、呕吐、腹胀等；若脓肿形成，可有下腹包块及局部刺激症状。

2.体征

(1)急性面容、体温升高、心率加快。

(2)下腹部压痛、反跳痛及肌紧张。

(3)检查见阴道充血；大量脓性臭味分泌物从宫颈口外流；穹隆有明显触痛；宫颈充血、水肿、举痛明显；子宫体增大有压痛且活动受限；一侧或双侧附件增厚，有包块，压痛。

3.辅助检查

(1)实验室检查：宫颈黏液脓性分泌物，或阴道分泌物 0.9%氯化钠溶液湿片中见到大量白细胞；红细胞沉降率升高；C 反应蛋白升高；宫颈分泌物培养或革兰染色涂片淋病奈瑟菌阳性或沙眼衣原体阳性。

(2)阴道超声检查：显示输卵管增粗，输卵管积液，伴或不伴有盆腔积液、输卵管卵巢肿块。

(3)腹腔镜检查：输卵管表面明显充血；输卵管壁水肿；输卵管伞端或浆膜面有脓性渗透物。

(4)子宫内膜活组织检查证实子宫内膜炎。

(三)高危因素

1.年龄

盆腔炎性疾病高发年龄为 15～25 岁。

2.性活动及性卫生

初次性交年龄小、有多个性伴侣、性交过频以及性伴侣有性传播疾病;有使用不洁的月经垫、经期性交等。

3.下生殖道感染

性传播疾病,如淋病奈瑟菌性宫颈炎、衣原体性宫颈炎以及细菌性阴道病。

4.子宫腔内手术操作后感染

刮宫术、输卵管通液术、子宫输卵管造影术、宫腔镜检查、人工流产、放置宫内节育器等手术时,消毒不严格或术前适应证选择不当,导致感染。

5.邻近器官炎症直接蔓延

如阑尾炎、腹膜炎等蔓延至盆腔。

6.复发

盆腔炎性疾病再次发作。

(四)心理-社会因素

1.对健康问题的感受

是否存在因无明显症状或症状轻,而不重视致延误治疗。

2.对疾病的反应

是否由于慢性疾病过程长,患者思想压力大而产生焦虑、烦躁情绪;若病情严重,则担心预后,患者往往有恐惧、无助感。

3.家庭、社会及经济状况

是否存在因炎症反复发作,严重影响妇女生殖健康甚至导致不孕,且增加家庭与社会经济负担。

二、护理诊断

(一)疼痛

其与感染症状有关。

(二)体温过高

其与盆腔急性炎症有关。

(三)睡眠型态紊乱

其与疼痛或心理障碍有关。

(四)焦虑

其与病程长治疗效果不明显或不孕有关。

(五)知识缺乏

其与缺乏经期卫生知识有关。

三、护理措施

(一)症状护理

1.密切观察

分泌物增多,观察阴道分泌物颜色、性状、气味及量,选择合适的药液进行阴道冲洗。在不清楚阴道炎的种类时,不可滥用冲洗液,指导患者勤换会阴垫及内裤,保持外阴清洁干燥。

2.支持疗法

卧床休息,取半卧位,有利于脓液积聚于直肠子宫陷凹,使炎症局限;给高热量、高蛋白、高维生素饮食或半流质饮食,及时补充丢失的液体;对出现高热的患者,采取物理降温,出汗时及时更衣,保持身体清洁舒服;若患者腹胀严重,应行胃肠减压。

3.症状观察

密切监测生命体征,测体温、脉搏、呼吸、血压,每 4 小时 1 次;物理降温后 30 分钟测体温,以观察降温效果。若患者突然出现腹痛加剧,寒战、高热、恶心、呕吐、腹胀,应立即报告医师,同时做好剖腹探查的准备。

(二)用药护理

1.门诊治疗

指导患者遵医嘱用药,了解用药方案并告知注意事项。常用方案:头孢西丁钠 2 g,单次肌内注射,同时口服丙磺舒 1 g,然后改为多西环素 100 mg,每天 2 次,连服 14 天,可同时加服甲硝唑 400 mg,每天 2～3 次,连服 14 天;或选用其他第三代头孢菌素与多西环素、甲硝唑合用。

2.住院治疗

严格遵医嘱用药,了解用药方案并密切观察用药反应。

(1)头孢霉素类或头孢菌素类药物:头孢西丁钠 2 g,静脉滴注,每 6 小时 1 次。头孢替坦二钠 2 g,静脉滴注,每 12 小时 1 次。加多西环素 100 mg,每 12 小时 1 次,静脉输注或口服。对不能耐受多西环素者,可用阿奇霉素替代,每次 500 mg,每天 1 次,连用 3 天。对输卵管卵巢脓肿患者,可加用克林霉素或甲硝唑。

(2)克林霉素与氨基糖苷类药物联合方案:克林霉素 900 mg,每 8 小时 1 次,静脉滴注;庆大霉素先给予负荷量(2 mg/kg),然后予维持量(1.5 mg/kg),每 8 小时 1 次,静脉滴注;临床症状、体征改善后继续静脉应用 24～48 小时,克林霉素改口服,每次 450 mg,1 天4 次,连用 14 天;或多西环素 100 mg,每 12 小时1 次,连续用药 14 天。

3.观察药物疗效

若用药后 48～72 小时,体温持续不降,患者症状加重,应及时报告医师处理。

4.中药治疗

主要为活血化瘀、清热解毒药物。可遵医嘱指导服中药或用中药外敷腹部,若需进行中药保留灌肠,按保留灌肠操作规程完成。

(三)手术护理

1.药物治疗无效

经药物治疗 48～72 小时,体温持续不降,患者中毒症状加重或包块增大者。

2.脓肿持续存在

经药物治疗病情好转,继续控制炎症数天(2～3 周),包块仍未消失但已局限化。

3.脓肿破裂

突然腹痛加剧,寒战、高热、恶心、呕吐、腹胀,检查腹部拒按或有中毒性休克表现。

(四)心理护理

(1)关心患者,倾听患者诉说,鼓励患者表达内心感受,通过与患者进行交流,建立良好的护患关系,尽可能满足患者的合理需求。

(2)加强疾病知识宣传,解除患者思想顾虑,增加其对治疗的信心。

(3)与家属沟通,指导家属关心患者,与患者及家属共同探讨适合个人的治疗方案,取得家人的理解和帮助,减轻患者心理压力。

四、健康指导

(一)讲解疾病知识

向患者讲解盆腔炎性疾病的疾病知识,告知及时就诊和规范治疗的重要性。

(二)个人卫生指导

保持会阴清洁做好经期、孕期及产褥期的卫生宣传。

(三)性生活指导及性伴侣治疗

注意性生活卫生,月经期禁止性交。

(四)饮食生活指导

给高热量、高蛋白、高维生素饮食,增加营养,积极锻炼身体,注意劳逸结合,不断提高机体抵抗力。

(五)随访指导

对于抗生素治疗的患者,应在 72 小时内随诊,明确有无体温下降、反跳痛减轻等临床症状改善。若无改善,需做进一步检查。对沙眼衣原体以及淋病奈瑟菌感染者,可在治疗后 4～6 周复查病原体。

五、注意事项

(一)倾听患者主诉

应仔细倾听患者主诉,全面了解患者疾病史,认真阅读治疗方案,制订相应的护理计划,配合完成相应治疗和处理。

(二)预防宣传

(1)注意性生活卫生,减少性传播疾病。

(2)及时治疗下生殖道感染。

(3)进行公共卫生教育,提高公民对生殖道感染的认识,明白预防感染的重要性。

(4)严格掌握妇科手术指征,做好术前准备,严格无菌操作,预防感染。

(5)及时治疗盆腔炎性疾病,防止后遗症发生。

(王玉梅)

第九节 子宫颈炎

子宫颈炎是指子宫颈发生的急性/慢性炎症。子宫颈炎是妇科常见疾病之一,包括宫颈阴道部炎症及宫颈管黏膜炎症。临床上分为急性子宫颈炎和慢性子宫颈炎。临床多见的子宫颈炎是急性子宫颈管黏膜炎,若急性子宫颈炎未经及时诊治或病原体持续存在,可导致慢性子宫颈炎症。

由于宫颈管黏膜上皮为单层柱状上皮,抗感染能力较差,当遇到多种病原体侵袭、物理化学因素刺激、机械性子宫颈损伤、子宫颈异物等，引起子宫颈局部充血、水肿，上皮变性、坏死，黏膜、黏膜下组织、腺体周围大量中性粒细胞浸润，或子宫颈间质内有大量淋巴细胞、浆细胞等慢性炎细胞浸润，可伴有子宫颈腺上皮及间质增生和鳞状上皮化生。因子宫颈阴道部鳞状上皮与阴道鳞状上皮相延续，亦可由阴道炎症引起宫颈阴道部炎症。

病原体种类：①性传播疾病的病原体主要是淋病奈瑟菌及沙眼衣原体。②内源性病原体与细菌性阴道病病原体、生殖道支原体感染有关。

一、护理评估

(一)健康史

1.一般资料

年龄、月经史、婚育史，是否处在妊娠期。

2.既往疾病史

详细了解有无阴道炎、性传播疾病及子宫颈炎症的病史，包括发病时间、病程经过、治疗方法及效果。

3.既往手术史

详细询问分娩手术史，了解阴道分娩时有无宫颈裂伤；是否做过妇科阴道手术操作及有无宫颈损伤、感染史。

4.个人生活史

了解个人卫生习惯，分析可能的感染途径。

(二)生理状况

1.症状

(1)急性子宫颈炎：阴道分泌物增多，呈黏液脓性，阴道分泌物的刺激可引起外阴瘙痒及灼热感；可出现月经间期出血、性交后出血等症状；常伴有尿道症状，如尿急、尿频、尿痛。

(2)慢性子宫颈炎：患者多无症状，少数患者可有阴道分泌物增多，呈淡黄色或脓性，偶有接触性出血、月经间期出血，偶有分泌物刺激引起外阴瘙痒或不适。

2.体征

(1)急性子宫颈炎：检查见脓性或黏液性分泌物从子宫颈管流出；用棉拭子擦拭子宫颈管时，容易诱发子宫颈管内出血。

(2)慢性子宫颈炎：检查可见宫颈呈糜烂样改变，或有黄色分泌物覆盖子宫颈口或从宫颈管流出，也可见子宫颈息肉或子宫颈肥大。

3.辅助检查

(1)实验室检查：分泌物涂片做革兰染色，中性粒细胞＞30/高倍视野；阴道分泌物湿片检查白细胞＞10/高倍视野；做淋菌奈瑟菌及沙眼衣原体检测，以明确病原体。

(2)宫腔镜检查：镜下可见血管充血，宫颈黏膜及黏膜下组织、腺体周围大量中性粒细胞浸润，腺腔内可见脓性分泌物。

(3)宫颈细胞学检查：宫颈刮片、宫颈管吸片，与宫颈上皮瘤样病变或早期宫颈癌相鉴别。

(4)阴道镜及活组织检查：必要时进行，以明确诊断。

(三)高危因素

(1)性传播疾病，年龄小于25岁，多位性伴侣或新性伴侣且为无保护性交。

(2)细菌性阴道病。

(3)分娩、流产或手术致子宫颈损伤。

(4)卫生不良或雌激素缺乏,局部抗感染能力差。

(四)心理-社会因素

1.对健康问题的感受

是否存在因无明显症状,而不重视或延误治疗。

2.对疾病的反应

是否因病变在宫颈,又涉及生殖器官与性,而不愿及时就诊;或因阴道分泌物增多引起不适;或治疗效果不明显而烦躁不安;或遇有白带带血或接触性出血时,担心疾病的严重程度,疑有癌变而恐惧、焦虑。

3.家庭、社会及经济状况

家人对患者是否关心;家庭经济状况及是否有医疗保险。

二、护理诊断

(一)皮肤完整性受损

其与宫颈上皮糜烂及炎性刺激有关。

(二)舒适的改变

其与白带增多有关。

(三)焦虑

其与害怕宫颈癌有关。

三、护理措施

(一)症状护理

1.阴道分泌物增多

观察阴道分泌物颜色、性状、气味及量,选择合适的药液进行阴道冲洗。在不清楚种类时,不可滥用冲洗液,指导患者勤换会阴垫及内裤,保持外阴清洁干燥。

2.外阴瘙痒与灼痛

嘱患者尽量避免搔抓,防止外阴部皮肤破损,减少活动,避免摩擦外阴。

(二)用药护理

药物治疗主要用于急性子宫颈炎。

1.遵医嘱用药

(1)经验性抗生素治疗:在未获得病原体检测结果前,采用针对衣原体的经验性抗生素治疗,阿奇霉素 1 g,单次顿服,或多西环素 100 mg,每天 2 次,连服 7 天。

(2)针对病原体的抗生素治疗:临床上除选用抗淋病奈瑟菌的药物外,同时应用抗衣原体感染的药物。对于单纯急性淋病奈瑟菌性子宫颈炎,常用药物有头孢菌素,如头孢曲松钠 250 mg,单次肌内注射,或头孢克肟 400 mg,单次口服等;对沙眼衣原体所致子宫颈炎,治疗药物有四环素类,如多西环素 100 mg,每天 2 次,连服 7 天。

2.用药观察

注意观察药物的不良反应,若出现不良反应,立即停药并通知医师。

3.用药注意事项

注意药物的半衰期及有效作用时间;注意药物的配伍禁忌;抗生素应现配现用。

4.用药指导

若病原体为沙眼衣原体及淋病奈瑟菌,应对性伴侣进行相应的检查和治疗。

(三)物理治疗及手术治疗的护理

1.宫颈糜烂样改变

若为无症状的生理性柱状上皮异位,无须处理;对伴有分泌物增多、乳头状增生或接触性出血,可给予局部物理治疗,包括激光、冷冻、微波等,也可以给予中药作为物理治疗前后的辅助治疗。

2.慢性子宫颈黏膜炎

针对病因给予治疗,若病原体不清可试用物理治疗,方法同上。

3.子宫颈息肉

配合医师行息肉摘除术。

4.子宫颈肥大

一般无须治疗。

(四)心理护理

(1)加强疾病知识宣传,引导患者正确认识疾病,及时就诊,接受规范治疗。

(2)向患者解释疾病与健康的问题,鼓励患者表达自己的想法。对病程长、迁延不愈的患者,给予关心和耐心解说,告知疾病的过程及防治措施;对病理检查发现宫颈上皮有异常增生的病例,告知通过密切监测,坚持治疗,可阻断癌变途径,以缓解焦虑心理,增加治疗的信心。

(3)与家属沟通,让其多关心患者,支持患者,坚持治疗,促进康复。

四、健康指导

(一)讲解疾病知识

向患者讲解子宫颈炎的疾病知识,告知及时就诊和规范治疗的重要性。

(二)个人卫生指导

嘱患者保持外阴清洁,每天清洗外阴2次,养成良好的卫生习惯,尤其是经期、孕产期及产褥期卫生,避免感染发生。

(三)随访指导

告知患者,物理治疗后有分泌物增多,甚至有多量水样排液,在术后1～2周脱痂时可有少量出血,是创面愈合的过程,不必应诊;如出血量多于月经量则需到医院就诊处理;在物理治疗后2个月内禁止性生活、盆浴和阴道冲洗;治疗后经过2个月经周期,于月经干净后3～7天来院复查,评价治疗效果,效果欠佳者可进行第二次治疗。

(四)体检指导

坚持每1～2年做1次体检,及早发现异常,及早治疗。

五、注意事项

(1)治疗前,应常规做宫颈刮片行细胞学检查。

(2)在急性生殖器炎症期不做物理治疗。

(3)治疗时间应选在月经干净后3～7天内进行。

(4)物理治疗后可出现阴道分泌物增多,甚至有大量水样排液,在术后1～2周脱痂时可有少许出血。

(5)应告知患者,创面完全愈合时间为4～8周,期间禁盆浴、性交和阴道冲洗。

(6)物理治疗有引起术后出血、宫颈管狭窄、感染的可能,应定期复查,观察创面愈合情况直到痊愈,同时检查有无宫颈管狭窄。

(王玉梅)

第十节 子宫内膜异位症

子宫内膜异位症是指具有生长功能的子宫内膜生长在子宫腔内壁以外引起的症状和体征。异位的子宫内膜绝大多数局限在盆腔内的生殖器官和邻近器官的腹膜面,故临床上称为盆腔子宫内膜异位症。当子宫内膜生长在子宫肌层内称子宫腺肌病,部分患者两者可合并存在。

子宫内膜异位症的发病率近年来明显增高,是目前常见的妇科病之一。多见于30～40岁的妇女。本病为良性病变,但有远距离转移和种植能力。初潮前无发病者,绝经后异位的子宫内膜组织可逐渐萎缩吸收,妊娠或使用性激素抑制卵巢功能可暂时阻止本病的发展,因此,子宫内膜的发病与卵巢的周期性变化有关。也发生周期性出血,引起周围组织纤维化、粘连,病变局部形成紫蓝色硬结或包块。卵巢的子宫内膜异位症最为常见,卵巢内的异位内膜因反复出血而形成多个囊肿,但以单个多见,故又称为卵巢子宫内膜异位囊肿。囊肿内含暗褐色黏稠的陈旧血,状似巧克力液体,故又称为卵巢巧克力囊肿。

一、护理评估

(一)病史

1.月经史

初潮年龄,月经周期、经期、经量是否正常,有无痛经或其他伴随症状。痛经的性质,是否为进行性加重。

2.婚育史

结婚年龄,婚次,夫妻性生活情况,有无经期性交,生育情况,足月产、早产、流产次数,现有子女数等。

3.既往病史

有无先天性生殖道畸形、子宫手术或经期盆腔检查等情况。

(二)身心状态

1.身体状态

(1)痛经:痛经是子宫内膜异位症的典型症状,其特点为继发性和进行性加重。疼痛多位于下腹部和腰骶部,可放射至阴道、会阴、肛门或大腿,常于月经来潮前1～2天开始,经期第一天最为剧烈,以后逐渐减轻,至月经干净时消失。

(2)月经失调:部分患者有经量增多和经期延长,少数出现经前期点滴出血。月经失调可能与卵巢无排卵、黄体功能不足等有关。

(3)性交痛:由于异位的内膜出现在子宫直肠陷凹或病变导致子宫后倾固定,性交时子宫颈受到碰撞及子宫收缩和向上提升,可引起疼痛。

(4)不孕:占40%左右,其不孕的原因可能与盆腔内器官和组织广泛粘连和输卵管的蠕动减弱,影响卵子的排出、摄取和受精卵的运行有关。

2.心理状态

由于疼痛、不孕造成患者顾虑重重,心理压力大,需要手术的患者会有紧张、恐惧等心理问题。

(三)诊断性检查

1.妇科检查

典型者子宫后倾固定,盆腔检查可扪及盆腔内有触痛性结节或子宫旁有不活动的囊性包块。

2.辅助检查

(1)B超检查:可确定卵巢子宫内膜异位囊肿的位置、大小和形状。

(2)腹腔镜检查:可发现盆腔内器官或子宫直肠陷凹、子宫骶骨韧带等处有紫蓝色结节。

二、护理诊断

(一)焦虑

其与不孕和需要手术有关。

(二)知识缺乏

其与缺乏自我照顾及与手术相关的知识有关。

(三)舒适改变

其与痛经及手术后伤口有关。

三、护理目标

(1)患者能正确认识疾病的性质及发生原因,解除紧张、恐惧的心理,坚定治疗信心。

(2)患者自觉疼痛症状缓解。

四、护理措施

(1)心理护理:许多年轻患者因顽固的痛经、不孕等情况而焦虑。护理人员应多关心和理解患者,说明该病只要坚持用药或采取必要的手术便可改善症状,鼓励患者树立信心,积极配合治疗,对尚未生育的患者应给予指导和帮助,促使其尽早受孕。

(2)做好卫生宣传教育工作,防止经血逆流,如有先天性生殖道畸形或后天性炎性阴道狭窄、宫颈粘连等应及时手术。凡进入宫腔内的经腹手术,应保护腹壁切口和子宫切口,防止子宫内膜种植到腹壁切口或子宫切口。经期应避免盆腔检查和性交。

(3)使用激素治疗患者,应介绍服药的注意事项及用后可能出现的反应(恶心、食欲缺乏、闭经、乏力或体重增加等),使其解除思想顾虑,提高治疗效果。

(4)用药期间注意有无卵巢子宫内膜异位囊肿破裂的征象,如出现急性腹痛应及时通知医师,并做好剖腹探查的各项准备。

(5)对需要手术者应按腹部手术做好术前准备和术后护理。

(6)出院健康教育,加强患者对病程及治疗的认识,指导伤口处理和康复教育,术后6周避免盆浴和性生活,6周后来院复查。

五、护理效果评价

(1)患者无焦虑的表现并对治疗充满信心。

(2)患者能按时服药并了解药物的反应。

(3)自觉症状缓解和消失。

(王玉梅)

第十一节 子宫腺肌病

子宫腺肌病是指当子宫内膜腺体和间质侵入子宫肌层时,形成弥漫或局限性的病变,是妇科常见病。多发生于30~50岁经产妇;约15%患者同时合并子宫内膜异位症;约50%患者合并子宫肌瘤;临床病理切片检查,发现10%~47%子宫肌层中有子宫内膜组织,但35%无临床症状。

多次妊娠及分娩、人工流产、慢性子宫内膜炎等造成子宫内膜基底层损伤,子宫内膜自基底层侵入子宫肌层内生长,可能是主要原因。此外,由于内膜基底层缺乏黏膜下层的保护,在解剖机构上子宫内膜易于侵入肌层。腺肌病常合并子宫肌瘤和子宫内膜增生,提示高水平雌孕激素刺激,也可能是促进内膜向肌层生长的原因之一。

应视患者症状、年龄、生育要求而定。药物治疗适用于症状较轻,有生育要求和接近绝经期的患者;年轻或希望生育的子宫腺肌瘤患者,可试行病灶挖除术;症状严重、无生育要求或药物治疗无效者,应行全子宫切除术。

一、护理评估

(一)健康史

了解患者年龄、婚姻、月经史、婚育史、生育史、出现典型症状的情况以及对患者身心的影响,了解患者既往患病史。子宫腺肌病多发生于生育年龄的经产妇,常合并内异症和子宫肌瘤,有多次妊娠及分娩或过度刮宫史。生殖道阻塞,如单角子宫、宫颈阴道不通畅患者等常同时合并腺肌病。

(二)生理状况

1.症状

询问患者是否有经量过多、经期延长和逐渐加重的进行性痛经。

2.体征

妇科检查时子宫均匀性增大或局限性隆起、质硬且有压痛。

3.辅助检查

阴道B超提示子宫增大,肌层中不规则回声增强;盆腔MRI可协助诊断;宫腔镜下取子宫肌肉活检,可确诊。

(三)高危因素

1.年龄

40 岁以上的经产妇。

2.子宫损伤

多次妊娠、人工流产、慢性子宫内膜炎等造成子宫内膜基底层损伤。

3.先天不足

生殖道阻塞,如单角子宫、宫颈阴道不通、有子宫无阴道的先天畸形等。

4.卵巢功能失调

高水平雌孕激素刺激者,如子宫肌瘤、子宫内膜增生患者。

(四)心理-社会因素

了解患者对疾病的认知,是否存在焦虑、恐惧等表现;了解患者家庭关系,是否因不孕或继发不孕影响夫妻、家庭关系;了解患者的经济水平等。

二、护理诊断

(一)焦虑

其与月经改变和痛经有关。

(二)知识缺乏

其与缺乏自我照顾及与手术相关的知识有关。

(三)舒适改变

其与痛经有关。

三、护理目标

(1)患者能正确认识疾病的性质及发生原因,解除紧张、恐惧的心理,坚定治疗信心。

(2)患者自觉疼痛症状缓解。

四、护理措施

(一)症状护理

1.月经改变

经量增多者,指导患者使用透气棉质卫生巾,保留卫生巾称重,以评估月经量;经期延长者,早晚用温开水清洗外阴各 1 次,以防逆行感染。若合并贫血,需指导患者遵医嘱服用药物,观察贫血的改善情况。

2.痛经

询问患者疼痛部位、性质、疼痛开始时间及持续时间。疼痛轻者,指导患者腹部热敷、卧床休息;疼痛重者,遵医嘱给予前列腺素合成酶抑制剂。

(二)用药护理

1.口服避孕药

其适用于轻度内异症患者,常用低剂量高效孕激素和炔雌醇复合制剂,用法为每天 1 片,连续用 6～9 个月,护士需观察药物疗效,观察有无恶心、呕吐等不良反应。

2.促性腺激素释放激素激动剂

常用药物：亮丙瑞林 3.75 mg，月经第 1 天皮下注射后，每隔28 天注射 1 次，共 3～6 次。需观察有无潮热、阴道干燥、性欲减退和骨质丢失等不良反应，停药后可消失。连续用药 3 个月以上者，需添加小剂量雌激素和孕激素，以防止骨质丢失。

3.左炔诺孕酮宫内节育器(LNG-ZUS)

治疗初期部分患者会出现淋漓出血、下移甚至脱落等，需加强随访。

(三)手术护理

1.保守手术

如小病灶挖除术或子宫肌壁楔形切除术，可明显减轻症状并增加妊娠概率。指导其术后 6 个月受孕。

2.子宫切除术

年轻或未绝经的患者可保留卵巢；绝经后或合并严重子宫内膜异位症者，可行双卵巢切除术。

(四)心理护理

(1)痛经、月经改变以及贫血者影响生活质量，患者焦虑烦躁，向患者说明月经时轻度疼痛不适是生理反应，给予舒缓的音乐、舒适的环境，保证足够的休息和睡眠，患者及家属、护士共同制订规律而适度的锻炼计划，家属督促患者适度锻炼，可缓解患者的心理压力。

(2)手术患者担心预后和性生活，说明子宫切除术后症状可基本消失，生活质量会得到改善。此外，子宫是月经来潮和孕育胎儿的器官，切除子宫不会男性化，增加对治疗的信心。

(五)健康指导

(1)指导患者随访：手术患者出院后 3 个月到门诊复查，了解术后康复情况。

(2)保守手术和子宫切除患者，术后休息 1～3 个月，3 个月之内避免性生活及阴道冲洗，避免提举重物，防止正在愈合的腹部肌肉用力，并应逐渐加强腹部肌肉的力量。未经医护人员许可避免从事可增加盆腔充血的活动，如跳舞、久站等。

(3)有生殖道阻塞疾病时，嘱患者积极治疗，实施整形手术。

(4)对实施保守手术治疗的患者，指导其术后 6 个月受孕。

(5)注意高危因素与妇科疾病的相关性，定期做好妇科病普查。

五、护理效果评价

(1)医务人员避免过度刮宫，减少内膜碎片进入肌层的机会。

(2)药物治疗过程中如出现严重的绝经期症状，可酌情反向添加治疗提高雌激素水平，降低相关血管症状和骨质疏松的发生，也可提高患者的顺应性。

(王玉梅)

第十二节 子宫脱垂

子宫脱垂是指子宫从正常位置沿阴道下降，子宫颈外口达到坐骨棘水平以下，甚至子宫部分或全部脱出阴道口外，常伴有阴道前后壁膨出。

一、护理评估

(一)健康史

1.病因与发病机制

(1)分娩损伤:分娩损伤是最主要的原因。在分娩过程中,产妇过早屏气,第二产程延长或经阴道手术助产,盆底肌肉、筋膜以及子宫韧带过度伸展,甚至撕裂,分娩后未及时修补或修补不佳。产褥期产妇过早体力劳动,过高的腹压会压迫子宫向下移位发生脱垂。

(2)长期腹压增加:如长期慢性咳嗽、习惯性便秘、久站、久蹲等使腹内压增高,迫使子宫向下移位,导致脱出,产褥期腹压增加更容易导致子宫脱垂。

(3)盆底组织发育不良或退行性变:子宫脱垂偶见于未产妇女,主要为先天性盆底组织发育不良所致。老年妇女盆底组织萎缩退化或支持组织削弱,也可发生子宫脱垂。

2.病史评估

了解患者分娩史,评估其有无第二产程延长、阴道助产等难产史,产后恢复情况;了解患者有无慢性病病史,如长期慢性咳嗽等;是否存在先天性盆底组织发育不良。

(二)身心状况

1.症状

子宫脱垂轻度时(Ⅰ度)可无自觉症状,加重后(Ⅱ、Ⅲ度)出现以下症状。

(1)下坠感及腰背酸痛:常在久站、走路与重体力劳动时加重,卧床休息后症状减轻。

(2)肿物自阴道脱出:走路、蹲或排便等腹压增加时,阴道口有一肿物脱出。轻者平卧休息后可自行恢复,重者不能自行恢复,需用手还纳,甚至用手也难以还纳,行走不便。

(3)阴道分泌物增多:脱出的子宫及阴道壁由于反复摩擦而发生感染,有脓血性分泌物渗出。

(4)大小便异常:由于膀胱、尿道膨出,患者常伴有尿频、尿急甚至尿潴留或压力性尿失禁。直肠膨出的患者可伴有便秘和排便困难等。

2.体征

患者取膀胱截石位,根据患者向下用力屏气时子宫下降的程度,将子宫脱垂分为三度。

Ⅰ度:轻型为子宫颈外口距处女膜处小于 4 cm,但未达处女膜缘;重型为宫颈外口已达处女膜缘,检查时在阴道口可见子宫颈。

Ⅱ度:轻型为宫颈已脱出阴道口,但宫体仍在阴道内;重型为宫颈或部分宫体脱出阴道口外。

Ⅲ度:子宫颈及宫体全部脱出至阴道口外。脱出的子宫及阴道壁由于长期暴露摩擦,导致宫颈及阴道壁可见溃疡,有少量阴道出血或脓性分泌物。

3.心理-社会状况

由于长期的子宫脱垂使患者行动不便,不能从事体力劳动,使工作和生活受到影响,患者感到烦恼、痛苦;严重会影响性生活,患者常出现烦躁、焦虑、情绪低落等。

二、辅助检查

注意检查血象,注意张力性尿失禁及妇科检查情况。

三、护理诊断

(一)焦虑

与长期的子宫脱出影响日常生活和工作有关。

(二)舒适的改变

与子宫脱出影响行动有关。

(三)组织完整性受损

与外露子宫、阴道前后壁长期摩擦有关。

四、护理目标

(1)患者情绪稳定,能配合治疗、护理活动。

(2)患者病情缓解,舒适感增加。

(3)患者组织完整,无受损。

五、护理措施

(一)一般护理

(1)指导患者保持外阴干燥、清洁,每天用流水冲洗外阴,禁止使用刺激性强的药液。有溃疡者每天用0.02%高锰酸钾液坐浴1~2次,每次20~30分钟,勤换内衣裤。

(2)有肿块脱出者及早就医,及时回纳脱出物并教会患者正确的回纳手法,病情重不能回纳者,应卧床休息,减少下地活动次数和时间。

(3)教给患者做盆底肌肉锻炼,如做提肛运动;指导患者避免增加腹压的因素,如咳嗽、久站及久蹲等;保持大便通畅,每天进食蔬菜应保持500 g。

(4)每天为患者提供酸性果汁,可保持尿液呈酸性,不利于细菌生长;指导患者练习卧床排尿;若有肿块脱出影响排尿,指导患者排尿前先将脱出物还纳;尿潴留留置尿管者,应间歇放尿以训练膀胱功能。排尿功能恢复正常后,鼓励患者每天饮水2 000 mL以上。

(5)嘱患者加强营养,进食高蛋白、高维生素食物,增强体质。

(二)心理护理

帮助患者树立战胜疾病的信心,耐心讲解子宫脱垂的知识和预后,鼓励病友间交流沟通,促进积极因素。

(三)病情监护

观察患者有无外阴异物感,子宫脱垂的程度;注意阴道分泌物的颜色、气味、性状。

(四)治疗护理

1.治疗原则

治疗以安全、简单、有效为原则。

(1)非手术治疗:用于Ⅰ度轻型子宫脱垂,年老不能耐受手术或需要生育者。①支持疗法:注意休息,增加营养,保持大便通畅,避免重体力劳动,治疗增加腹压的疾病,加强盆底肌的锻炼。②子宫托:子宫托是一种支持子宫和阴道壁使其维持在阴道内不脱出的工具,适用于各度子宫脱垂及阴道前后壁膨出的患者。重度子宫脱垂伴盆底肌明显萎缩以及宫颈或阴道壁有炎症或有溃疡者均不宜使用,经期和妊娠期停用。

(2)手术治疗:适用于非手术治疗无效或Ⅱ度、Ⅲ度子宫脱垂者。手术方式主要包括阴道前后壁修补术;阴道前后壁修补加主韧带缩短及宫颈部分切除术,也叫曼彻斯特(Manchester)手术;经阴道子宫全切除及阴道前后壁修补术;阴道纵隔成形术等。

2.治疗配合及特殊专科护理

(1)支持治疗的护理:教会患者做盆底肌肉锻炼增强盆底肌肉张力。做缩肛运动,用力收缩3～10秒,放松5～10秒,每次连续5～10分钟,每天3～4次,持续3个月。

(2)教会患者使用子宫托(图9-2)。①放托:患者排空直肠、膀胱,洗净双手,取半卧位或蹲位,双腿分开,一手持子宫托盘呈倾斜位进入阴道内,将托柄向内、向上旋转,直至托盘达子宫颈,向下屏气,使托盘吸附于宫颈,托柄弯曲度朝前,对正耻骨弓后面。②取托:手指捏住托柄轻轻摇晃,待负压消失后向后外方牵拉取出。③注意事项:放置子宫托之前阴道应有一定水平的雌激素作用,绝经后的妇女可用阴道雌激素霜剂,4～6周后再使用子宫托;经期和妊娠期停用;选择大小合适的子宫托,以放置后不脱出又无不适为宜;每晚取出洗净,次晨放入,切忌久置不取,以免过久压迫导致生殖道糜烂、溃疡甚至瘘;放托后,分别于第1、3、6个月时到医院检查1次,以后每3～6个月到医院复查。

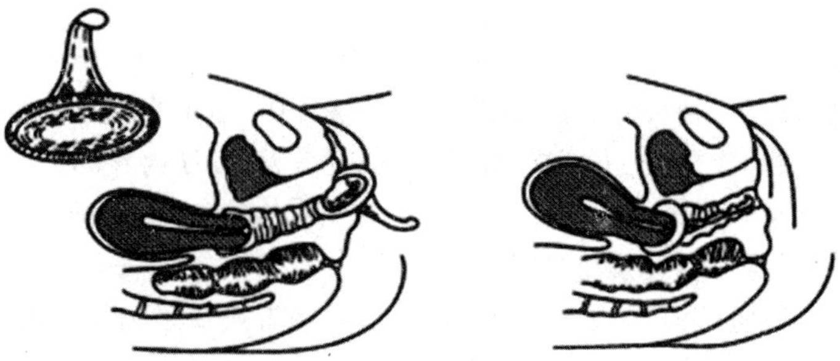

图9-2　喇叭形子宫托及放置

(3)做好术前、术后护理。术前护理同外阴、阴道手术护理。术后除按外阴、阴道手术患者的护理外,应卧床休息7～10天,留尿管10～14天。避免增加腹压,坚持肛提肌锻炼。

六、健康指导

休息3个月,3个月内禁止性生活、盆浴,半年内避免重体力劳动;术后2个月、3个月分别门诊复查;宣传产后护理保健知识,进行产后体操锻炼和盆底肌锻炼,增强体质;积极治疗便秘、慢性咳嗽等长期性疾病;实行计划生育。

七、护理效果评价

评价护理目标是否达到,护理措施的实施情况,健康指导是否落实到位,有无新的护理问题出现。

(王玉梅)

第十三节 子宫颈癌

子宫颈癌又称宫颈浸润癌，是除乳腺癌以外最常见的妇科恶性肿瘤。虽然它的发病率很高，但是宫颈癌有较长的癌前病变阶段，加上近年来国内外已经普遍开展宫颈细胞防癌普查，使宫颈癌和癌前病变得以早期诊断和早期治疗，宫颈癌的发病率和死亡率也随之不断下降。

一、分类及病理

宫颈癌的好发部位是位于宫颈外口处的鳞－柱状上皮交界区。根据发生癌变的组织不同，宫颈癌可分为鳞状细胞浸润癌，占宫颈癌的 80%～85%；腺癌，占宫颈癌的 15%～20%；鳞腺癌，由鳞癌和腺癌混合构成，占宫颈癌的 3%～5%，少见，但恶性度最高，预后最差。

本节原位癌、浸润癌指的都是鳞癌。

鳞癌与腺癌在外观上并无特殊差别，因为鳞状细胞与柱状细胞都可侵入对方领域，所以，两者均可发生在宫颈阴道部或宫颈管内。

(一)巨检

在发展为浸润癌以前，鳞癌肉眼观察无特殊异常，类似一般的宫颈糜烂(主要是环绕宫颈外口有较粗糙的颗粒状糜烂区，或有不规则的溃破面，触之易出血)，随着浸润癌的出现，子宫颈可以表现为以下 4 种不同类型(图 9-3)。

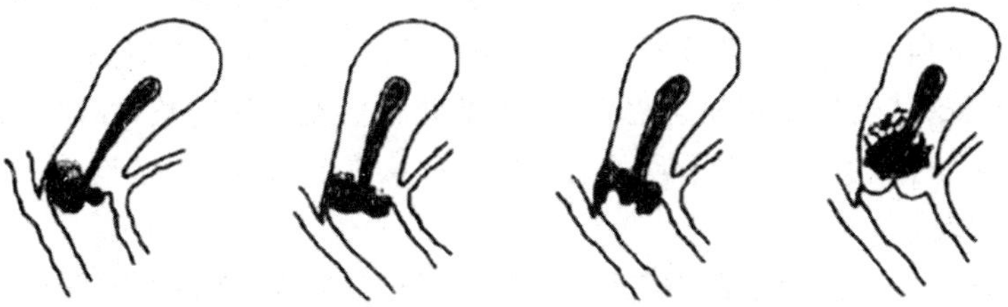

图 9-3 子宫颈癌类型(巨检)

1.外生型

外生型又称增生型或菜花型，癌组织开始向外生长，最初呈息肉样或乳头状隆起，继而又发展为向阴道内突出的大小不等的菜花状赘生物，质地脆，易出血。

2.内生型

内生型又称浸润型，癌组织向宫颈深部组织浸润，宫颈变得肥大而硬，甚至整个宫颈段膨大像直筒一样。但宫颈表面还比较光滑或是仅有浅表溃疡。

3.溃疡型

不论外生型还是内生型，当癌进一步发展时，肿瘤组织发生坏死脱落，可形成凹陷性溃疡，有时整个子宫颈都为空洞所代替，形如火山口样。

4.颈管型

癌灶发生在宫颈外口内，隐蔽在宫颈管，侵入宫颈及子宫峡部供血层以及转移到盆壁的淋巴结。不同于内生型，后者是由特殊的浸润性生长扩散到宫颈管。

(二)显微镜检

1.宫颈上皮内瘤样病变(CIN)

在移行带区形成过程中，未分化的化生鳞状上皮代谢活跃，在一些物质(精子、精液组蛋白、人乳头瘤病毒等)的刺激下，可发生细胞分化不良、排列紊乱，细胞核异常、有丝分裂增加，形成宫颈上皮内瘤样病变，包括宫颈不典型增生和宫颈原位癌。这两种病变是宫颈浸润癌的癌前病变。

通过显微镜下的观察，宫颈癌的进展可分为以下几个阶段(图 9-4)。

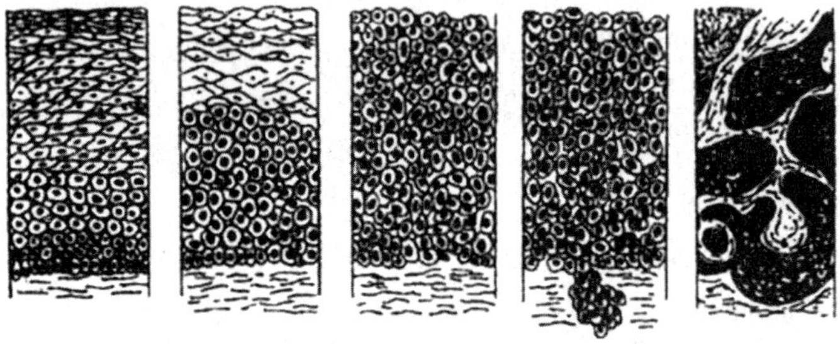

图 9-4　宫颈正常上皮-上皮内瘤变-浸润癌

(1)宫颈不典型增生：指上皮底层细胞增生活跃、分化不良，从正常的 1～2 层增生至多层，甚至占据了大部分上皮组织，而且细胞排列紊乱，细胞核增大、染色加深、染色质分布不均，出现很多核异质改变，称为不典型增生。又可分为轻、中、重 3 种不同程度。重度时与原位癌不易区别。

(2)宫颈原位癌：鳞状上皮全层发生癌变，但是基底膜仍然保持完整，称原位癌。不典型增生和原位癌均局限于上皮内，所以合称子宫颈上皮内瘤样病变(CIN)。

2.宫颈早期浸润癌

原位癌继续发展，已有癌细胞穿过鳞状上皮基底层进入间质，但浸润不深＜5 mm，并未侵犯血管及淋巴管，癌灶之间孤立存在未出现融合。

3.宫颈浸润癌

癌继续发展，浸润深度＞5 mm，且侵犯血管及淋巴管，癌灶之间呈网状或团块状融合。

二、转移途径

以直接蔓延和淋巴转移为主，血行转移极少见。

(一)直接蔓延

最常见。癌组织直接侵犯邻近组织和器官，向下蔓延至阴道壁。向上累及到子宫腔；向两侧扩散至主韧带、阴道旁组织直至骨盆壁；向前、后可侵犯膀胱、直肠、盆壁等。

(二)淋巴转移

癌组织局部浸润后侵入淋巴管形成瘤栓，随淋巴液引流进入局部淋巴结，在淋巴管内扩散。淋巴转移一级组包括宫旁、宫颈旁、闭孔、髂内、髂外、髂总、骶前淋巴结；二级组包括腹股沟深浅淋巴结、腹主动脉旁淋巴结。

(三)血行转移

极少见,晚期可转移至肺、肝或骨骼等。

三、临床分期

采用国际妇产科联盟(FIGO,2000 年)修订的宫颈癌临床分期,大体分为 5 期(表 9-2,图 9-5)。

表 9-2 子宫颈癌的临床分期(FIGO,2000 年)

期别	肿瘤累及范围
0 期	原位癌(浸润前癌)
Ⅰ期	癌灶局限于宫颈(包括累及宫体)
Ⅰa 期	肉眼未见癌灶,仅在显微镜下可见浸润癌。
Ⅰa1 期	间质浸润深度≤3 mm,宽度≤7 mm
Ⅰa2 期	间质浸润深度>3 至≤5 mm,宽度≤7 mm
Ⅰb 期	肉眼可见癌灶局限于宫颈,或显微镜下可见病变>Ⅰa2 期
Ⅰb1 期	肉眼可见癌灶最大直径≤4 cm
Ⅰb2 期	肉眼可见癌灶最大直径>4 cm
Ⅱ期	癌灶已超出宫颈,但未达盆壁。癌累及阴道,但未达阴道下 1/3。
Ⅱa 期	无宫旁浸润
Ⅱb 期	有宫旁浸润
Ⅲ期	癌肿扩散至盆壁和/或累及阴道下 1/3,导致肾盂积水或无功能肾
Ⅲa 期	癌累及阴道下 1/3,但未达盆壁
Ⅲb 期	癌已达盆壁,或有肾盂积水或无功能肾
Ⅳ期	癌播散超出真骨盆,或癌浸润膀胱黏膜及直肠黏膜
Ⅳa 期	癌播散超出真骨盆或癌浸润膀胱黏膜或直肠黏膜
Ⅳb 期	远处转移

四、临床表现

(一)症状

早期,可无症状;随着癌细胞的进展,可出现以下表现。

1.阴道流血

由癌灶浸润间质内血管所致,出血量根据病灶大小、受累间质内血管的情况而定。年轻患者常表现为接触性出血,即性生活后或妇科检查后少量出血。也有表现为经期延长、周期缩短、经量增多等。年老患者常表现为绝经后不规则阴道流血。

一般外生型癌出血较早,量多;内生型癌出血较晚,量少。一旦侵犯较大血管可引起致命大出血。

2.阴道排液

一般发生在阴道出血之后,白色或血性,稀薄如水样或米泔样。初期量不多、有腥臭;晚期,癌组织坏死、破溃,继发感染则出现大量脓性或米汤样恶臭白带。

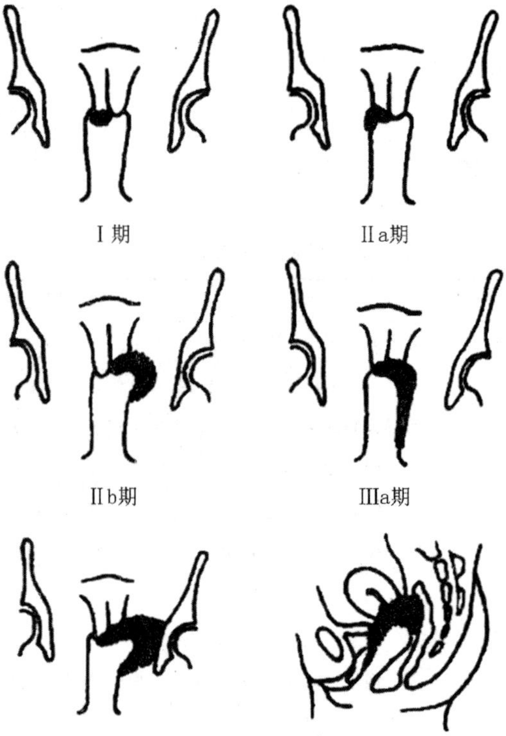

图 9-5　子宫颈癌临床分期示意图

3.疼痛

为癌晚期症状。当宫旁组织明显浸润，并已累及盆壁、神经，可引起严重的腰骶部或坐骨神经痛。盆腔病变严重时，可以导致下肢静脉回流受阻，引起下肢肿胀和疼痛。

4.其他

(1)邻近器官受累症状：①压迫或侵犯膀胱、尿道及输尿管：排尿困难、尿痛、尿频、血尿、尿闭、膀胱阴道瘘、肾盂积水、尿毒症等。②累及直肠：里急后重、便血、排便困难、便秘或肠梗阻、直肠阴道瘘。③宫旁组织受侵：组织增厚、变硬、弹性消失，可直达盆壁，子宫固定不动，可形成“冰冻盆腔”。

(2)恶病质：晚期癌症，长期消耗，出现身心交瘁、贫血、低热、消瘦、虚弱等全身衰竭表现。

(二)体征

早期宫颈癌局部无明显病灶，宫颈光滑或轻度糜烂与一般宫颈炎肉眼难以区别。随着病变的发展，类型不同，体征也不同。外生型宫颈上有赘生物呈菜花状、乳头状，质脆易出血。内生型宫颈肥大、质硬、如桶状，表面可光滑。晚期癌组织坏死脱落可形成溃疡或空洞。阴道受累时，阴道壁变硬弹性减退，有赘生物生长。若侵犯宫旁组织，三合诊检查可扪及宫颈旁组织增厚、变硬、呈结节状，甚至形成冰冻骨盆。

五、治疗原则

以手术治疗为主，配合放疗和化疗。

(一)手术治疗

适用于ⅠA期～ⅡA期无手术禁忌证患者。根据临床分期不同，可选择全子宫切除术、子宫根治术和盆腔淋巴结清扫术。年轻患者可保留卵巢及阴道。

(二)放疗

适用于各期患者，主要是年老、严重并发症、或Ⅲ期以上不能手术的患者。分为腔内和体外照射两种方法。早期以腔内放射为主、体外照射为辅；晚期则以体外照射为主、腔内放射为辅。

(三)手术加放疗

适用于癌灶较大，先行放疗局限病灶后再行手术治疗；或手术后疑有淋巴或宫旁组织转移者，放疗作为手术的补充治疗。

(四)化疗

用于晚期或有复发转移的患者，也可用于手术或放疗的辅助治疗，目前多主张联合化疗方案。

六、护理评估

(一)健康史

详细了解年轻患者有无接触性出血、年老患者绝经后阴道不规则流血情况。评估患者有无患病的高危因素存在，如慢性宫颈炎的病史及是否有 HPV、巨细胞病毒等的感染；婚育史、性生活史、高危男子性接触史等。

(二)身体状况

1.症状

详细了解患者阴道流血的时间、量、质、色等，有无妇科检查或性生活后的接触性出血；阴道排液的性状、气味；有无邻近器官受累的症状；有无疼痛，疼痛的部位、性质、持续时间等。全身有无贫血、消瘦、乏力等恶病质的表现。

2.体征

评估妇科检查的结果，如宫颈有无异常、有无糜烂和赘生物，宫颈是否出血、肥大、质硬、宫颈管外形呈桶状等。

(三)心理-社会状况

子宫颈癌确诊早期，患者常因无症状或症状轻微，往往对诊断表示怀疑和震惊而四处求医，希望否定癌症诊断；当诊断明确，患者会感到恐惧和绝望，害怕疼痛和死亡，迫切要求治疗，以减轻痛苦、延长寿命。另外，恶性肿瘤对患者身体的折磨会给患者带来巨大的心理应激，而且手术范围大，留置尿管的时间长，疾病和手术对身体的损伤大，恢复时间长，患者很长时间不能正常地生活、工作。

(四)辅助检查

宫颈癌发展过程长尤其是癌前病变阶段，所以应该积极开展防癌普查，提倡“早发现、早诊断，早治疗”。早期宫颈癌因无明显症状和体征，需采用以下辅助检查。

1.宫颈刮片细胞学检查

普查宫颈癌的主要方法，也是早期发现宫颈癌的主要方法之一。注意在宫颈外口鳞-柱上皮交界处取材，防癌涂片用巴氏染色。结果分 5 级：Ⅰ级正常、Ⅱ级炎症、Ⅲ级可疑癌、Ⅳ级高度可疑癌、Ⅴ级癌。巴氏Ⅲ级及以上细胞，需行活组织检查。

2.碘试验

将碘溶液涂于宫颈和阴道壁，观察其着色情况。正常宫颈阴道部和阴道鳞状上皮含糖原丰富，被碘溶液染成棕色或深赤褐色。若不染色为阳性，说明鳞状上皮不含糖原。瘢痕、囊肿、宫颈炎或宫颈癌等鳞状上皮不含糖原或缺乏糖原，均不染色，所以本试验对癌无特异性。碘试验主要识别宫颈病变危险区，以便确定活检取材部位，提高诊断率。

3.阴道镜检查

宫颈刮片细胞学检查Ⅲ级或以上者，应行阴道镜检查，观察宫颈表面上皮及血管变化，发现病变部位，指导活检取材，提高诊断率。

4.宫颈和宫颈管活组织检查

确诊宫颈癌和癌前病变的金标准。

可在宫颈外口鳞-柱上皮交界处3、6、9、12点4处取材或碘试验不着色区、阴道镜病变可疑区取材做病理检查。宫颈活检阴性时，可用小刮匙刮取宫颈管组织送病理检查。

七、护理诊断

(一)排尿异常

与宫颈癌根治术后对膀胱功能影响有关。

(二)营养失调

与长期的阴道流血造成的贫血及癌症的消耗有关。

(三)焦虑

与子宫颈癌确诊带来的心理应激有关。

(四)恐惧

与宫颈癌的不良预后有关。

(五)自我形象紊乱

与阴道流恶臭液体及较长时间留置尿管有关。

八、护理目标

(1)患者能接受诊断，配合各种检查、治疗。

(2)出院时，患者排尿功能恢复良好。

(3)患者能接受现实，适应术后生活方式。

九、护理措施

(一)心理护理

多陪伴患者，经常与患者沟通，了解其心理特点，与患者、家属一起寻找引起不良心理反应的原因，教会患者缓解心里应激的措施，学会用积极的应对方法，如寻求别人的支持和帮助、向别人倾诉内心的感受等，使患者能以最佳的心态接受并积极配合治疗。

(二)饮食与营养

根据患者的营养状况、饮食习惯协助制订营养食谱，鼓励患者进食高能量、高维生素及营养素全面的饮食，以满足机体的需要。

(三)阴道、肠道准备

术前 3 天需每天行阴道冲洗 2 次,冲洗时动作应轻柔,以免损伤子宫颈脆性癌组织引起阴道大出血。肠道按清洁灌肠来准备。另外,术前教会患者进行肛门、阴道肌肉的缩紧与舒张练习,掌握锻炼盆底肌肉的方法。

(四)术后帮助膀胱功能恢复

由于手术范围大,可能损伤支配膀胱的神经,膀胱功能恢复缓慢,所以,一般留置尿管 7～14 天,甚至 21 天。

1.盆底肌肉的锻炼

术前教会患者进行盆底肌肉的缩紧与舒张练习,术后第 2 天开始锻炼,术后第 4 天开始锻炼腹部肌肉,如抬腿、仰卧起坐等。有资料还报道改变体位的肌肉锻炼有利排尿功能的恢复,锻炼的强度应逐渐增加。

2.膀胱肌肉的锻炼

在拔除尿管前 3 天开始定时开放尿管,每 2～3 小时放尿 1 次,锻炼膀胱功能,促进排尿功能的恢复。

3.导残余尿

在膀胱充盈的情况下拔除尿管,让患者立即排尿,排尿后,导残余尿,每天 1 次。如残余尿连续 3 次在 100 mL 以下,证明膀胱功能恢复尚可,不需再留置尿管;如残余尿超过 100 mL,应及时给患者再留置尿管,保留 3～5 天后,再行拔管,导残余尿,直至低于 100 mL 以下。

(五)保持负压引流管的通畅

手术创面大,渗出多,同时淋巴回流受阻,术后常在盆腔放置引流管,应密切注意引流管是否通畅,引流液的量、色、质,一般引流管于 48～72 小时后拔除。

(六)出院指导

(1)定期随访:护士应向出院患者和家属说明随访的重要性及随访要求。第 1 年内,出院后 1 个月首次随访,以后每 2～3 个月随访 1 次;第 2 年每 3～6 个月随访 1 次;第 3～5 年,每半年随访 1 次;第 6 年开始每年随访 1 次。如有不适随时就诊。

(2)少数患者出院时尿管未拔,应教会患者留置尿管的护理,强调多饮水、外阴清洁的重要性,勿将尿袋高于膀胱口,避免尿液倒流,继续锻炼盆底肌肉、膀胱功能,及时到医院拔尿管、导残余尿。

(3)康复后应逐步增加活动强度,适当参加社交活动及正常的工作等,以便恢复原来的角色功能。

十、护理效果评价

(1)患者住院期间能以积极态度配合诊治全过程。

(2)出院时,患者无尿路感染症状,拔管后已经恢复正常排尿功能。

(3)患者能正常与人交往,正确树立自我形象。

(王玉梅)

第十四节　子宫内膜癌

子宫内膜癌发生于子宫体的内膜层，又称子宫体癌。绝大多数为腺癌，故亦称子宫内膜腺癌。多见于老年妇女，是女性生殖器三大恶性肿瘤之一，仅次于子宫颈癌，居第 2 位，近年来我国该病的发病率有上升趋势。腺癌是一种生长缓慢，发生转移也较晚的恶性肿瘤。但是，一旦蔓延至子宫颈，侵犯子宫肌层或子宫外，其预后极差。

一、病因

确切病因尚不清楚，可能与下列因素相关。

(一)体质因素

易发生于肥胖、高血压、糖尿病、绝经延迟、未孕或不育的妇女。这些因素是子宫内膜癌的高危因素。

(二)长期持续的雌激素刺激

在长期持续雌激素刺激而又无孕激素拮抗的情况下，可发生子宫内膜增生症(单纯型或复杂型，伴有或不伴不典型增生)，子宫内膜癌发病的危险性增高。临床常见于无排卵性疾病、卵巢女性化肿瘤等。

(三)遗传因素

约 20%的癌患者有家族史。

二、病理

(一)巨检

病变多发生于子宫底部内膜，尤其是两侧宫角。根据病变形态及范围分为两种类型。

1.局限型

肿瘤局限于部分子宫内膜，常发生在宫底部或宫角部，呈息肉状或菜花状，表面有溃疡，容易出血，易侵犯肌层。

2.弥漫型

癌肿累及大部分或全部子宫内膜，呈菜花状，可充满宫腔或脱出子宫颈口外。癌组织表面灰白色或淡黄色。质脆，易出血、坏死或有溃疡形成，侵入肌层少。晚期癌灶可侵入深肌层或宫颈，若阻塞宫颈管引起宫腔积脓。

(二)镜检

1.内膜样腺癌

最常见，占子宫内膜癌的 80%～90%，腺体异常增生，癌细胞大而不规则，核大深染。分裂活跃。

2.腺癌伴鳞状上皮分化

腺癌中含成团的分化良好的良性鳞状上皮称为腺角化癌，恶性为鳞腺癌，介于两者之间为腺癌伴鳞状上皮不典型增生。

3.浆液性腺癌

占有10%。复杂乳头样结构、裂隙样腺体、明显的细胞复层、芽状结构形成和核异型。恶性程度很高,常见于年老的晚期患者。

4.透明细胞癌

肿瘤呈管状结构,镜下见多量大小不等、背靠背排列的小管,内衬透明的鞋钉状细胞。

三、转移途径

多数生长缓慢:局限于内膜或宫腔内时间较长,也有极少数发展较快,短期内出现转移。

(一)直接蔓延

癌灶沿子宫内膜向上蔓延生长,经子宫角达输卵管,向下蔓延累及宫颈、阴道;向肌层浸润,可穿透浆膜而延及输卵管、卵巢,并广泛种植于盆腔腹膜、子宫直肠陷凹及大网膜。

(二)淋巴转移

为内膜癌的主要转移途径。其转移途径与肿瘤生长的部位有关。宫底部的癌灶可沿阔韧带上部的淋巴管网转移到卵巢,再向上到腹主动脉旁淋巴结。子宫角及前壁的病灶可经圆韧带转移到腹股沟淋巴结。子宫后壁的病灶可沿骶韧带至直肠淋巴结。子宫下段及宫颈管的病灶与宫颈癌的淋巴转移途径相同。

(三)血行转移

少见,出现较晚,主要转移到肺、肝、骨等处。

四、临床分期

现广泛采用国际妇产科联盟(FIGO,2000)规定的手术病理分期(表9-3)。

表9-3 子宫内膜癌临床分期(FIGO,2000)

期别	肿瘤累及范围
0期	原位癌(浸润前癌)
癌局限于宫体	Ⅰ期
Ⅰa	癌局限于子宫内膜
Ⅰb	癌侵犯肌层≤1/2
Ⅰc	癌侵犯肌层>1/2
Ⅱ期	癌累及宫颈,无子宫外病变
Ⅱa	仅宫颈黏膜腺体受累
Ⅱb	宫颈间质受累
Ⅲ期	癌扩散于子宫外的盆腔内,但未累及膀胱、直肠
Ⅲa	癌累及浆膜和/或附件和/或腹腔细胞学检查阳性
Ⅲb	阴道转移
Ⅲc	盆腔淋巴结和/或腹主动脉淋巴结转移
Ⅳ期	癌累及膀胱及直肠(黏膜明显受累),或有盆腔外远处转移
Ⅳa	癌累及膀胱和/或直肠黏膜
Ⅳb	远处转移,包括腹腔内转移和/或腹股沟淋巴结转移

五、临床表现

(一)症状

极早期的患者无明显症状,随着病程进展后出现下列症状。

1.阴道流血

不规则阴道流血为最常见的症状,量一般不多。绝经后患者主要表现为间歇性或持续性出血,量不多;未绝经者则表现为月经紊乱:经量增多,经期延长,或经间期出血。

2.阴道排液

少数患者述阴道排液增多,为癌肿渗出液或感染坏死所致。早期多为浆液性或浆液血性白带,晚期合并感染则为脓性或脓血性,有恶臭。

3.疼痛

通常不引起疼痛。晚期癌肿侵犯盆腔或压迫神经,可引起下腹部及腰骶部疼痛,并向下肢放射。若癌肿累及宫颈,堵塞宫颈管致使宫腔积脓时,可出现下腹胀痛或痉挛样疼痛。

4.全身症状

晚期可出现贫血、消瘦、乏力、发热、恶病质、全身衰竭等症状。

(二)体征

早期妇科检查无明显异常。随着病情发展,可有子宫增大、质地变软。有时可见癌组织自宫颈口脱出,质脆,易出血。若并发宫腔积脓,子宫明显增大、有压痛。若周围有浸润,子宫常固定,宫旁、盆腔内可触及不规则结节状物。

六、治疗原则

主要治疗方法为手术、放疗及药物治疗。早期以手术为主,晚期则采用放射、药物等综合治疗。

七、护理评估

(一)健康史

了解患者一般情况,评估高危因素,如老年、肥胖、高血压、糖尿病、不孕不育、绝经期推迟及用雌激素替代治疗等,了解有无家族肿瘤史;了解患者疾病诊疗过程及用药情况。

(二)身体状况

1.症状

评估阴道流血、排液、疼痛及有无肿瘤转移的临床表现。

2.体征

了解妇科检查的结果,如有子宫增大、变软,是否可以触及转移性结节或肿块,有无明显触痛等情况。

(三)心理-社会状况

子宫内膜癌多发生于绝经后妇女,因子女工作忙,疏于对患者的关心,使患者在精神上有较强的失落感;或因未婚、婚后不孕等易产生孤独感;加上恶性肿瘤的发生,更增加了患者的恐惧心理。

(四)辅助检查

根据病史、临床表现及辅助检查作出诊断。

1.分段诊刮

确诊子宫内膜癌最可靠的方法。先刮宫颈管,再刮宫腔,刮出物分瓶标记送病理检查。刮宫时操作要轻柔,特别是刮出豆渣样组织时,应立即停止操作,以免子宫穿孔或癌肿扩散。

2.B超

子宫增大,宫腔内可见实质不均的回声区,形态不规则,宫腔线消失。若肌层中有不规则回声紊乱区,则提示肌层有浸润。

3.宫腔镜检查

可直接观察病变大小、形态,并取活组织病理检查。

4.细胞学检查

用宫腔吸管或宫腔刷取宫腔分泌物找癌细胞,阳性率可达90%。

5.其他

CT、MRI、淋巴造影检查及血清CA125检查等。

八、护理诊断

(一)焦虑

与住院及手术有关。

(二)知识缺乏

缺乏了宫内膜癌相关的治疗、护理知识。

九、护理目标

(1)患者获得有关子宫内膜癌的治疗、护理知识。

(2)患者焦虑减轻,主动参与诊治过程。

十、护理措施

(一)心理护理

帮助患者熟悉医院环境,为患者提供安静、舒适的休息环境。告知患者子宫内膜癌的病程发展慢,是女性生殖系统恶性肿瘤预后较好的一种,以缓解或消除心理压力,增强治病的信心。

(二)生活护理

(1)卧床休息,注意保暖。鼓励患者进食高蛋白、高热量、高维生素、易消化饮食。进食不足或营养状况极差者,遵医嘱静脉补充营养。

(2)严密观察生命体征、腹痛、手术切口、血象变化;保持会阴清洁,每天用0.1%苯扎溴铵溶液会阴冲洗,正确使用消毒会阴垫,发现感染征象及时报告医师,并遵医嘱及时使用抗生素和其他药物。

(三)治疗配合

对于采用不同治疗方法的患者,实施相应的护理措施。手术患者注意术后病情观察,记录阴道残端出血的情况,指导患者适度地活动。孕激素治疗过程中注意药物的不良反应,指导患者坚持用药。化疗患者要注意骨髓抑制现象,做好支持护理。

(四)健康教育

1.普及防癌知识

大力宣传定期防癌普查的重要性,定期进行防癌检查;正确掌握使用雌激素的指征;绝经过渡期妇女月经紊乱或不规则流血者,应先除外子宫内膜癌;绝经后妇女出现阴道流血者警惕子宫内膜癌的可能;注意高危因素,重视高危患者。

2.定期随访

手术、放疗、化疗患者应定期随访。随访时间:术后2年内,每3～6个月1次;术后3～5年内,每6～12个月1次。随访中注意有无复发病灶,并根据患者康复情况调整随访时间。随访内容:盆腔检查、阴道脱落细胞学检查、胸片(6个月至1年)。

十一、护理效果评价

(1)患者能叙述子宫内膜癌治疗和护理的有关知识。

(2)患者睡眠良好,焦虑缓解。

(王玉梅)

第十章 产科护理

第一节 妊娠剧吐

妊娠剧吐是指妊娠期恶心，频繁呕吐，不能进食，导致脱水，酸、碱平衡失调以及水、电解质紊乱，甚至肝肾功能损害，严重可危及孕妇生命。其发生率为0.3%～1%。

一、病因

尚未明确，可能与下列因素有关。

（一）绒毛膜促性腺激素（HCG）水平增高

因早孕反应的出现和消失的时间与孕妇血清HCG值上升、下降的时间一致；另外多胎妊娠、葡萄胎患者HCG值，显著增高，发生妊娠剧吐的比例也增高；而终止妊娠后，呕吐消失。但症状的轻重与血HCG水平并不一定呈正相关。

（二）精神及社会因素

恐惧妊娠、精神紧张、情绪不稳、经济条件差的孕妇易患妊娠剧吐。

（三）幽门螺杆菌感染

近年研究发现妊娠剧吐的患者与同孕周无症状孕妇相比，血清抗幽门螺杆菌的IgG浓度升高。

（四）其他因素

维生素缺乏，尤其是维生素B_6缺乏可导致妊娠剧吐；变态反应；研究发现几种组织胺受体亚型与呕吐有关，临床上抗组胺治疗呕吐有效。

二、病理生理

(1)频繁呕吐导致失水、血容量不足、血液浓缩、细胞外液减少，钾、钠等离子丢失使电解质平衡失调。

(2)不能进食，热量摄入不足，发生负氮平衡，使血浆尿素氮及尿酸升高；由于机体动用脂肪组织供给热量，脂肪氧化不全，导致丙酮、乙酰乙酸及β-羟丁酸聚集，产生代谢性酸中毒。

(3)由于脱水、缺氧血转氨酶值升高,严重时血胆红素升高。机体血液浓缩及血管通透性增加,另外,钠盐丢失,不仅尿量减少,尿中可出现蛋白及管型。肾脏继发性损害,肾小管有退行性变,部分细胞坏死,肾小管的正常排泌功能减退,终致血浆中非蛋白氮、肌酐、尿酸的浓度迅速增加。肾功能受损和酸中毒使细胞内钾离子较多地移到细胞外,出现高钾血症,严重时心脏停搏。

(4)病程长达数周者,可致严重营养缺乏,由于维生素 C 缺乏,血管脆性增加,可致视网膜出血。

三、临床表现

(一)恶心、呕吐

多见于年轻初孕妇,一般停经 6 周左右出现恶心、呕吐,逐渐加重直至频繁呕吐不能进食。

(二)水电解质紊乱

严重呕吐、不能进食导致失水、电解质紊乱,使氢、钠、钾离子大量丢失,出现低钾血症。营养摄入不足可致负氮平衡,使血浆尿素氮及尿素增高。

(三)酸碱平衡失调

机体动用脂肪组织供给能量,使脂肪代谢中间产物酮体增多,引起代谢性酸中毒。病情发展,可出现意识模糊。

(四)维生素缺乏

频繁呕吐、不能进食可引起维生素 B_1 缺乏,导致 Wernicke-Korsakoff 综合征。维生素 K 缺乏,可致凝血功能障碍,常伴血浆蛋白及纤维蛋白原减少,增加孕妇出血倾向。

四、辅助检查

(一)尿液检查

患者尿比重增加,尿酮体阳性,肾功能受损时,尿中可出现蛋白和管型。

(二)血液检查

血液浓缩,红细胞计数增多,血细胞比容上升,血红蛋白值增高;血酮体可为阳性,二氧化碳结合力降低;肝肾功能受损害时胆红素、转氨酶、肌酐和尿素氮升高。

(三)眼底检查

严重者出现眼底出血。

五、诊断及鉴别诊断

根据病史、临床表现及妇科检查,诊断并不困难。可用 B 超检查排除滋养叶细胞疾病,此外尚需与可引起呕吐的疾病,如急性病毒性肝炎、胃肠炎、胰腺炎、胆管疾病、脑膜炎、脑血管意外及脑肿瘤等鉴别。

六、并发症

(一)Wernicke-Korsakoff 综合征

发病率为妊娠剧吐患者的 10%,是由于妊娠剧吐长期不能进食,导致维生素 B_1 缺乏引起的中枢系统疾病,Wernicke 脑病和 Korsakoff 综合征是一个病程中的先后阶段。

维生素 B_1 是糖代谢的重要辅酶,参与糖代谢的氧化脱羧代谢,维生素 B_1 缺乏时,体内丙酮酸及乳酸堆积，发生糖代谢的三羧酸循环障碍，使得主要靠糖代谢供给能量的神经组织、骨骼肌和心肌代谢出现严重障碍。病理变化主要发生在丘脑、下丘脑的脑室旁区域、中脑导水管的周围区灰质、乳头体、第四脑室底部，迷走神经运动背核，可出现不同程度的神经细胞和神经纤维轴索或髓鞘的丧失，伴有星形细胞和小胶质细胞的增生。毛细血管扩张，血管的外膜和内皮细胞明显增生，有散在小出血灶。

Wernicke 脑病表现为眼球震颤、眼肌麻痹等眼部症状，躯干性共济失调及精神障碍，可同时出现，但大多数患者精神症状迟发。Korsakoff 综合征表现为严重的近事记忆障碍，表情呆滞、缺乏主动性，产生虚构与错构。部分伴有周围神经病变。严重时发展为永久性的精神、神经功能障碍，出现神经错乱、昏迷甚至死亡。

(二)Mallory-Weis 综合征

胃-食管连接处的纵向黏膜撕裂出血，引起呕血和黑粪。严重时，可使食管穿孔，表现为胸痛、剧吐、呕血，需急症手术治疗。

七、治疗与护理

治疗原则：休息，适当禁食，计出入量，纠正脱水、酸中毒及电解质紊乱，补充营养，并需要良好的心理支持。

(一)补液治疗

每天应补充葡萄糖液、生理盐水、平衡液，总量 3 000 mL 左右，加维生素 B_6 100 mg。维生素 C 2～3 g，维持每天尿量大于等于 1 000 mL，肌内注射维生素 B_1，每天 100 mg。为了更好地利用输入的葡萄糖，可适当加用胰岛素。根据血钾、血钠情况决定补充剂量。根据二氧化碳结合力值或血气分析结果，予以静脉滴注碳酸氢钠溶液。

一般经上述治疗 2～3 日后，病情大多迅速好转，症状缓解。待呕吐停止后，可试进少量流食，以后逐渐增加进食量，调整静脉输液量。

(二)终止妊娠

经上述治疗后，若病情不见好转，反而出现下列情况，应迅速终止妊娠：①持续黄疸。②持续尿蛋白；③体温升高，持续在 38 ℃以上。④心率大于 120 次/分。⑤多发性神经炎及神经性体征。⑥出现Wernicke-Korsakoff 综合征。

(三)妊娠剧吐并发 Wernicke-Korsakoff 综合征的治疗

如不紧急治疗，该综合征的死亡率高达 50%，即使积极处理，死亡率约 17%。在未补给足量维生素 B_1 前，静脉滴注葡萄糖会进一步加重三羧酸循环障碍，使病情加重，导致患者昏迷甚至死亡。对长期不能进食的患者应给维生素 B_1，400～600 mg 分次肌内注射，以后每天 100 mg 肌内注射至能正常进食为止，然后改口服，并给予多种维生素。同时应对其内分泌及神经状态进行评价，对病情严重者及时终止妊娠。早期大量维生素 B_1 治疗，上述症状可在数天至数周内有不同程度的恢复，但仍有 60%患者不能得到完全恢复，特别是记忆恢复往往需要 1 年左右的时间。

八、预后

绝大多数妊娠剧吐患者预后良好，仅少数病例因病情严重而需终止妊娠。然而对胎儿方面，曾有报道妊娠剧吐发生酮症者，所生后代的智商较低。

(王玉梅)

第二节 自然流产

流产是指妊娠不足28周、胎儿体重不足1 000 g而终止者。流产发生于妊娠12周前者称早期流产，发生在妊娠12周至不足28周者称晚期流产。流产又分为自然流产和人工流产，本节内容仅限于自然流产。自然流产的发生率占全部妊娠的15%左右，多数为早期流产，是育龄妇女的常见病，严重影响了妇女生殖健康。

一、病因和发病机制

导致自然流产的原因很多，可分为胚胎因素和母体因素。早期流产常见的原因是胚胎染色体异常、孕妇内分泌异常、生殖器官畸形、生殖道感染、血栓前状态、免疫因素异常等；晚期流产多由宫颈功能不全等因素引起。

(一)胚胎因素

胚胎染色体异常是自然流产最常见的原因。据文献报道，46%～54%的自然流产与胚胎染色体异常有关。流产发生越早，胚胎染色体异常的频率越高，早期流产中染色体异常的发生率为53%，晚期流产为36%。

胚胎染色体异常包括数量异常和结构异常。在数量异常中第一位的是染色三体，占52%，除1号染色三体未见报道外，各种染色三体均有发现，其中以13、16、18、21及22号染色体最常见，18-三体约占1/3；第二位的是45，X单体，约占19%；其他依次为三倍体占16%，四倍体占5.6%。染色体结构异常主要是染色体易位，占3.8%，嵌合体占1.5%，染色体倒置、缺失和重叠也见有报道。

多数三体胚胎是以流产或死胎告终，但也有少数能成活，如21-三体、13-三体、18-三体等。单体是减数分裂不分离所致，以X单体最为多见，少数胚胎如能存活，足月分娩后即形成特纳综合征。三倍体常与胎盘的水泡样变性共存，不完全水泡状胎块的胎儿可发育成三倍体或第16号染色体的三体，流产较早，少数存活，继续发育后伴有多发畸形，未见活婴。四倍体活婴极少，绝大多数极早期流产。在染色体结构异常方面，不平衡易位可导致部分三体或单体，易发生流产或死胎。总之，染色体异常的胚胎多数结局为流产，极少数可能继续发育成胎儿，但出生后也会发生某些功能异常或合并畸形。若已流产，妊娠产物有时仅为一空孕囊或已退化的胚胎。

(二)母体因素

1.夫妇染色体异常

习惯性流产与夫妇染色体异常有关，习惯性流产者夫妇染色体异常发生频率为3.2%，其中多见的是染色体相互易位，占2%，罗伯逊易位占0.6%。着床前配子在女性生殖道时间过长，配子发生老化，流产的机会也会增加。在促排卵及体外受精等辅助生殖技术中，是否存在配子老化问题目前尚不清楚。

2.内分泌因素

(1)黄体功能不良(luteal phase defect，LPD)：黄体中期孕酮峰值低于正常标准值，或子宫内膜活检与月经时间同步差2天以上即可诊断为LPD。高浓度孕酮可阻止子宫收缩，使妊娠子宫保持相对静止状态；孕酮分泌不足，可引起妊娠蜕膜反应不良，影响孕卵着床和发育，导致流产。孕期孕酮的来源有两条途径：一是由卵巢黄体产生，二是胎盘滋养细胞分泌。孕6～8周后卵巢黄体产生孕酮逐渐减少，之后由胎盘产生孕酮替代，如果两者衔接失调则易发生流产。在习惯性流产中有23%～60%的病例存在黄体功能不全。

(2)多囊卵巢综合征(polycystic ovarian syndrome，PCOS)：有人发现在习惯性流产中多囊卵巢的发生率可高达58%，而且其中有56%的患者LH呈高分泌状态。现认为PCOS患者高浓度的LH可能导致卵细胞第二次减数分裂过早完成，从而影响受精和着床过程。

(3)高泌乳素血症：高水平的泌乳素可直接抑制黄体颗粒细胞增生及其分泌功能。高泌乳素血症的临床主要表现为闭经和泌乳，当泌乳素水平高于正常值时，则可表现为黄体功能不全。

(4)糖尿病：血糖控制不良者流产发生率可高达15%～30%，妊娠早期高血糖还可能造成胚胎畸形的危险因素。

(5)甲状腺功能：目前认为甲状腺功能减退或亢进与流产有着密切的关系，妊娠前期和早孕期进行合理的药物治疗，可明显降低流产的发生率。有学者报道，甲状腺自身抗体阳性者流产发生率显著升高。

3.生殖器官解剖因素

(1)子宫畸形：米勒管先天性发育异常导致子宫畸形，如单角子宫、双角子宫、双子宫、子宫纵隔等。子宫畸形可影响子宫血供和宫腔内环境造成流产。母体在孕早期使用或接触己烯雌酚可影响女胎子宫发育。

(2)Asherman综合征：由宫腔创伤(如刮宫过深)、感染或胎盘残留等引起宫腔粘连和纤维化。宫腔镜下行子宫内膜切除或黏膜下肌瘤切除手术也可造成宫腔粘连。子宫内膜受损伤可影响胚胎种植，导致流产发生。

(3)宫颈功能不全：导致中晚期流产的主要原因。宫颈功能不全在解剖上表现为宫颈管过短或宫颈内口松弛。由于存在解剖上的缺陷，随着妊娠的进程子宫增大，宫腔压力升高，多数患者在中、晚期妊娠出现无痛性的宫颈管消退、宫口扩张、羊膜囊突出、胎膜破裂，最终发生流产。宫颈功能不全主要由于宫颈局部创伤(分娩、手术助产、刮宫、宫颈锥形切除、Manchester手术等)引起，先天性宫颈发育异常较少见；另外，胚胎时期接触己烯雌酚也可引起宫颈发育异常。

(4)其他：子宫肿瘤可影响子宫内环境，导致流产。

4.生殖道感染

有一些生殖道慢性感染被认为是早期流产的原因之一。能引起反复流产的病原体往往是持续存在于生殖道而母体很少产生症状，而且此病原体能直接或间接导致胚胎死亡。生殖道逆行感染一般发生在妊娠12周以前，过此时期，胎盘与蜕膜融合，构成机械屏障，而且随着妊娠进程，羊水抗感染力也逐步增强，感染的机会减少。

(1)细菌感染：布鲁菌属和弧菌属感染可导致动物(牛、猪、羊等)流产，但在人类还不肯定。

(2)沙眼衣原体：文献报道，妊娠期沙眼衣原体感染率为3%～30%，但是否直接导致流产尚无定论。

(3)支原体：流产患者宫颈及流产物中支原体的阳性率均较高，血清学上也支持人支原体和解脲支原体与流产有关。

(4)弓形虫：弓形虫感染引起的流产是散发的，与习惯性流产的关系尚未完全证明。

(5)病毒感染：巨细胞病毒经胎盘可累及胎儿，引起心血管系统和神经系统畸形，致死或流产。妊娠前半期单纯疱疹感染流产发生率可高达70%，即使不发生流产，也易累及胎儿、新生儿。妊娠初期风疹病毒感染者流产的发生率较高。人免疫缺陷病毒感染与流产密切相关，Temmerman等报道，HIV-1抗体阳性是流产的独立相关因素。

5.血栓前状态

血栓前状态是凝血因子浓度升高，或凝血抑制物浓度降低而产生的血液易凝状态，尚未达到生成血栓的程度，或者形成的少量血栓正处于溶解状态。

血栓前状态与习惯性流产的发生有一定的关系，临床上包括先天性和获得性血栓前状态，前者是由于凝血和纤溶有关的基因突变造成，如凝血因子Ⅴ突变、凝血酶原基因突变、蛋白C缺陷症、蛋白S缺陷症等；后者主要是抗磷脂抗体综合征、获得性高半胱氨酸血症以及机体存在各种引起血液高凝状态的疾病等。

各种先天性血栓形成倾向引起自然流产的具体机制尚未阐明，目前研究得比较多的是抗磷脂抗体综合征，并已肯定它与早、中期胎儿丢失有关。普遍的观点认为高凝状态使子宫胎盘部位血流状态改变，易形成局部微血栓，甚至胎盘梗死，使胎盘血供下降，胚胎或胎儿缺血缺氧，引起胚胎或胎儿发育不良而流产。

6.免疫因素

免疫因素引起的习惯性流产，可分自身免疫型和同种免疫型。

(1)自身免疫型：主要与患者体内抗磷脂抗体有关，部分患者同时可伴有血小板减少症和血栓栓塞现象，这类患者可称为早期抗磷脂抗体综合征。在习惯性流产中，抗磷脂抗体阳性率约为21.8%。另外，自身免疫型习惯性流产还与其他自身抗体有关。

在正常情况下，各种带负电荷的磷脂位于细胞膜脂质双层的内层，不被免疫系统识别；一旦暴露于机体免疫系统，即可产生各种抗磷脂抗体。抗磷脂抗体不仅是一种强烈的凝血活性物质，激活血小板和促进凝血，导致血小板聚集，血栓形成；同时可直接造成血管内皮细胞损伤，加剧血栓形成，使胎盘循环发生局部血栓栓塞，胎盘梗死，胎死宫内，导致流产。近来的研究还发现，抗磷脂抗体可能直接与滋养细胞结合，从而抑制滋养细胞功能，影响胎盘着床过程。

(2)同种免疫型：现代生殖免疫学认为，妊娠是成功的半同种异体移植现象，孕妇由于自身免疫系统产生一系列的适应性变化，从而对宫内胚胎移植物表现出免疫耐受，不发生排斥反应，妊娠得以继续。

在正常妊娠的母体血清中，存在一种或几种能够抑制免疫识别和免疫反应的封闭因子，也称封闭抗体，以及免疫抑制因子，而习惯性流产患者体内则缺乏这些因子。因此，使得胚胎遭受母体的免疫打击而排斥。封闭因子既可直接作用于母体淋巴细胞，又可与滋养细胞表面特异性抗原结合，从而阻断母儿之间的免疫识别和免疫反应，封闭母体淋巴细胞对滋养细胞的细胞毒作用。还有认为封闭因子可能是一种抗独特型抗体，直接针对T淋巴细胞或B淋巴细胞表面特异性抗原受体(BCR/TCR)，从而防止母体淋巴细胞与胚胎靶细胞起反应。

几十年来，同种免疫型习惯性流产与HLA抗原相容性的关系一直存有争议。有学者提出习惯性流产可能与夫妇HLA抗原的相容性有关，在正常妊娠过程中夫妇或母胎间HLA抗原是不相容的，胚胎所带的父源性HLA抗原可以刺激母体免疫系统，产生封闭因子。同时，滋养细胞表达的HLA-G抗原能够引起抑制性免疫反应，这种反应对胎儿具有保护性作用，能够抑制母体免疫系统对胎儿胎盘的攻击。

7.其他因素

(1)慢性消耗性疾病:结核和恶性肿瘤常导致早期流产,并威胁孕妇的生命;高热可导致子宫收缩;贫血和心脏病可引起胎儿胎盘单位缺氧;慢性肾炎、高血压可使胎盘发生梗死。

(2)营养不良:严重营养不良直接可导致流产。现在更强调各种营养素的平衡,如维生素 E 缺乏也可造成流产。

(3)精神、心理因素:焦虑、紧张、恐吓等严重精神刺激均可导致流产。近来还发现,噪音和振动对人类生殖也有一定的影响。

(4)吸烟、饮酒等:近年来育龄妇女吸烟、饮酒,甚至吸毒的人数有所增加,这些因素都是流产的高危因素。孕期过多饮用咖啡也增加流产的危险性。

(5)环境毒性物质:影响生殖功能的外界不良环境因素很多,可以直接或间接对胚胎造成损害。过多接触某些有害的化学物质(如砷、铅、苯、甲醛、氯丁二烯、氧化乙烯等)和物理因素(如放射线、噪声及高温等),均可引起流产。

尚无确切的依据证明使用避孕药物与流产有关,然而,有报道宫内节育器避孕失败者,感染性流产发生率有所升高。

二、病理

早期流产时胚胎多数先死亡,随后发生底蜕膜出血,造成胚胎的绒毛与蜕膜层分离,已分离的胚胎组织如同异物,引起子宫收缩而被排出。有时也可能蜕膜海绵层先出血坏死或有血栓形成,使胎儿死亡,然后排出。8 周以内妊娠时,胎盘绒毛发育尚不成熟,与子宫蜕膜联系还不牢固,此时流产妊娠产物多数可以完整地从子宫壁分离而排出,出血不多。妊娠 8～12 周时,胎盘绒毛发育茂盛,与蜕膜联系较牢固。此时若发生流产,妊娠产物往往不易完整分离排出,常有部分组织残留宫腔内影响子宫收缩,致使出血较多。妊娠 12 周后,胎盘已完全形成,流产时往往先有腹痛,然后排出胎儿、胎盘。有时由于底蜕膜反复出血,凝固的血块包绕胎块,形成血样胎块稽留于宫腔内。血红蛋白因时间长久被吸收形成肉样胎块,或纤维化与子宫壁粘连。偶有胎儿被挤压,形成纸样胎儿,或钙化后形成石胎。

三、临床表现

(一)停经

多数流产患者有明显的停经史,根据停经时间的长短可将流产分为早期流产和晚期流产。

(二)阴道流血

发生在妊娠 12 周以内流产者,开始时绒毛与蜕膜分离,血窦开放,即开始出血。当胚胎完全分离排出后,由于子宫收缩,出血停止。早期流产的全过程均伴有阴道流血,而且出血量往往较多。晚期流产者,胎盘已形成,流产过程与早产相似,胎盘继胎儿分娩后排出,一般出血量不多。

(三)腹痛

早期流产开始阴道流血后宫腔内存有血液,特别是血块,刺激子宫收缩,呈阵发性下腹痛,特点是阴道流血往往出现在腹痛之前。晚期流产则先有阵发性的子宫收缩,然后胎儿胎盘排出,特点是往往先有腹痛,然后出现阴道流血。

四、临床类型

根据临床发展过程和特点的不同,流产可以分为 7 种类型。

(一)先兆流产

先兆流产(threatened abortion)指妊娠 28 周前,先出现少量阴道流血,继之常出现阵发性下腹痛或腰背痛。

妇科检查:宫颈口未开,胎膜未破,妊娠产物未排出,子宫大小与停经周数相符。妊娠有希望继续者,经休息及治疗后,若流血停止及下腹痛消失,妊娠可以继续;若阴道流血量增多或下腹痛加剧,则可能发展为难免流产。

(二)难免流产

难免流产(inevitable abortion)是先兆流产的继续,妊娠难以持续,有流产的临床过程,阴道出血时间较长,出血量较多,而且有血块排出,阵发性下腹痛,或有羊水流出。

妇科检查:宫颈口已扩张,羊膜囊突出或已破裂,有时可见胚胎组织或胎囊堵塞于宫颈管中,甚至露见于宫颈外口,子宫大小与停经周数相符或略小。

(三)不全流产

不全流产(incomplete abortion)指妊娠产物已部分排出体外,尚有部分残留于宫腔内,由难免流产发展而来。妊娠 8 周前发生流产,胎儿胎盘成分多能同时排出;妊娠 8～12 周时,胎盘结构已形成并密切连接于子宫蜕膜,流产物不易从子宫壁完全剥离,往往发生不全流产。由于宫腔内有胚胎组织残留,影响子宫收缩,以致阴道出血较多,时间较长,易引起宫内感染,甚至因流血过多而发生失血性休克。

妇科检查:宫颈口已扩张,不断有血液自宫颈口内流出,有时尚可见胎盘组织堵塞于宫颈口或部分妊娠产物已排出于阴道内,而部分仍留在宫腔内。一般子宫小于停经周数。

(四)完全流产

完全流产(complete abortion)指妊娠产物已全部排出,阴道流血逐渐停止,腹痛逐渐消失。

妇科检查:宫颈口已关闭,子宫接近正常大小。常常发生于妊娠 8 周以前。

(五)稽留流产

稽留流产(missed abortion)又称过期流产,指胚胎或胎儿已死亡滞留在宫腔内尚未自然排出者。患者有停经史和/或早孕反应,按妊娠时间计算已达到中期妊娠但未感到腹部增大,病程中可有少量断续的阴道流血,早孕反应消失。尿妊娠试验由阳性转为阴性,血清 β-HCG 值下降,甚至降至非孕水平。B 超检查子宫小于相应孕周,无胎动及心管搏动,子宫内回声紊乱,难以分辨胎盘和胎儿组织。

妇科检查:阴道内可少量血性分泌物,宫颈口未开,子宫较停经周数小,由于胚胎组织机化,子宫失去正常组织的柔韧性,质地不软,或已孕 4 个月尚未听见胎心,触不到胎动。

(六)习惯性流产

习惯性流产(habitual abortion)指自然流产连续发生 3 次或 3 次以上者。每次流产多发生于同一妊娠月份,其临床经过与一般流产相同。早期流产的原因常为黄体功能不足、多囊卵巢综合征、高泌乳素血症、甲状腺功能低下、染色体异常、生殖道感染及免疫因素等。晚期流产最常见的原因为宫颈内口松弛、子宫畸形、子宫肌瘤等。宫颈内口松弛者于妊娠后,常于妊娠中期,胎儿长大,羊水增多,宫腔内压力增加,胎囊向宫颈内口突出,宫颈管逐渐短缩、扩张。患者多无自觉症状,一旦胎膜破裂,胎儿迅即排出。

(七)感染性流产

感染性流产(infected abortion)是指流产合并生殖系统感染。各种类型的流产均可并发感染,包括选择性或治疗性的人工流产,但以不全流产、过期流产和非法堕胎为常见。感染性流产的病原菌常常是阴道或肠道的寄生菌(条件致病菌),有时为混合性感染。厌氧菌感染占60%以上,需氧菌中以大肠埃希菌和假芽孢杆菌为多见,也见有β-溶血链球菌及肠球菌感染。患者除了有各种类型流产的临床表现和非法堕胎史外,还出现一系列感染相关的症状和体征。

妇科检查:宫口可见脓性分泌物流出,宫颈举痛明显,子宫体压痛,附件区增厚或有痛性包块。严重时感染可扩展到盆腔、腹腔乃至全身,并发盆腔炎、腹膜炎、败血症及感染性休克等。

五、病因筛查及诊断

诊断流产一般并不困难。根据病史及临床表现多能确诊,仅少数需进行辅助检查。确诊流产后,还应确定流产的临床类型,同时还要对流产的病因进行筛查,这对决定流产的处理方法很重要。

(一)病史

应询问患者有无停经史和反复流产史,有无早孕反应、阴道流血,应询问阴道流血量及其持续时间,有无腹痛,腹痛的部位、性质及程度,还应了解阴道有无水样排液,阴道排液的色、量及有无臭味,有无妊娠产物排出等。

(二)体格检查

观察患者全身状况,有无贫血,并测量体温、血压及脉搏等。在消毒条件下进行妇科检查,注意宫颈口是否扩张,羊膜囊是否膨出,有无妊娠产物堵塞于宫颈口内;宫颈阴道部是否较短,甚至消退,内外口松弛,可容一指通过,有时可触及羊膜囊或见有羊膜囊突出于宫颈外口。子宫大小与停经周数是否相符,有无压痛等。并应检查双侧附件有无肿块、增厚及压痛。检查时操作应轻柔,尤其对疑为先兆流产者。

(三)辅助检查

对诊断有困难者,可采用必要的辅助检查。

1.B超显像

目前应用较广,对鉴别诊断与确定流产类型有实际价值。对疑为先兆流产者,可根据妊娠囊的形态、有无胎心反射及胎动来确定胚胎或胎儿是否存活,以指导正确的治疗方法。一般妊娠5周后宫腔内即可见到孕囊光环,为圆形或椭圆形的无回声区,有时由于着床过程中的少量出血,孕囊周围可见环形暗区,此为早孕双环征。孕6周后可见胚芽声像,并出现心管搏动。孕8周可见胎体活动,孕囊约占宫腔一半。孕9周可见胎儿轮廓。孕10周孕囊几乎占满整个宫腔。孕12周胎儿出现完整形态。不同类型的流产及其超声图像特征有所差别,可帮助鉴别诊断。

(1)先兆流产声像图特征:子宫大小与妊娠月份相符,少量出血者孕囊一侧见无回声区包绕,出血多者宫腔有较大量的积血,有时可见胎膜与宫腔分离,胎膜后有回声区,孕6周后可见到正常的心管搏动。

(2)难免流产声像图特征:孕囊变形或塌陷,宫颈内口开大,并见有胚胎组织阻塞于宫颈管内,羊膜囊未破者可见到羊膜囊突入宫颈管内或突出宫颈外口,心管搏动多已消失。

(3)不全流产声像图特征:子宫较正常妊娠月份小,宫腔内无完整的孕囊结构,代之以不规则的光团或小暗区,心管搏动消失。

(4)完全流产声像图特征:子宫大小正常或接近正常,宫腔内空虚,见有规则的宫腔线,无不规则光团。

B超检查在确诊宫颈机能不全引起的晚期流产中也很有价值。通过B超可以观察宫颈长度、内口宽度、羊膜囊突出等情况，能够客观地评价妊娠期宫颈结构，且具有无创伤可重复等优点，近年来临床应用较多。可作为宫颈功能评价的超声指标较多，如宫颈长度、宫颈内口宽度、宫颈漏斗宽度、羊膜囊楔度等。一般认为，宫颈结构随着妊娠进程有所变化，故动态观察妊娠期宫颈结构变化的意义更大。目前国内规定：孕12周时如三条径线中有一异常即提示宫颈功能不全，这包括宫颈长度＜25 mm、宽度＞32 mm和内径＞5 mm。

另外，以超声多普勒血流频谱显示孕妇子宫动脉和胎儿脐动脉，可判断宫内胎儿健康状况及母体并发症。目前常用动脉血流频谱的收缩期速度峰值与舒张期速度最低值的比值，估计动脉血管的阻力，早孕期动脉阻力高者，胎儿血供和营养不足，可诱发胚胎发育停止。

2.妊娠试验

用免疫学方法，近年临床多用试纸法，对诊断妊娠有意义。为进一步了解流产的预后，多选用血清β-HCG的定量测定。一般妊娠后8～9天在母血中即可测出β-HCG，随着妊娠的进程，β-HCG逐渐升高，早孕期β-HCG倍增时间为48小时左右，孕8～10周达高峰。血清β-HCG值低或呈下降趋势，提示可能发生流产。

3.其他激素测定

其他激素主要有血孕酮的测定，可以协助判断先兆流产的预后。甲状腺功能低下和亢进均易发生流产，测定游离 T_3 和 T_4 有助于孕期甲状腺功能的判断。人胎盘泌乳素(hPL)的分泌与胎盘功能密切相关，妊娠6～7周时血清hPL正常值为0.02 mg/L，8～9周为0.04 mg/L。hPL低水平常常是流产的先兆。正常空腹血糖值为5.9 mmol/L，异常时应进一步做糖耐量试验，排除糖尿病。

4.血栓前状态测定

血栓前状态的妇女可能没有明显的临床表现，但母体的高凝状态使子宫胎盘部位血流状态改变，形成局部微血栓，甚至胎盘梗死，使胎盘血供下降，胚胎或胎儿缺血缺氧，引起胚胎或胎儿发育不良而流产。如下诊断可供参考：*D*-二聚体、FDP数值增加表示已经产生轻度凝血-纤溶反应的病理变化；而对虽有危险因子参与，但尚未发生凝血-纤溶反应的患者，却只能用血浆凝血机能亢进动态评价，如血液流变学和红细胞形态检测；另外凝血和纤溶有关的基因突变造成凝血因子Ⅴ突变、凝血酶原基因突变、蛋白C缺陷症、蛋白S缺陷症，抗磷脂抗体综合征、获得性高半胱氨酸血症以及机体存在各种引起血液高凝状态的疾病等均需引起重视。

（四）病因筛查

引发流产发生的病因众多，特别是针对习惯性流产者，进行系统的病因筛查，明确诊断，及时干预治疗，为避免流产的再次发生是必要的。筛查内容包括胚胎染色体及夫妇外周血染色体核型分析、生殖道微生物检测、内分泌激素测定、生殖器官解剖结构检查、凝血功能测定、自身抗体检测等。

六、处理

流产为妇产科常见病，一旦发生流产症状，应根据流产的不同类型，及时进行恰当的处理。

（一）先兆流产处理原则

(1)休息镇静：患者应卧床休息，禁止性生活，阴道检查操作应轻柔，精神过分紧张者可使用对胎儿无害的镇静剂，如苯巴比妥(鲁米那)0.03～0.06 g，每天 3 次。加强营养，保持大便通畅。

(2)应用黄体酮或 HCG：黄体功能不足者，可用黄体酮 20 mg，每天或隔天肌内注射 1 次，也可使用 HCG 以促进孕酮合成，维持黄体功能，用法为 1 000 U，每天肌内注射 1 次，或 2 000 U，隔天肌内注射 1 次。

(3)其他药物：维生素 E 为抗氧化剂，有利孕卵发育，每天 100 mg 口服。基础代谢率低者可以服用甲状腺素片，每天 1 次，每次 40 mg。

(4)出血时间较长者，可选用无胎毒作用的抗生素，预防感染，如青霉素等。

(5)心理治疗：要使先兆流产患者的情绪安定，增强其信心。

(6)经治疗两周症状不见缓解或反而加重者，提示可能胚胎发育异常，进行 B 超检查及 β-HCG测定，确定胚胎状况，给予相应处理，包括终止妊娠。

(二)难免流产处理原则

(1)孕 12 周内可行刮宫术或吸宫术，术前肌内注射催产素 10 U。

(2)孕 12 周以上可先催产素 5～10 U 加于 5%葡萄糖液 500 mL 内静脉滴注，促使胚胎组织排出，出血多者可行刮宫术。

(3)出血多伴休克者，应在纠正休克的同时清宫。

(4)清宫术后应详细检查刮出物，注意胚胎组织是否完整，必要时做病理检查或胚胎染色体分析。

(5)术后应用抗生素预防感染。出血多者可使用肌内注射催产素以减少出血。

(三)不全流产处理原则

(1)一旦确诊，无合并感染者应立即清宫，以清除宫腔内残留组织。

(2)出血时间短，量少或已停止，并发感染者，应在控制感染后再做清宫术。

(3)出血多并伴休克者，应在抗休克的同时行清宫术。

(4)出血时间较长者，术后应给予抗生素预防感染。

(5)刮宫标本应送病理检查，必要时可送检胎儿的染色体核型。

(四)完全流产处理原则

如无感染征象，一般不需特殊处理。

(五)稽留流产处理原则

1.早期过期流产

宜及早清宫，因胚胎组织机化与宫壁粘连，刮宫时有可能遇到困难，而且此时子宫肌纤维可发生变性，失去弹性，刮宫时出血可能较多并有子宫穿孔的危险。故过期流产的刮宫术必须慎重，术时注射宫缩剂以减少出血，如一次不能刮净可于 5～7 天后再次刮宫。

2.晚期过期流产

均为妊娠中期胚胎死亡，此时胎盘已形成，诱发宫缩后宫腔内容物可自然排出。若凝血功能正常，可先用大剂量的雌激素，如己烯雌酚 5 mg，每天 3 次，连用 3～5 天，以提高子宫肌层对催产素的敏感性，再静脉滴注缩宫素(5～10 U 加于 5%葡萄糖液内)，也可用前列腺素或依沙吖啶等进行引产，促使胎儿、胎盘排出。若不成功，再做清宫术。

3.预防 DIC

胚胎坏死组织在宫腔稽留时间过长，尤其是孕 16 周以上的过期流产，容易并发 DIC。所以，处理前应检查血常规、出凝血时间、血小板计数、血纤维蛋白原、凝血酶原时间、凝血块收缩试验、

D-二聚体、纤维蛋白降解产物及血浆鱼精蛋白副凝试验(3P 试验)等,并做好输血准备。若存在凝血功能异常,应及早使用纤维蛋白原、输新鲜血或输血小板等,高凝状态可用低分子肝素,防止或避免 DIC 发生,待凝血功能好转后再行引产或刮宫。

4.预防感染

过期流产病程往往较长,且多合并有不规则阴道流血,易继发感染,故在处理过程中应使用抗生素。

(六)习惯性流产处理原则

有习惯性流产史的妇女,应在怀孕前进行必要的检查,包括夫妇双方染色体检查与血型鉴定及其丈夫的精液检查,女方尚需进行内分泌、生殖道感染、血栓前状态、生殖道局部或全身免疫等检查及生殖道解剖结构的详细检查,查出原因者,应于怀孕前及时纠治。

1.染色体异常

若每次流产均由于胚胎染色体异常所致,这提示流产的病因与配子的质量有关。如精子畸形率过高者建议到男科治疗,久治不愈者可行供者人工授精(AID)。如女方为高龄,胚胎染色体异常多为三体,且多次治疗失败可考虑做赠卵体外受精——胚胎移植术(IVF)。夫妇双方染色体异常可做 AID,或赠卵 IVF 及种植前诊断(PGD)。

2.生殖道解剖异常

完全或不完全子宫纵隔可行纵隔切除术。子宫黏膜下肌瘤可在宫腔镜下行肌瘤切除术,壁间肌瘤可经腹肌瘤挖出术。宫腔粘连可在宫腔镜下做粘连分离术,术后放置宫内节育器 3 个月。宫颈内口松弛者,于妊娠前作宫颈内口修补术。若已妊娠,最好于妊娠 14～16 周行宫颈内口环扎术,术后定期随诊,提前住院,待分娩发动前拆除缝线,若环扎术后有流产征象,治疗失败,应及时拆除缝线,以免造成宫颈撕裂。国际上有对于有先兆流产症状的患者进行紧急宫颈缝扎术获得较好疗效的报道。

3.内分泌异常

黄体功能不全者主要采用孕激素补充疗法。孕时可使用黄体酮 20 mg 隔天或每天肌内注射至孕10 周左右,或 HCG 1 000～3 000 U,隔天肌内注射 1 次。如患者存在多囊卵巢综合征、高泌乳素血症、甲状腺功能异常或糖尿病等,均宜在孕前进行相应的内分泌治疗,并于孕早期加用孕激素。

4.感染因素

孕前应根据不同的感染原进行相应的抗感染治疗。

5.免疫因素

自身免疫型习惯性流产的治疗多采用抗凝剂和免疫抑制剂治疗。常用的抗凝剂有阿司匹林和肝素,免疫抑制剂以泼尼松为主,也有使用人体丙种球蛋白治疗成功的报道。同种免疫型习惯性流产采用主动免疫治疗,自 20 世纪 80 年代以来,国外有学者开始采用主动免疫治疗同种免疫型习惯性流产。即采用丈夫或无关个体的淋巴细胞对妻子进行主动免疫致敏,其目的是诱发女方体内产生封闭抗体,避免母体对胚胎的免疫排斥。

6.血栓前状态

目前多采用低分子肝素(LMWH)单独用药或联合阿司匹林是目前主要的治疗方法。一般 LMWH 5 000 U 皮下注射,每天 1～2 次。用药时间从早孕期开始,治疗过程中必须严密监测胎儿生长发育情况和凝血-纤溶指标,检测项目恢复正常,即可停药。但停药后必须每月复查凝血-纤溶指标，有异常时重新用药。有时治疗可维持整个孕期，一般在终止妊娠前 24 小时停止使用。

7.原因不明习惯性流产

当有怀孕征兆时，可按黄体功能不足给予黄体酮治疗，每天 10～20 mg 肌内注射，或 HCG 2 000 U，隔天肌内注射 1 次。确诊妊娠后继续给药直至妊娠 10 周或超过以往发生流产的月份，并嘱其卧床休息，禁忌性生活，补充维生素 E 并给予心理治疗，以解除其精神紧张，并安定其情绪。同时在孕前和孕期尽量避免接触环境毒性物质。

(七)感染性流产

流产感染多为不全流产合并感染。治疗原则应积极控制感染，若阴道流血不多，应用广谱抗生素2～3 日，待控制感染后再行刮宫，清除宫腔残留组织以止血。若阴道流血量多，静脉滴注广谱抗生素和输血的同时，用卵圆钳将宫腔内残留组织夹出，使出血减少，切不可用刮匙全面搔刮宫腔，以免造成感染扩散。术后继续应用抗生素，待感染控制后再行彻底刮宫。若已合并感染性休克者，应积极纠正休克。若感染严重或腹、盆腔有脓肿形成时，应行手术引流，必要时切除子宫。

七、护理

(一)护理评估

1.病史

停经、阴道流血和腹痛是流产孕妇的主要症状。应详细询问患者停经史、早孕反应情绪；阴道流血的持续时间与阴道流血量；有无腹痛，腹痛的部位、性质及程度。此外，还应了解阴道有无水样排液，排液的色、量和有无臭味，以及有无妊娠产物排出等。对于既往病史，应全面了解孕妇在妊娠期间有无全身性疾病、生殖器官疾病、内分泌功能失调及有无接触有害物质等，以识别发生流产的诱因。

2.身心诊断

流产孕妇可因出血过多而出现休克，或因出血时间过长、宫腔内有残留组织而发生感染。因此，护士应全面评估孕妇的各项生命体征。判断流产类型，尤其须注意与贫血及感染相关的征象(表 10-1)。

表 10-1　各型流产的临床表现

类型	病史		妇科检查		
	出血量	下腹痛	组织排出	宫颈口	子宫大小
先兆流产	少	无或轻	无	闭	与妊娠周数相符
难免流产	中～多	加剧	无	扩张	相符或略小
不全流产	少～多	减轻	部分排出	扩张或有物堵塞或闭	小于妊娠周数
完全流产	少～无	无	全部排出	闭	正常或略大

流产孕妇的心理状况以焦虑和恐惧为特征。孕妇面对阴道流血往往会不知所措，甚至有过度严重化情绪，同时对胎儿健康的担忧也会直接影响孕妇的情绪反应，孕妇可能会表现伤心、郁闷、烦躁不安等。

3.诊断检查

(1)产科检查：在消毒条件下进行妇科检查，进一步了解宫颈口是否扩张、羊膜是否破裂、行无妊娠产物堵塞于宫颈口内；子宫大小与停经周数是否相符、有无压痛等，并应检查双侧附件有无肿块、增厚及压痛等。

(2)实验室检查：多采用放射免疫方法对绒毛膜促性腺激素(HCG)、胎盘生乳素(HPL)、雌激素和孕激素等进行定量测定，如测定的结果低于正常值，提示有流产可能。

(3)B超显像：超声显像可显示有无胎囊、胎动、胎心等，从而可诊断并鉴别流产及其类型，指导正确处理。

(二)可能的护理诊断

1.有感染的危险

与阴道出血时间过长、宫腔内有残留组织等因素有关。

2.焦虑

与担心胎儿健康等因素有关。

(三)预期目标

(1)出院时护理对象无感染征象。

(2)先兆流产孕妇能积极配合保胎措施，继续妊娠。

(四)护理措施

对于不同类型的流产孕妇，处理原则不同，其护理措施亦有差异。护理在全面评估孕妇身心状况的基础上，综合病史及诊断检查，明确基本处理原则，认真执行医嘱，积极配合医师为流产孕妇进行诊断，并为之提供相应的护理措施。

1.先兆流产孕妇的护理

先兆流产孕妇需卧床休息，禁止性生活，禁用肥皂水灌肠，以减少各种刺激。护士除了为其提供生活护理外，通常遵医嘱给孕妇适量镇静剂、孕激素等。随时评估孕妇的病情变化，如是否腹痛加重、阴道流血量增多等。此外，由于孕妇的情绪状态也会影响其保胎效果，因此护士还应注意观察孕妇的情绪反应，加强心理护理，从而稳定孕妇情绪，增强保胎信心。护士须向孕妇及家属讲明以上保胎措施的必要性，以取得孕妇及家属的理解和配合。

2.妊娠不能再继续者的护理

护士应积极采取措施，及时采取终止妊娠的措施，协助医师完成手术过程，使妊娠产物完全排出，同时开放静脉，做好输液、输血准备。并严密检测孕妇的体温、血压及脉搏。观察其面色、腹痛、阴道流血及与休克有关的征象。有凝血功能障碍者应予以纠正，然后再行引产或手术。

3.预防感染

护士应检测患者的体温、血象及阴道流血，以及分泌物的性质、颜色、气味等，并严格执行无菌操作规程，加强会阴部的护理。指导孕妇使用消毒会阴垫，保持会阴部清洁，维持良好的卫生习惯。当护士发现感染征象后应及时报告医师，并按医嘱进行抗感染处理。此外，护士还应嘱患者流产后1个月返院复查，确定无禁忌证后，方可开始性生活。

4.协助患者顺利度过悲伤期

患者由于失去婴儿，往往会出现伤心、悲哀等情绪反应。护士应给予同情和理解，帮助患者及家属接受现实，顺利度过悲伤期。此外，护士还应与孕妇及家属共同讨论此次流产的原因，并向他们讲解有关流产的相关知识，帮助他们为再次妊娠做好准备。有习惯性流产史的孕妇在下一次妊娠确诊后卧床休息，加强营养，禁止性生活。补充B族维生素、维生素E、维生素C等，治疗期必须超过以往发生流产的妊娠月份。病因明确者，应积极接受对因治疗。黄体功能不足者。

按医嘱正确使用黄体酮治疗，以预防流产；子宫畸形者须在妊娠前先进行矫正手术。宫颈内口松弛者应在未妊娠前做宫颈内口松弛修补术。如已妊娠，则可在妊娠 14～16 周时行子宫内口缝扎术。

（五）护理效果评价

（1）护理对象体温正常，血红蛋白及白细胞数正常，无出血、感染征象。

（2）先兆流产孕妇配合保胎治疗，继续妊娠。

（王玉梅）

第三节 异位妊娠

受精卵在于子宫体腔以外着床称为异位妊娠，习称宫外孕。异位妊娠依受精卵在子宫体腔外种植部位不同分为输卵管妊娠、卵巢妊娠、腹腔妊娠、阔韧带妊娠和宫颈妊娠（图 10-1）。

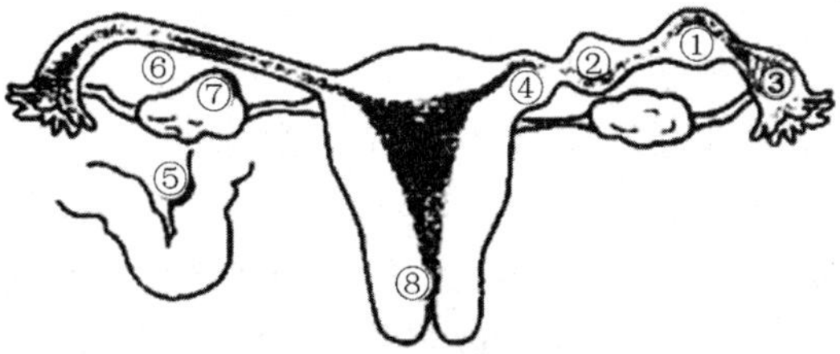

①输卵管壶腹部妊娠；②输卵管峡部妊娠；③输卵管伞部妊娠；④输卵管间质部妊娠；⑤腹腔妊娠；⑥阔韧带妊娠；⑦卵巢妊娠；⑧宫颈妊娠

图 10-1 异位妊娠的发生部位

异位妊娠是妇产科常见的急腹症，发病率约 1%，是孕产妇的主要死亡原因之一。以输卵管妊娠最常见。输卵管妊娠占异位妊娠 95%左右，其中壶腹部妊娠最多见，约占 78%，其次为峡部、伞部、间质部妊娠较少见。

一、病因

（一）输卵管炎症

此是异位妊娠的主要病因。可分为输卵管黏膜炎和输卵管周围炎。输卵管黏膜炎轻者可发生黏膜皱褶粘连、管腔变窄。或使纤毛功能受损，从而导致受精卵在输卵管内运行受阻并于该处着床；输卵管周围炎病变主要在输卵管浆膜层或浆肌层，常造成输卵管周围粘连、输卵管扭曲、管腔狭窄、蠕动减弱而影响受精卵运行。

（二）输卵管手术史输卵管绝育史及手术史者

输卵管妊娠的发生率为 10%～20%。尤其是腹腔镜下电凝输卵管及硅胶环套术绝育，可因输卵管瘘或再通而导致输卵管妊娠。曾经接受输卵管粘连分离术、输卵管成形术（输卵管吻合术或输卵管造口术）者，在再次妊娠时输卵管妊娠的可能性亦增加。

(三)输卵管发育不良或功能异常

输卵管过长、肌层发育差、黏膜纤毛缺乏、双输卵管、输卵管憩室或有输卵管副伞等，均可造成输卵管妊娠。输卵管功能(包括蠕动、纤毛活动以及上皮细胞分泌)受雌、孕激素调节。若调节失败，可影响受精卵正常运行。

(四)辅助生殖技术

近年来，由于辅助生育技术的应用，使输卵管妊娠发生率增加，既往少见的异位妊娠，如卵巢妊娠、宫颈妊娠、腹腔妊娠的发生率增加。1998 年，美国报道因助孕技术应用所致输卵管妊娠的发生率为 2.8%。

(五)避孕失败

宫内节育器避孕失败，发生异位妊娠的机会较大。

(六)其他

子宫肌瘤或卵巢肿瘤压迫输卵管，影响输卵管管腔通畅，使受精卵运行受阻。输卵管子宫内膜异位可增加受精卵着床于输卵管的可能性。

二、病理

(一)输卵管妊娠的特点

输卵管管腔狭小，管壁薄且缺乏黏膜下组织，其肌层远不如子宫肌壁厚与坚韧，妊娠时不能形成完好的蜕膜，不利于胚胎的生长发育，常发生以下结局。

1.输卵管妊娠流产(tubal abortion)

多见于妊娠 8～12 周输卵管壶腹部妊娠。受精卵种植在输卵管黏膜皱襞内，由于蜕膜形成不完整，发育中的胚泡常向管腔突出，最终突破包膜而出血，胚泡与管壁分离，若整个胚泡剥离落入管腔，刺激输卵管逆蠕动经伞端排出到腹腔，形成输卵管妊娠完全流产，出血一般不多。若胚泡剥离不完整，妊娠产物部分排出到腹腔，部分尚附着于输卵管壁，形成输卵管妊娠不全流产，滋养细胞继续侵蚀输卵管壁，导致反复出血，形成输卵管血肿或输卵管周围血肿，血液不断流出并积聚在直肠子宫陷窝形成盆腔血肿，量多时甚至流入腹腔。

2.输卵管妊娠破裂(rupture of tubal pregnancy)

多见于妊娠 6 周左右输卵管峡部妊娠。受精卵着床于输卵管黏膜皱襞间，胚泡生长发育时绒毛向管壁方向侵蚀肌层及浆膜，最终穿破浆膜，形成输卵管妊娠破裂。输卵管肌层血管丰富。短期内可发生大量腹腔内出血，使患者出现休克。其出血量远较输卵管妊娠流产多，腹痛剧烈；也可反复出血，在盆腔与腹腔内形成血肿。孕囊可自破裂口排出，种植于任何部位。若胚泡较小则可被吸收；若过大则可在直肠子宫陷凹内形成包块或钙化为石胎。

输卵管间质部妊娠虽少见，但后果严重，其结局几乎均为输卵管妊娠破裂。由于输卵管间质部管腔周围肌层较厚、血运丰富，因此破裂常发生于孕 12～16 周。其破裂犹如子宫破裂，症状较严重，往往在短时间内出现低血容量休克症状。

3.陈旧性宫外孕

输卵管妊娠流产或破裂，若长期反复内出血形成的盆腔血肿不消散，血肿机化变硬并与周围组织粘连，临床上称为陈旧性宫外孕。

4.继发性腹腔妊娠

无论输卵管妊娠流产或破裂，胚胎从输卵管排入腹腔内或阔韧带内，多数死亡，偶尔也有存活者。若存活胚胎的绒毛组织附着于原位或排至腹腔后重新种植而获得营养，可继续生长发育，形成继发性腹腔妊娠。

（二）子宫的变化

输卵管妊娠和正常妊娠一样，合体滋养细胞产生 HCG 维持黄体生长，使类固醇激素分泌增加，致使月经停止来潮、子宫增大变软、子宫内膜出现蜕膜反应。若胚胎受损或死亡，滋养细胞活力消失，蜕膜自宫壁剥离而发生阴道流血。有时蜕膜可完整剥离，随阴道流血排出三角形蜕膜管型（decidual cast）；有时呈碎片排出。排出的组织见不到绒毛，组织学检查无滋养细胞，此时血β-HCG下降。子宫内膜形态学改变呈多样性，若胚胎死亡已久，内膜可呈增生期改变，有时可见Arias-Stella（A-S）反应，镜检见内膜腺体上皮细胞增生、增大，细胞边界不清，腺细胞排列成团突入腺腔，细胞极性消失，细胞核肥大、深染，细胞质有空泡。这种子宫内膜过度增生和分泌反应，可能为类固醇激素过度刺激所引起；若胚胎死亡后部分深入肌层的绒毛仍存活，黄体退化迟缓，内膜仍可呈分泌反应。

三、临床表现

输卵管妊娠的临床表现与受精卵着床部位、有无流产或破裂，以及出血量多少与时间长短等有关。

（一）症状

典型症状为停经后腹痛与阴道流血。

1.停经

除输卵管间质部妊娠停经时间较长外，多有 6～8 周停经史。有 20%～30%患者无停经史，将异位妊娠时出现的不规则阴道流血误认为月经。或由于月经过期仅数天而不认为是停经。

2.腹痛

腹痛是输卵管妊娠患者的主要症状。在输卵管妊娠发生流产或破裂之前，由于胚胎在输卵管内逐渐增大，常表现为一侧下腹部隐痛或酸胀感。当发生输卵管妊娠流产或破裂时，突感一侧下腹部撕裂样疼痛，常伴有恶心、呕吐。若血液局限于病变区，主要表现为下腹部疼痛，当血液积聚于直肠子宫陷凹时，可出现肛门坠胀感。随着血液由下腹部流向全腹，疼痛可由下腹部向全腹部扩散，血液刺激膈肌，可引起肩胛部放射性疼痛及胸部疼痛。

3.阴道流血

胚胎死亡后。常有不规则阴道流血，色暗红或深褐，量少呈点滴状，一般不超过月经量，少数患者阴道流血量较多，类似月经。阴道流血可伴有蜕膜管型或蜕膜碎片排出，系子宫蜕膜剥离所致。阴道流血一般常在病灶去除后方能停止。

4.晕厥与休克

由于腹腔内出血及剧烈腹痛，轻者出现晕厥，严重者出现失血性休克。出血量越多越快，症状出现越迅速越严重，但与阴道流血量不成正比。

5.腹部包块

输卵管妊娠流产或破裂时所形成的血肿时间较久者，由于血液凝同并与周围组织或器官（如子宫、输卵管、卵巢、肠管或大网膜等）发生粘连形成包块，包块较大或位置较高者，腹部可扪及。

（二）体征

根据患者内出血的情况，患者可呈贫血貌。腹部检查：下腹压痛、反跳痛明显，出血多时，叩诊有移动性浊音。

四、处理原则

处理原则以手术治疗为主,其次是药物治疗。

(一)药物治疗

1.化学药物治疗

主要适用于早期输卵管妊娠、要求保存生育能力的年轻患者。符合下列条件可采用此法:①无药物治疗的禁忌证;②输卵管妊娠未发生破裂或流产;③输卵管妊娠包块直径≤4 cm;④血β-HCG<2 000 U/L;⑤无明显内出血,常用甲氨蝶呤(MTX),治疗机制是抑制滋养细胞增生,破坏绒毛,使胚胎组织坏死、脱落、吸收。但在治疗中若病情无改善,甚至发生急性腹痛或输卵管破裂症状,则应立即进行手术治疗。

2.中医药治疗

中医学认为本病属血瘀少腹,不通则痛的实证。以活血化瘀、消癥为治则,但应严格掌握指征。

(二)手术治疗

手术治疗分为保守手术和根治手术。保守手术为保留患侧输卵管,根治手术为切除患侧输卵管。手术治疗适用于:①生命体征不稳定或有腹腔内出血征象者;②诊断不明确者;③异位妊娠有进展者(如血β-HCG处于高水平,附件区大包块等);④随诊不可靠者;⑤药物治疗禁忌证者或无效者。

1.保守手术

此适用于有生育要求的年轻妇女,特别是对侧输卵管已切除或有明显病变者。

2.根治手术

此适用于无生育要求的输卵管妊娠内出血并发休克的急症患者。

3.腹腔镜手术

这是近年治疗异位妊娠的主要方法。

五、护理

(一)护理评估

1.病史

应仔细询问月经史,以准确推断停经时间。注意不要将不规则阴道流血误认为末次月经,或由于月经仅过期几天,不认为是停经。此外,对不孕、放置宫内节育器、绝育术、输卵管复通术、盆腔炎等与发病相关的高危因素应予高度重视。

2.身心状况

输卵管妊娠发生流产或破裂前,症状及体征不明显。当患者腹腔内出血较多时呈贫血貌,严重者可出现面色苍白,四肢湿冷,脉快、弱、细,血压下降等休克症状。体温一般正常,出现休克时体温略低,腹腔内血液吸收时体温略升高,但不超过 38 ℃。下腹有明显压痛、反跳痛,尤以患侧为重,肌紧张不明显,叩诊有移动性浊音。血凝后下腹可触及包块。

由于输卵管妊娠流产或破裂后,腹腔内急性大量出血及剧烈腹痛,以及妊娠终止的现实都将是孕妇出现较为激烈的情绪反应。可表现为哭泣、自责、无助、抑郁和恐惧等行为。

3.诊断检查

(1)腹部检查:输卵管妊娠流产或破裂者,下腹部有明显压痛或反跳痛,尤以患侧为甚,轻度腹肌紧张;出血多时,叩诊有移动性浊音;如出血时间较长,形成血凝块,在下腹可触及软性肿块。

(2)盆腔检查:输卵管妊娠未发生流产或破裂者,除子宫略大较软外,仔细检查可能触及胀大的输卵管并有轻度压痛。输卵管妊娠流产或破裂者,阴道后穹隆饱满,有触痛。将宫颈轻轻上抬或左右摇动时引起剧烈疼痛,称为宫颈抬举痛或摇摆痛,是输卵管妊娠的主要体征之一。子宫稍大而软,腹腔内出血多时子宫检查呈漂浮感。

(3)阴道后穹隆穿刺:一种简单、可靠的诊断方法,适用于疑有腹腔内出血的患者。由于腹腔内血液易积聚于子宫直肠陷凹,抽出暗红色不凝血为阳性,说明存在血腹症。无内出血、内出血量少、血肿位置较高或子宫直肠陷凹有粘连者,可能抽不出血液,因而穿刺阴性不能排除输卵管妊娠存在。如有移动性浊音,可做腹腔穿刺。

(4)妊娠试验:放射免疫法测血中 HCG,尤其是 β-HCG 阳性有助诊断。虽然此方法灵敏度高,异位妊娠的阳性率一般可达 80%~90%,但 β-HCG 阴性者仍不能完全排除异位妊娠。

(5)血清孕酮测定:对判断正常妊娠胚胎的发育情况有帮助,血清孕酮值<5 ng/mL 应考虑宫内妊娠流产或异位妊娠。

(6)超声检查:B 超显像有助于诊断异位妊娠。阴道 B 超检查较腹部 B 超检查准确性高。诊断早期异位妊娠。单凭 B 超现象有时可能会误诊。若能结合临床表现及β-HCG测定等,对诊断的帮助很大。

(7)腹腔镜检查:适用于输卵管妊娠尚未流产或破裂的早期患者和诊断有困难的患者,腹腔内有大量出血或伴有休克者,禁做腹腔镜检查。在早期异位妊娠患者,腹腔镜可见一侧输卵管肿大,表面紫蓝色,腹腔内无出血或有少量出血。

(8)子宫内膜病理检查:诊刮仅适用于阴道流血量较多的患者,目的在于排除宫内妊娠流产。将宫腔排出物或刮出物做病理检查,切片中见到绒毛,可诊断为宫内妊娠,仅见蜕膜未见绒毛者有助于诊断异位妊娠。现已经很少依靠诊断性刮宫协助诊断。

(二)护理诊断

1.潜在并发症

出血性休克。

2.恐惧

与担心手术失败有关。

(三)预期目标

(1)患者休克症状得以及时发现并缓解。

(2)患者能以正常心态接受此次妊娠失败的事实。

(四)护理措施

1.接受手术治疗患者的护理

(1)护士在严密监测患者生命体征的同时,配合医师积极纠正患者休克症状,做好术前准备。手术治疗是输卵管异位妊娠的主要处理原则。对于严重内出血并发休克的患者,护士应立即开放静脉,交叉配血,做好输血输液的准备。以便配合医师积极纠正休克,补充血容量,并按急症手术要求迅速做好手术准备。

(2)加强心理护理:护士于术前简洁明了地向患者及家属讲明手术的必要性,并以亲切的态度和切实的行动赢得患者及家属的信任，保持周围环境的安静、有序，减少和消除患者的紧张、恐惧心理，协助患者接受手术治疗方案。术后，护士应帮助患者以正常的心态接受此次妊娠失败的现实，向她们讲述异位妊娠的有关知识，一方面可以减少因害怕再次发生移位妊娠而抵触妊娠的不良情绪，另一方面也可以增加和提高患者的自我保健意识。

2.接受非手术治疗患者的护理

对于接受非手术治疗方案的患者，护士应从以下几方面加强护理。

(1)护士需密切观察患者的一般情况、生命体征，并重视患者的主诉，尤应注意阴道流血量与腹腔内出血量不成比例，当阴道流血量不多时，不要误认为腹腔内出血量亦很少。

(2)护士应告诉患者病情发展的一些指征，如出血增多、腹痛加剧、肛门坠胀感明显等，以便当患者病情发展时，医患均能及时发现，给予相应处理。

(3)患者应卧床休息，避免腹部压力增大，从而减少异位妊娠破裂的机会。在患者卧床期间，护士需提供相应的生活护理。

(4)护士应协助正确留取血标本，以检测治疗效果。

(5)护士应指导患者摄取足够的营养物质，尤其是富含铁蛋白的食物，如动物肝脏、肉类、豆类、绿叶蔬菜以及黑木耳等，以促进血红蛋白的增加，增强患者的抵抗力。

3.出院指导

输卵管妊娠的预后在于防治输卵管的损伤和感染，因此护士应做好妇女的健康保健工作，防止发生盆腔感染。教育患者保持良好的卫生习惯，勤洗浴、勤换衣，性伴侣稳定。发生盆腔炎后须立即彻底治疗，以免延误病情。另外，由于输卵管妊娠者中约有10%的再发生率和50%～60%的不孕率。因此，护士需告诫患者，下次妊娠时要及时就医，并且不宜轻易终止妊娠。

(五)护理评价

(1)患者的休克症状得以及时发现并纠正。

(2)患者消除了恐惧心理.愿意接受手术治疗。

(王玉梅)

第四节　妊娠合并贫血

一、概述

妊娠合并贫血(pregnancy complicated with anemia)是妊娠期常见并发症之一。当红细胞计数<3.5×10^{12}/L，或血红蛋白<100 g/L，或血细胞比容在0.30以下时，可诊断为妊娠合并贫血。其中以缺铁性贫血最常见，其次是由于叶酸或维生素B_{12}缺乏引起的巨幼红细胞性贫血。

(一)贫血对妊娠的影响

轻度贫血一般影响不大，但中、重度贫血可降低孕妇的抵抗力，对出血的耐受力降低，分娩及剖宫产手术风险增高，严重可导致贫血性心脏病、产后出血、失血性休克、产褥感染等并发症，危及孕产妇生命，还可导致子宫缺血，影响胎儿的正常发育，胎儿可出现子宫内发育迟缓、窘迫、死胎、早产、新生儿窒息等。

(二)妊娠对贫血的影响

妊娠期会出现生理性贫血;因胎儿对铁剂的需求量增加,贫血会加重。

二、护理评估

(一)健康史

(1)孕前有无月经过多、寄生虫病或消化道疾病等慢性失血史。

(2)有无妊娠呕吐或慢性腹泻、双胎、铁剂吸收不良、偏食等导致营养不良和缺铁病史。

(二)身体状况

1.症状评估

了解孕妇有无面色苍白、头晕、眼花、耳鸣、心慌、气短、乏力、食欲缺乏、腹胀等贫血症状;了解有无手趾及脚趾麻木、健忘、表情淡漠、易出血、易感染等特殊症状。

2.护理检查

可见皮肤黏膜苍白、指甲脆薄、毛发干燥、口腔炎及舌炎等。

3.辅助检查

(1)血象检查:缺铁性贫血为小细胞低色素性贫血;巨幼红细胞性贫血呈大细胞性贫血;再生障碍性贫血以全血细胞减少为特征。

(2)血清铁浓度测定:血清铁<6.5 μmol/L。

(3)叶酸、维生素 B_{12} 测定:血清叶酸<6.8 nmol/L 或红细胞叶酸<227 nmol/L。

(4)骨髓检查:缺铁性贫血示红细胞系增生,分类见中、晚幼红细胞增多,含铁血黄素及铁颗粒减少或消失;巨幼红细胞性贫血骨髓红细胞系明显增生,可见典型的巨幼红细胞;再生障碍性贫血示多部位增生减低,有核细胞少。

(三)心理-社会状况

孕妇因担心胎儿及自身健康而焦虑。

(四)处理要点

积极纠正贫血,预防感染,防止胎儿生长受限、胎儿宫内窘迫及产后出血等并发症发生。

三、护理诊断

(一)知识缺乏

与缺乏妊娠合并贫血的保健知识及服用铁剂相关的知识有关。

(二)活动无耐力

与贫血引起的疲倦有关。

(三)有胎儿受伤的危险

与母体贫血,供应胎儿氧及营养物质不足有关。

四、护理措施

(一)一般护理

(1)合理安排活动与休息,避免因头晕、乏力而发生摔倒等意外;加强孕期营养,补充高铁、高蛋白质、高维生素 C 的食物。

(2)住院期间加强口腔、外阴、尿道的卫生清洁;接生过程严格无菌操作,产后做好会阴护理,按医嘱给予抗生素预防感染。

(二)病情观察

观察治疗后症状改善情况,注意体温变化及胎动、胎心变化,有异常及时报告处理。

(三)对症护理

(1)补充铁剂:硫酸亚铁 0.3 g,每天 3 次,同时服维生素 C 300 mg 或 10%稀盐酸 0.5～2 mL 促进铁吸收,宜饭后服用。

(2)补充叶酸:巨幼红细胞性贫血者可每天口服叶酸 15 mg,同服维生素 B_{12} 至贫血改善。

(3)输血:多数患者无须输血,若血红蛋白<60 g/L,需剖宫产及再生障碍性贫血患者可少量、多次输浓缩红细胞或新鲜全血,输液速度宜慢。

(4)产科处理:如果胎儿情况良好,宜选择经阴道分娩,分娩时应尽量减少出血,防止产程延长、产妇疲乏,必要时可行阴道助产以缩短第二产程。产后应用宫缩剂防止产后出血,并给予广谱抗生素预防感染。此外,贫血极严重或有其他并发症者不宜哺乳。

(四)心理护理

告知孕妇,贫血是可以改善的,只要积极治疗可防止胎儿损伤,减少思想顾虑,缓解不安情绪。

(五)健康指导

(1)孕前应积极治疗失血性疾病,如月经过多、寄生虫病等。

(2)注意孕期营养,多吃木耳、紫菜、动物肝脏、豆制品等含铁丰富的食物,12 周起应适当补充铁剂,服铁剂时禁忌饮浓茶;抗酸药物影响铁剂效果,应避免服用。

(3)定期产检,发现贫血及时纠正。

妊娠合并症是妊娠期常见的疾病,妊娠与这些内、外科疾病相互影响,严重者甚至引起孕产妇和新生儿死亡,所以在妊娠期要加强相关疾病的筛查及诊断,及时治疗,必要时终止妊娠;而分娩期则要根据产妇的病情严重程度选择适宜的分娩方式,加强产程的监护,减少产时及产后出血,预防产褥感染。新生儿应及早检查,及时治疗。

(王玉梅)

第五节 妊娠合并急性阑尾炎

急性阑尾炎是妊娠期最常见的外科疾病。妊娠期急性阑尾炎的发病率与非孕期相同,国内资料0.5‰～1‰。妊娠各期均可发生急性阑尾炎,但在妊娠前 6 个月常见,分娩期及产褥期少见。通常认为妊娠与急性阑尾炎的发生无内在联系。妊娠期阑尾炎临床表现不典型,增加诊断难度,使孕妇和胎儿的并发症和死亡率大大提高。因此,应掌握妊娠期阑尾炎的特点,早期诊断和及时处理对预后有重要影响。

妊娠初期阑尾的位置与非孕期相似,其根部在右髂前上棘至脐连线中外 1/3 处。

随妊娠周数增加,盲肠和阑尾的位置向上、向外、向后移位。妊娠 3 个月末位于髂嵴下 2 横指,妊娠5 个月末达髂嵴水平,妊娠 8 个月末上升至髂嵴上 2 横指,妊娠足月可达胆囊区。盲肠和阑尾在向上移位的同时,阑尾呈逆时针方向旋转,一部分被增大子宫覆盖。产后 10～12 天恢复到非孕时位置(图 10-2)。

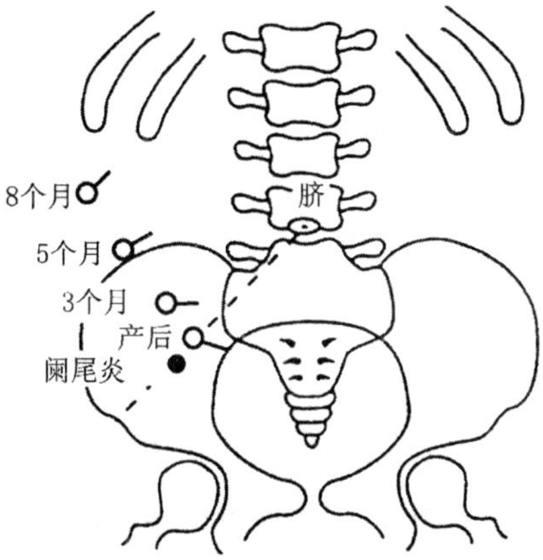

图 10-2 妊娠期阑尾位置的变化

一、妊娠期合并阑尾炎的特点

妊娠并不诱发阑尾炎，但由于妊娠期解剖生理的改变，妊娠时阑尾位置的变化，所发生的阑尾炎有两个特点：一是诊断比较困难；二是炎症容易扩散。

其造成诊断比较困难的因素有：①早孕反应的恶心、呕吐与阑尾炎的症状相似。②增大子宫导致阑尾移位，使腹痛不局限于右下腹。③妊娠期白细胞计数也升高；容易与其他妊娠期腹痛性疾病相混淆，如早产、肾绞痛、肾盂肾炎、胎盘早剥、子宫肌瘤变性等。④妊娠中、晚期阑尾炎的症状不典型。

其导致炎症容易扩散的原因有：①妊娠期盆腔血液及淋巴循环旺盛，毛细血管通透性及组织蛋白溶解能力增强。②增大子宫将腹壁与发炎阑尾分开，使腹壁防卫能力减弱。③子宫妨碍大网膜游走，使大网膜不能抵达感染部位发挥防卫作用。④妊娠期类固醇激素分泌增多，抑制孕妇的免疫机制，促进炎症发展。⑤炎症波及子宫可诱发宫缩，宫缩又促使炎症扩散，易导致弥漫性腹膜炎。⑥症状及体征不典型，容易延误诊疗时机。

二、临床表现及评估

在妊娠的不同时期，急性阑尾炎的临床表现有明显差别。

(1)妊娠早期急性阑尾炎：症状及体征与非孕期基本相同。常有转移性右下腹痛及消化道症状，包括恶心、呕吐、食欲缺乏、便秘和腹泻，急性阑尾炎早期体温正常或轻度升高（通常＜38 ℃）；若有明显体温升高（＞39℃）或脉率增快，提示有阑尾穿孔或合并腹膜炎。查体右下腹麦氏点或稍高处有压痛、反跳痛和肌紧张。超声检查有一定帮助。

(2)妊娠中、晚期急性阑尾炎与非孕期表现不同，常无明显的转移性右下腹痛，腹痛和压痛的位置逐渐上升，甚至可达右肋下肝区。阑尾位于子宫背面时，疼痛可位于右侧腰部。增大的子宫将壁腹膜向前顶起，故压痛、反跳痛和肌紧张常不明显。妊娠期有生理性白细胞增加，故白细胞计数对诊断帮助不大，但白细胞计数＞15×10^9/L 时有诊断意义。也有白细胞升高不明显者。超声检查难以得到确诊。

三、护理诊断

(一)焦虑

其与发病突然,正常的生活、工作秩序受影响,缺乏术前准备及术后处理等相关知识有关。

(二)疼痛

其与疾病、手术切口等有关。

四、潜在的并发症

(一)切口感染

切口感染是阑尾切除术后最常见的并发症,多见于化脓性或穿孔性阑尾炎。切口感染可通过术中有效保护切口、彻底止血、消灭无效腔等措施得到预防。切口感染的临床表现为术后2~3天体温升高,切口局部胀痛或跳痛、红肿、压痛等。治疗原则:先试穿刺抽脓液,或在波动处拆除缝线敞开切口,排除脓液,放置引流,定期换药。一般短期内可愈合。

(二)粘连性肠梗阻

其与局部炎性渗出、手术损伤和术后长期卧床等因素有关。完全性肠梗阻者应手术治疗。

(三)出血

多因阑尾系膜的结扎线松脱而引起系膜血管出血。临床表现为腹痛、腹胀和失血性休克等。一旦发生出血,应立即输血、补液,紧急手术止血。

(四)腹腔感染或脓肿

多发生于化脓性或坏疽性阑尾炎术后,尤其是阑尾穿孔伴腹膜炎的患者。因炎性渗出物常积聚于膈下、盆腔、肠间隙而易形成脓肿。多于术后5~7天,患者表现为体温升高或下降后又升高,有腹痛、腹胀、腹部压痛、腹肌紧张或腹部包块,亦可出现直肠子宫膀胱刺激症状及全身中毒症状等。

(五)阑尾残株炎

阑尾切除时若残端保留过长,超过1 cm,术后残株易复发炎症,仍表现为阑尾炎的症状。X线钡剂检查可明确诊断。症状较重者,应手术切除阑尾残株。

五、护理措施

(一)术前护理

1.心理护理

了解患者及其家属的心理反应,在与患者和家属建立良好沟通的基础上,做好解释安慰工作,稳定患者的情绪,减轻其焦虑;向患者和家属介绍有关急性阑尾炎的知识,讲解手术的必要性和重要性,提高他们的认识,使之积极配合治疗和护理。

2.加强病情的观察

定时测量体温、脉搏、血压和呼吸;加强巡视,观察患者的腹部症状和体征,尤其注意腹痛的变化;禁用镇静止痛剂,如吗啡等,以免掩盖病情。若患者腹痛加剧,出现发热等,应及时通知医师。

3.避免增加肠内压力

疾病观察期间,患者禁食、输液、应用抗生素;禁服泻药及灌肠,以免肠蠕动加快,增高肠内压力,导致阑尾穿孔或炎症扩散。

(二)术后护理

1.密切监测生命体征及病情变化

定时测量体温、血压及脉搏,并准确记录;加强巡视,注意倾听患者的主诉,观察患者腹部体征的变化,及时发现异常,通知医师并配合治疗。

2.体征

患者全麻术后清醒或硬膜外麻醉平卧6小时后(中、晚期妊娠患者宜略向左、右侧斜),血压、脉搏平稳者,改为半卧位,以减少腹壁张力,减轻切口疼痛,有利于呼吸和引流。

3.切口和引流管的护理

保持切口敷料清洁、干燥,及时更换有渗血、渗液污染的敷料;观察切口愈合情况,及时发现切口出血及感染征象。妥善固定引流管,防止扭曲、受压,保持通畅;经常从近端至远端挤压引流管,防止因血块或脓液而堵塞;观察并记录引流液的颜色、性状及量。如引流液量逐渐减少,颜色逐渐变淡至浆液性,患者体温及血象正常,可考虑拔管。

4.饮食

患者术后禁食、胃肠减压、静脉补液,待肠蠕动恢复、肛门排气后,逐步恢复经口饮食。

5.抗生素的应用

术后应用有效抗生素,控制感染,防止并发症发生。

6.活动

鼓励患者术后在床上翻身、活动肢体,待麻醉反应消失后即下床活动,以促进肠蠕动恢复,减少肠粘连的发生。

7.保胎治疗

若继续妊娠,术后3～4天内应给予抑制宫缩药及镇静药保胎治疗。根据妊娠不同时期,早孕期间可给予肌内注射黄体酮,中、晚期妊娠静脉滴注硫酸镁,口服或静脉滴注利托君等。

六、健康指导

(1)指导患者术后饮食:鼓励患者摄取营养丰富齐全的食物,以利于切口愈合;饮食种类及量应循序渐进,避免暴饮暴食;注意饮食卫生,避免进食不洁食品。

(2)向患者介绍术后早期离床活动的意义,鼓励患者尽早下床活动,促进肠蠕动恢复,防止术后肠粘连。

(王玉梅)

第六节 妊娠合并糖尿病

妊娠合并糖尿病是指在原有糖尿病的基础上并合妊娠,或妊娠前为隐性糖尿病、妊娠后发展为糖尿病。妊娠对糖尿病和糖尿病对妊娠和母儿的影响都很大。

一、护理评估

(一)病史

评估糖尿病病史及糖尿病家族史,有无复杂性外阴阴道假丝酵母菌病、不明原因反复流产、死胎、巨大儿或分娩足月新生儿呼吸窘迫综合征儿史、胎儿畸形、新生儿死亡等不良孕产史等;本次妊娠经过、病情控制及目前用药情况;有无胎儿偏大或羊水过多等潜在高危因素。同时,注意评估有无肾、心血管系统及视网膜病变等合并症情况。

(二)身心状况

1.症状与体征

评估孕妇有无糖代谢紊乱综合征,即"三多一少"症状(多饮,多食,多尿,体重下降),重症者症状明显。孕妇有无皮肤瘙痒,尤其外阴瘙痒。因高血糖可导致眼房水,晶体渗透压改变而引起眼屈光改变,患病孕妇可出现视力模糊。评估糖尿病孕妇有无产科并发症,如低血糖、高血糖、妊娠期高血压疾病、酮症酸中毒、感染等。确定胎儿宫内发育情况,注意有无巨大儿或胎儿生长受限。分娩期重点评估孕妇有无低血糖及酮症酸中毒症状,如心悸、出汗、面色苍白、饥饿感或出现恶心、呕吐、视力模糊、呼吸快且有烂苹果味等。评估静脉输液的性质与速度。监测产程的进展、子宫收缩、胎心音、母体生命体征等有无异常。产褥期主要评估有无低血糖或高血糖症状,有无产后出血及感染征兆,评估新生儿状况。

2.妊娠合并糖尿病分期

目前采用 1994 年美国妇产科医师协会(ACOG)推荐的分类,其中 B-H 分类按照普遍使用的 White 分类法。根据糖尿病的发病年龄、病程、是否存在血管合并症、器官受累等情况进行分期,有助于估计病情的严重程度及预后。

A 级:妊娠期出现或发现的糖尿病。

B 级:显性糖尿病,20 岁以后发病,病程小于 10 年,无血管病变。

C 级:发病年龄在 10～19 岁,或病程达 10～19 年,无血管病变。

D 级:10 岁以前发病,或病程≥20 年,或者合并单纯性视网膜病。

F 级:糖尿病肾病。

R 级:有增生性视网膜病变。

H 级:糖尿病性心脏病。

此外,根据母体血糖控制情况进一步将 GDM 分为 A_1 与 A_2 两级,如下。

A_1 级:空腹血糖(FBG)<5.8 mmol/L,经饮食控制,餐后 2 小时血糖<6.7 mmol/L。A_1 级 GDM 母儿合并症较少,产后糖代谢异常多能恢复正常。

A_2 级:经饮食控制,FBG≥5.8 mmol/L,餐后 2 小时血糖≥6.7 mmol/L,妊娠期需加用胰岛素控制血糖。A_2 级 GDM 母儿合并症较多,胎儿畸形发生率增加。

3.心理-社会评估

由于糖尿病疾病的特殊性,应评估孕妇及家人对疾病知识的了解程度,认知态度,有无焦虑、恐惧心理,社会及家庭支持系统是否完善等。

(三)诊断检查

1.血糖测定

2 次或 2 次以上空腹血糖>5.8 mmol/L。

2.糖筛查试验

用于 GDM 筛查，建议孕妇于妊娠 24～28 周进行。方法：葡萄糖 50 g 溶于 200 mL 水中，5 分钟内口服完，服后 1 小时测血糖≥7.8 mmol/L（140 mg/dL）为糖筛查异常；如血糖≥11.2 mmol/L的孕妇，则 GDM 可能性大。对糖筛查异常的孕妇需进一步查空腹血糖，如异常即可确诊，如正常需进行葡萄糖耐量试验。

3.OGTT（75 g 糖耐量试验）

禁食 12 小时后，口服葡萄糖 75 g。血糖值诊断标准：空腹 5.6 mmol/L，1 小时 10.3 mmol/L，2 小时 8.6 mmol/L，3 小时6.7 mmol/L，若其中有 2 项或 2 项以上达到或超过正常值者，即可诊断为 GDM；如 1 项高于正常值，则诊断为糖耐量异常。

4.其他

肝肾功能检查，24 小时尿蛋白定量，尿酮体及眼底等相关检查。

二、护理诊断

（一）营养失调：高于机体需要量

其与摄入超过新陈代谢的需要量有关。

（二）焦虑

其与担心婴儿安危有关。

（三）有感染的危险

其与糖尿病白细胞多种功能缺陷，杀菌作用明显降低有关。

三、护理目标

（1）护理对象妊娠、分娩经过顺利，母婴健康。

（2）孕妇能列举有效的血糖控制方法，保持良好的自我照顾能力。

（3）出院时，产妇不存在感染的征象。

四、护理措施

（一）一般护理

糖尿病孕妇的饮食控制是治疗护理的关键，每天热量以 150 kJ/kg（36 kcal/kg）为宜，其中蛋白质12%～20%[（1.5～2) g/kg]，碳水化合物 40%～50%，脂肪 30%～35%，并补充维生素、铁、钙，但要限制含糖多的薯类、水果。多吃蔬菜和豆制品，使血糖维持在6.11～7.77 mmol/L水平，以孕妇无饥饿感为理想。在分娩期应尽量鼓励进食，保证热量供应，预防低血糖。在产后轻型糖尿病的产妇，应根据以上原则多加汤类食品，以促进泌乳。适当的运动可降低血糖，提高对胰岛素的敏感性，保持体重不至过重，有利于控制血糖和正常分娩，运动方式可选择极轻度运动（如散步）和轻度运动（中速步行），每天至少 1 次，每次 20～40 分钟。产后可做产后保健操。因糖尿病致白细胞多种功能缺陷、抵抗力下降，应注意预防感染，生活环境要清洁、舒适，空气清新，温度适宜，衣着适时调节，预防感冒和上呼吸道感染，注意口腔卫生，尤其产后要加强卫生宣教，改变传统的不能刷牙的习惯，预防口腔感染。糖尿病因尿糖的刺激，易引发外阴炎、阴道炎及泌尿系统感染，故应每天清洗外阴，保持清洁、干燥，以达到预防感染的目的。重型糖尿病产妇不宜哺乳，应给予回奶，在回奶过程中要做好乳房护理，预防乳腺炎。

(二)病情观察

在妊娠期定期进行产前检查,监护胎儿生长发育,通过B超检查及时发现畸形及巨大儿,教会孕妇自我监护,学会数胎动的方法,如发现胎动异常应及时到医院做NST监护,了解胎盘功能,预防胎死宫内。对孕妇定期查尿糖、血糖以了解病情,分娩期要严密观察产程进展,因糖尿病可致宫缩乏力,导致产程延长,消耗更多的能量。应注意生命体征变化,如出现头晕、全身出冷汗、脉搏加速,提示可能发生低血糖或酮症酸中毒,应通知医师进行处理。产程延长可导致胎儿窘迫,要严密观察胎心,必要时连续进行电子监护,如出现胎心晚期减速,提示胎儿窘迫,应通知医师采取结束分娩的措施。宫缩乏力是产后出血的重要原因,胎儿娩出后应观察产后出血的情况。在产褥期要观察体温变化和恶露的量、颜色、气味、腹痛,以早发现产后感染。如采取剖宫产、会阴切开应观察刀口愈合情况,如有红肿,阴道极易受念珠菌感染,如出现充血、奇痒、分泌物增多,可能为真菌或其他细菌感染,应通知医师处理。

(三)对症护理

妊娠合并糖尿病的孕、产妇,重症者心情紧张,担心巨大儿发生难产,惧怕剖宫产,害怕产程进展不顺利及产后发生并发症等,针对这种心理状态,应耐心给产妇讲解糖尿病的有关知识和目前对本病的治疗水平,使孕妇对分娩充满信心,以愉快的心情接受分娩。糖尿病孕、产妇往往出现多吃、多尿症状,有时有饥饿感,要向产妇说明控制饮食的重要性,使其主动与医护人员配合,接受饮食疗法。如发生外阴炎、阴道炎,产妇外阴痛、痒,应保持外阴清洁,根据不同的菌种感染给予不同的药物治疗,外阴清洗后局部涂以药膏,可适当加止痒剂,垫以柔软的会阴垫,保护皮肤不受损伤。

(四)治疗护理

(1)糖尿病的治疗基础是饮食控制。

(2)药物治疗:不选用磺胺类及双胍类降糖药,因其能通过胎盘引起胎儿畸形或导致胎儿低血糖死亡。常选用胰岛素治疗:因不通过胎盘,对胎儿无影响,应用胰岛素的过程中,应遵医嘱给予准确计量,如出现面色苍白、出汗、心悸、颤抖、有饥饿感以致昏迷等,应立即通知医师,并查尿糖、血糖、尿酮体,以确定是否发生低血糖或酮症酸中毒。可立即口服葡萄糖水或静脉注射葡萄糖 40～60 mL,如为酮症酸中毒则应遵医嘱给予胰岛素治疗,目前主张小剂量疗法,首次剂量为 0.2 U/(kg·g)静脉点滴,至酸中毒纠正后改皮下注射。分娩后由于抗胰岛素激素迅速下降,故产后 24 小时内胰岛素用量应减少至原用量的一半,第 2 天以后约为 2/3 原用量。

(3)在分娩过程中要严格执行无菌技术,并用广谱抗生素预防感染,胎儿前肩娩出后立即注射缩宫素,预防产后出血。

(4)妊娠 35 周即应住院严密监护,在结束分娩前应促进胎儿肺成熟,即每天静脉点滴地塞米松10～20 mg,连用 2 天,以减少新生儿呼吸困难综合征。新生儿出生后极易发生低血糖,故新生儿出生后30 分钟开始服 25%葡萄糖,一般 6 小时血糖恢复正常。若一般状态差,应按医嘱给 25%葡萄糖液静脉滴注。

(5)有剖宫产指征者一般选择在 36～38 周终止妊娠,应做好术前准备。

五、护理效果评价

(1)妊娠期糖尿病孕、产妇,产后应定期到医院检查尿糖、血糖,在内分泌科医师的指导下继续观察或治疗,以预防 5～10 年发展为糖尿病。

(2)妊娠合并糖尿病者分娩后,可在医师的指导下继续药物治疗,严格控制饮食,运用运动疗法,产褥期坚持产后保健操,产褥期后应加大运动量,以控制体重。

(3)学会自我检查尿糖的方法,以控制病情发展。要做好避孕,重型者不宜再次妊娠。

(王玉梅)

第七节 妊娠合并心脏病

一、概述

妊娠合并心脏病(pregnancy complicated with heart disease)是严重的妊娠合并症,在我国孕产妇死因中居第二位。妊娠期、分娩期及产褥期均可使心脏病者的心脏负担加重而诱发心力衰竭,是造成孕产妇死亡的主要原因之一,因此产科工作者必须高度重视。目前,先天性心脏病居妊娠合并心脏病原因的首位,其次是风湿性心脏病。

(一)妊娠期、分娩期及产褥期对心脏病的影响

1.妊娠期

妊娠期孕妇血容量自孕6~8周逐渐增加,至孕32~34周达高峰,比非孕期增加30%~45%,随着血容量增加,心排血量增加,心率加快,心脏负担加重。妊娠晚期,子宫增大,膈肌上升,使心脏向左上方移位,致大血管扭曲,心脏负担进一步加重。

2.分娩期

此期心脏负担最重。第一产程:宫缩一次,有250~500 mL血液被挤至体循环,回心血量增加,心脏负担增加。第二产程:宫缩强度进一步加强,加之产妇屏气用力,腹肌及骨骼肌收缩,使肺循环压力及腹压增加,内脏血液大量涌向心脏,此期心脏负担最重。第三产程:胎儿娩出后,腹压骤减,大量血液向内脏血管灌注,回心血量骤减;胎儿、胎盘娩出后,子宫迅速缩小,胎盘循环停止,子宫血窦内大量的血液进入体循环,回心血量骤增,造成血流动力学急剧改变,使心脏负担加重,诱发心脏病孕妇出现心力衰竭。

3.产褥期

产后3天内仍是心脏负担较重时期,除宫缩使部分血液进入体循环外,妊娠期产妇组织内潴留的液体也回到体循环,使血容量再度增加,诱发心力衰竭。

由此可知,妊娠32~34周、分娩期及产褥期的最初3天内,心脏负担加重,是心脏病孕妇最易发生心力衰竭的危险时期,应加强监护。

(二)心脏病对妊娠的影响

心脏病不影响受孕,但较重的心脏病患者妊娠后心功能恶化,易致流产、早产、死胎、胎儿生长受限、胎儿宫内窘迫及新生儿窒息发生率明显增高,围生儿死亡率是正常妊娠的2~3倍。

二、护理评估

(一)健康史

(1)妊娠前有无心脏病和风湿热的病史,既往心脏病的治疗经过及心功能状态等。

(2)有无劳力性呼吸困难、夜间端坐呼吸、咯血、胸闷、胸痛等心功能异常的症状。

(3)了解有无妊娠期高血压疾病、重度贫血、上呼吸道感染等诱发心力衰竭的因素。

(二)身体状况

1.症状评估

心脏病孕妇心功能分级如下。

(1)Ⅰ级:一般体力活动不受限制。

(2)Ⅱ级:一般体力活动稍受限制,活动后心悸、轻度气短,休息时无症状。

(3)Ⅲ级:一般体力活动显著受限制,休息时无不适,轻微日常工作即感不适、心悸、呼吸困难或既往有心力衰竭史者。

(4)Ⅳ级:一般体力活动严重受限制,不能进行任何活动,休息时仍有心悸、呼吸困难等心力衰竭表现。

早期心力衰竭表现如下:①轻微活动后出现胸闷、心悸、气短;②休息时心率每分钟超过110次,呼吸每分钟超过20次;③夜间常因胸闷而坐起呼吸或到窗口呼吸新鲜空气;④肺底部出现少量持续性湿啰音,咳嗽后不消失。

2.护理检查

可有以下体征:①Ⅱ级或Ⅲ级以上收缩期杂音;②舒张期杂音;③严重心律失常;④心脏扩大。

3.辅助检查

(1)心电图:心电图提示心律失常或心肌损害。

(2)X线检查:显示心脏扩大,个别心腔扩大。

(3)超声心动图检查:显示心肌肥厚、瓣膜运动异常、心内结构畸形。

(4)产科B超检查:了解胎儿的大体情况及生物物理评分。

(5)胎儿电子监护仪:预测子宫内胎儿储备能力,评估胎儿健康。

(三)心理-社会状况

患者常因担心妊娠期间病情加重影响胎儿发育,而感到紧张、恐惧不安,也担心自己无法承受妊娠和分娩带来的风险而出现生命危险。分娩时,恐惧、害怕、宫缩痛及缺氧,使患者烦躁不安,不易与医护合作。

(四)处理要点

根据心功能分级确定是否能妊娠,不宜妊娠者应及时终止妊娠;可妊娠者需加强妊娠期检查及监测。妊娠晚期提前选择适宜的分娩方式,心功能较好、胎位正常、子宫颈条件良好者可行阴道分娩;而心功能分级Ⅲ～Ⅳ级、胎儿偏大、产道异常或有其他并发症者应选择剖宫产。产褥期注意休息及预防感染,心功能Ⅲ级以上者不宜哺乳。

三、护理诊断

(一)焦虑

与担心母儿安危有关。

(二)自理能力缺陷

与心功能不全需卧床休息有关。

(三)活动无耐力

与心排血量下降有关。

(四)潜在并发症

心力衰竭、感染或洋地黄中毒。

四、护理措施

(一)一般护理

(1)列入高危妊娠门诊,加强产前检查,及时了解心脏功能及胎儿情况,发现心力衰竭立即入院治疗。

(2)休息:每天保证至少10小时睡眠时间,采取左侧卧位或半卧位。

(3)饮食:高蛋白质、高维生素、低盐、低脂饮食,多吃水果和蔬菜,预防便秘,每周体重增长不超过0.5 kg。

(4)预防心力衰竭:除加强上述各项护理外,还要预防和及时治疗感染、贫血、妊娠期高血压疾病等影响心功能的因素。

(二)病情观察

监测心率、呼吸、液体出入量及胎动计数,如有发热、心悸、气促、咳嗽、水肿等不适及时报告医师。

(三)对症护理

1.妊娠期

(1)终止妊娠:心功能Ⅲ～Ⅳ级不宜妊娠者,应于孕12周前行人工流产;妊娠12周以上者在控制心力衰竭的基础上行引产术;妊娠已达28周以上者,引产风险太大,应在内科生配合下严密监护,积极防治心力衰竭,使之度过妊娠期与分娩期。

(2)心力衰竭防治:注意休息,营养科学合理。妊娠早期不主张预防性使用洋地黄,早期心力衰竭者可给予地高辛治疗以减少药物的毒性反应;而妊娠晚期治疗原则是待心力衰竭控制后及早剖宫产结束妊娠,挽救生命。

2.分娩期

(1)分娩方式的选择:心功能Ⅲ～Ⅳ级且有产科指征者,宜选择剖宫产,术时上半身抬高30°,以防出现仰卧位低血压综合征;不宜再妊娠者,同时行输卵管结扎术。而心功能Ⅰ～Ⅱ级且胎儿不大且胎位正常、子宫颈条件好者,可在严密监护下经阴道试产。

(2)第一产程:专人护理,积极与产妇沟通,消除紧张情绪;指导患者深呼吸或按摩腹部以减轻因宫缩引起的腹部不适;充分休息,保存体力,适当镇静;注意控制输液速度,避免增加心脏负担;监测母儿情况及产程进展,做好剖宫产术前准备。

(3)第二产程:避免屏气用力,会阴侧切下行阴道助产,缩短第二产程。

(4)第三产程:胎儿娩出后,产妇腹部用沙袋加压,防止腹压骤降,诱发心力衰竭。应用缩宫素防止产后出血,但禁用麦角新碱,因其可升高静脉压诱发心力衰竭。必要时输血、输液。

3.产褥期

产后3天仍是发生心力衰竭的危险期,要求产妇充分卧床休息1～2周;心功能Ⅲ～Ⅳ级者不宜哺乳,及时回乳并指导家属人工喂养;常规应用抗生素至产后1周。

(四)心理护理

加强心理安慰,避免孕妇情绪紧张和过度激动,保持平稳豁达心情。

(五)健康指导

(1)心功能达Ⅲ级或以上、有心力衰竭史者不宜妊娠,指导选择有效避孕方法或绝育。

(2)按产妇心功能情况的不同,帮助制订家庭康复计划,指导婴儿的喂养及护理。教会产妇心功能自我监护方法。

(3)出院后注意休息,保持情绪稳定,避免过度劳累。

(程　严)

第八节　过期妊娠

平时月经周期规则,妊娠达到或超过42周(>294天)尚未分娩者,称为过期妊娠。其发生率占妊娠总数的3%～15%。过期妊娠使胎儿窘迫、胎粪吸入综合征、过熟综合征、新生儿窒息、围生儿死亡、巨大儿,以及难产等不良结局发生率增高,并随妊娠期延长而增加。

一、病因

过期妊娠可能与下列因素有关。

(一)雌、孕激素比例失调

内源性前列腺素和雌二醇分泌不足而孕酮水平增高,导致孕激素优势.抑制前列腺素和缩宫素的作用,延迟分娩发动。导致过期妊娠。

(二)头盆不称

部分过期妊娠胎儿较大,导致头盆不称和胎位异常,使胎先露部不能紧贴子宫下段及宫颈内口,反射性子宫收缩减少,容易发生过期妊娠。

(三)胎儿畸形

如无脑儿,由于无下丘脑,垂体肾上腺轴发育不良或缺如,促肾上腺皮质激素产生不足,胎儿肾上腺皮质萎缩,使雌激素的前身物质16α-羟基硫酸脱氢表雄酮不足,从而雌激素分泌减少;小而不规则的胎儿不能紧贴子宫下段及宫颈内口诱发宫缩,导致过期妊娠。

(四)遗传因素

某家族、某个体常反复发生过期妊娠,提示过期妊娠可能与遗传因素有关。胎盘硫酸酯酶缺乏症是一种罕见的伴性隐性遗传病,可导致过期妊娠。其发生机制是因胎盘缺乏硫酸酯酶,胎儿肾上腺与肝脏产生的16α-羟基硫酸脱氢表雄酮不能脱去硫酸根转变为雌二醇及雌三醇,从而使血雌二醇及雌三醇明显减少,降低子宫对缩宫素的敏感性,使分娩难以启动。

二、临床表现

(一)胎盘

过期妊娠的胎盘病理有两种类型:一种是胎盘功能正常,除重量略有增加外。胎盘外观和镜检均与妊娠足月胎盘相似;另一种是胎盘功能减退,肉眼观察胎盘母体面呈片状或多灶性梗死及钙化，胎儿面及胎膜常被胎粪污染，呈黄绿色。

(二)羊水

正常妊娠 38 周后，羊水量随妊娠推延逐渐减少，妊娠 42 周后羊水减少迅速，约 30%减至 300 mL以下；羊水粪染率明显增高，是足月妊娠的 2～3 倍，若同时伴有羊水过少，羊水粪染率达 71%。

(三)胎儿

过期妊娠胎儿生长模式与胎盘功能有关，可分以下 3 种。

1.正常生长及巨大儿

胎盘功能正常者，能维持胎儿继续生长，约 25%成为巨大儿，其中 1.4%胎儿出生体重 >4 500 g。

2.胎儿成熟障碍

10%～20%过期妊娠并发胎儿成熟障碍。胎盘功能减退与胎盘血流灌注不足、胎儿缺氧及营养缺乏等有关。由于胎盘合成、代谢、运输及交换等功能障碍，胎儿不易再继续生长发育。临床分为3 期：第Ⅰ期为过度成熟期，表现为胎脂消失、皮下脂肪减少、皮肤干燥松弛多皱褶，头发浓密，指(趾)甲长，身体瘦长，容貌似“小老人”。第Ⅱ期为胎儿缺氧期，肛门括约肌松弛，有胎粪排出，羊水及胎儿皮肤黄染，羊膜和脐带绿染，同胎儿患病率及围生儿死亡率最高。第Ⅲ期为胎儿全身因粪染历时较长广泛黄染，指(趾)甲和皮肤呈黄色，脐带和胎膜呈黄绿色，此期胎儿已经历和渡过第Ⅱ期危险阶段，其预后反较第Ⅱ期好。

3.胎儿生长受限

小样儿可与过期妊娠共存，后者更增加胎儿的危险性，约 1/3 过期妊娠死产儿为生长受限小样儿。

三、处理原则

应根据胎盘功能、胎儿大小、宫颈成熟度综合分析，以确诊过期妊娠，并选择恰当的分娩方式终止妊娠，在产程中密切观察羊水情况、胎心监护，出现胎儿窘迫征象，行剖宫产尽快结束分娩。

四、护理

(一)护理评估

1.病史

准确核实孕周，确定胎盘功能是否正常是关键。诊断过期妊娠之前必须准确核实孕周。

2.身心诊断

平时月经周期规则，妊娠达到或超过 42 周(>294 天)未分娩者，可诊断为过期妊娠。由于孕妇结果的不可预知、恐惧、焦虑、猜测是过期妊娠孕妇常见的情绪反应。

3.诊断检查

实验室检查：①根据 B 超检查确定孕周，妊娠 20 周内，B 超检查对确定孕周有重要意义。妊娠 5～12 周内以胎儿顶臀径推算孕周较准确，妊娠 12～20 周以内以胎儿双顶径、股骨长度推算预产期较好。②根据妊娠初期血、尿 HCG 增高的时间推算孕周。

(二)护理诊断

1.有新生儿受伤的危险

与过期胎儿生长受限有关。

2.焦虑

与担心分娩方式、过期胎儿预后有关。

(三)预期目标

(1)新生儿不存在因护理不当而产生的并发症。

(2)患者能平静地面对事实,接受治疗和护理。

(四)护理措施

1.预防过期妊娠

(1)加强孕期宣教,使孕妇及家属认识过期妊娠的危害性。

(2)定期进行产前检查,适时结束妊娠。

2.加强监测,判断胎儿在宫内情况

(1)教会孕妇进行胎动计数:妊娠超过 40 周的孕妇,通过计数胎动进行自我监测尤为重要。胎动计数>30 次/12 小时为正常,<10 次/12 小时或逐日下降,超过 50%,应视为胎盘功能减退,提示胎儿宫内缺氧。

(2)胎儿电子监护仪检测:无应激试验(NST)每周 2 次,胎动减少时应增加检测次数;住院后需每天1 次监测胎心变化。NST 无反应型需进一步做缩宫素激惹试验(OCT),若多次反复相互现胎心晚期减速,提示胎盘功能减退、胎儿明显缺氧。因 NST 存在较高假阳性率,需结合 B 超检查,估计胎儿安危。

3.终止妊娠应根据胎盘功能、胎儿大小、宫颈成熟度综合分析,选择恰当的分娩方式

(1)终止妊娠的指征:已确诊过期妊娠,严格掌握终止妊娠的指征有:①宫颈条件成熟;②胎儿体重>4 000 g或胎儿生长受限;③12 小时内胎动<10 次或 NST 为无反应型,OCT 可疑;④尿E/C 比值持续低值;⑤羊水过少(羊水暗区<3 cm)和/或羊水粪染;⑥并发重度子痫前期或子痫。终止妊娠的方法应酌情而定。

(2)引产:宫颈条件成熟、Bishop 评分>7 分者,应予引产;胎头已衔接者,通常采用人工破膜,破膜时羊水多而清者,可静脉滴注缩宫素。在严密监视下经阴道分娩。对羊水Ⅱ度污染者,若阴道分娩,要求在胎肩娩出前用负压吸管或吸痰管吸净胎儿鼻咽部黏液。

(3)剖宫产:出现胎盘功能减退或胎儿窘迫征象,不论宫颈条件成熟与否,均应行剖宫产尽快结束分娩。过期妊娠时,胎儿虽有足够储备力,但临产后宫缩应激力的显著增加超过其储备力,出现隐性胎儿窘迫,对此应有足够认识。最好应用胎儿监护仪,及时发现问题,采取应急措施,适时选择剖宫产挽救胎儿。进入产程后。应鼓励产妇左侧卧位、吸氧。产程中最好连续监测胎心,注意羊水性状,必要时取胎儿头皮血测 pH,及早发现胎儿窘迫,并及时处理。过期妊娠时,常伴有胎儿窘迫、羊水粪染,分娩时应做相应准备。胎儿娩出后立即在直接喉镜指引下行气管插管吸出气管内容物,以减少胎粪吸入综合征的发生。过期儿患病率和死亡率均增高,应及时发现和处理新生儿窒息、脱水、低血容量及代谢性酸中毒等并发症。

(五)护理效果评价

(1)患者能积极配合医护措施。

(2)新生儿未发生窒息。

(程　严)

第九节 早 产

早产是指妊娠满 28 周至不足 37 周(196～258 天)间分娩者。此时娩出的新生儿称为早产儿,体重为 1 000～2 499 g。各器官发育尚不够健全,出生孕周越小,体重越轻,预后越差。国内早产占分娩总数的 5%～15%。约 15%早产儿于新生儿期死亡。近年由于早产儿治疗学及监护手段的进步,其生存率明显提高,伤残率下降,国外学者建议将早产定义时间上限提前到妊娠 20 周。

一、病因

诱发早产的常见原因有:①胎膜早破、绒毛膜羊膜炎最常见,30%～40%早产与此有关;②下生殖道及泌尿道感染,如 B 族溶血性链球菌、沙眼衣原体、支原体感染、急性肾盂肾炎等;③妊娠并发症与并发症,如妊娠期高血压疾病、妊娠期肝内胆汁淤积症,妊娠合并心脏病、慢性肾炎、病毒性肝炎、急性肾盂肾炎、急性阑尾炎、严重贫血、重度营养不良等;④子宫过度膨胀及胎盘因素,如羊水过多、多胎妊娠、前置胎盘、胎盘早剥、胎盘功能减退等;⑤子宫畸形,如纵隔子宫、双角子宫等;⑥宫颈内口松弛;⑦每天吸烟>10 支,酗酒。

二、临床表现

早产的主要临床表现是子宫收缩,最初为不规则宫缩,常伴有少许阴道流血或血性分泌物,以后可发展为规则宫缩,其过程与足月临产相似,胎膜早破较足月临产多见。宫颈管先逐渐消退,然后扩张。妊娠满 28 周至不足 37 周出现至少 10 分钟一次的规则宫缩,伴宫颈管缩短,可诊断先兆早产。妊娠满 28 周至不足 37 周出现规则宫缩(20 分钟≥4 次,或 60 分钟≥8 次,持续>30 秒),伴宫颈缩短≥80%,宫颈扩张1 cm以上。诊断为早产临产。部分患者可伴有少量阴道流血或阴道流液。以往有晚期流产、早产史及产伤史的孕妇容易发生早产。诊断早产一般并不困难,但应与妊娠晚期出现的生理性子宫收缩相区别。生理性子宫收缩一般不规则、无痛感,且不伴有宫颈管消退和宫口扩张等改变。

三、处理原则

若胎膜未破,胎儿存活、无胎儿窘迫,无严重妊娠并发症及并发症时,应设法抑制宫缩,尽可能延长孕周;若胎膜已破,早产不可避免时,应设法提高早产儿存活率。

四、护理

(一)护理评估

1.病史

详细评估可致早产的高危因素,如孕妇以往有流产、早产史或本次妊娠期有阴道流血史,则发生早产的可能性大,应详细询问并记录患者既往出现的症状及接受治疗的情况。

2.身心诊断

妊娠晚期者子宫收缩规律(20 分钟≥4 次),伴以宫颈管消退≥75%,以及进行性宫颈扩张

2 cm以上时,可诊断为早产者临产。

早产已不可避免时,孕妇常会不自觉地把一些相关的事情与早产联系起来而产生自责感;由于孕妇对结果的不可预知,恐惧、焦虑、猜测也是早产孕妇常见的情绪反应。

3.辅助检查

通过全身检查及产科检查,结合阴道分泌物的生化指标检测,核实孕周,评估胎儿成熟度、胎方位等;观察产程进展,确定早产的进程。

(二)护理诊断

1.有新生儿受伤的危险

与早产儿发育不成熟有关。

2.焦虑

与担心早产儿预后有关。

(三)预期目标

(1)新生儿不存在因护理不当而产生的并发症。

(2)患者能平静地面对事实,接受治疗及护理。

(四)护理措施

1.预防早产

孕妇良好的身心状况可减少早产的发生,突发的精神创伤亦可诱发早产。因此,应做好孕期保健工作,指导孕妇加强营养,保持平静心情。避免诱发宫缩的活动,如抬举重物、性生活等。高危孕妇必须多卧床休息,以左侧卧位为宜,以增加子宫血循环,改善胎儿供氧,慎做肛查和引导检查等,积极治疗并发症。宫颈内口松弛者应于孕 14～18 周或更早些时间做预防性宫颈环扎术,防止早产的产生。

2.药物治疗的护理

先兆早产的主要治疗为抑制宫缩,与此同时,还要积极控制感染治疗并发症和并发症。护理人员应能明确具体药物的作用和用法,并能识别药物的不良反应,以避免毒性作用的发生,同时,应对患者做相应的健康教育。常用抑制宫缩的药物有以下几类。

(1)β 肾上腺素受体激动素:其作用为激动子宫平滑肌 β 受体,从而抑制宫缩。此类药物的不良反应为心跳加快、血压下降、血糖增高、血钾降低、恶心、出汗、头痛等。常用药物有利托君(ritodrine)、沙丁胺醇(salbutamol)等。

(2)硫酸镁:镁离子直接作用于肌细胞,使平滑肌松弛,抑制子宫收缩。一般采用 25%硫酸镁 20 mL 加于 5%葡萄糖液 100～250 mL 中,在 30～60 分钟内缓慢静脉滴注,然后用 25%硫酸镁 20～10 mL 加于 5%葡萄糖液 100～250 mL 中,以每小时 1～2 g 的速度缓慢静脉滴注,直至宫缩停止。

(3)钙通道阻滞剂:阻滞钙离子进入细胞而抑制宫缩。常刚硝苯地平 5～10 mg,舌下含服,每天 3 次。用药时必须密切注意孕妇及血压的变化,若合并使用硫酸镁时更应慎重。

(4)前列腺素合成酶抑制剂:前列腺素有刺激子宫收缩和软化宫颈的作用,其抑制剂则有减少前列腺素合成的作用,从而抑制宫缩。常用药物有吲哚美辛及阿司匹林等。但此类药物可抑制胎儿前列腺素的合成和释放,使胎儿体内前列腺素减少,而前列腺素有药物可通过胎盘抑制胎儿前列腺素的合成和释放,使胎儿体内前列腺素减少,而前列腺素有维持胎儿动脉导管开放的作用,缺乏时导管可能过早关闭而致胎儿血循环障碍。因此,临床已较少应用,必要时仅能短期(不超过 1 周)服用。

3.预防新生儿并发症的发生

在保胎过程中,应每天行胎心监护,教会患者自数胎动,有异常时及时采用应对措施。在分娩前按医嘱给孕妇糖皮质激素如地塞米松、倍他米松等,可促胎肺成熟,是避免发生新生儿呼吸窘迫综合征的有效步骤。

4.为分娩做准备

如早产已不可避免,应尽早决定合理分娩的方式,如臀位、横位,估计胎儿成熟度低:而产程又需较长时间者,可选用剖宫产术结束分娩;经阴道分娩者,应考虑使用产钳和会阴切开术以缩短产程,从而减少分娩过程中对胎头的压迫。同时,充分做好早产儿保暖和复苏的准备,临产后慎用镇静剂,避免发生新生儿呼吸抑制的情况;产程中应给孕妇吸氧;新生儿出生后,立即结扎脐带,防止过多母血进入胎儿循环,造成循环系统负荷过载。

5.为孕妇提供心理支持

安排时间与孕妇进行开放式的讨论,让患者了解早产的发生并非她的过错,有时甚至是无缘由的。也要避免为减轻孕妇的负疚感而给予过于乐观的保证。由于早产是出乎意料的,孕妇多没有精神和物质准备,对产程的孤独无助感尤为敏感,因此,丈夫、家人和护士在身旁提供支持较足月分娩更显重要,并能帮助孕妇重建自尊,以良好的心态承担早产儿母亲的角色。

(五)护理效果评价

(1)患者能积极配合医护措施。

(2)母婴顺利经历全过程。

(程 严)

第十节 胎膜早破

胎膜早破(premature rupture of membranes,PROM)是指在临产前胎膜自然破裂。它是常见的分娩期并发症,妊娠满 37 周的发生率为 10%,妊娠不满 37 周的发生率为 2%~3.5%。胎膜早破可引起早产及围生儿死亡率增加,亦可导致孕产妇宫内感染率和产褥期感染率增加。

一、病因

一般认为胎膜早破与以下因素有关,常为多因素所致。

(一)上行感染

可由生殖道病原微生物上行感染,引起胎膜炎,使胎膜局部张力下降而破裂。

(二)羊膜腔压力增高

常见于多胎妊娠、羊水过多等。

(三)胎膜受力不均

胎先露高浮、头盆不称、胎位异常可使胎膜受压不均导致破裂。

(四)营养因素

缺乏维生素 C、锌及铜,可使胎膜张力下降而破裂。

(五)宫颈内口松弛

常因手术创伤或先天性宫颈组织薄弱,宫颈内口松弛,胎膜进入扩张的宫颈或阴道内,导致感染或受力不均,而使胎膜破裂。

(六)细胞因子

IL-1、IL-6、IL-8、TNF-α 升高,可激活溶酶体酶,破坏羊膜组织,导致胎膜早破。

(七)机械性刺激

创伤或妊娠后期性交也可导致胎膜早破。

二、临床表现

(一)症状

孕妇突感有较多液体自阴道流出,有时可混有胎脂及胎粪,无腹痛等其他产兆,当咳嗽、打喷嚏等腹压增加时,羊水可少量间断性排出。

(二)体征

肛诊或阴检时,触不到羊膜囊,上推胎儿先露部可见到羊水流出。如伴羊膜腔感染时,可有臭味,并伴有发热、母儿心率增快、子宫压痛,以及白细胞计数增多、C 反应蛋白升高。

三、对母儿的影响

(一)对母亲的影响

胎膜早破后,生殖道病原微生物易上行感染,通常感染程度与破膜时间有关。羊膜腔感染易发生产后出血。

(二)对胎儿的影响

胎膜早破经常诱发早产,早产儿易发生呼吸窘迫综合征。羊膜腔感染时,可引起新生儿吸入性肺炎,严重者发生败血症、颅内感染等。脐带受压、脐带脱垂时可致胎儿窘迫。胎膜早破发生的孕周越小,胎肺发育不良发生率越高,围生儿死亡率越高。

四、处理原则

预防感染和脐带脱垂,如有感染、胎窘征象,及时行剖宫产终止妊娠。

五、护理

(一)护理评估

1.病史

询问病史,了解是否有发生胎膜早破的病因,确定具体的胎膜早破的时间、妊娠周数,是否有宫缩、见红等产兆,是否出现感染征象,是否出现胎窘现象。

2.身心状况

观察孕妇阴道流液的色、质、量,是否有气味。孕妇常可能因为不了解胎膜早破的原因,而对不可自控的阴道流液形成恐慌,可能担心自身与胎儿的安危。

3.辅助检查

(1)阴道流液的 pH 测定:正常阴道液 pH 为 4.5~5.5,羊水 pH 为 7.0~7.5。若 pH>6.5,提示胎膜早破,准确率 90%。

(2)肛查或阴道窥阴器检查:肛查时未触到羊膜囊,上推胎儿先露部,有羊水流出。阴道窥阴器检查时见液体自宫口流出或可见阴道后窟隆有较多混有胎脂和胎粪的液体。

(3)阴道液涂片检查:阴道液置于载玻片上,干燥后镜检可见羊齿植物叶状结晶为羊水,准确率 95%。

(4)羊膜镜检查:可直视胎先露部,看不到前羊膜囊,即可诊断。

(5)胎儿纤维结合蛋白(fetal fibronectin,fFN)测定:fFN 是胎膜分泌的细胞外基质蛋白。当宫颈及阴道分泌物内 fFN 含量>0.05 mg/L 时,胎膜抗张能力下降,易发生胎膜早破。

(6)超声检查:羊水量减少可协助诊断,但不可确诊。

(二)护理诊断

1.有感染的危险

与胎膜破裂后,生殖道病原微生物上行感染有关。

2.知识缺乏

缺乏预防和处理胎膜早破的知识。

3.有胎儿受伤的危险

与脐带脱垂、早产儿肺部发育不成熟有关。

(三)护理目标

(1)孕妇无感染征象发生。

(2)孕妇了解胎膜早破的知识如突然发生胎膜早破,能够及时进行初步应对。

(3)胎儿无并发症发生。

(四)护理措施

1.预防脐带脱垂的护理

胎膜早破并胎先露未衔接的孕妇绝对卧床休息,多采用左侧卧位,注意抬高臀部防止脐带脱垂造成胎儿宫内窘迫。注意监测胎心变化,进行肛查或阴检时,确定有无隐性脐带脱垂,一旦发生,立即通知医师,并于数分钟内结束分娩。

2.预防感染

保持床单位清洁。使用无菌的会阴垫于外阴处,勤于更换,保持清洁干燥,防止上行感染。更换会阴垫时观察羊水的色、质、量、气味等。嘱孕妇保持外阴清洁,每天对其会阴擦洗 2 次。同时观察产妇的生命体征,血生化指标,了解是否存在感染征象。按医嘱一般破膜,大于 12 小时给了抗生素防止感染。

3.监测胎儿宫内情况

密切观察胎心率的变化,嘱孕妇自测胎动。如有混有胎粪的羊水流出,即为胎儿宫内缺氧的表现,应及时予以吸氧,左侧卧位,并根据医嘱做好相应的护理。

若胎膜早破孕周小于 35 周者。根据医嘱予地塞米松促进胎肺成熟。若孕周小于 37 周并已临产,或孕周大于 37 周。胎膜早破大于 12～18 小时后仍未临产者,可根据医嘱尽快结束分娩。

4.健康教育

孕期时为孕妇讲解胎膜早破的定义与原因,并强调孕期卫生保健的重要性。指导孕妇,如出现胎膜早破现象,无须恐慌,应立即平卧,及时就诊。孕晚期禁止性交,避免腹部碰撞或增加腹压。指导孕期补充足量的维生素和锌、铜等微量元素。如宫颈内口松弛者,应多卧床休息,并遵医嘱根据需要于孕 14～16 周时行宫颈环扎术。

(程　严)

第十一节 前置胎盘

妊娠 28 周后，胎盘附着于子宫下段，甚至胎盘下缘达到或覆盖宫颈内口，其位置低于胎先露部，称为前置胎盘(placenta previa)。前置胎盘是妊娠晚期严重并发症，也是妊娠晚期阴道流血最常见的原因。其发病率国外报道 0.5%，国内报道 0.24%～1.57%。

一、病因

目前尚不清楚，高龄初产妇(年龄>35 岁)、经产妇及多产妇、吸烟或吸毒妇女为高危人群。其病因可能与下述因素有关。

(一)子宫内膜病变或损伤

多次刮宫、分娩、子宫手术史等是前置胎盘的高危因素。上述情况可损伤子宫内膜，引起子宫内膜炎或萎缩性病变，再次受孕时子宫蜕膜血管形成不良、胎盘血供不足，刺激胎盘面积增大延伸到子宫下段。前次剖宫产手术瘢痕可妨碍胎盘在妊娠晚期向上迁移。增加前置胎盘的可能性。据统计发生前置胎盘的孕妇，85%～95%为经产妇。

(二)胎盘异常

双胎妊娠时胎盘面积过大，前置胎盘发生率较单胎妊娠高 1 倍；胎盘位置正常而副胎盘位于子宫下段接近宫颈内口；膜状胎盘大而薄，扩展到子宫下段，均可发生前置胎盘。

(三)受精卵滋养层发育迟缓

受精卵到达子宫腔后，滋养层尚未发育到可以着床的阶段，继续向下游走到达子宫下段，并在该处着床而发育成前置胎盘。

二、分类

根据胎盘下缘与宫颈内口的关系，将前置胎盘分为 3 类(图 10-3)。

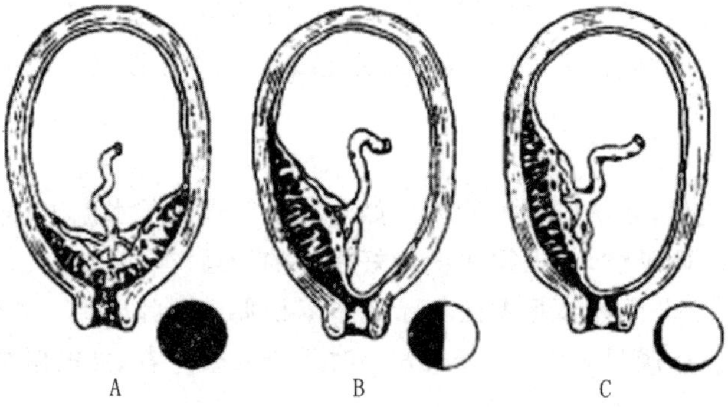

图 10-3 前置胎盘的类型

A.完全性前置胎盘；B.部分性前置胎盘；C.边缘性前置胎盘

(1)完全性前置胎盘(complete placenta previa)又称中央性前置胎盘(central placentaprevia)，胎盘组织完全覆盖宫颈内口。

(2)部分性前置胎盘(partial placental previa)宫颈内口部分为胎盘组织所覆盖。

(3)边缘性前置胎盘(marginal placental previa)胎盘附着于子宫下段,胎盘边缘到达宫颈内口,未覆盖宫颈内口。

胎盘位于子宫下段,与胎盘边缘极为接近,但未达到宫颈内口,称为低置胎盘。胎盘下缘与宫颈内口的关系可因宫颈管消失、宫口扩张而改变。前置胎盘类型可因诊断时期不同而改变,如临产前为完全性前置胎盘,临产后因口扩张而成为部分性前置胎盘。目前临床上均依据处理前最后一次检查结果来决定其分类。

三、临床表现

(一)症状

前置胎盘的典型症状是妊娠晚期或临产时,发生无诱因、无痛性反复阴道流血。妊娠晚期子宫下段逐渐伸展,牵拉宫颈内口,宫颈管缩短;临产后规律宫缩使宫颈管消失成为软产道的一部分。宫颈外口扩张,附着于子宫下段及宫颈内口的胎盘前置部分不能相应伸展而与其附着处分离,血窦破裂出血。前置胎盘出血前无明显诱因,初次出血量一般不多,剥离处血液凝固后,出血自然停止;也有初次即发生致命性大出血而导致休克的。由于子宫下段不断伸展,前置胎盘出血常反复发生,出血量也越来越多。阴道流血发生的迟早、反复发生次数、出血量多少与前置胎盘类型有关。完全性前置胎盘初次出血时间早,多在妊娠28周左右,称为"警戒性出血"。边缘性前置胎盘出血多发生于妊娠晚期或临产后,出血量较少。部分性前置胎盘的初次出血时间、出血量及反复出血次数,介于两者之间。

(二)体征

患者一般情况与出血量有关,大量出血呈现面色苍白、脉搏增快微弱、血压下降等休克表现。腹部检查:子宫软,无压痛,大小与妊娠周数相符。由于子宫下段有胎盘占据,影响胎先露部入盆,故胎先露高浮,易并发胎位异常。反复出血或一次出血量过多,使胎儿宫内缺氧,严重者胎死宫内。当前置胎盘附着于子宫前壁时,可在耻骨联合上方听到胎盘杂音。临产时检查见宫缩为阵发性,间歇期子宫完全松弛。

四、处理原则

处理原则是抑制宫缩、止血、纠正贫血和预防感染。根据阴道流血量、有无休克、妊娠周数、胎位、胎儿是否存活、是否临产及前置胎盘类型等综合作出决定。

(一)期待疗法

应在保证孕妇安全的前提下尽可能延长孕周,以提高围生儿存活率。适用于妊娠＜34 周、胎儿体重＜2 000 g、胎儿存活、阴道流血量不多、一般情况良好的孕妇。

尽管国外有资料证明,前置胎盘孕妇的妊娠结局住院与门诊治疗并无明显差异,但我国仍应强调住院治疗。住院期间密切观察病情变化,为孕妇提供全面优质护理是期待疗法的关键措施。

(二)终止妊娠

1.终止妊娠指征

孕妇反复发生多量出血甚至休克者,无论胎儿成熟与否,为了母亲安全应终止妊娠;期待疗法中发生大出血或出血量虽少,但胎龄达孕 36 周以上,胎儿成熟度检查提示胎儿肺成熟者;胎龄未达孕 36 周,出现胎儿窘迫征象,或胎儿电子监护发现胎心异常者;出血量多。危及胎儿;胎儿已死亡或出现难以存活的畸形，如无脑儿。

2.剖宫产

剖宫产可在短时间内娩出胎儿，迅速结束分娩，对母儿相对安全，是处理前置胎盘的主要手段。剖宫产指征应包括完全性前置胎盘，持续大量阴道流血；部分性和边缘性前置胎盘出血量较多，先露高浮，短时间内不能结束分娩；胎心异常。术前应积极纠正贫血、预防感染等，备血，做好处理产后出血和抢救新生的准备。

3.阴道分娩

边缘性前置胎盘、枕先露、阴道流血不多、无头盆不称和胎位异常，估计在短时间内能结束分娩者，可予试产。

五、护理

(一)护理评估

1.病史

除个人健康史外，在孕产史中尤其注意识别有无剖宫产术、人工流产术及子宫内膜炎等前置胎盘的易发因素。此外妊娠中特别是孕 28 周后，是否出现无痛性、无诱因、反复阴道流血症状，并详细记录具体经过及医疗处理情况。

2.身心状况

患者的一般情况与出血量的多少密切相关。大量出血时可见面色苍白、脉搏细速、血压下降等休克症状。孕妇及其家属可因突然阴道流血而感到恐惧或焦虑，既担心孕妇的健康，更担心胎儿的安危，可能显得恐慌、紧张、手足无措。

3.诊断检查

(1)产科检查：子宫大小与停经月份一致，胎儿方位清楚，先露高浮，胎心可以正常，也可因孕妇失血过多致胎心异常或消失。前置胎盘位于子宫下段前壁时，可于耻骨联合上方听见胎盘山管杂音。临产后检查，宫缩为阵发性，间歇期子宫肌肉可以完全放松。

(2)超声波检查：B 超断层相可清楚看到子宫壁、胎头、宫颈和胎盘的位置，胎盘定位准确率达 95%以上，可反复检查，是目前最安全、有效的首选检查方法。

(3)阴道检查：目前一般不主张应用。只有在近临产期出血不多时，终止妊娠前为除外其他出血原因或明确诊断决定分娩方式前考虑采用。要求阴道检查操作必须在输血、输液和做好手术准备的情况下方可进行。怀疑前置胎盘的个案，切忌肛查。

(4)术后检查胎盘及胎膜：胎盘的前置部分可见陈旧血块附着呈黑紫色或暗红色，如这些改变位于胎盘的边缘，而且胎膜破口处距胎盘边缘<7 cm，则为部分性前置胎盘。如行剖宫产术，术中可直接了解胎盘附着的部分并确立诊断。

(二)护理诊断

1.潜在并发症

出血性休克。

2.有感染的危险

与前置胎盘剥离面靠近子宫颈口、细菌易经阴道上行感染有关。

(三)预期目标

(1)接受期待疗法的孕妇血红蛋白不再继续下降，胎龄可达或更接近足月。

(2)产妇产后未发生产后出血或产后感染。

(四)护理措施

根据病情须立即接受终止妊娠的孕妇,立即安排孕妇去枕侧卧位,开放静脉,配血,做好输血准备。在抢救休克的同时,按腹部手术患者的护理进行术前准备,并做好母儿生命体征监护及抢救准备工作。接受期待疗法的孕妇的护理措施如下。

1.保证休息

减少刺激孕妇需住院观察,绝对卧床休息,尤以左侧卧位为佳,并定时间断吸氧,每天 3 次,每次 1 小时,以提高胎儿血氧供应。此外,还需避免各种刺激,以减少出血可能。医护人员进行腹部检查时动作要轻柔,禁做阴道检查和肛查。

2.纠正贫血

除采取口服硫酸亚铁、输血等措施外,还应加强饮食营养指导,建议孕妇多食高蛋白及含铁丰富的食物,如动物肝脏、绿叶蔬菜和豆类等,一方面有助于纠正贫血,另一方面还可以增强机体抵抗力,同时也促进胎儿发育。

3.监测生命体征

及时发现病情变化严密观察并记录孕妇生命体征,阴道流血的量、色,流血事件及一般状况,检测胎儿宫内状态。按医嘱及时完成实验室检查项目,并交叉配血备用。发现异常及时报告医师并配合处理。

4.预防产后出血和感染

(1)产妇回病房休息时严密观察产妇的生命体征及阴道流血情况,发现异常及时报告医师处理,以防止或减少产后出血。

(2)及时更换会阴垫,以保持会阴部清洁、干燥。

(3)胎儿分娩后,及早使用宫缩剂,以预防产后大出血;对新生儿严格按照高危儿处理。

5.健康教育

护士应加强对孕妇的管理和宣教。指导围孕期妇女避免吸烟、酗酒等不良行为,避免多次刮宫、引产或宫内感染,防止多产,减少子宫内膜损伤或子宫内膜炎。对妊娠期出血,无论量多少均应就医,做到及时诊断、正确处理。

(五)护理效果评价

(1)接受期待疗法的孕妇胎龄接近(或达到)足月时终止妊娠。

(2)产妇产后未出现产后出血和感染。

(程 严)

第十二节 胎盘早剥

妊娠 20 周以后或分娩期正常位置的胎盘在胎儿娩出前部分或全部从子宫壁剥离,称为胎盘早剥(placental abruption)。胎盘早剥是妊娠晚期严重并发症,具有起病急、发展快特点,若处理不及时可危及母儿生命。胎盘早剥的发病率:国外 1%~2%,国内 0.46%~2.1%。

一、病因

胎盘早剥确切的原因及发病机制尚不清楚，可能与下述因素有关。

（一）孕妇血管病变

孕妇患严重妊娠期高血压疾病、慢性高血压、慢性肾脏疾病或全身血管病变时，胎盘早剥的发生率增高。妊娠合并上述疾病时，底蜕膜螺旋小动脉痉挛或硬化，引起远端毛细血管变性坏死甚至破裂出血，血液流至底蜕膜层与胎盘之间形成胎盘后血肿。致使胎盘与子宫壁分离。

（二）机械性因素

外伤尤其是腹部直接受到撞击或挤压；脐带过短（<30 cm）或脐带围绕颈、绕体相对过短时，分娩过程中胎儿下降牵拉脐带造成胎盘剥离；羊膜穿刺时刺破前壁胎盘附着处，血管破裂出血引起胎盘剥离。

（三）宫腔内压力骤减

双胎妊娠分娩时，第一胎儿娩出过速；羊水过多时，人工破膜后羊水流出过快，均可使宫腔内压力骤减，子宫骤然收缩，胎盘与子宫壁发生错位剥离。

（四）子宫静脉压突然升高

妊娠晚期或临产后，孕妇长时间仰卧位，巨大妊娠子宫压迫下腔静脉，回心血量减少，血压下降。此时子宫静脉淤血、静脉压增高、蜕膜静脉床淤血或破裂，形成胎盘后血肿，导致部分或全部胎盘剥离。

（五）其他一些高危因素

如高龄孕妇、吸烟、可卡因滥用、孕妇代谢异常、孕妇有血栓形成倾向、子宫肌瘤（尤其是胎盘附着部位肌瘤）等与胎盘早剥发生有关。有胎盘早剥史的孕妇再次发生胎盘早剥的危险性比无胎盘早剥史者高 10 倍。

二、分类及病理变化

胎盘早剥主要病理改变是底蜕膜出血并形成血肿，使胎盘从附着处分离。按病理类型，胎盘早剥可分为显性、隐性及混合性 3 种（图 10-4）。若底蜕膜出血量少，出血很快停止，多无明显的临床表现，仅在产后检查胎盘时发现胎盘母体面有凝血块及压迹。若底蜕膜继续出血，形成胎盘后血肿，胎盘剥离面随之扩大，血液冲开胎盘边缘并沿胎膜与子宫壁之间经过颈管向外流出，称为显性剥离（revealed abruption）或外出血。若胎盘边缘仍附着于子宫壁或由于胎先露部同定于骨盆入口，使血液积聚于胎盘与子宫壁之间，称为隐性剥离（concealed abruption）或内出血。由于子宫内有妊娠产物存在，子宫肌不能有效收缩，以压迫破裂的血窦而止血，血液不能外流，胎盘后血肿越积越大，子宫底随之升高。当出血达到一定程度时，血液终会冲开胎盘边缘及胎膜外流，称为混合型出血（mixed bleeding）。偶有出血穿破胎膜溢入羊水中成为血性羊水。

胎盘早剥发生内出血时，血液积聚于胎盘与子宫壁之间，随着胎盘后血肿压力的增加，血液浸入子宫肌层，引起肌纤维分离、断裂甚至变性，当血液渗透至子宫浆膜层时，子宫表面现紫蓝色瘀斑，称为子宫胎盘卒中（uteroplacental apoplexy），又称为库弗莱尔子（Couvelaire uterus）。有时血液还可渗入输卵管系膜、卵巢生发上皮下、阔韧带内。子宫肌层由于血液浸润、收缩力减弱，造成产后出血。

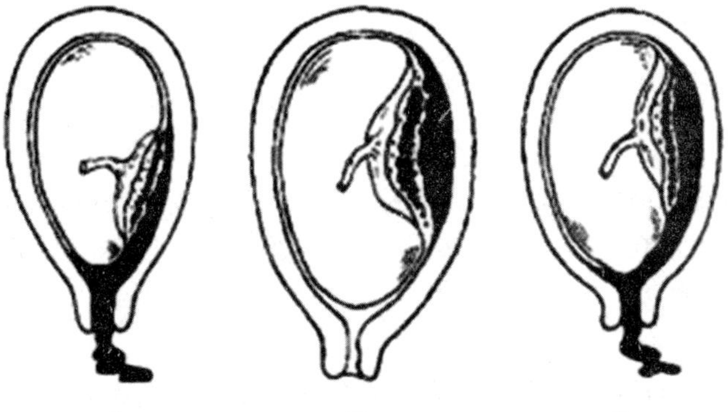

图 10-4 胎盘早剥类型

A.显性剥离;B.隐性剥离;C.混合性剥离

严重的胎盘早剥可以引发一系列病理生理改变。从剥离处的胎盘绒毛和蜕膜中释放大量组织凝血活酶,进入母体血循环,激活凝血系统,导致弥散性血管内凝血(DIC),肺、肾等脏器的毛细血管内微血栓形成,造成脏器缺血和功能障碍。胎盘早剥持续时间越长,促凝物质不断进入母血,激活纤维蛋白溶解系统,产生大量的纤维蛋白原降解产物(FDP),引起继发性纤溶亢进。发生胎盘早剥后,消耗大量凝血因子,并产生高浓度 FDP,最终导致凝血功能障碍。

三、临床表现

根据病情严重程度,Sher 将胎盘早剥分为 3 度。

(一)Ⅰ度

多见于分娩期,胎盘剥离面积小,患者常无腹痛或腹痛轻微,贫血体征不明显。腹部检查见子宫软,大小与妊娠周数相符,胎位清楚,胎心率正常。产后检查见胎盘母体面有凝血块及压迹即可诊断。

(二)Ⅱ度

胎盘剥离面为胎盘面积 1/3 左右。主要症状为突然发生持续性腹痛、腰酸或腰背痛,疼痛程度与胎盘后积血量成正比。无阴道流血或流血量不多,贫血程度与阴道流血量不相符。腹部检查见子宫大于妊娠周数,子宫底随胎盘后血肿增大而升高。胎盘附着处压痛明显(胎盘位于后壁则不明显),宫缩有间歇,胎位可扪及,胎儿存活。

(三)Ⅲ度

胎盘剥离面超过胎盘面积 1/2。临床表现较Ⅱ度重。患者可出现恶心、呕吐、面色苍白、四肢湿冷、脉搏细数、血压下降等休克症状,且休克程度大多与阴道流血量不成正比。腹部检查见子宫硬如板状,宫缩间歇时不能松弛,胎位扪不清,胎心消失。

四、处理原则

纠正休克、及时终止妊娠是处理胎盘早剥的原则。患者入院时,情况危重、处于休克状态,应积极补充血容量,及时输入新鲜血液,尽快改善患者状况。胎盘早剥一旦确诊,必须及时终止妊娠。终止妊娠的方法根据胎次、早剥的严重程度、胎儿宫内状况及宫口开大等情况而定。此外,对并发症如凝血功能障碍、产后出血和急性肾衰竭等进行紧急处理。

五、护理

(一)护理评估

1.病史

孕妇在妊娠晚期或临产时突然发生腹部剧痛，有急性贫血或休克现象，应引起高度重视。护士需结合有无妊娠期高血压疾病或高血压病史、胎盘早剥史、慢性肾炎史、仰卧位低血压综合征史及外伤史，进行全面评估。

2.身心状况

胎盘早剥孕妇发生内出血时，严重者常表现为急性贫血和休克症状，而无阴道流血或有少量阴道流血。因此对胎盘早剥孕妇除进行阴道流血的量、色评估外，应重点评估腹痛的程度、性质，孕妇的生命体征和一般情况，以及时、准确地了解孕妇的身体状况。胎盘早剥孕妇入院时情况危急，孕妇及其家属常常感到高度紧张和恐惧。

3.诊断检查

(1)产科检查：通过四步触诊判断胎方位、胎心情况、宫高变化、腹部压痛范围和程度等。

(2)B超检查：正常胎盘B超图像应紧贴子宫体部后壁、前壁或侧壁，若胎盘与子宫体之间有血肿时，在胎盘后方出现液性低回声区，暗区常不止一个，并见胎盘增厚。若胎盘后血肿较大时，能见到胎盘胎儿面凸向羊膜腔，甚至能使子宫内的胎儿偏向对侧。若血液渗入羊水中，见羊水回声增强、增多，系羊水浑浊所致。当胎盘边缘已与子宫壁分离，未形成胎盘后血肿，则见不到上述图像，故B超检查诊断胎盘早剥有一定的局限性。重型胎盘早剥时常伴胎心、胎动消失。

(3)实验室检查：主要了解患者贫血程度及凝血功能。重型胎盘早剥患者应检查肾功能与二氧化碳结合力。若并发DIC时进行筛选试验血小板计数、凝血酶原时间、纤维蛋白原测定)，结果可疑者可做纤溶确诊试验(凝血酶时间、优球蛋白溶解时间、血浆鱼精蛋白副凝时间)。

(二)护理诊断

1.潜在并发症

弥散性血管内凝血。

2.恐惧

此与胎盘早剥引起的起病急、进展快，危及母儿生命有关。

3.预感性悲哀

此与死产、切除子宫有关。

(三)预期目标

(1)孕妇出血性休克症状得到控制。

(2)患者未出现凝血功能障碍、产后出血和急性肾衰竭等并发症。

(四)护理措施

胎盘早剥是一种妊娠晚期严重危及母儿生命的并发症，积极预防非常重要。护士应使孕妇接受产前检查，预防和及时治疗妊娠期高血压疾病、慢性高血压、慢性肾病等；妊娠晚期避免仰卧位及腹部外伤；施行外倒转术时动作要轻柔；处理羊水过多和双胎者时，避免子宫腔压力下降过快等。对于已诊断为胎盘早剥的患者，护理措施如下。

1.纠正休克

改善患者的一般情况护士应迅速开放静脉，积极补充其血容量，及时输入新鲜输血。既能补充血容量，又可补充凝血因子。同时密切监测胎儿状态。

2.严密观察病情变化

及时发现并发症凝血功能障碍表现为皮下、黏膜或注射部位出血，子宫出血不凝，有时有尿血、咯血及呕血等现象；急性肾衰竭可表现为尿少或无尿。护士应高度重视上述症状，一旦发现，及时报告医师并配合处理。

3.为终止妊娠做好准备

一旦确诊，应及时终止妊娠，以孕妇病情轻重、胎儿宫内状况、产程进展、胎产式等具体状态决定分娩方式，护士需为此做好相应准备。

4.预防产后出血

胎盘早剥的产妇胎儿娩出后易发生产后出血，因此分娩后应及时给予宫缩剂，并配合按摩子宫，必要时按医嘱做切除子宫的术前准备。未发生出血者，产后仍应加强生命体征观察，预防晚期产后出血的发生。

5.产褥期的处理

患者在产褥期应注意加强营养，纠正贫血。更换消毒会阴垫，保持会阴清洁，预防感染。根据孕妇身体情况给予母乳指导。死产者及时给予退乳措施，可在分娩后 24 小时内尽早服用大剂量雌激素，同时紧束双乳，少进汤类；水煎生麦芽当茶饮；针刺足临泣、悬钟等穴位等。

(五)护理效果评价

(1)母亲分娩顺利，婴儿平安出生。

(2)患者未出现并发症。

（程　严）

第十三节　胎儿窘迫

胎儿窘迫是指孕妇、胎儿、胎盘等各种原因引起的胎儿宫内缺氧，影响胎儿健康甚至危及生命。胎儿窘迫是一种综合征，主要发生在临产过程。也可发生在妊娠后期。发生在临产过程者，可以是妊娠后期的延续和加重。

一、病因

胎儿窘迫的病因涉及多方面，可归纳为三大类。

(一)母体因素

妊娠妇女患有高血压疾病、慢性肾炎、妊娠高血压综合征、重度贫血、心脏病、肺源性心脏病、高热、吸烟、产前出血性疾病和创伤、急产或子宫不协调性收缩、缩宫素使用不当、产程延长、子宫过度膨胀、胎膜早破等；或者产妇长期仰卧位，镇静药、麻醉药使用不当等。

(二)胎儿因素

胎儿心血管系统功能障碍、胎儿畸形，如严重的先天性心血管疾病、母婴血型不合引起的胎儿溶血、胎儿贫血、胎儿宫内感染等。

(三)脐带、胎盘因素

脐带因素有长度异常、缠绕、打结、扭转、狭窄、血肿、帆状附着;胎盘因素有植入异常、形状异常、发育障碍、循环障碍等。

二、病理生理

胎儿窘迫的基本病理生理变化是缺血、缺氧引起的一系列变化。缺氧早期或者一过性缺氧时。机体主要通过减少胎盘和自身耗氧量代偿,胎儿则通过减少对肾与下肢血供等方式来保证心脑血流量,不产生严重的代偿障碍及器官损害。缺氧严重则可引起严重的并发症。缺氧初期通过自主神经反射兴奋交感神经,使肾上腺儿茶酚胺及皮质醇分泌增多,引起血压上升及心率加快。此时胎儿的大脑、肾上腺、心脏及胎盘血流增加,而肾、肺、消化系统等血流减少,出现羊水减少、胎儿发育迟缓等。若缺氧继续加重,则转为兴奋迷走神经,血管扩张,有效循环血量减少,主要器官的功能由于血流不能保证而受损,于是胎心率减慢。缺氧继续发展下去可引起严重的器官功能损害,尤其可以引起缺血缺氧性脑病甚至胎死宫内。此过程基本是低氧血症至缺氧,然后至代谢性酸中毒,主要表现为胎动减少、羊水少、胎心监护基线变异差、出现晚期减速甚至呼吸抑制。由于缺氧时肠蠕动加快,肛门括约肌松弛引起胎粪排出。此过程可以形成恶性循环,更加重母体及胎儿的危险。不同原因引起的胎儿窘迫表现过程可以不完全一致,所以应加强监护、积极评价、及时发现高危征象并积极处理。

三、临床表现

胎儿窘迫的主要表现为胎心音改变、胎动异常及羊水胎粪污染或羊水过少,严重者胎动消失。根据其临床表现,胎儿窘迫可以分为急性胎儿窘迫和慢性胎儿窘迫。急性胎儿窘迫多发生在分娩期,主要表现为胎心率加快或减慢;CST 或者 OCT 等出现频繁的晚期减速或变异减速;羊水胎粪污染和胎儿头皮血 pH 下降,出现酸中毒。羊水胎粪污染可以分为三度:Ⅰ度羊水呈浅绿色;Ⅱ度羊水呈黄绿色,浑浊;Ⅲ度羊水呈棕黄色,稠厚。慢性胎儿窘迫发生在妊娠末期,常延续至临产并加重,主要表现为胎动减少或消失、NST 基线平直、胎儿发育受限、胎盘功能减退、羊水胎粪污染等。

四、处理原则

急性胎儿窘迫者,应积极寻找原因并给予及时纠正。若宫颈未完全扩张、胎儿窘迫情况不严重者,给予吸氧,嘱产妇左侧卧位,若胎心率变为正常,可继续观察;若宫口开全、胎先露部已达坐骨棘平面以下 3 cm 者,应尽快助产经阴道娩出胎儿;若因缩宫素使宫缩过强造成胎心率减慢者。应立即停止使用,继续观察,病情紧迫或经上述处理无效者立即剖宫产结束分娩。慢性胎儿窘迫者,应根据妊娠周数、胎儿成熟度和窘迫程度决定处理方案。首先应指导妊娠妇女采取左侧卧位,间断吸氧,积极治疗各种并发症或并发症,密切监护病情变化。若无法改善,则应在促使胎儿成熟后迅速终止妊娠。

五、护理评估

(一)健康史

了解妊娠妇女的年龄、生育史、内科疾病史如高血压疾病、慢性肾炎、心脏病等;本次妊娠经过，如妊娠高血压综合征、胎膜早破、子宫过度膨胀（如羊水过多和多胎妊娠）；分娩经过，如产程延长（特别是第二产程延长）、缩宫素使用不当。了解有无胎儿畸形、胎盘功能的情况。

（二）身心状况

胎儿窘迫时，妊娠妇女自感胎动增加或停止。在窘迫的早期可表现为胎动过频（每 24 小时大于20 次）；若缺氧未纠正或加重，则胎动转弱且次数减少，进而消失。胎儿轻微或慢性缺氧时，胎心率加快（＞160 次/分）；若长时间或严重缺氧。则会使胎心率减慢。若胎心率＜100 次/分则提示胎儿危险。胎儿窘迫时主要评估羊水量和性状。

孕产妇夫妇因为胎儿的生命遭遇危险而产生焦虑，对需要手术结束分娩产生犹豫、无助感。对于胎儿不幸死亡的孕产妇夫妇，其感情上受到强烈的创伤，通常会经历否认、愤怒、抑郁、接受的过程。

（三）辅助检查

1.胎盘功能检查

出现胎儿窘迫的妊娠妇女一般 24 小时尿 E_3 值急骤减少 30％～40％，或于妊娠末期连续多次测定在每 24 小时 10 mg 以下。

2.胎心监测

胎动时胎心率加速不明显，基线变异率＜3 次/分，出现晚期减速、变异减速等。

3.胎儿头皮血血气分析

pH＜7.20。

六、护理诊断

（一）气体交换受损（胎儿）

与胎盘子宫的血流改变、血流中断（脐带受压）或血流速度减慢（子宫-胎盘功能不良）有关。

（二）焦虑

与胎儿宫内窘迫有关。

（三）预期性悲哀

与胎儿可能死亡有关。

七、护理目标

（1）胎儿情况改善，胎心率在 120～160 次/分。

（2）妊娠妇女能运用有效的应对机制控制焦虑。

（3）产妇能够接受胎儿死亡的现实。

八、护理措施

（1）妊娠妇女左侧卧位，间断吸氧。严密监测胎心变化，一般每 15 分钟听 1 次胎心或进行胎心监护，注意胎心变化。

（2）为手术者做好术前准备，如宫口开全、胎先露部已达坐骨棘平面以下 3 cm 者，应尽快阴道助产娩出胎儿。

（3）做好新生儿抢救和复苏的准备。

（4）心理护理：①向孕产妇提供相关信息，包括医疗措施的目的、操作过程、预期结果及孕产妇需做的配合;将真实情况告知孕产妇,有助于其减轻焦虑,也可帮助产妇面对现实。必要时陪伴产妇,对产妇的疑虑给予适当的解释。②对于胎儿不幸死亡的父母亲,护理人员可安排一个远离其他婴儿和产妇的单人房间,陪伴他们或安排家人陪伴他们,勿让其独处;鼓励其诉说悲伤,接纳其哭泣及抑郁的情绪,陪伴在旁提供支持及关怀;若他们愿意,护理人员可让他们看看死婴并同意他们为死产婴儿做一些事情,包括沐浴、更衣、命名、拍照或举行丧礼,但事先应向他们描述死婴的情况,使之有心理准备。解除"否认"的态度而进入下一个阶段,提供足印卡、床头卡等作为纪念,帮助他们使用适合自己的压力应对技巧和方法。

九、护理效果评价

(1)胎儿情况改善,胎心率在120～160次/分。

(2)妊娠妇女能运用有效的应对机制来控制焦虑,叙述心理和生理上的感受。

(3)产妇能够接受胎儿死亡的现实。

(程　严)

第十四节　胎位异常

一、概要

胎位异常是造成难产的常见因素之一。最常见的异常胎位为臀位,占3%～4%。本节仅介绍持续性枕后位、枕横位、臀先露、肩先露。

(一)持续性枕后位、枕横住

在分娩过程中,胎头以枕后位或枕横位衔接。在下降过程中,胎头枕部因强有力宫缩绝大多数能向前转,转成枕前位自然分娩。仅有5%～10%胎头枕骨持续不能转向前方,直至分娩后期仍位于母体骨盆后方或侧方,致使分娩发生困难者,称持续性枕后位或持续性枕横位。国外报道发病率均为5%左右。

(二)臀先露

臀先露是最常见的异常胎位,占妊娠足月分娩总数的3%～4%,多见于经产妇。臀先露以骶骨为指示点,有骶左前、骶左横、骶左后、骶右前、骶右横、骶右后6种胎位。根据胎儿两下肢所取姿势,分为3类:单臀先露或腿直臀先露,最多见;完全臀先露或混合臀先露,较多见;不完全臀先露或足位,较少见。

(三)肩先露

胎体纵轴与母体纵轴相垂直为横产式。胎体横卧于骨盆入口之上,先露部为肩,称肩先露,又称横位,占妊娠足月分娩总数的0.25%,是一种对母儿最不利的胎位。胎儿极小或死胎浸软极度折叠后才能自然娩出外,正常大小的足月胎儿不可能从阴道自产。根据胎头在母体左或右侧和胎儿肩胛朝向母体前或后方,有肩左前、肩左后、肩右前、肩右后4种胎位。

二、护理评估

(一)病史

骨盆形态、大小异常是发生持续性枕后位、枕横位的重要原因。胎头俯屈不良、子宫收缩乏力、头盆不称、前置胎盘、膀胱充盈、子宫下段宫颈肌瘤等均可影响胎头内旋转,形成持续性枕横位或枕后位。

肩先露与臀先露发生原因相似有:①胎儿在宫腔内活动范围过大,如羊水过多、经产妇腹壁松弛以及早产儿羊水相对过多,胎儿容易在宫腔内自由活动形成臀先露。②胎儿在宫腔内活动范围受限,如子宫畸形、胎儿畸形等。③胎头衔接受阻,如狭窄骨盆,前置胎盘易发生。

(二)身心状况与检查

1.持续性枕后位、枕横位

(1)表现:临产后胎头衔接较晚及俯屈不良,常导致协调性宫缩乏力及宫口扩张缓慢,产妇自觉肛门坠胀及排便感,致使宫口尚未开全时过早使用腹压。持续性枕后位常致活跃期晚期及第二产程延长。

(2)腹部检查:在宫底部触及胎臀,胎背偏向母体后方或侧方,在对侧明显触及胎儿肢体。若胎头已衔接,有时可在胎儿肢体侧耻骨联合上方扪到胎儿颏部。胎心在脐下一侧偏外方听得最响亮,枕后位时因胎背伸直,前胸贴近母体腹壁,胎心在胎儿肢体侧的胎胸部位也能听到。

(3)肛门检查或阴道检查:当肛查宫口部分扩张或开全时,若为枕后位,感到盆腔后部空虚,查明胎头矢状缝位于骨盆斜径上。前囟在骨盆右前方,后囟(枕部)在骨盆左后方则为枕左后位,反之为枕右后位。查明胎头矢状缝位于骨盆横径上,后囟在骨盆左侧方,则为枕左横位,反之为枕右横位。当出现胎头水肿,颅骨重叠,囟门触不清时,需行阴道检查借助胎儿耳郭及耳屏位置及方向判定胎位,若耳郭朝向骨盆后方,诊断为枕后位;若耳郭朝向骨盆侧方,诊断为枕横位。

(4)B 超检查:根据胎头颜面及枕部位置,能准确探清胎头位置以明确诊断。

(5)危害:①对产妇的影响有:胎位异常导致继发性宫缩乏力,使产程延长,常需手术助产,容易发生软产道损伤,增加产后出血及感染机会。若胎头长时间压迫软产道,可发生缺血坏死脱落,形成生殖道瘘。②对胎儿的影响有:第二产程延长和手术助产机会增多,常出现胎儿窘迫和新生儿窒息,使围生儿死亡率增高。

2.臀先露

(1)表现:孕妇常感肋下有圆而硬的胎头。常致宫缩乏力,宫口扩张缓慢,产程延长。

(2)腹部检查:子宫呈纵椭圆形,胎体纵轴与母体纵轴一致。在宫底部可触到圆而硬,按压时有浮球感的胎头。若未衔接,在耻骨联合上方触到不规则,软而宽的胎臀,胎心在脐左(或右)上方听得最清楚。衔接后,胎臀位于耻骨联合之下,胎心听诊以脐下最明显。

(3)肛门检查及阴道检查肛门检查时,触及软而不规则的胎臀或触到胎足、胎膝(图 10-5、图 10-6)。

(4)B 超检查:可明确诊断,能准确探清臀先露类型以及胎儿大小,胎头姿势等。

(5)危害:①对产妇的影响有:容易发生胎膜早破或继发性宫缩乏力,使产后出血与产褥感染的机会增多,容易造成宫颈撕裂甚至延及子宫下段。②对胎儿及新生儿的影响有:胎臀高低不平,对前羊膜囊压力不均匀,常致胎膜早破,发生脐带脱垂是头先露的 10 倍,脐带受压可致胎儿窘迫甚至死亡;胎膜早破,使早产儿及低体重儿增多。后出胎头牵出困难,常发生新生儿窒息,臂丛神经损伤及颅内出血。

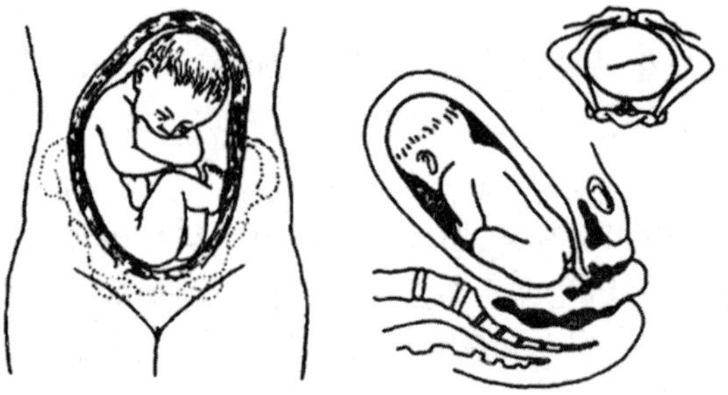

图 10-5　臀先露检查示意图

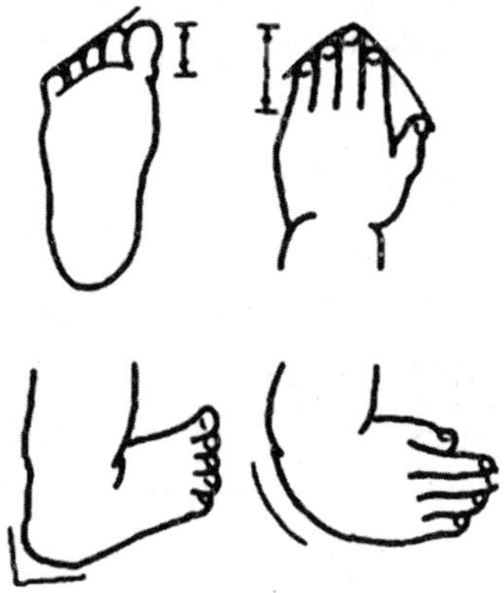

图 10-6　胎手与胎足的鉴别

3.肩先露

(1)表现:分娩初期,因先露部高,不能紧贴子宫下段及宫颈内口,缺乏直接刺激,容易发生宫缩乏力;由于先露部不能紧贴骨盆入口,致前后羊水沟通,当宫缩时,宫颈口处胎膜所承受的压力很大,胎肩对宫颈压力不均,容易发生胎膜破裂及脐带脱垂。破膜后羊水迅速外流,胎儿上肢或脐带容易脱出,导致胎儿窘迫甚至死亡。羊水流出后,胎体紧贴宫壁,宫缩转强,胎肩被挤入盆腔,胎臂可脱出于阴道口外,而胎头和胎体则被阻于骨盆入口之上,称为“忽略性横位。”此时由于羊水流失殆尽,子宫不断收缩,上段越来越厚,下段异常伸展变薄,出现“病理性缩复环”,可导致子宫破裂。由于失血、感染及水电解质发生紊乱等,可严重威胁产妇生命,多数胎儿因缺氧而死亡。有时破膜后,分娩受阻,子宫呈麻痹状态,产程延长,常并发严重宫腔感染。

(2)腹部检查:外形呈横椭圆形,子宫底部较低,耻骨联合上方空虚,在腹部一侧可触到大而硬的胎头,对侧为臀,胎心在脐周两旁最清晰。子宫呈横椭圆形,子宫长度低于妊娠周数,子宫横径宽。宫底部及耻骨联合上方较空虚,在母体腹部一侧触到胎头,另侧触到胎臀。肩前位时,胎背朝向母体腹壁,触之宽大平坦;肩后位时,胎儿肢体朝向母体腹壁,触及不规则的小肢体。胎心在脐周两侧最清楚。根据腹部检查多能确定胎位。

(3)肛门检查或阴道检查:在临产初期,先露部较高,不易触及,当宫口已扩开。由于先露部不能紧贴骨盆入口,致前后羊水沟通,当宫缩时,宫颈口处胎膜所承受的压力很大,易发生胎膜破裂及脐带或胎臂脱垂。胎膜未破者，因胎先露部浮动于骨盆入口上方，肛查不易触及胎先露部。若胎膜已破，宫口已扩张者，阴道检查可触到肩胛骨或肩峰，肋骨及腋窝。肩胛骨朝向母体前或后方，可决定肩前位或肩后位。例如，胎头在母体右侧，肩胛骨朝向后方，则为肩右后位。胎手若已脱出于阴道口外，可用握手法鉴别是胎儿左手或右手。

(4)B 超检查：能准确探清肩先露，并能确定具体胎位。

三、护理诊断

(一)恐惧

与分娩结果未知及手术有关。

(二)有新生儿受伤的危险

与胎儿缺氧及手术产有关。

(三)有感染的危险

与胎膜早破有关。

(四)潜在并发症

产后出血、子宫破裂、胎儿窘迫。

四、护理目标

(1)产妇恐惧感减轻，积极配合医护工作。

(2)孕产妇及新生儿未出现因护理不当引起并发症。

(3)产妇与家属对胎儿夭折能正确面对。

五、护理措施

(一)及早发现异常并纠正

妊娠期加强围生期保健，宣传产前检查，妊娠发现胎位异常者，配合医师进行纠正。28 周以前臀位多能自行转成头位，可不予处理。30 周以后仍为臀位者，应设法纠正。常用的矫正方法有以下几种。

1.胸膝卧位

让孕妇排空膀胱，松解裤带，做胸膝卧位姿势，每天 2 次，每次 15 分钟，使胎臀离开骨盆腔，有助于自然转正。为了方便进行早晚各做 1 次为宜，连做 1 周后复查。

2.激光照射或艾灸至阴穴

激光照射至阴穴，左右两侧各照射 10 分钟，每天 1 次，7 次为 1 个疗程，有良好效果。也可用艾灸条，每天 1 次，每次 15～20 分钟，5 次为 1 个疗程。1 周后复查 B 超。

3.外转胎位术

现已少用。腹壁较松子宫壁不太敏感者，可试外倒转术，将臀位转为头位。倒转时切勿用力过猛，亦不宜勉强进行，以免造成胎盘早剥。倒转前后均应仔细听胎心音。

(二)执行医嘱，协助做好不同方式分娩的一切准备

1.持续性枕后位、枕横位

在骨盆无异常，胎儿不大时，可以试产。试产时应严密观察产程，注意胎头下降，宫口扩张程度，宫缩强弱及胎心有无改变。

第一产程：①潜伏期需保证产妇充分营养与休息。若有情绪紧张，睡眠不好可给予派替啶或地西泮。②活跃期宫口开大 3～4 cm，产程停滞除外头盆不称可行人工破膜；若产力欠佳，静脉滴注缩宫素。在试产过程中，出现胎儿窘迫征象，应行剖宫产术结束分娩。

第二产程：若第二产程进展缓慢，初产妇已近 2 小时，经产妇已近 1 小时，应行阴道检查。当胎头双顶径已达坐骨棘平面或更低时，可先行徒手将胎头枕部转向前方；若转成枕前位有困难时，也可向后转成正枕后位，再以产钳助产。若以枕后位娩出时，需作较大的会阴后一斜切开。若胎头位置较高，疑有头盆不称，需行剖宫产术，中位产钳禁止使用。

第三产程：因产程延长，容易发生产后宫缩乏力，胎盘娩出后应立即静脉注射或肌内注射子宫收缩剂，以防发生产后出血。有软产道裂伤者，应及时修补。新生儿应重点监护。产后应给予抗生素预防感染。

2.臀先露

臀位分娩的关键在于胎头能否顺利娩出，儿头娩出的难易，与胎儿与骨盆的大小以及与宫颈是否完全扩张有直接关系。对疑有头盆不称、高龄初产妇及经产妇屡有难产史者，均应仔细检查骨盆及胎儿的大小，常规作 B 超以进一步判断胎儿大小，排除胎儿畸形。未发现异常者，可从阴道分娩，如有骨盆狭窄或相对头盆不称（估计胎儿体重≥3 500 g），或足先露、胎膜早破、胎儿宫内窘迫、脐带脱垂者，以剖宫取胎为宜。因此应根据产妇年龄，胎产次，骨盆类型，胎儿大小，胎儿是否存活，臀先露类型以及有无合并症，于临产初期作出正确判断，决定分娩方式。

（1）择期剖宫产的指征：狭窄骨盆，软产道异常，胎儿体重≥3 500 g，胎儿窘迫，高龄初产，有难产史，不完全臀先露等，均应行剖宫产术结束分娩。

（2）决定经阴道分娩的处理。

第一产程：待产时应耐心等待，做好产妇的思想工作，以解除顾虑，产妇应侧卧，不宜站立走动，少作肛查，不灌肠，尽量避免胎膜破裂。勤听胎心音，一旦破膜，应立即听胎心。若胎心变慢或变快，应行肛查，必要时行阴道检查，了解有无脐带脱垂。若有脐带脱垂，胎心尚好，宫口未开全，为抢救胎儿，需立即行剖宫产术。若无脐带脱垂，可严密观察胎心及产程进展。若出现协调性宫缩乏力，应设法加强宫缩。

臀位接产的关键在于儿头的顺利娩出，而儿头的顺利娩出有赖于产道，特别是宫颈是否充分扩张。胎膜破裂后，当宫口开大 4～5 cm 时，儿臀或儿足出现于阴道口时，消毒外阴之后，用一消毒巾盖住，每次阵缩用手掌紧紧按住使之不能立即娩出，使用“堵”外阴方法。此法有利于后出胎头的顺利娩出。在“堵”的过程中，应每隔 10～15 分钟听胎心 1 次，并注意宫口是否开全。宫口已开全再堵易引起胎儿窘迫或子宫破裂。宫口近开全时，要做好接产和抢救新生儿窒息的准备。“堵”时用力要适当，忌用暴力，直到胎臀显露于阴道口，检查宫口确已开全为止。“堵”的时间一般需 0.5～1 小时，初产妇有时需堵 2～3 小时。

第二产程：臀位阴道分娩，有自然娩出、臀位助产及臀位牵引等 3 种方式。自然分娩是胎儿自行娩出；臀位助产系胎臀及胎足自行娩出后，胎肩及胎头由助产者牵出；臀位牵引系胎儿全部由助产者牵引娩出，为手术的一种，应有一定适应证。后者对胎儿威胁较大。接产前，应导尿排空膀胱。初产妇应作会阴切开术。3 种分娩方式分述如下。①自然分娩：胎儿自然娩出，不作任何牵拉。极少见，仅见于经产妇，胎儿小，宫缩强，骨盆腔宽大者。②臀助产术：当胎臀自然娩出至脐部后，胎肩及后出胎头由接产者协助娩出。脐部娩出后，一般应在 2～3 分钟娩出胎头，最长不能超过 8 分钟。后出胎头娩出有主张用单叶产钳，效果佳。③臀牵引术：胎儿全部由接产者牵拉娩出，此种手术对胎儿损伤大，一般情况下应禁止使用。

第三产程：产程延长易并发子宫收缩乏力性出血。胎盘娩出后，应肌内注射缩宫素或麦角新碱，防止产后出血。行手术操作及有软产道损伤者，应及时检查并缝合，给予抗生素预防感染。

3.肩先露

妊娠期发现肩先露应及时矫正。可采用胸膝卧位，激光照射（或艾灸）至阴穴。上述矫正方法无效，应试行外转胎位术转成头先露，并包扎腹部以固定胎头。若行外转胎位术失败，应提前住院决定分娩方式。

分娩期应根据产妇年龄、胎产次、胎儿大小、骨盆有无狭窄、胎膜是否破裂、羊水留存量、宫缩强弱、宫颈口扩张程度、胎儿是否存活、有无并发感染及子宫先兆破裂等决定分娩方式。

(1)足月活胎，对于有骨盆狭窄、经产妇有难产史、初产妇横位估计经阴道分娩有困难者，应于临产前行择期剖宫产术结束分娩。

(2)初产妇，足月活胎，临产后应行剖宫产术。如系经产妇，宫缩不紧，胎膜未破，仍可试外倒转术，若外倒转失败，也可考虑剖宫产。

(3)破膜后，立即做阴道检查，了解宫颈口扩张情况、胎方位及有无脐带脱垂等。如胎心好，宫颈口扩张不大，特别是初产妇有脐带脱垂，估计短时期内不可能分娩者，应即剖宫取胎。如系经产妇，宫颈口已扩张至 5 cm 以上，胎膜破裂不久，可在全麻麻醉下试做内倒转术，使横位变为臀位，待宫口开全后再行臀位牵引术。如宫口已近开全或开全，倒转后即可作臀牵引。

(4)破膜时间过久，羊水流尽，子宫壁紧贴胎儿，胎儿存活，已形成忽略性横位时，应立即剖宫取胎。如胎儿已死，可在宫颈口开全后做断头术，出现先兆子宫破裂或子宫破裂征象，无论胎儿死活，均应立即行剖宫产术。如宫腔感染严重，应同时切除子宫。

(5)胎儿已死，无先兆子宫破裂征象，若宫口近开全，在全麻下行断头术或碎胎术。

(6)胎盘娩出后应常规检查阴道、宫颈及子宫下段有无裂伤，并及时做必要的处理。如有血尿，应放置导尿管，以防尿瘘形成。产后用抗生素预防感染。

(7)临时发现横位产及无条件就地处理者，可给哌替啶 100 mg 或氯丙嗪 50 mg，设法立即转院，途中尽量减少颠簸，以防子宫破裂。

（程　严）

第十五节　产道异常

产道是胎儿经阴道娩出时必经的通道，包括骨产道及软产道。产道异常可使胎儿娩出受阻，临床上以骨产道异常多见。

一、骨产道异常

（一）疾病概要

骨盆是产道的主要构成部分，其大小和形状与分娩的难易有直接关系。骨盆结构形态异常，或径线较正常为短，称为骨盆狭窄。

1.骨盆入口平面狭窄

我国妇女状况常见有单纯性扁平骨盆和佝偻病性扁平骨盆两种类型。狭窄分级见表 10-2。

表 10-2　骨盆入口狭窄分级

分级	狭窄程度	分娩方式选择
1 级临界性狭窄(临床常见)	骶耻外径 18 cm 入口前后径 10 cm	绝大多数可经阴道分娩
2 级相对狭窄(临床常见)	骶耻外径 16.5～17.5 cm 入口前后径 8.5～9.5 cm	需经试产后才能决定可否阴道分娩
3 级绝对狭窄	骶耻外径≤16.0 cm 入口前后径≤8.0 cm	必须剖宫产结束分娩

2.中骨盆及出口平面狭窄

我国妇女状况常见有漏斗骨盆和横径狭窄骨盆两种类型。狭窄分级见表 10-3。

表 10-3　骨盆中骨盆及出口狭窄分级

分级	狭窄程度	分娩方式选择
1 级临界性狭窄	坐骨棘间径 10 cm 坐骨结节间径 7.5 cm	根据头盆适应情况考虑可否经阴道分娩。不宜试产,考虑助产或剖宫产结束分娩。
2 级相对狭窄	坐骨棘间径 8.5～9.5 cm 坐骨结节间径 6.0～7.0 cm	
3 级绝对狭窄	坐骨棘间径≤8.0 cm 坐骨结节间径≤5.5 cm	

3.骨盆 3 个平面狭窄

称为均小骨盆。骨盆形状正常,但骨盆入口、中骨盆及出口平面均狭窄,各径线均小于正常值 2 cm 或以上,多见于身材矮小、体型匀称妇女。

4.畸形骨盆

见于小儿麻痹后遗症、先天性畸形、长期缺钙、外伤以及脊柱与骨盆关节结核病等。骨盆变形,左右不对称,骨盆失去正常形态称畸形骨盆。

(二)护理评估

1.病史

询问孕妇幼年有无佝偻病、脊髓灰质炎、脊柱和髋关节结核以及外伤史。对经产妇,应了解既往有无难产史及其发生原因,新生儿有无产伤等。

2.身心状态

(1)骨盆入口平面狭窄的临床表现。①胎头衔接受阻:若入口狭窄时,即使已经临产而胎头仍未入盆,经检查胎头跨耻征阳性。胎位异常如臀先露,颜面位或肩先露的发生率是正常骨盆的 3 倍。②临床表现为潜伏期及活跃期早期延长:若已临产,根据骨盆狭窄程度,产力强弱,胎儿大小及胎位情况不同,临床表现也不尽相同。

(2)中骨盆平面狭窄的临床表现。①胎头能正常衔接:潜伏期及活跃期早期进展顺利。当胎头下降达中骨盆时,由于内旋转受阻,胎头双顶径被阻于中骨盆狭窄部位之上,常出现持续性枕横位或枕后位。同时出现继发性宫缩乏力，活跃期后期及第二产程延长甚至第二产程停滞。②中骨盆狭窄的临床表现：当胎头受阻于中骨盆时，有一定可塑性的胎头开始变形，颅骨重叠，胎头受压，使软组织水肿，产瘤较大，严重时可发生脑组织损伤，颅内出血及胎儿宫内窘迫。若中骨盆狭窄程度严重，宫缩又较强，可发生先兆子宫破裂及子宫破裂，强行阴道助产，可导致严重软产道裂伤及新生儿产伤。

(3)骨盆出口平面狭窄的临床表现：骨盆出口平面狭窄与中骨盆平面狭窄常同时存在。若单纯骨盆出口平面狭窄者，第一产程进展顺利，胎头达盆底受阻，胎头双顶径不能通过出口横径。强行阴道助产，可导致软产道，骨盆底肌肉及会阴严重损伤。

3.检查

(1)一般检查：测量身高，孕妇身高 145 cm 应警惕均小骨盆。观察孕妇体型，步态有无跛足，有无脊柱及髋关节畸形，米氏菱形窝是否对称，有无尖腹及悬垂腹等。

(2)腹部检查。①腹部形态：观察腹型，尺测子宫长度及腹围，预测胎儿体重，判断能否通过骨产道。②胎位异常：骨盆入口狭窄往往因头盆不称，胎头不易入盆导致胎位异常，如臀先露、肩先露。③估计头盆关系：正常情况下，部分初孕妇在预产期前 2 周，经产妇于临产后，胎头应入盆。如已临产，胎头仍未入盆，则应充分估计头盆关系。检查头盆是否相称的具体方法：孕妇排空膀胱，仰卧，两腿伸直。检查者将手放在耻骨联合上方，将浮动的胎头向骨盆腔方向推压。若胎头低于耻骨联合前表面，表示胎头可以入盆，头盆相称，称胎头跨耻征阴性；若胎头与耻骨联合前表面在同一平面，表示可疑头盆不称，称胎头跨耻征可疑阳性；若胎头高于耻骨联合前表面，表示头盆明显不称，称胎头跨耻征阳性。图 10-7 为头盆关系检查。

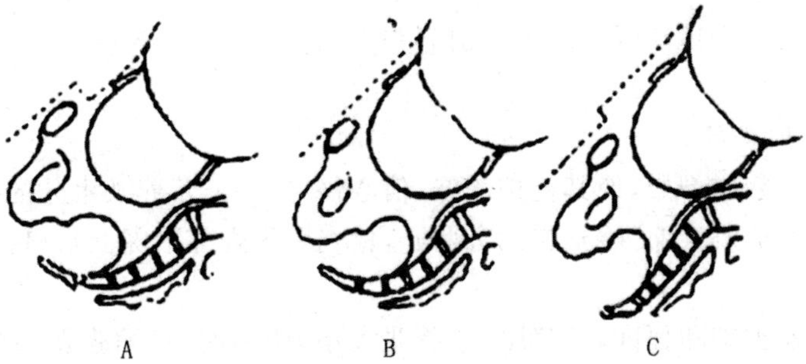

图 10-7 头盆关系检查

A.头盆相称；B.头盆可能不称；C.头盆不称

(3)骨盆测量：①骨盆外测量各径线＜正常值 2 cm 或以上为均小骨盆。骶耻外径＜18 cm 为扁平骨盆。坐骨结节间径＜8 cm，耻骨弓角度＜90°，为漏斗骨盆。骨盆两侧径(以一侧髂前上棘至对侧髂后上棘间的距离)及同侧(从髂前上棘至同侧髂后上棘间的距离)直径相差大于 1 cm 为偏斜骨盆。②骨盆外测量发现异常，应进行骨盆内测量。对角径＜11.5 cm，骶岬突出为骨盆入口平面狭窄，属扁平骨盆。中骨盆平面狭窄及骨盆出口平面狭窄往往同时存在，应测量骶骨前面弯度，坐骨棘间径，坐骨切迹宽度。若坐骨棘间径＜10 cm，坐骨切迹宽度＜2 横指，为中骨盆平面狭窄。若坐骨结节间径＜8 cm，应测量出口后矢状径及检查骶尾关节活动度，估计骨盆出口平面的狭窄程度。若坐骨结节间径与出口后矢状径之和＜15 cm，为骨盆出口狭窄。图 10-8 为“对角径”测量法。

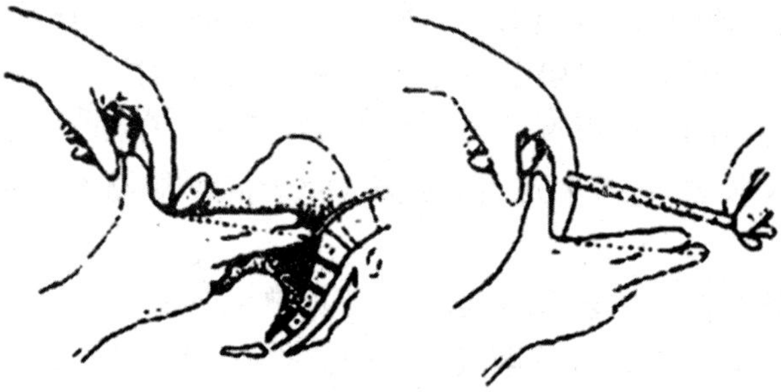

图 10-8 “对角径”测量法

(三)护理诊断

1.恐惧

与分娩结果未知及手术有关。

2.有新生儿受伤的危险

与手术产有关。

3.有感染的危险

与胎膜早破有关。

4.潜在并发症

失血性休克。

(四)护理目标

(1)产妇恐惧感减轻。

(2)孕产妇及新生儿未出现因护理不当引起并发症。

(五)护理措施

1.心理支持及一般护理

在分娩过程中,应安慰产妇,使其精神舒畅,信心倍增,保证营养及水分的摄入,必要时补液。还需注意产妇休息,要监测宫缩强弱,应勤听胎心,检查胎先露部下降及宫口扩张程度。

2.执行医嘱

(1)明确狭窄骨盆类别和程度,了解胎位,胎儿大小,胎心率,宫缩强弱,宫口扩张程度,破膜与否,结合年龄,产次,既往分娩史进行综合判断,决定分娩方式。

(2)骨盆入口平面狭窄在临产前或在分娩发动时有下列情况时实施剖宫产术。①明显头盆不称(绝对性骨盆狭窄):骶耻外径≤16.0 cm,骨盆入口前后径≤8.0 cm,胎头跨耻征阳性者。若胎儿死亡,如骨盆入口前后径<6.5 cm 时,虽碎胎也不能娩出,必须剖宫。②轻度狭窄,同时具有下列情况者:胎儿大、胎位异常、高龄初产妇、重度妊高征及胎儿珍贵患者。③屡有难产史且无一胎儿存活者。

(3)试产:骨盆入口平面狭窄属轻度头盆不称(相对性骨盆狭窄):骶耻外径 16.5~17.5 cm,骨盆入口前后径 8.5~9.5 cm,胎头跨耻征可疑阳性。足月活胎体重<3 000 g,胎心率和产力正常,可在严密监护下进行试产。试产时应密切观察宫缩、胎心音及胎头下降情况,并注意产妇的营养和休息。如宫口渐开大,儿头渐下降入盆,即为试产成功,多能自产,必要时可用负压吸引或产钳助产。若宫缩良好,经 2~4 小时(视头盆不称的程度而定)胎头仍不下降、宫口扩张迟缓或停止扩张者,表明试产失败,应及时行剖宫产术结束分娩。若试产时出现子宫破裂先兆或胎心音

有改变，应从速剖宫，并发宫缩乏力、胎膜早破及持续性枕后位者，也以剖宫为宜。如胎儿已死，则以穿颅为宜。

(4)中骨盆及骨盆出口平面狭窄的处理：中骨盆狭窄者，若宫口已开全，胎头双顶径下降至坐骨棘水平以下时，可采用手法或胎头吸引器将胎头位置转正，再行胎头吸引术或产钳术助产；若胎头双顶径阻滞在坐骨棘水平以上时，应行剖宫产术。

出口狭窄多伴有中骨盆狭窄。出口是骨产道最低部位，应慎重选择分娩方式。出口横径<7 cm时，应测后矢状径，即自出口横径的中心点至尾骨尖的距离。如横径与后矢状径之和>15 cm，儿头可通过，大都须作较大的会阴切开，以免发生深度会阴撕裂。如二者之和<15 cm，则胎头不能通过，需剖宫或穿颅。

(5)骨盆3个平面狭窄的处理：若估计胎儿不大，胎位正常，头盆相称，宫缩好，可以试产，通常可通过胎头变形和极度俯屈，以胎头最小径线通过骨盆腔，可能经阴道分娩。若胎儿较大，有明显头盆不称，胎儿不能通过产道，应尽早行剖宫产术。

(6)畸形骨盆的处理：根据畸形骨盆种类，狭窄程度，胎儿大小，产力等情况具体分析。若畸形严重，明显头盆不称者，应及时行剖宫产术。

二、软产道异常

软产道异常亦可引起难产，软产道包括子宫下段、宫颈、阴道及外阴。软产道异常所致的难产少见，容易被忽视。应于妊娠早期常规行双合诊检查，以了解外阴、阴道及宫颈情况，以及有无盆腔其他异常等，具有一定临床意义。

(一)外阴异常

有会阴坚韧、外阴水肿、外阴瘢痕等。

(二)阴道异常

有阴道横膈、阴道纵隔、阴道狭窄、阴道尖锐湿疣、阴道囊肿和肿瘤等。

(三)宫颈异常

有宫颈外口黏合、宫颈水肿、宫颈坚韧常见于高龄初产妇、宫颈瘢痕、宫颈癌、宫颈肌瘤、子宫畸形等。

(四)盆腔肿瘤

有子宫肌瘤或卵巢肿瘤等。

(程　严)

第十六节　产力异常

一、疾病概要

产力是以子宫收缩力为主，子宫收缩力贯穿于分娩全过程。在分娩过程中，子宫收缩的节律性，对称性及极性不正常或强度、频率发生改变时，称子宫收缩力异常，简称产力异常。子宫收缩力异常临床上分为子宫收缩乏力和子宫收缩过强两类，每类又分为协调性子宫收缩和不协调收缩性子宫收缩，具体分类见图 10-9。

- 子宫收缩力异常
  - 子宫收缩乏力
    - 协调性（低张性）
      - 原发性
      - 继发性
    - 不协调性（高张性）
  - 子宫收缩过强
    - 协调性
      - 急产（无梗阻）
      - 病理性缩复环（有梗阻）
    - 不协调性
      - 强直性子宫收缩（全部）
      - 子宫痉挛性狭窄环（局部）

图 10-9　子宫收缩力异常的分类

二、子宫收缩乏力

（一）护理评估

1.病史

有头盆不称或胎位异常；胎儿先露部下降受阻；子宫壁过度伸展；多产妇子宫肌纤维变性；子宫发育不良或畸形；产妇精神紧张及过度疲劳；内分泌失调产妇体内雌激素、缩宫素、前列腺素、乙酰胆碱等分泌不足；过多应用镇静剂或麻醉剂等因素。

2.身心状况

（1）宫缩乏力：有原发性和继发性两种。原发性宫缩乏力是指产程开始就出现宫缩乏力，宫口不能如期扩张，胎先露部不能如期下降，导致产程延长；继发性宫缩乏力是指产程开始子宫收缩正常，只是在产程较晚阶段（多在活跃期后期或第二产程），子宫收缩转弱，产程进展缓慢甚至停滞。

协调性宫缩乏力（低张性宫缩乏力）：子宫收缩具有正常的节律性、对称性和极性，但收缩力弱，宫腔内压力低，表现为持续时间短，间歇期长且不规律，宫缩<2 次/10 分钟。此种宫缩乏力，多属继发性宫缩乏力。协调性宫缩乏力时由于宫腔内压力低，对胎儿影响不大。

不协调性宫缩乏力（高张性宫缩乏力）：子宫收缩的极性倒置，宫缩的兴奋点不是起自两侧宫角部，而是来自子宫下段的一处或多处冲动，子宫收缩波由下向上扩散，收缩波小而不规律，频率高，节律不协调；宫腔内压力虽高，但宫缩时宫底部不强，而是子宫下段强，宫缩间歇期子宫壁也不完全松弛，表现为子宫收缩不协调，宫缩不能使宫口扩张，不能使胎先露部下降，属无效宫缩。

（2）产程延长：通过肛查或阴道检查，发现宫缩乏力导致异常（图 10-10）。产程延长有以下 7 种。

潜伏期延长：从临产规律宫缩开始至宫口扩张 3 cm 称潜伏期。初产妇潜伏期正常约需 8 小时，最大时限 16 小时，超过 16 小时称潜伏期延长。

活跃期延长：从宫口扩张 3 cm 开始至宫口开全称活跃期。初产妇活跃期正常约需 4 小时，最大时限 8 小时，超过 8 小时称活跃期延长。

活跃期停滞：进入活跃期后，宫口扩张无进展达 2 小时以上，称活跃期停滞。

第二产程延长：第二产程初产妇超过 2 小时，经产妇超过 1 小时尚未分娩，称第二产程延长。

第二产程停滞：第二产程达 1 小时胎头下降无进展，称第二产程停滞。

胎头下降延缓：活跃期晚期至宫口扩张 9～10 cm，胎头下降速度每小时少于 1 cm，称胎头下降延缓。

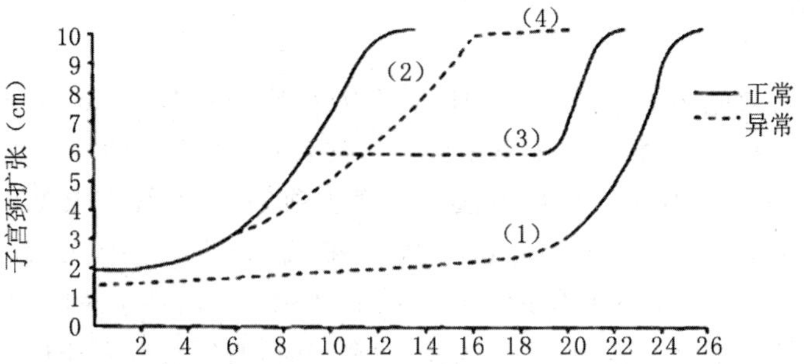

图 10-10　产程异常示意图

(1)潜伏期延长;(2)活跃期延长;(3)活跃期停滞;(4)第二产程延长

胎头下降停滞:活跃期晚期胎头停留在原处不下降达 1 小时以上,称胎头下降停滞。

以上 7 种产程进展异常,可以单独存在,也可以合并存在。当总产程超过 24 小时称滞产。

(3)对产妇的影响:由于产程延长可出现疲乏无力,肠胀气,排尿困难等,影响子宫收缩,严重时可引起脱水,酸中毒,低钾血症;由于第二产程延长,可导致组织缺血,水肿,坏死,形成膀胱阴道瘘或尿道阴道瘘;胎膜早破以及多次肛查或阴道检查增加感染机会;产后宫缩乏力影响胎盘剥离,娩出和子宫壁的血窦关闭,容易引起产后出血。

(4)对胎儿的影响:协调性宫缩乏力容易造成胎头在盆腔内旋转异常,使产程延长,增加手术产机会,对胎儿不利。不协调性宫缩乏力,不能使子宫壁完全放松,对子宫胎盘循环影响大,胎儿在子宫内缺氧,容易发生胎儿窘迫。胎膜早破易造成脐带受压或脱垂,造成胎儿窘迫甚至胎死宫内。

(二)护理诊断

1.疼痛:腹痛

与不协调性子宫收缩有关。

2.有感染的危险

与产程延长、胎膜破裂时间延长有关。

3.焦虑

与担心自身和胎儿健康有关。

4.潜在并发症

胎儿窘迫,产后出血。

(三)护理目标

(1)疼痛减轻,焦虑减轻,情绪稳定。

(2)未发生软产道损伤、产后出血和胎儿缺氧。

(3)新生儿健康。

(四)护理措施

首先配合医师寻找原因,估计不能经阴道分娩者遵医嘱做好剖宫产术准备。或阴道分娩过程中应做好助产的准备。估计能经阴道分娩者应实施下列护理措施。

1.加强产时监护,改善产妇全身状况

加强产程观察,持续胎儿电子监护。第一产程应鼓励产妇多进食,必要时静脉补充营养;避免过多使用镇静药物，注意及时排空直肠和膀胱。

2.协助医师加强宫缩

(1)协调性宫缩乏力应实施下列措施。①人工破膜：宫口扩张 3 cm 或 3 cm 以上，无头盆不称，胎头已衔接者，可行人工破膜。②缩宫素静脉滴注：适用于协调性宫缩乏力，宫口扩张3 cm，胎心良好，胎位正常，头盆相称者。使用方法和注意事项如下：取缩宫素 2.5 U 加入 5%葡萄糖液 500 mL 内，使每滴糖液含缩宫素 0.33 mU，从 4～5 滴/分即 12～15 mU/分，根据宫缩强弱进行调整，通常不超过 30～40 滴，维持宫缩为间歇时间 2～3 分钟，持续时间 40～60 秒。对于宫缩仍弱者，应考虑到酌情增加缩宫素剂量。在使用缩宫素时，必须有专人守护，严密观察，应注意观察产程进展，监测宫缩、听胎心率及测量血压。

(2)不协调性宫缩乏力应调节子宫收缩，恢复其极性。要点是：①给予强镇静剂哌替啶 100 mg，或安定 10 mg 静脉推注，不协调性宫缩多能恢复为协调性宫缩。②在宫缩恢复为协调性之前，严禁应用缩宫素。③若经处理，不协调性宫缩未能得到纠正，或伴有胎儿窘迫征象，或伴有头盆不称，均应行剖宫产术。④若不协调性宫缩已被控制，但宫缩仍弱时，可用协调性宫缩乏力时加强宫缩的各种方法处理。

3.预防产后出血及感染

破膜 12 小时以上应给予抗生素预防感染。当胎儿前肩娩出时，给予缩宫素 10～20 U 静脉滴注，使宫缩增强，促使胎盘剥离与娩出及子宫血窦关闭。

(五)护理教育

应对孕妇进行产前教育，使孕妇了解分娩是生理过程，增强其对分娩的信心。分娩前鼓励多进食，必要时静脉补充营养；避免过多使用镇静药物，注意检查有无头盆不称等，均是预防宫缩乏力的有效措施；注意及时排空直肠和膀胱，必要时可行温肥皂水灌肠及导尿。

三、子宫收缩过强

(一)护理评估

1.协调性子宫收缩过强(急产)

子宫收缩的节律性，对称性和极性均正常，仅子宫收缩力过强、过频。若产道无阻力，宫口迅速开全，分娩在短时间内结束，总产程不足 3 小时，称急产。经产妇多见。

对产妇及胎儿新生儿的影响：宫缩过强过频，产程过快，可致初产妇宫颈，阴道以及会阴撕裂伤；接产时来不及消毒可致产褥感染；胎儿娩出后子宫肌纤维缩复不良，易发生胎盘滞留或产后出血；宫缩过强，过频影响子宫胎盘血液循环，胎儿在宫内缺氧，易发生胎儿窘迫，新生儿窒息甚至死亡；胎儿娩出过快，胎头在产道内受到的压力突然解除，可致新生儿颅内出血；接产时来不及消毒，新生儿易发生感染；若坠地可致骨折、外伤。

2.不协调性子宫收缩过强

由于分娩发生梗阻或不适当地应用缩宫素，粗暴地进行阴道内操作或胎盘早剥血液浸润子宫肌层等因素造成。引起宫颈内口以上部分的子宫肌层出现强直性痉挛性收缩，宫缩间歇期短或无间歇。产妇烦躁不安，持续性腹痛，拒按。胎位触不清，胎心听不清。有时可出现病理缩复环，血尿等先兆子宫破裂征象。子宫壁局部肌肉呈痉挛性不协调性收缩形成的环状狭窄，持续不放松，称子宫痉挛性狭窄环。狭窄环可发生在宫颈，宫体的任何部分，多在子宫上下段交界处，也可在胎体某一狭窄部，以胎颈，胎腰处常见。

(二)护理措施

(1)有急产史的孕妇,在预产期前1～2周不应外出远走,以免发生意外,有条件应提前住院待产。临产后不应灌肠,提前做好接产及抢救新生儿窒息的准备。胎儿娩出时,勿使产妇向下屏气。若急产来不及消毒及新生儿坠地者,新生儿应肌内注射维生素 K_1 10 mg 预防颅内出血,并尽早肌内注射精制破伤风抗毒素1 500 U。产后仔细检查软产道,若有撕裂应及时缝合。若属未消毒的接产,应给予抗生素预防感染。

(2)确诊为强直性宫缩,应及时给予宫缩抑制剂,如25%硫酸镁20 mL加入5%葡萄糖液20 mL内缓慢静脉推注(不少于5分钟)。若属梗阻性原因,应立即行剖宫产术。若仍不能缓解强直性宫缩,应行剖宫产术。

(3)子宫痉挛性狭窄环,应认真寻找导致子宫痉挛性狭窄环的原因,及时纠正,停止一切刺激,如禁止阴道内操作,停用缩宫素等。若无胎儿窘迫征象,给予镇静剂,也可给予宫缩抑制剂,一般可消除异常宫缩。

(4)经上述处理,子宫痉挛性狭窄环不能缓解,宫口未开全,胎先露部高,或伴有胎儿窘迫征象,均应立即行剖宫产术。若胎死宫内,宫口已开全,可行乙醚麻醉,经阴道分娩。

(孟祥花)

第十七节 胎儿发育异常

一、胎儿发育异常的类型

(一)巨大胎儿

体重达到或超过4 000 g的胎儿称为巨大胎儿。约占出生总数的6%,见于父母身材高大者、过期妊娠、妊娠合并糖尿病、孕期营养过度者,亦多见于经产妇。近年来因营养过度而致巨大儿孕妇有逐渐增加的趋势,临产表现为:妊娠期子宫增大较快,妊娠后期孕妇常出现呼吸困难,自觉腹部沉重及两肋部胀痛。临床若经阴道分娩常发生头盆不称,致使产程延长。

(二)脑积水

胎头脑室内外有大量脑脊液(500～3 000 mL或更多)潴积于颅腔内,使颅腔体积增大,颅缝明显增宽,囟门显著增大,称为脑积水。脑积水常伴有脊柱裂、足内翻等畸形,发生率为0.5‰。临床表现为:明显头盆不称,跨耻征阳性,如不及时处理可导致子宫破裂。

(三)其他胎儿异常

1.联体双胎

联体双胎发生率为0.02‰,B超可确诊。

2.胎儿颈、胸、背、腹、臀等处发生肿瘤或发育异常

其使局部体积增大造成难产,通常于第二产程胎先露下降受阻,经阴道检查时被发现。

二、处理原则

（一）巨大儿

定期产前检查，一旦发现为巨大儿应查明原因。如果是糖尿病孕妇，则需积极治疗，于孕36周后根据胎儿成熟度、胎盘功能及血糖控制情况择期引产或行剖宫产。临产后，根据孕妇及胎儿的具体情况综合分析，选择阴道分娩或剖宫产术，以减少围生儿的死亡率。

（二）胎儿畸形

定期产前检查，一旦确诊及时引产终止妊娠，以母体免受伤害为原则。若在第二产程发现胎儿畸形，应尽量辨清胎儿异常的具体部位，选用对母体最安全的方法结束分娩。

三、护理评估

（一）病史

了解有无分娩巨大儿、畸形儿的家族史、孕产史，有无糖尿病病史。查阅产前检查资料，了解孕妇身高、骨盆测量值、胎方位，估计胎儿大小、有无羊水过多、有无胎儿畸形等，在产程中应注意评估产程进展及胎儿的情况等。

（二）身心状态

胎儿发育异常可造成头盆不称、产程延长、产程停滞等一系列表现。孕妇因产程延长、产程停滞，使分娩的压力增大，常表现出烦躁不安、激动易怒。因胎儿畸形导致此次妊娠失败，使孕妇感到很悲伤，表现为沉默寡言或哭泣流泪。

（三）诊断检查

1.腹部检查

腹部明显膨隆、宫底高、先露高浮、胎体粗大、只听到一个胎心音可能为巨大儿。若为头先露，在耻骨联合上方可扪及宽大、骨质薄软、有弹性的胎头，胎头过大与胎体不相称，胎头高浮，跨耻征阳性，胎心音在脐上听得最清楚，应考虑为脑积水。

2.肛查及阴道检查

若感胎头很大、颅缝宽、囟门大且紧张、颅骨骨质薄而软、触之有乒乓球的感觉可诊断为脑积水。

3.B超

可估计胎儿的大小，判断胎儿有无明显的畸形，如脑积水、无脑儿、先天性多囊肾、胎儿腹水等。

四、护理诊断

（一）焦虑

其与担心胎儿的安危及自身受到伤害有关。

（二）悲伤

其与胎儿畸形有关。

（三）有感染的危险

其与手术操作有关。

(四)潜在并发症——子宫破裂

其与头盆不称有关。

五、护理目标

(1)产妇自诉焦虑程度减轻。
(2)产妇能顺利度过悲伤期。
(3)产后体温、脉搏、血白细胞正常,伤口愈合良好,无感染征象出现。
(4)产妇顺利通过分娩,无并发症发生。

六、护理措施

(一)巨大儿拟定剖宫产

应遵医嘱做好择期剖宫产术的术前准备。拟定阴道分娩者应严密观察宫缩及产程进展的情况,注意胎心音变化,发现产程进展缓慢、胎心音>160次/分、<120次/分或不规则,应及时通知医师,并做好急诊剖宫产术的术前准备。

(二)胎儿畸形

一旦确诊为胎儿畸形,应及时引产终止妊娠,以保护母体免受损害为原则。脑积水若为头先露,当宫口开大3cm时即行脑室穿刺抽出脑脊液,也可在临产前在B超指示下经腹腔穿刺抽出脑脊液,以缩小头颅体积而有利于娩出。若为臀先露,可经脊椎裂孔插管至脑室后缓慢放出脑脊液,使头颅体积缩小后便于牵出胎儿,如胎儿有腹水,应给予腹部穿刺放出腹水缩小体积后娩出。畸胎引产分娩发动后,应严密观察宫缩及产程进展的情况,发现异常及时通知医师,并协助处理。保持良好的营养状况,维持水电解质平衡,必要时给予补液。指导产妇采用深呼吸、按摩下腹部、放松等方法来减轻疼痛和分娩压力。接产时正确保护会阴,尽量避免会阴裂伤。

(三)加强心理护理

对巨大胎儿拟定经阴道分娩者,应及时向孕妇提供产程进展的信息,以增加其信心,及时向孕妇提供胎儿宫内的健康状况,以减轻其焦虑程度。

对畸胎分娩的产妇更应给予关心和照顾,尽量避免提及胎儿,避免与有新生儿的产妇同室,避免刺激性语言,以防引起产妇伤感。多与产妇交谈,鼓励其诉说心中的不悦,鼓励家人多陪伴,帮助其尽快度过悲伤期。

七、护理效果评价

(1)产妇的焦虑情绪已减轻。
(2)产妇已顺利度过悲伤期。
(3)产妇的体温、脉搏正常,没有发生感染征象。
(4)产妇平安分娩,没有发生并发症。

(孟祥花)

第十八节　羊 水 栓 塞

羊水栓塞(amniotic fluid embolism，AFE)是指在分娩过程中，羊水突然进入母体血循环而引起的急性肺栓塞、休克和弥散性血管内凝血(DIC)、肾衰竭和猝死的严重分娩并发症。其起病急、病情凶险，是造成孕产妇死亡的重要原因之一，发生于足月分娩者死亡率高达70%～80%。也可发生在妊娠早、中期的流产，但病情较轻，死亡率较低。

一、病因

羊水栓塞是由污染羊水中的有形物质(胎儿毳毛、角化上皮、胎脂、胎粪)进入母体血循环引起。通常有以下几个原因。

(1)羊膜腔内压力增高(子宫收缩过强)，胎膜与宫颈壁分离或宫颈口扩张引起宫颈黏膜损伤时，静脉血窦开放，羊水进入母体血循环。

(2)宫颈裂伤、子宫破裂、前置胎盘、胎盘早剥或剖宫产术中羊水通过病理性开放的子宫血窦进入母体血循环。

(3)羊膜腔穿刺或钳刮术时子宫壁损伤处静脉窦也可以成为羊水进入母体通道。

二、病理生理

近年来研究认为，羊水栓塞主要是变态反应。羊水进入母体循环后，通过阻塞肺小血管，引起变态反应而导致凝血机制异常，使机体发生一系列的病理生理变化。

(一)肺动脉高压

羊水内的有形物质如胎儿毳毛、胎脂、胎粪、角化上皮细胞等直接形成栓子。一方面，羊水的有形物质激活凝血系统，使小血管内形成广泛的血栓而阻塞肺小血管，反射性引起迷走神经兴奋，使肺小血管痉挛加重。另一方面，羊水内有形物质经肺动脉进入肺循环，阻塞小血管，引起肺内小支气管痉挛，支气管内分泌物增加，使肺通气、换气量减少，反射性地引起肺小血管痉挛，肺小管阻塞而引起肺动脉压增高，导致急性右心衰竭，继而发生呼吸和循环功能衰竭、休克，甚至死亡。

(二)过敏性休克

羊水中有形物质成为致敏原，作用于母体，引起变态反应所导致的过敏性休克，多在羊水栓塞后立即出现血压骤降甚至消失，甚至心、肺衰竭的表现。

(三)弥散性血管内凝血(DIC)

妊娠时母体血液呈高凝状态。羊水中含有大量促凝物质可激活母体凝血系统，进入母血循环后，在血管内产生大量的微血栓，消耗大量的凝血因子和纤维蛋白原，从而导致DIC。同时纤维蛋白原下降时，可激活纤溶系统，由于大量凝血物质的消耗和纤溶系统的激活，产妇血液系统由高凝状态转变为纤溶亢进，血液不凝固，极易发生严重的产后出血及失血性休克。

(四)急性肾衰竭

由于休克和DIC，导致肾脏急剧缺血，进一步发生肾衰竭。

三、临床表现

(一)症状

羊水栓塞起病急骤、来势凶险,多发生于分娩过程中,尤其发生在胎儿娩出前后的短时间内。临床经过可分为以下 3 个阶段。

1.急性休克期

在分娩过程中。尤其是刚破膜不久,产妇突感寒战、烦躁不安、气急、恶心、呕吐等先兆症状,继而出现呛咳、呼吸困难、发绀、抽搐、昏迷,迅速出现循环衰竭,进入休克或昏迷状态。病情严重者仅在数分钟内死亡。

2.出血期

患者渡过呼吸、循环衰竭和休克而进入凝血功能障碍阶段,表现为难以控制的大量出血,血液不凝,身体其他部位出血如切口渗血、全身皮肤黏膜出血、血尿、消化道大出血或肾脏出血,产妇可死于出血性休克。

3.急性肾衰竭

后期存活的患者出现少尿、无尿和尿毒症的症状。主要为循环功能衰竭引起的肾脏缺血,DIC 早期形成的血栓堵塞肾内小血管,引起肾脏缺血、缺氧,导致肾脏器质性损害。

(二)体征

心率增快,血压骤降,肺部听诊可闻及湿啰音。全身皮肤黏膜有出血点及瘀斑,阴道流血不止,切口渗血不凝。

四、处理原则

及时处理,立即抢救,抗过敏,纠正呼吸、循环系统衰竭和改善低氧血症,抗休克,防止 DIC 和肾衰竭的发生。

五、护理

(一)护理评估

1.病史

评估发生羊水栓塞临床表现的各种诱因,有无胎膜早破或人工破膜,前置胎盘或胎盘早剥,宫缩过强或强直性宫缩,中期妊娠引产或钳刮术,羊膜腔穿刺术等病史。

2.身心状况

胎膜破裂后,胎儿娩出后或手术中产妇突然出现寒战、呛咳、气急、烦躁不安、尖叫、呼吸困难、发绀、抽搐、出血不凝、不明原因休克等症状和体征,血压下降或消失,应考虑为羊水栓塞,立即进行抢救。

3.辅助检查

(1)血涂片查找羊水有形物质:采集下腔静脉血,镜检见到羊水有形成分可确诊。

(2)床旁胸部 X 线摄片:可见肺部双侧弥漫性点状、片状浸润影,沿肺门分布,伴轻度肺不张和右心扩大。

(3)床旁心电图或心脏彩色多普勒超声检查:提示有心房、有心室扩大,ST 段下降。

(4)若患者死亡,行尸检时,可见肺水肿、肺泡出血。心内血液查到有羊水有形物质,肺小动脉或毛细血管有羊水有形成分栓塞，子宫或阔韧带血管内查到羊水有形物质。

(二)护理诊断

(1)气体交换受损：与肺血管阻力增加、肺动脉高压、肺水肿有关。

(2)组织灌注无效：与弥散性血管内凝血及失血有关。

(3)有胎儿窘迫的危险：与羊水栓塞、母体血循环受阻有关。

(三)护理目标

(1)实施抢救后，患者胸闷、气急、呼吸困难等症状有所改善。

(2)患者心率、血压恢复正常，出血量减少，肾功能恢复正常。

(3)新生儿无生命危险。

(四)护理措施

1.羊水栓塞的预防

加强产前检查，及时注意有无诱发因素，及时发现前置胎盘、胎盘早剥等并发症并予以积极处理。严密观察产程进展情况，正确掌握缩宫素的使用方法，防止宫缩过强。严格掌握人工破膜的指征和时间，宜在宫缩间歇期行人工破膜术，破口要小，并注意控制羊水流出的速度。

2.配合医师，并积极抢救患者

(1)吸氧：最初阶段是纠正缺氧。给予患者半卧位，加压给氧，必要时给予气管插管或者气管切开，减轻肺水肿，改善脑缺氧。

(2)抗过敏：根据医嘱，尽快给予大剂量肾上腺糖皮质激素抗过敏、解除痉挛，保护细胞。可予地塞米松 20～40 mg 静脉推注，以后根据病情可静脉滴注维持。氢化可的松 100～200 mg 加入 5%～10%葡萄糖注射液 50～100 mL 快速静脉滴注，后予 300～800 mg 加入 5%葡萄糖注射液 250～500 mL 静脉滴注，日用上限可达 500～1 000 mg。

(3)缓解肺动脉高压：解痉药物能改善肺血流灌注，预防右心衰竭所致的呼吸和循环衰竭。首选盐酸罂粟碱，30～90 mg 加入 25%葡萄糖注射液 20 mL 缓慢推注，能松弛平滑肌，扩张冠状动脉、肺和脑动脉，降低小血管阻力。与阿托品合用扩张小动脉效果更佳。其次使用阿托品，阿托品能阻断迷走神经反射所导致的肺血管和支气管痉挛。1 mg 阿托品加入 10%～25%葡萄糖注射液 10 mL，每 15～30 分钟静脉推注 1 次。直至症状缓解，微循环改善为止。第三，使用氨茶碱。氨茶碱具有松弛支气管平滑肌、解除肺血管痉挛的作用，250 mg 氨茶碱加入 25%葡萄糖注射液 20 mL 缓慢推注。第四，酚妥拉明为 α 肾上腺素能抑制剂，能解除肺血管痉挛，降低肺动脉阻力，消除肺动脉高压。可用 5～10 mg 加入 10%葡萄糖注射液 100 mL 静脉滴注。

(4)抗休克：①补充血容量、使用升压药物：扩容常使用右旋糖酐-40 静脉滴注，并且补充新鲜的血液和血浆。在抢救过程中，监测中心静脉压，了解心脏负荷情况，并据此调节输液量和输液速度。升压药物可用多巴胺 20 mg 加入 5%葡萄糖溶液 250 mL 静脉滴注，随时根据血压调节滴速。②纠正酸中毒：根据血氧分析和血清电解质结果，判断是否存在酸中毒。一旦发现，5%碳酸氢钠 250 mL 静脉滴注。及时应用可纠正休克和代谢失调，并根据血清电解质，及时纠正电解质紊乱。③纠正心力衰竭消除肺水肿：使用毛花苷 C 或毒毛花苷 K 静脉滴注。同时使用呋塞米静脉推注，有利于消除肺水肿，防止急性肾衰竭。

(5)防治 DIC：DIC 阶段应早期抗凝，补充凝血因子，及时输注新鲜血液和血浆、纤维蛋白原等；应用肝素，尤其在羊水栓塞时其血液呈高凝状态时短期内使用。用药过程中监测出凝血时间，如使用肝素过量(凝血时间＞30 分钟)，则出现出血倾向，如伤口渗血、血肿、阴道流血不止等，可用鱼精蛋白对抗。

DIC晚期纤溶时期，抗纤溶可使用氨基己酸、氨甲苯酸、氨甲环酸抑制纤溶激活酶，使纤溶酶原不被激活，从而抑制纤维蛋白溶解。抗纤溶的同时补充纤维蛋白原和凝血因子，防止大出血。

(6)预防肾衰竭：抢救的同时注意尿量，如补足血容量后仍然少尿或无尿，需要及时使用呋塞米等利尿剂，预防与治疗肾衰竭。

(7)预防感染：使用肾毒性较小的抗生素防止感染。

(8)产科处理：第一产程发病的产妇应立即考虑行剖宫产终止妊娠，去除病因。第二产程发病者，及时行阴道助产结束分娩，并且密切观察出血量、出凝血时间等，如果发生产后出血不止，应及时配合医师，做好子宫切除术的准备。

3.提供心理支持

如果在发病抢救过程中，产妇神志清醒，应给予产妇鼓励，安抚其紧张和恐惧的心理，使其配合医师抢救；对于家属要表示理解和抚慰，向家属解释产妇的病情，争取家属的支持和配合。在产妇病情稳定的情况下，可允许家属探视并且陪伴产妇，同时，病情稳定的康复期，可与产妇和家属一起制订康复计划，适时地给予相应的健康教育。

(孟祥花)

第十九节 子宫破裂

子宫破裂是指在分娩期或妊娠晚期子宫体部或子宫下段发生破裂。子宫破裂是产科严重的并发症，若不及时诊治，可随时威胁母儿生命。

根据子宫破裂发生的时间可分为妊娠期破裂和分娩期破裂；根据子宫破裂发生的部位可分为子宫体部破裂和子宫下段破裂；根据子宫破裂发生的程度可分为完全性破裂和不完全性破裂。完全破裂是指子宫壁的全层破裂，导致宫腔内容物进入腹腔，破裂常发生于子宫下段。不完全破裂是指子宫内膜、肌层部分或全部破裂，而浆膜层完整，常发生于子宫下段，宫腔与腹腔不相通，而往往在破裂侧进入阔韧带之间，形成阔韧带血肿。

一、病因

(一)梗阻性难产

它是引起子宫破裂最常见的原因。骨盆狭窄、头盆不称、软产道阻塞(发育畸形、瘢痕或肿瘤等)，胎位异常(肩先露、额先露)，胎儿异常(巨大胎儿、胎儿畸形)等，均可以导致胎先露部下降受阻，子宫上段为克服产道阻力而强烈收缩，使子宫下段过分伸展变薄超过最大限度，而发生子宫破裂。

(二)瘢痕子宫

剖宫产、子宫修补术、子宫肌瘤剔除术等都会使术后子宫肌壁留有瘢痕，于妊娠晚期或者临产后因子宫收缩牵拉及宫腔内压力增高而致子宫瘢痕破裂。宫体部瘢痕多于妊娠晚期发生自发破裂，多为完全破裂；子宫下段瘢痕破裂多发生于临产后，为不完全破裂。前次手术后伴感染或愈合不良者，发生子宫破裂概率更大。

(三)宫缩剂使用不当

分娩前肌内注射缩宫素或过量静脉滴注缩宫素,使用前列腺素栓剂及其他子宫收缩药物使用不当,均可导致子宫收缩过强,造成子宫破裂。多产、高龄、子宫畸形或发育不良、多次刮宫史、宫腔感染等都会增加子宫破裂的概率。

(四)手术创伤

多发生于不适当或粗暴的阴道助产手术,如宫颈口未开全时行产钳或臀牵引术,强行剥离植入性胎盘或严重粘连胎盘,行毁胎术、穿颅术时器械、胎儿骨片伤及子宫等情况均可导致子宫破裂。

二、临床表现

子宫破裂多发生于分娩期,通常是个逐渐发展的过程,可分为先兆子宫破裂和子宫破裂两个阶段。其症状与破裂发生的时间、部位、范围、出血量、胎儿及子宫肌肉收缩情况有关。

(一)先兆子宫破裂

子宫病理性缩复环形成、下腹部压痛、胎心率异常、血尿,是先兆子宫破裂的四大主要表现。

1.症状

常见于产程长、有梗阻性难产因素的产妇。产妇通常在临产过程中,当宫缩愈强。但胎儿下降受阻,产妇表现为烦躁不安、疼痛难忍、下腹部拒按、呼吸急促、脉搏加快,同时膀胱受压充血,出现排尿困难及血尿。

2.体征

因胎先露部下降受阻,子宫收缩过强,子宫体部肌肉增厚变短,子宫下段肌肉变薄拉长,在两者间形成环状凹陷,称为病理性缩复环。可见该环逐渐上升至脐平或脐上,压痛明显(图 10-11)。因子宫收缩过强过频,胎儿可能触不清,胎心率先加快后减慢或听不清,胎动频繁。

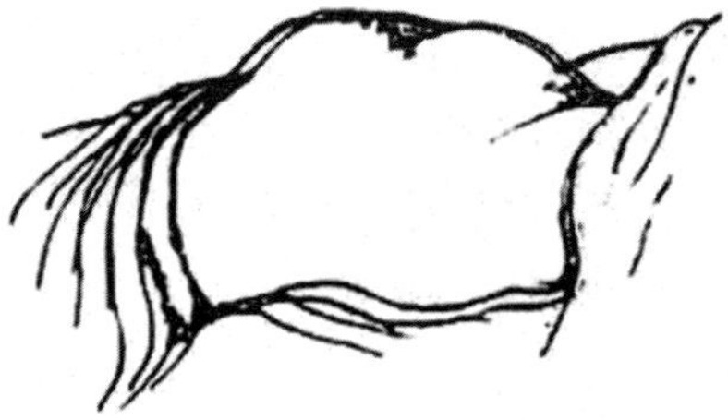

图 10-11　病理性缩复环

(二)子宫破裂

1.症状

产妇突感下腹部撕裂样剧痛,子宫收缩停止,腹部稍感舒适。后因血液、羊水进入腹腔,出现全腹持续性疼痛,伴有面色苍白、冷汗淋漓、脉搏细速、呼吸急促等现象。

2.体征

产妇全腹压痛、反跳痛,腹壁下可扪及胎体,子宫位于侧方,胎心胎动消失。阴道出血可见鲜血流出,下降中的胎儿先露部消失,扩张的宫颈口回缩,部分产妇可扪及子宫下段裂口及宫颈。若为子宫不完全破裂者,上述体征不明显,仅在不全破裂处有压痛、腹痛,若破裂口累及两侧子宫血管,可致急性大出血或形成阔韧带内血肿,查体时可在子宫一侧扪及逐渐增大且有压痛的包块。

三、处理原则

(一)先兆子宫破裂

立即抑制宫缩,使用麻醉药物或者肌内注射哌替啶,即刻行剖宫产终止妊娠。

(二)子宫破裂

在输血、输液、吸氧等抢救休克的同时,无论胎儿是否存活,都尽快做好剖宫产的准备,进行手术治疗。根据产妇全身状况、破裂的部位和程度、破裂的时间、有无感染征象等决定手术方法。

四、护理

(一)护理评估

1.病史

收集产妇既往有无与子宫破裂相关的病史,如子宫手术瘢痕、剖宫产史;此次妊娠有无出现高危因素,如胎位不正、头盆不称等;临产期间有无滥用缩宫素。

2.身心状况

评估产妇目前的临床表现和生命体征、情绪变化。如宫缩的强度、间隔时间、腹部疼痛的性质,有无排尿困难、有无血尿、有无出现病理性缩复环,同时监测胎儿宫内情况,了解有无出现胎儿窘迫征象。产妇精神状态有无烦躁不安、恐惧、焦虑、衰竭等现象。

3.辅助检查

(1)腹部检查:可了解产妇腹部疼痛的部位和体征,从而判断子宫破裂的阶段。

(2)实验室检查:血常规检查可了解有无白细胞计数升高、血红蛋白下降等感染、出血征象;同时尿常规检查可了解有无肉眼血尿。

(3)超声检查:可协助发现子宫破裂的部位和胎儿的位置。

(二)护理诊断

1.疼痛

与产妇出现强直行宫缩、子宫破裂有关。

2.组织灌注无效

与子宫破裂后出血量多有关。

3.预感性悲哀

与担心自身预后和胎儿可能死亡有关。

(三)护理目标

(1)及时补充血容量,产妇低血容量予以纠正。

(2)能够抑制强直性子宫收缩,产妇疼痛略有缓解。

(3)产妇情绪能够得到安抚和平稳。

(四)护理措施

1.预防子宫破裂

向孕产妇宣教,做好计划生育工作,避免多次人工流产,减少多产。认真做好产前检查,如有瘢痕子宫、产道异常者提前入院待产。正确处理产程,严密观察产程进展,尽早发现先兆子宫破裂的征象并进行及时处理。严格掌握使用缩宫素的指征和禁忌证,避免滥用,滴注缩宫素时应有专人看护并记录,从小剂量起,逐渐增加,严防发生过强宫缩。

2.先兆子宫破裂的护理

密切观察产程进展，注意胎儿心率变化。待产时，如果宫缩过强过频，下腹部压痛明显，或出现病理性缩复环时，及时报告医师，停止缩宫素等一切操作，严密监测产妇生命体征，根据医嘱使用抑制宫缩药物。

3.子宫破裂的护理

迅速开放静脉通路，短时间内补充液体、输血，补足血容量，同时吸氧、保暖，纠正酸中毒，进行抗休克处理，根据医嘱做好手术前各项准备，严密监测产妇生命体征、24 小时出入量，各种实验室检查结果，评估出血量，根据医嘱使用抗生素防止感染。

4.心理支持

协助医师根据产妇的情况，向产妇及家属解释病情治疗计划，取得家属的支持和产妇的配合。如果出现胎儿死亡的产妇，要努力开解其悲伤的心情，鼓励其说出内心感受，为其提供安静的环境，同时给予关心和生活上的护理，努力帮助其接受现实，调整情绪，为产妇提供相应的产褥期休养计划，做好关于其康复的各种宣教。

（孟祥花）

第二十节　脐带异常

脐带异常是胎儿窘迫的首位因素，脐带是子宫-胎盘-胎儿联系的纽带，正常脐带长度 30～70 cm（平均为 55 cm），是血、氧供应及代谢交换的转运站。

一、病因

如果脐带的结构或位置异常，可因母儿血液循环障碍，造成胎儿宫内缺氧而窘迫，严重者可导致胎儿死亡。

二、临床表现

脐带异常可分为形态异常、生长异常、位置异常及脐带附着异常。形态异常如脐带扭转、打结、缠绕（绕颈、绕躯干、绕四肢），生长异常如脐带过长、过短、单脐动脉，位置异常如脐带先露、脐带脱垂。

（一）脐带缠绕

脐带围绕胎儿颈部、四肢或躯干者，称脐带缠绕是最为常见的脐带异常，其中以脐带绕颈最为多见。脐带缠绕对胎儿的危害主要是缠绕过紧时引起血氧交换循环障碍，而致胎儿缺氧，甚至窘迫或死亡。尤其在分娩过程中，胎头下降后脐带出现相对长度不足，拉紧脐带就会阻断血液循环，或引起胎先露入盆下降受阻、产程延长、胎盘早剥及子宫内翻等并发症。

（二）脐带扭转

脐带过度扭转发生于近胎儿脐轮部时，可使胎儿血运受阻。

（三）脐带打结

有脐带假结和真结两种。假结是由于脐静脉迂曲形似打结或脐血管较脐带长、血管在脐带中扭曲而引起，对胎儿没有危害。另一种是脐带真结，与胎儿活动有关，一般发生在怀孕中期，先是出现脐带绕体，后因胎儿穿过脐带套环而形成真结。如果真结处未拉紧则无症状，拉紧后就会阻断胎儿血液循环而引起宫内窒息或胎死宫内。

(四)脐带长度异常

脐带正常长度为 30～70 cm，平均 55 cm。脐带超过 80 cm 称为脐带过长，不足 30 cm 称为脐带过短。脐带过长易导致脐带缠绕、打结、脱垂、脐血管受压等并发症。脐带过短在妊娠期常无临床征象，临产后因脐带过短，引起胎儿下降受阻，产程延长或者是过度牵拉使脐带及血管过紧、破裂，胎儿血液循环受阻，胎心率失常致胎儿窘迫、胎盘早剥。

(五)单脐动脉

脐带血管中仅一条脐动脉、一条脐静脉称为单脐动脉，临床罕见，大多合并胎儿畸形或胎儿分娩过程中因脐带受压而突然死亡。

(六)脐带先露与脱垂

胎膜未破，脐带位于胎先露之前或一侧称脐带先露。胎膜已破，脐带位于胎先露与子宫下段之间称隐性脐带脱垂；脐带脱出子宫口外，降至阴道内，甚至露于外阴称脐带脱垂。胎先露与骨盆入口不衔接存在间隙(如胎先露异常、胎先露下降受阻、胎儿小、羊水过多、低置胎盘等)时可发生脐带脱垂。

(七)脐带附着异常

正常情况下脐带附着于胎盘的中央或侧方，如果脐带附着于胎盘之外的胎膜上，则脐血管裸露于宫腔内，称为脐带帆状附着，这种情况在双胞胎中较多见，单胎的发生率只有 1%。如果帆状血管的位置在宫体较高处，对胎儿的影响很小，只有在分娩时牵拉脐带或者娩出胎盘时脐带附着处容易发生断裂，使产时出血的机会增高。如果帆状血管位于子宫下段或脐血管绕过子宫口，血管则容易受到压迫而发生血液循环阻断、血管破裂，对胎儿危害极大。

三、护理评估

(一)健康史

详细了解产前检查结果，有无羊水过多、胎儿过小、胎位异常、低置胎盘等。

(二)生理状况

1.症状

若脐带未受压可无明显症状，若脐带受压，产妇自觉胎动异常甚至消失。

2.体征

出现频繁的变异减速，上推胎先露部及抬高臀部后恢复，若胎儿缺氧严重可伴有胎心消失。胎膜已破者，阴道检查可在胎先露旁或其前方触及脐带，甚至脐带脱出于外阴。

3.辅助检查

(1)产科检查：在胎先露旁或其前方触及脐带，甚至脐带脱出于外阴。

(2)胎儿电子监护：伴有频繁的变异减速，甚至胎心音消失。

(3)B 型超声检查：有助于明确诊断。

(三)心理-社会因素

评估孕产妇及家属有无焦虑、恐慌等心理问题，对脐带脱垂的认识程度及家庭支持度。

四、护理诊断

(一)有胎儿窒息的危险

其与脐带缠绕、受压、牵拉等导致胎儿缺氧等有关。

(二)焦虑

其与预感胎儿可能受到危害有关。

(三)知识缺乏

缺乏对脐带异常的认识。

五、护理措施

(1)脐带异常的判定:应告知孕妇密切注意宫缩、胎动等情况,特别是有胎位不正、骨盆异常、低置胎盘、胎儿过小等情况的孕妇,如果发现 12 小时内胎动数<10 次,或逐日下降 50%而不能复原,说明胎儿宫内窘迫,应立即就诊。B 超检查结合电子监护观察胎心变化可以确诊大部分脐带异常的情况。如果经阴道检查在前羊膜囊内摸到搏动的、手指粗的索状物,其搏动频率与胎心率一致而与孕妇的脉率不一致,则可以诊断为脐带先露。此时胎心大多已有明显异常,出现胎动突然频繁增强、胎心率明显减速等。

(2)存在脐带异常的孕妇在分娩前一般不会出现特殊不适,但孕妇在得知有关胎儿的异常情况时,都会出现紧张、担心等心理负担。应该及时、准确地将脐带异常相关知识告知孕妇,并注意安慰孕妇,避免因孕妇紧张焦虑等心理因素进一步影响胎儿。发现早期的脐带异常,如单纯的脐带过长、过短、缠绕、扭转等,如未引起宫内窘迫,应向孕妇讲明可以通过改变体位进行纠正。

(3)嘱孕妇注意卧床休息,一般以左侧卧位为主,床头抬高 15°,以缓解膨大子宫对下腔静脉压迫,以增加胎盘血供,改善胎盘循环,有时改变体位还能减少脐带受压。同时可根据情况给予低流量吸氧,通过胎儿电子监护仪观察胎儿宫内变化,并结合胎动计数,必要时行胎儿生物物理评分,能较早发现隐性胎儿宫内窘迫。

(4)如妊娠晚期,因脐带异常而不能继续妊娠时,应协助医师做好待产准备。对于临产的产妇,密切观察产程进展,根据医师要求做好阴道助产或剖宫产准备,对于脐带脱垂或宫内窘迫严重的胎儿应做好新生儿窒息抢救准备。

(孟祥花)

第十一章　康复科护理

第一节　帕金森病的康复护理

一、概述

帕金森病(Parkinson's disease,PD)又称震颤麻痹,是一种老年人常见的运动障碍疾病,以黑质多巴胺(dopamine,DA)能神经元变性缺失和路易小体形成为病理特征,临床表现为静止性震颤、运动迟缓、肌强直和姿势步态异常等。65 岁以上的老年人群患病率为 1 000/10 万,随年龄增高,男性多于女性。目前我国的帕金森病患者人数已超过 200 万。在鉴别诊断时需明确区分帕金森病、帕金森综合征、帕金森叠加综合征等疾病,在康复护理中它们具有相同的护理问题和干预措施。

(一)病因

病因和发病机制至今未明,研究主要集中在以下 3 个方面。

1.环境因素

流行病学研究发现 PD 的发病与乡村生活、农作方式、除草剂、农药及杀虫剂等的接触有关,长期饮用露天井水或食用坚果者发病数增多,吸烟者发病率降低或发病时间延迟,吸毒者易出现帕金森样临床症状。

2.遗传因素

有 10%～15%的 PD 患者有阳性家族史,多呈常染色体显性遗传。PD 的发病与多种基因突变有关,并不断有新的基因突变被发现。另一方面,PD 的发病与遗传易感性有关,这可能与黑质中线粒体复合物Ⅰ基因缺失有关。

3.其他因素

其他因素的研究包括体内氧自由基和羟基自由基的产生增多导致脂质过氧化,兴奋性氨基酸的产生增多和细胞内的钙超载,这些改变在黑质-纹状体中 DA 神经元的变性死亡中具有重要作用。

(二)分类

运动障碍疾病又称锥体外系疾病,主要表现为随意运动调节功能障碍,肌力、感觉及小脑功能不受影响。运动障碍疾病源于基底核功能紊乱,通常分为两大类。①肌张力增高-运动减少。②肌张力降低-运动过多。前者以运动贫乏为特征,后者主要表现为异常不自主运动。本节以帕金森病为例,探讨该类疾病康复护理问题。

二、临床表现

(一)PD的主要临床特点

PD的主要临床特点包括震颤、强直、运动迟缓和姿势障碍等。

1.震颤

震颤是由于协调肌和拮抗肌有节律地交替性收缩所致,多数病例以震颤为首发症状,仅15%的病例整个病程中不出现震颤。震颤常开始于一侧上肢或下肢,可累及头、下颌、舌和躯体的双侧。休息时明显,运动时减轻或消失,故称静止性震颤。震颤的频率多为4～6 Hz,情绪激动或精神紧张时加重,睡眠时消失。手的震颤常表现为搓丸样运动。当静止性震颤加剧或与原发性震颤并存时,可出现姿势性震颤。

2.强直

强直常开始于一侧肢体,通常上肢先于下肢,可累及四肢、躯干、颈部和面部,协调肌和拮抗肌的张力均增高,出现头向前倾、躯干和下肢屈曲的特殊姿势,与震颤合并者常出现齿轮样强直或铅管样强直。强直严重者可出现肢体疼痛。

3.运动困难

由于肌肉强直,患者常感肢体僵硬无力,动作缓慢,穿衣、翻身、进食、洗漱等日常活动难以完成,严重病例可出现运动困难。面肌运动减少,形成面具脸;上肢和手部肌肉强直,出现书写困难或写字过小;由于协调运动障碍,行走时上肢的前后摆动减少或消失,步伐变小、变快并向前冲,形成特殊的慌张步态;口、舌、腭、咽部的肌肉运动障碍,常出现流涎或吞咽困难等。

4.其他表现

其他表现包括眼睑或眼球运动缓慢,可出现动眼危象、睡眠障碍(失眠和早醒)、情绪障碍(抑郁或焦虑)、静坐不能、疼痛、发凉、麻木等异常感觉,部分病例有皮脂腺分泌增加、口干、下肢水肿、尿频、尿急和认知功能障碍等。

(二)运动迟缓和姿势障碍

尽管有许多例外的情况,但是通常,老年的PD患者以步态障碍和运动不能为主,年轻的病例则以震颤为主要表现,儿童和青春期发病者多表现为肌张力异常和帕金森综合征。

三、主要功能障碍

(1)缓慢进行性病程障碍:①静止性震颤。②肌强直。③运动障碍、运动迟缓。④协调运动障碍。⑤姿势步态障碍。

(2)严重时丧失生活自理能力。

(3)心理障碍。

四、康复评定

(一)PD主要功能障碍程度评定表

(1)PD主要功能障碍程度评定表主要包括十方面内容:①运动过缓。②震颤。③僵直。

④姿势。⑤步态。⑥从椅子上起立。⑦用手写字。⑧言语。⑨面部表情。⑩日常生活活动能力(ADL)。

(2)PD 主要功能障碍程度评定表采用 5 级 4 分制评分,分值代表严重程度:①0～2 分——正常。②3～10 分——轻度功能障碍。③11～20 分——中度功能障碍。④21～30 分——重度功能障碍。⑤31～40 分——极重度功能障碍。

(二)辅助检查

(1)检测到脑脊液和尿中 HVA 含量。

(2)基因检测 DNA 印迹技术、PCR、DNA 序列分析。

(3)功能显像检测采用正电子发射计算机断层扫描或单光子发射计算机断层显像与特定的放射性核素检测。

五、康复治疗

(一)药物治疗

药物治疗是主要的治疗手段,需要长期维持。药物治疗遵循的原则是:从小剂量开始,缓慢递增,尽量以较小剂量取得较满意疗效。治疗方案个体化,根据患者年龄、病情等选药:①抗胆碱药;②金刚烷胺;③左旋多巴。

(二)外科治疗

目前常用的手术方法有苍白球、丘脑毁损术和深部脑刺激术。

(三)康复运动治疗

1.有效的运动功能训练

(1)松弛和呼吸训练:“变得僵硬”是帕金森病患者心理紧张的主要原因,松弛和腹式呼吸训练有助于减轻症状。可先宽衣,寻找安静地方,放暗灯光,身体姿势尽可能地舒服,闭上眼睛,随后开始深而缓慢的呼吸,并将注意力集中在呼吸上。上腹部在吸气时鼓起,呼气时放松,应经鼻吸气,用口呼气,训练 5～15 分钟。

(2)平衡功能训练:坐位和站立位较慢地重心转移训练,提高患者机体的稳定性。患者身体站直,两足分开 25～30 cm,向左、右、后移动重心取物,或坐位向前、左、右捡物,以训练平衡功能。

(3)步态训练:训练时患者身体站直,两眼向前看,起步时足尖要尽量抬高;先脚跟着地,再脚尖着地,跨步要慢而大,在行走时两上肢作前后摆动。同时进行上下楼梯训练。患者起步和过门槛时容易出现肢体的“僵冻状态”,要先将足跟着地,待全身直立,获得平衡后再开始步行;原地踏步几次可帮助冻结足融解。

(4)关节及肢体功能训练:加强患者的肌肉伸展活动范围,牵引缩短或僵直的肌肉,增加关节功能稳定性。一天 3～5 次,每次 15～30 分钟,尽量保持关节的运动幅度。

(5)手部精细动作训练:主要指导患者进行手的技巧性和四肢的精细性协调训练。将两手心放在桌面上,作手指分开和合并动作 10～20 次;同时左、右手作指屈、伸动作及握掌和屈伸动作。

2.日常生活功能训练

日常生活能力训练能促进随意、协调、分离的正常运动模式的建立,为整体功能恢复训练创造有利条件。主要训练手的功能和日常生活能力,如通过指导如何自行进食,穿脱衣服,处理个人卫生,自解大小便,完成入浴等,以加强上肢活动及上下肢配合训练,不断提高生活自理能力,提高生活质量。

3.语言训练

50%的帕金森病患者有语言障碍,说话声音单调、低沉,有时口吃。训练包括音量、音调、发音和语速等内容。训练时心情应放松,闭目站立,发音应尽量拉长,并反复训练。平时积极参与人与人之间的语言交流。

六、康复护理

(一)康复护理

结合帕金森病的特点,对患者进行语言、进食、走路动作以及各种日常生活功能的训练和指导十分重要。

1.饮食护理

根据患者的年龄和活动量予以足够的热量并评估患者的营养状况,口味需要,提供营养丰富的食物,原则上以高维生素、低脂、适量优质蛋白、易消化饮食为宜。多吃谷类和蔬菜瓜果,以促进肠蠕动,防止便秘。

(1)钙是骨骼构成的重要元素,因此对于容易发生骨质疏松和骨折的老年帕金森病患者来讲,每天晚上睡前喝一杯牛奶或酸奶是补充身体钙质的极好方法。

(2)蚕豆(尤其是蚕豆荚)中含天然的左旋多巴,在帕金森病患者的饮食中加入蚕豆,能使患者体内左旋多巴和卡比多巴复合的释放时间延长。

(3)限制蛋白质的摄入,每天摄入大约 50 g 的肉类,选择精瘦的畜肉、禽肉或鱼肉。一只鸡蛋所含的蛋白质相当于 25 g 精瘦肉类。为了使半天的药效更佳,也可尝试一天中只在晚餐安排蛋白质丰富食物。

2.用药护理

对老年人给予明确用药指导是预防药物不良反应最有效的方法之一。遵医嘱及时调整药物剂量和用药时间,空腹用药效果比较好。如多巴丝肼应在餐前 30 分钟或餐后 45 分钟服用。告知患者的服药配伍禁忌:如单用左旋多巴时禁止与维生素 B_6 同时服用。苯海索使老年患者易产生幻听、幻视等精神症状,以及便秘、尿潴留等,应及时发现药物不良反应。抗抑郁剂,尤其是5-羟色胺(5-HT)再摄取抑制剂,由于起效作用慢应督促患者坚持按时、按量服用。

3.ADL 训练康复护理

室内光线要充足,地面要平坦。病房内尽可能减少障碍物,病床加用防护栏,以防坠床。嘱患者穿防滑拖鞋,卫生间要有扶手,以防跌倒。指导患者衣物尽可能选用按扣、拉链、自粘胶式以代替纽扣,以便于穿脱。裤子与鞋要合身,不能过于肥大,以免自己踩踏导致摔伤。起床或躺下时应扶床沿,动作缓慢进行,避免直立性低血压的发生。患者在外出活动或做检查时应有专人陪护。

4.语言功能训练

因肌肉协调能力异常,导致语言交流能力障碍。护士要多从营造良好语言氛围入手,让患者多说话、多交流、多阅读,沟通时给患者足够时间表达,训练中注意患者的发音力度、音量、语速频率,鼓励患者坚持连续不间断的训练,减缓病情发展。

5.大小便护理

因老年人特点及治疗用药可能产生的不良反应,多数患者伴有不同程度的便秘。对便秘患者,应多摄取粗纤维食物、蔬菜、水果等,可多饮蜂蜜、麻油,以软化食物残渣。可配以效果好,不良反应小的内服及外用药物,如冲饮适量番泻叶,口服芪蓉润肠口服液及排便前外用开塞露等,促进排便。小便困难者可按摩膀胱、听流水声刺激排尿，必要时可导尿，总之以效果最好、不良反应最小的能持久使用的方法，减少患者痛苦，维护正常排二便功能。

（二）运动功能训练康复护理

帕金森病患者在用药物治疗的同时配合正规、系统且有针对性的康复训练是一种既安全可靠又有明显疗效的方法。运动功能训练根据患者的震颤、肌强直、肢体运动减少、体位不稳的程度，尽量鼓励患者自行进食穿衣、锻炼和提高平衡协调能力的技巧，做力所能及的事情，减少依赖性，增强主动运动。随着病情发展，针对每个患者情况注意以下几个方面训练。

1.步态练习

肌肉持续的紧张度致患者肢体乏力，行走不自如，重心丧失，步态障碍。加强患者行走步伐的协调训练。

(1)原地反复起立。

(2)原地站立高抬腿踏步，下蹲练习。

(3)双眼平视合拍节地行走。患者如有碎步时，可穿摩擦力大的胶底鞋防滑倒。有前冲步时，避免穿坡跟鞋，尽量持手杖协助控制前冲，维持平衡等。

2.面部训练

鼓腮、噘嘴、龇牙、伸舌、吹气等训练，以改善面部表情和吞咽困难现象，协调发音，保持呼吸平稳顺畅。

3.基本动作及运动功能训练

(1)上、下肢的前屈、后伸、内旋、外展，起立下蹲。

(2)肩部内收、外展及扩胸运动，腰部的前屈，后仰，左、右侧弯及轻度旋转等。

(3)在有保护的前提下适当运动，进行一些简单的器械运动项目，有助于维持全身运动的协调。

4.功能锻炼注意事项

功能锻炼越早越好，要按照康复治疗方案执行；运动时间及运动量应因人而异，渐渐地增加运动强度；不宜采取剧烈活动，做到劳逸结合，从一项训练过渡到另一项训练应缓慢进行，避免“跳跃式”运动；运动时动作要轻柔、缓慢，注意安全，避免碰伤、摔伤等事故发生。后期患者没有自主运动能力时，可依靠家属帮助进行被动运动，以尽早恢复一定的自主运动。康复锻炼应循序渐进，及时表扬、鼓励；康复效果不要急于求成，以免产生失望、抑郁心理。

（三）康复健康教育

(1)让患者对自己的病情有正确的认识，减缓病情进展，让患者充分认识到康复的作用。向患者和家属介绍主要的治疗措施及方法并取得配合。指导患者注意锻炼的强度从小到大，循序渐进，持之以恒，并根据患者的体力进行调整。

(2)用药指导以及饮食指导：指导患者按时按量正确服药，不可随意增量、减量、停药，戒烟、忌酒，满足患者糖、蛋白质需要，少食动物脂肪，适量海鲜类食物，多食蔬菜、水果，多饮水保持大便通畅。

(3)避免精神紧张和过度劳累，树立正确的生活态度，以积极乐观的情绪对待生活。当患者出现对事物不感兴趣、自我评价过低、绝望感时，给予积极的关注和关爱，一起与患者分析出现的不适，指导患者重视自己的优点和成就，对所取得的点滴成绩给予肯定和鼓励，向亲人、医护人员倾诉内心想法。应协同家属一起做好患者的工作，讲解病情的发展、预后并使患者保持稳定的情绪,对疾病康复具有重要意义。

(4)睡眠指导:由于帕金森病患者常有自主神经功能性紊乱,并伴有不同程度的睡眠障碍。所以护士要协助患者及家属创造良好的睡眠环境及条件。首先建立比较规律的活动和休息时间表,避免睡前兴奋性运动,吸烟,进食油腻食物以及含有乙醇、咖啡因的饮品和药物。建议采用促进睡眠的措施,如睡前排尽大小便,睡前洗热水澡或泡脚,睡前喝适量热牛奶等。

(刘　敬)

第二节　周围神经疾病的康复护理

一、概述

周围神经疾病是指周围运动、感觉和自主神经的结构和功能障碍。周围神经疾病的表现多种多样,其分类依赖于解剖结构、病理和临床特征。常见的周围神经疾病有很多,常见的有 Bell 麻痹、三叉神经痛、Guillain-Barre 综合征等。对周围神经疾病患者进行康复护理时,首先要明确诊断,了解病因,然后在根据症状的不同有针对性地进行护理干预。康复是周围神经疾病恢复期中的重要措施,有助于预防肌肉挛缩和关节畸形。

(一)病因

1.特发性

如急性和慢性炎症性脱髓鞘性多发神经病,可能为自身免疫性。

2.营养性及代谢性

慢性酒精中毒、慢性胃肠道疾病、妊娠或手术后等引起营养缺乏;代谢障碍性疾病,如糖尿病、尿毒症、血卟啉病、肝病、黏液性水肿、肢端肥大症、淀粉样变性继发营养障碍和 B 族维生素缺乏,以及恶病质等。

3.药物及中毒

(1)药物如氯霉素、顺铂、乙胺丁醇、甲硝唑等可诱发感觉性神经病,胺碘酮、氯喹、戒酒硫、吲哚美辛、呋喃类、异烟肼、苯妥英、青霉胺、长春新碱可诱发运动性神经病。

(2)酒精中毒。

(3)有机农药和有机氯杀虫剂。

(4)化学品:如二硫化碳、三氯乙烯、丙烯酰胺等。

(5)重金属(砷、铅、铊、汞、金和白金)。

(6)白喉毒素等。

4.传染性及肉芽肿性

如艾滋病、麻风病、莱姆病、白喉和败血症等。

5.血管炎性

如结节性多动脉炎、系统性红斑狼疮、类风湿关节炎、硬皮病等。

6.肿瘤性及副蛋白血症性

如淋巴瘤、肺癌和多发性骨髓瘤等引起癌性远端轴索病、癌性感觉神经元病等,以及副肿瘤综合征、副蛋白血症(如 Poems 综合征)和淀粉样变性等。

7.遗传性

遗传性因素包括以下 2 种。

(1)特发性:如遗传性运动感觉神经病、遗传性感觉神经病、Friedreich 共济失调、家族性淀粉样变性等。

(2)代谢性:如卟啉病、异染性脑白质营养不良、Krabbe 病、无 β 脂蛋白血症和遗传性共济失调性多发性神经病(Refsum 病)等。

(二)分类

Sedden 将周围神经疾病分为 3 类。

1.神经失用

神经失用为暂时的神经功能传导阻滞,通常多见于机械压迫、牵拉伤等,一般在 6 周内神经功能可以恢复。

2.轴索断裂

轴突在鞘内发生断裂,神经鞘膜保存完好,多见于严重的闭合性神经挤压伤,如肱骨干骨折所导致桡神经损伤。轴索断伤时,损伤部位远端神经的感觉、运动和自主神经功能全部丧失,并发生沃勒变性。由于神经膜保存完好,轴突再生时一般不会发生迷路,其神经功能恢复接近正常,但在神经被牵拉的部位,尤其臂丛,可能由于扭转力的关系,被扭转的神经出现结构瓦解,再生时出现轴索迷途,因而交叉支配会不可避免地发生。

3.神经断裂

神经断裂是指神经束或神经干的断裂,即除了轴索、髓鞘外,包括神经膜完全横断,必须经过神经缝合和/或神经移植,否则功能不能恢复。

二、临床表现

(一)活动能力障碍

周围神经疾病表现为弛缓性瘫痪、肌张力降低、肌肉萎缩、抽搐。日常生活、工作中某些功能性活动能力障碍,如臂丛神经损伤者,由于上肢运动障碍可不同程度地影响进食、个人卫生、家务活动以及写字等手精细动作,坐骨神经损伤者可出现异常步态或行走困难。

(二)感觉异常

1.主观感觉异常

主观感觉异常是在没有任何外界刺激的情况下出现的感觉异常。

(1)局部麻木、冷热感、潮湿感、震动感,以麻木感多见。

(2)自发疼痛:有刺痛、跳痛、刀割痛、牵拉痛、灼痛、胀痛、触痛、撕裂痛、酸痛、钝痛等,同时伴有一些情感症状。

(3)幻痛,周围神经损伤伴有肢体缺损或截肢者有时出现幻肢痛。

2.客观感觉丧失

主要有:①感觉丧失,深浅感觉、复合觉、实体觉丧失。②感觉减退。③感觉过敏,即感觉阈值降低,小刺激出现强反应,以痛觉过敏最多见,其次是温度觉过敏。④感觉过度,少见。⑤感觉倒错,如将热的误认为是冷的,也较少见。

(三)反射均减弱或消失

周围神经病损后,其所支配区域的深浅反射均减弱或消失。

(四)自主神经功能表现

(1)皮肤发红、皮温升高、潮湿、角化过度及脱皮等。

(2)有破坏性病损时皮肤发绀、冰凉、干燥无汗或少汗、菲薄,皮下组织轻度肿胀,指甲(趾甲)粗糙变脆,毛发脱落,甚至发生营养性溃疡。

三、主要功能障碍

(一)运动障碍

迟缓性瘫痪、肌张力低、肌肉萎缩。

(二)感觉障碍

局部麻木、灼痛、刺痛、感觉过敏、实体感缺失等,包括:①感觉缺失。②感觉异常。③疼痛。

(三)反射障碍

腱反射减弱或消失。

(四)自主神经功能障碍

局部皮肤光润、发红或发绀、无汗、少汗或多汗,指(趾)甲粗糙、脆裂等。

四、康复评定

(一)运动功能的评定

1.肌力评定

对耐力、速度、肌张力予以评价。

2.关节活动范围测定

注意对昏迷患者可进行瘫痪试验、坠落试验。

3.患肢周径的测量

观察畸形、肌肉萎缩、肿胀的程度及范围,必要时用尺测量或容积仪测量对比。

4.运动功能恢复等级评定

由英国医学研究会(EMRC)提出,将神经损伤后的运动功能恢复情况分为六级,简单易行,是评定运动功能恢复最常用的方法。

(二)感觉功能评定

由于传入纤维受损,表现为痛觉、温度觉及本体感觉减退、过敏或异常。感觉功能的测定,除了常见的用棉花或大头针测定触觉、痛觉外,还可做温度觉试验,VonFrey 单丝压觉试验,Weber 两点辨别觉试验,手指皮肤皱褶试验,皮肤定位觉、皮肤图形辨别觉、实体觉、运动觉和位置觉试验,Tinel 征检查等。

对感觉功能的恢复情况,可参考英国医学研究会的分级评定(表 11-1)。

表 11-1 周围神经病损后感觉功能恢复评定表

恢复	等级	评定标准
0 级	(S_0)	感觉无恢复
1 级	(S_1)	支配区皮肤深感觉恢复

续表

恢复	等级	评定标准
2 级	(S_2)	支配区浅感觉和触觉部分恢复
3 级	(S_3)	皮肤痛觉和触觉恢复，且感觉过敏消失
4 级	(S_3+)	感觉达到 S_3 水平外，两点辨别觉部分恢复
5 级	(S_4)	完全恢复

(三)反射检查

患者常表现为反射改变，深反射、浅反射减弱或消失，早起偶有深反射亢进。反射检查时需患者充分合作，并进行双侧对比检查。常用反射有肱二头肌反射、肱三头肌反射、桡骨骨膜反射、膝反射、踝反射等。

(四)自主神经检查

自主神经功能障碍，血管扩张，汗腺分泌减少、增强或停止分泌，表现为皮肤潮红、皮温升高或降低、色泽苍白、指甲粗糙脆裂等。常用发汗试验，包括 Minor 淀粉-碘试验、茚三酮试验。

(五)日常生活能力评定

周围神经病损后，会不同程度地出现 ADL 能力困难。ADL 评定对了解患者的能力，制订康复计划，评价治疗效果，安排重返家庭或就业都十分重要。

(六)电生理学评定

评定神经肌电图、直流-感应电检查，对周围神经病损作出客观、准确判断，指导康复并估计预后。

五、康复治疗

(一)康复治疗目标

早期防治各种并发症(炎症、水肿等)；晚期促进受损神经再生，以促进运动功能和感觉功能的恢复，防止肢体发生挛缩畸形，最终改善患者的日常生活和工作能力，提高生活质量。康复治疗应早期介入，介入越早，效果越好。治疗时根据病情的不同时期进行有针对性的处理，包括理疗、肌力训练、运动疗法、ADL 能力训练、作业治疗、感觉训练、手术治疗等。

(二)康复治疗原则

(1)闭合性神经损伤常为挫伤所致的神经震荡或轴突中断，多能自愈。应作短期观察，若 3 个月后经肌电图检查仍无再生迹象方可手术探查。

(2)开放性神经断裂，一般需手术治疗。手术时机及种类需外科医师决定。

(3)神经功能恢复慢，应及早康复治疗，以促进周围神经修复，减缓肌肉萎缩和关节僵硬。

(三)康复治疗

1.早期康复

早期一般为发病后 5～10 天。首先要针对致病因素去除病因，减少对神经的损害，预防关节挛缩的发生，为神经再生做好准备。

(1)受损肢体的主动、被动运动：由于肿胀、疼痛等因素，周围神经损伤后常出现关节挛缩和畸形，受损肢体各关节早期应做各方向的被动运动，每天至少 1～2 次，保证受损各关节的活动范围。若受损范围较轻，要进行主动运动。

(2)受损肢体肿痛的护理:水肿与病损后血液循环障碍,组织液渗出增多有关。可抬高患肢、弹力绷带包扎、做轻柔的向心方向按摩及被动运动或冷敷等。

(3)受损部位的保护:由于受损肢体的感觉缺失,易继发外伤,应注意对受损部位的保护,如戴手套、穿袜子等。若出现外伤,可选择适当的物理方法,如紫外线、超短波、微波等温热疗法。

(4)矫形器的应用:周围神经损伤早期使用夹板,可以防止挛缩畸形发生。例如,上肢腕、手指可使用夹板固定。足部肌力不平衡所致足内翻、外翻、足下垂,可用下肢短矫形器,大腿肌群无力致膝关节支撑不稳、小腿外翻、屈曲-挛缩,可用下肢长矫形器矫正。

2.恢复期康复

急性期为5～10天,炎症水肿消退后,进入恢复期。早期的治疗护理措施仍可选择使用,此期的重点是促进神经再生、保证肌肉的质量、增强肌力、促进感觉功能。

(1)神经肌肉点刺激疗法:周围神经受损后,肌肉瘫痪,可采用神经肌肉点刺激疗法保护肌肉质量。应注意治疗局部皮肤的观察和护理,防治感染或烫伤。

(2)肌力训练:受损肌肉肌力为0～1级时辅助患者进行被动运动,应注意循序渐进。受损肌肉肌力为2～3级时,进行助力运动、主动运动及器械性运动,但应注意运动量不宜过大,以免肌肉疲劳。随肌力逐渐增强,助力逐渐减小。受损肌肉肌力为3～4级时,可协助患者进行抗阻力练习,以争取肌力的最大恢复。同时进行速度、耐力、灵敏度、协调性与平衡性的专门练习。

(3)作业疗法:根据功能障碍的部位及程度、肌力及耐力情况进行相关的作业治疗,如进行木工、编织、打字、雕刻、缝纫、修理仪器等。注意逐渐增加作业难度和时间,在肌力未充分恢复之前,用不加阻力的方法,要防止由于感觉障碍引起机械摩擦性损伤。

(4)感觉功能训练:如果患者存在浅感觉障碍,可选择不同质地的旧毛巾、丝绸、石子,不同温度的物品分布刺激健侧及患侧皮肤,增加感觉输入。开始训练时让患者睁眼观察、体会,逐渐过渡到让患者闭眼体会、辨别。如存在深感觉障碍,在关节被动运动或肌力训练过程中,应强调局部的位置觉及运动觉训练,让患者在反复比较中逐渐体会。

(5)促进神经再生:可选用神经生长因子、维生素 B_1、维生素 B_6 等药物,以及超短波、微波、红外线等物理因子,有利于损伤神经的再生。

(6)手术治疗:对保守治疗无效而又有手术指征的周围神经损伤患者应及时进行手术治疗。如神经探查术、神经松解术、神经移植术、神经缝合术。

六、康复护理

(一)康复护理目标

1.早期目标

止痛、消肿、减少并发症、预防伤肢肌肉和关节的挛缩。

2.恢复期目标

促进神经再生,恢复肌力,增加关节活动度,促进感觉功能的恢复,对于不能完全恢复的肢体,使用支具,促进代偿,最大限度恢复其生活能力。

(二)康复护理

1.早期康复护理

保持功能位:应用矫形器,石膏托等,将受损肢体的关节保持在功能位。如垂腕时,将腕关节固定于背伸20°～30°,垂足时,将踝关节固定于90°。

2.指导 ADL 训练

在进行肌力训练时，结合日常生活活动训练，如上肢练习洗脸、梳头、穿衣等训练；下肢练习踏自行车、踢球动作等。训练应逐渐增加强度和时间，以增强身体的灵活性和耐力。

3.心理康复护理

周围神经病损患者，往往伴有急躁、焦虑、抑郁、躁狂等心理问题，担心病损后不能恢复、就诊的经济负担、病损产生的家庭和工作等方面的问题。可采用医学教育、心理咨询、集体治疗、其他患者示范等方式来消除或减轻患者的心理障碍，使其发挥主观能动性，积极地进行康复治疗。

4.康复健康教育

对周围神经损伤的患者应做如下的康复健康教育。

(1)使患者和家属了解疾病的概况、病因、主要临床表现，以及各种功能障碍的状态和预后情况等。

(2)向患者及家属介绍康复治疗措施：包括正确的肢体功能位置、如何保持关节活动度、主要的物理治疗以及感觉功能是如何促进和恢复的。

(3)感觉障碍的患者教育：对于感觉障碍的患者要关注夹板内皮肤的完整情况观察以及关节活动度的范围等。

(4)注意保护，防止伤害：教会患者在日常生活活动中，注意保护肢体，防治再损伤。如患手接触热水壶、热锅时，应带厚手套，避免烫伤；外出或日常生活活动时，应避免他人碰撞患肢，必要时佩戴支具使患肢保持功能位。

(5)尽快适应生活：指导患者学会日常生活活动自理，患者肢体功能障碍较重者，应指导患者如何进行生活方式的改变，指导患者如何单手穿衣、进食等。

(6)向患者及家属讲解健康饮食的重要性：要多吃含高蛋白、高热量、高维生素食物。同时注意原发性疾病如高血压、糖尿病的控制情况。

(7)改善心理状态：指导患者减轻或解除因损伤带来的焦虑、忧虑、躁狂等。

(刘　敬)

第三节　腰椎间盘突出症的康复护理

一、概述

腰椎间盘突出症主要指腰椎间盘纤维环及软骨板的不全或完全断(破)裂，致使髓核向裂隙方向突出，对周围的关节、脊髓、神经根产生压迫而引起的一系列症状，体征。临床上 $L_4 \sim L_5$，$L_5 \sim S_1$ 突出占 90%上，年龄增大与发病率成正比关系。

(一)流行病学

腰椎间盘突出症为临床上最常见的疾病之一，占门诊下腰痛患者的 10%～15%，占骨科腰痛住院患者的 25%～40%。该病多见于青壮年，其中 80%以上多见于 20～40 岁，约占 70%，但亦可见于 16 岁以下年幼者，70 岁以上高龄者也可出现，但高龄者多伴有椎管狭窄或神经根管狭窄；在男女性别间的发病率差异较大，男性多于女性，男、女比例约为 4∶1，推测其与男性患者劳动强度过大有关。

(二)病因

(1)椎间盘退行性变是本病发生的最基本的因素,无退变的椎间盘可承受 6 865 kPa 压力,而已退变的椎间盘仅需 294 kPa 压力即可破裂。随着年龄的增长,纤维环和髓核含水量、透明质酸及角化硫酸盐逐渐减少,低分子量糖蛋白增加,原纤维变性和胶原纤维沉积增多,使髓核张力下降,失去弹性,椎间盘松弛、变薄,软骨板囊性变。

(2)损伤:慢性劳损是加速椎间盘变性的主要原因,也是椎间盘突出的诱因。一次性暴力多引起椎骨骨折,反复弯腰、扭腰则易导致椎间盘损伤。

(3)局部环境的改变:妊娠妇女因盆腔、下腰部充血,结构相对松弛,腰骶部承受了较大的重力,故易出现椎间盘损伤;有脊柱滑脱症、脊柱骨折或脊柱融合术等病史者也易出现椎间盘突出症。

(三)分型

1.按病变程度

根据病变程度临床上按 CT 的表现如下。

(1)椎间盘膨出:移位的髓核仍在纤维环内,但因纤维环张力减弱,髓核向外膨大。

(2)椎间盘突出:纤维环已破裂移位的髓核已从裂隙突出,对相邻组织造成压迫。

(3)椎间盘脱出:髓核离开突出的纤维环裂口,在椎管内下沉或贴附于神经或其他组织。

2.按突出部位

(1)中央型:突出发生在椎体后中线,压迫硬膜囊,如体积大时还可压迫两侧神经或马尾,而出现相应区域的感觉减退或麻木。

(2)偏侧型:最多见的突出物移向后外侧,体积大时甚至发生侧隐窝或椎间管的狭窄,压迫神经。引起一系列症状。

(3)外侧型:突出发生在小关节外侧,就诊时常被忽略。

二、临床表现

(一)症状

1.下腰痛

下腰痛是最早出现的症状。但也有的患者起始即为腰痛并腿痛或先出现腿痛后出现腰痛,这主要是由于疝出物压迫的神经不同所致疼痛,也可影响到臀部。常因咳嗽、打喷嚏、体位改变、弯腰、久坐、久站和久行而加剧。

2.下肢放射痛或牵涉性痛

坐骨神经受到刺激,疼痛可放射到患侧及蹈指过电样痛。牵涉性痛则为受损神经支配区的肌肉、关节同时出现疼痛。

3.感觉异常

突出的椎间盘压迫本体感觉和触觉纤维。患者可自觉下肢发凉,无汗或水肿。如压迫马尾神经可出现会阴麻木,刺痛,排便及排尿障碍,男性阳痿。严重者蹈趾背屈肌力减弱,常出现患侧下肢肌萎缩。

4.运动障碍

由于腰和下肢僵硬、抽搐、无力,不能做某个动作,如坐时不能盘腿,行走时患肢不能像健侧一样足尖向前。

(二)体征

1.姿势异常

典型者表现为身体向前、向一侧倾斜,同时臀部向一侧突出。

2.腰部形态改变

患者站立时可见脊柱有侧弯,俯卧时可见到或触及腰肌紧张、腰部两侧形态不对称、腰部生理弧度减小或消失,甚至出现反弓。

3.压痛、叩击痛、放射痛

病变部位、棘突间隙及椎旁约 1 cm 处常有压痛,并可向同侧下肢放射,压痛不明显时,可用拳叩击患侧腰部,有时也可出现腰痛和放射痛。

4.直腿抬高试验阳性

患者仰卧,两膝伸直,徐徐抬高患肢,若在 60°以内就有腰腿痛则称为直腿抬高试验阳性,本症患者阳性率约 90%。当抬腿到引起疼痛的位置时再使踝关节被动背伸,疼痛加重者称为直腿抬高加强试验阳性。

5.感觉异常

80%患者有感觉异常,L_5 神经根受累时小腿前外侧和足内侧的痛、触觉减退;S_1 神经根受压时外踝附近和足外侧痛、触觉减退。

6.肌力下降

70%～75%患者有肌力下降,L_5 神经根受压时踝和趾背伸肌力下降,S_1 神经根受压时踝和趾跖屈肌力下降。

7.反射异常

约 71%患者有反射异常,膝反射减弱多提示 L_3/L_4 椎间盘突出。

三、主要功能障碍

(一)躯体活动受限

由于腰痛剧烈,腰部发僵,患者常不能弯腰、转身等。

(二)步行能力障碍

下肢放射痛,轻者虽仍可步行,但步态不稳,呈跛行。重者需卧床休息,且喜欢采取屈髋屈膝、侧卧位。

(三)日常生活能力下降

患者由于疼痛,不能久站、久坐,导致日常生活能力如沐浴、如厕、转移等功能受到限制。功能活动受损程度与病情严重程度成正比。

(四)心理及社会交往能力障碍

由于疼痛和日常生活能力的下降,而导致患者的心理及情绪的障碍,患者易产生恐惧、焦虑等,同时对于外出、娱乐、运动等社交能力下降,甚至不能。

四、康复评定

(一)影像学检查

1.腰椎平片

腰椎平片检查操作简便,价格低廉,患者乐于接受。其最大优点不单是能为腰椎间盘突出症的诊断提供依据，更重要的是能除外腰椎的各种感染、骨肿瘤、强直性脊柱炎、椎弓崩裂及脊椎滑脱等许多亦能引起腰腿痛的其他疾病。

2.CT

CT 即计算机体层扫描，由于 CT 分辨率高，能清楚地显示椎管内的各种软组织结构，因此在诊断腰椎间盘突出症及椎管其他病变中普遍受到重视。腰椎间盘突出的 CT 征象：①突出物征象；②压迫征象，硬膜囊和神经根受压变形、移位、消失；③伴发征象，黄韧带肥厚、椎体后缘骨赘、小关节突增生、中央椎管及侧隐窝狭窄。

3.MRI

椎间盘突出 MRI 有以下表现：①椎间盘脱出物与原髓核在几个相邻矢状层面上都能显示分离影像；②脱出物超过椎体后缘 5 mm 或 5 mm 以上并呈游离状；③脱出物的顶端缺乏纤维环形成的线条状信号区，与硬膜及其外方脂肪的界限不清；④突出物脱离原间盘移位到椎体后缘上或下方。

(二)神经电生理检查

1.肌电图

当突出的腰椎间盘或粘连性束带压迫脊神经根时，早期为部分性损害，表现为多种电位。

2.诱发电位

下肢皮质体感诱发电位：一般来说，腰骶神经根受压时，窝电位正常，马尾电位正常或潜伏期延长，腰脊电位潜伏期均延长，波幅降低。

(三)VAS 疼痛评分(目测类比测痛法)

目测类比测痛法是用来测定疼痛的幅度和强度，它是由一条 100 mm 直线组成。此直线可以是横直线也可以是竖直线，线左端(或上端)表示“无痛”，线右端(或下端)表示“无法忍受的痛”，患者将自己感受的疼痛强度以“Ⅰ”标记在这条直线上，线左端(上端)至“Ⅰ”之间的距离(mm)为该患者的疼痛强度。

(四)专科方面的评估

感觉功能：触觉，痛觉，本体感觉；运动功能：关节活动度(ROM)，徒手肌力检查(MMT)。

五、康复治疗

约 80％患者可经非手术治疗得到缓解或治愈。

(一)卧床休息

卧床休息可减轻体重对腰椎间盘压力，因人体对椎间盘的压力在坐位时最高，立位居中，平卧位时最低。特别是轻、中度腰椎间盘突出症患者卧床休息时可使疼痛减轻或消失。但长时间制动可导致许多严重后果，包括有氧代谢能力的下降、肌肉力量的丧失，在完全卧床休息后每天丧失 1％～3％、每周丧失 10％～15％的肌力。

(二)腰椎牵引

腰椎牵引可使椎间隙增宽；椎管容积增加；有利于突出物回纳，减轻对神经根的压力；松解神经根周围的软组织；缓解肌肉痉挛。可分慢速牵引和快速牵引。慢速牵引方法较多，有自体牵引、骨盆牵引、双下肢牵引等。其特点是作用时间长，重量小，大多数患者在牵引时比较舒适。一般重量不低于体重的 25％，目前多用牵引重量为体重的 70％，时间为 20～40 分钟。快速牵引是一种多方位牵引或三维牵引，其特点是定牵引距离，不定牵引重量，由计算机控制，作用时间短，牵引系统给定的最大牵引重量是 3 000 N,时间 1～3 秒,多数牵引一次即可,若需再次牵引一般间隔 5～7 天。

(三)腰背肌训练

腰背肌训练在防治腰椎间盘突出症方面有着不可忽视的作用。主要是提高腰背肌肉张力,改变和纠正异常力线,训练中注意应选择合适的方法,动作准确,循序渐进,注意保暖,持之以恒。

1.五点支撑法

患者仰卧,用头部、双肘及两足撑起全身,使背部尽力挺起后伸(图 11-1)。

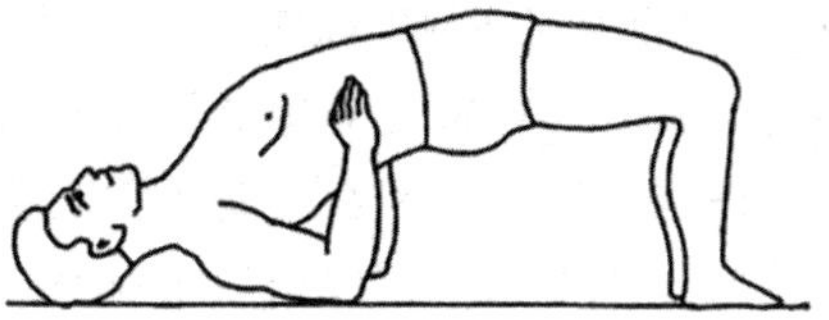

图 11-1 五点支撑法

2.三点支撑法

当腰背肌肌力逐步有所改善后,可进行三点支撑法练习:即患者取仰卧位双臂置于胸前,用头及足部撑起全身,使背部尽力挺起后伸(图 11-2)。

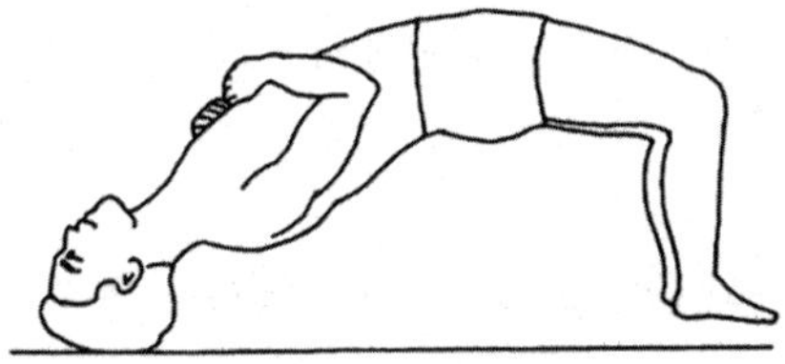

图 11-2 三点支撑法

(四)物理因子治疗

物理因子治疗有镇痛、消炎、促进组织再生等作用,能促进突出部位水肿消退,使粘连松解,炎症减轻。常用的有直流电、药物离子导入、电脑中频、超短波、蜡疗、水疗等。近年来有学者提出减重悬吊步态训练,可改善脊柱侧弯。

(五)手法治疗

重获软组织的柔韧性和脊柱节段的运动可通过许多手法治疗技术而完成,包括肌筋膜放松、关节松动或推拿、肌肉能量技术和牵伸技术。筋膜的功能是分割和支撑肌肉以发挥其功能单元的独立作用,吸收震荡,传送机械力量,与循环系统和淋巴系统交换纤维元素的代谢产物。不活动可导致筋膜系统功能失调。当固定不动时,筋膜干燥,失去弹性,不能维持重要纤维的距离,于是筋膜层被交错排列的纤维粘在一起阻碍了运动。肌筋膜系统活动性的降低可导致脊髓节段的运动性以及肢体柔韧性的降低。肌筋膜放松术就是将应力和剪切力施加到筋膜层,使其松解和分离,恢复移动性、营养和弹性,活动自如。松动的关键是仅在一个特定的平面施加能量。松动术并不能长期减轻缓解主要因椎间盘异常导致的疼痛,也不能减轻椎间盘突出。但是通过刺激机械性感受器、牵伸粘连或恢复缩短肌肉的长度可暂时缓解疼痛。运用这些技术使患者自己进行肌肉等长收缩,以使高张力肌肉放松。

(六)水中运动

设计合适的水中运动计划能帮助腰椎损伤患者康复。水中稳定技术和游泳计划可单独进行，也可与全面的陆地脊柱稳定计划一起实施。水中运动的作用与水的内在特性，如浮力、阻力、黏滞性、静水压、湿度、湍流及折射等直接相关。可对腰椎进行减重训练。实质上，水可通过减少对脊柱的压迫和切向力来增加姿势异常的安全系数。运动速度由水的阻力、黏滞度、浮力以及训练装置控制。浮力可增加训练部位的活动度。

六、康复护理

(一)急性期卧床休息

制动可减轻肌肉收缩力与椎间纽带张力对椎间盘所造成的挤压，使椎间盘处于休息状态，有利于椎间盘的营养供给，使损伤的纤维环得以修复突出的髓核回纳，有利于静脉回流，消除水肿，加速炎症消退。近年的研究认为，卧床4天后椎间盘可获得稳定状态，而卧床时间过久可造成失用性肌萎缩，故绝对卧床不超过一周。床铺宜选用硬板床上铺垫，软硬要合适，下床时需佩戴腰围加以保护，早期起床后立卧交替。

(二)心理护理

急性腰椎间盘突出的患者因疼痛、感觉功能减退，导致生活自理能力下降，影响正常的工作和生活。因此大多数患者出现焦虑、恐惧、烦躁等不良心理反应。故首先必须先了解患者的心理特征及所面临的心理问题，创造一个安静稳定的治疗环境。护理人员要以平静、理解、审慎和合作的态度进行交流，同情诚恳的态度会使患者感到和蔼可亲，增强安全感，从而身心放松，减轻焦虑。

(三)保持正确的姿势

卧位：枕头不宜过高，可用一软枕垫于腰后，使其保持生理弧度。用一小枕放于膝下，下肢微屈更利于腰背肌的放松(图 11-3)。

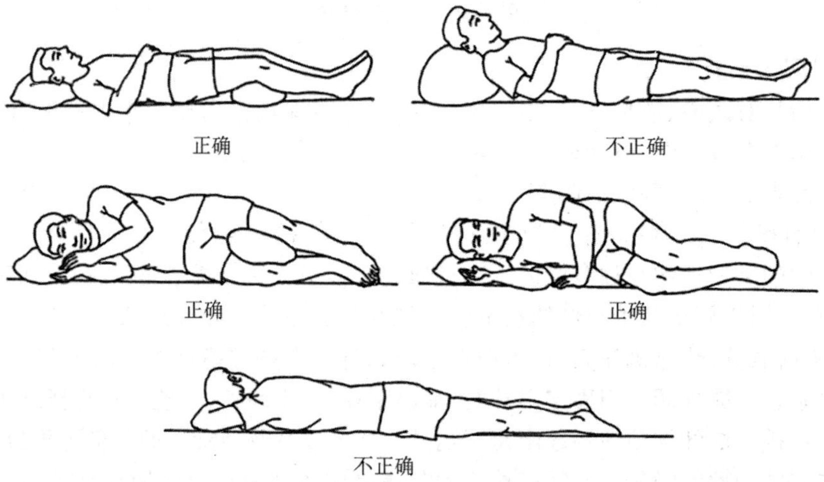

图 11-3　正确、不正确卧位

(四)正确使用腰围

腰围的佩戴使用，应根据病情灵活掌握。患者经大力牵引或长期卧床治疗后，应严格遵医嘱佩戴腰围下地：以巩固疗效，根据体型选择合适腰围，一般上至肋弓，下至髂嵴下，松紧适宜，应保持腰部良好的生理曲线。当病情缓解，症状消失后，则不应对腰围产生依赖。应及时取下腰围，以自身肌肉力量加强对腰椎的支撑和保护。

(五)缓解期康复护理

1.减轻腰部负荷

避免过度劳累,尽量不要弯腰提重物,如捡拾地上的物品宜双腿下蹲腰部挺直,动作要缓慢。

2.加强腰背肌功能锻炼

正确指导腰背肌功能锻炼,做到持之以恒。

3.建立良好的生活方式

生活要有规律,多卧床休息,注意保暖,保持心情愉快。

4.饮食指导

禁烟酒,忌食肥甘厚味,苦寒生冷食品,多食滋补肝肾的食物如动物肝、肾,羊肉、大枣等。

5.鼓励患者树立战胜疾病的信心

腰椎间盘突出症病程长,恢复慢,患者应保持愉快的心情,用积极乐观的人生态度对待疾病。

(六)日常生活中正确姿势的指导

腰椎间盘突出的程度不同,预后也不同。轻、中度的椎间盘突出,95%的患者经过保守治疗都能得到满意的恢复,重度突出多需手术治疗。无论保守治疗或手术治疗,都有复发的可能。一般来说,年复发率在10%左右。手术治疗后,由于腰椎生物力学结构的破坏,5年后腰腿痛的复发率要远高于保守治疗的患者。预防腰椎间盘突出的措施主要是防止该病的诱发因素,纠正患者不良姿势,教会患者日常生活和工作中,常用动作的正确方式。

(1)坐在床上阅读时,必须在床头与腰部之间加个小枕头,使腰椎保持正确的姿势。

(2)坐姿应端正,尽可能坐有椅背的椅子,可在腰后加一软垫,保持腰的生理前凸。同时使背部紧靠椅背,双脚平放在地上,使髋关节屈曲成直角,切勿采取半坐卧的姿势看书或办公(图11-4)。

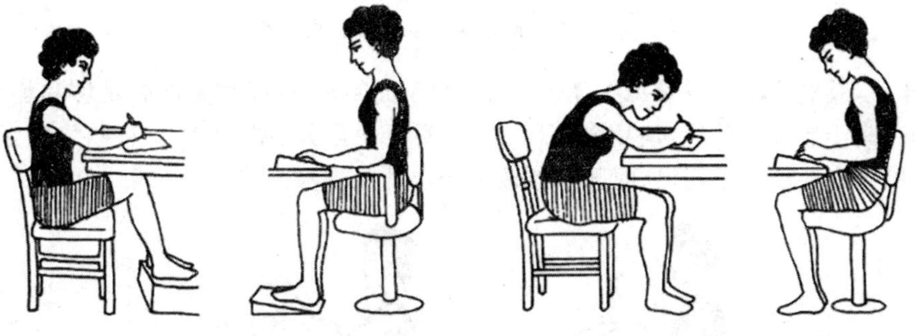

A.正确　　B.错误

图11-4　腰椎间盘突出症患者坐姿

(3)写字、阅读,腰微弯曲,可避免腰椎受伤。

(4)习惯于仰睡的患者,可在膝盖后方加个枕头或垫子,使膝关节微屈,以放松背部肌肉及神经。

(5)立位,头平视前方,腰背挺直挺胸收腹,腰后部稍向前凸。如因工作需要必须长时间站立者,应准备一个小凳子,或利用地形将两脚轮流放在小凳子上或轮流抬高。如此可屈曲髋部、放松腰大肌,减少腰椎的负荷(图11-5)。

(6)提取重物尽量站近重物,蹲下,保持腰部垂直(切记不要弯腰),握紧重物,收腹,双腿用力,提起重物,伸髋、膝直到身体直立。整个过程要保持腰部垂直,如要改变方向,不要扭动身体,应利用双脚的转动(图11-6)。

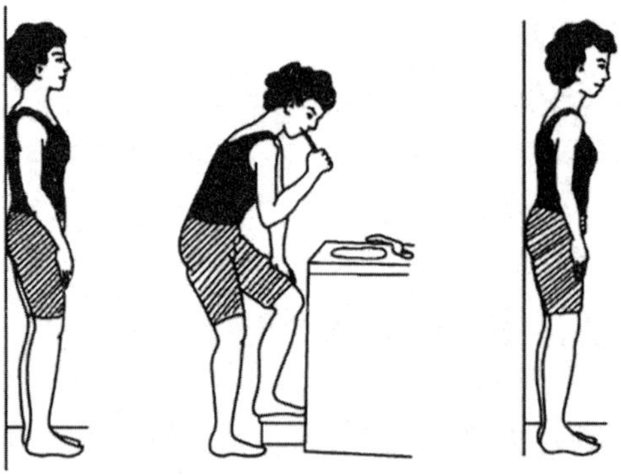

A. 正确　　B. 错误

图 11-5　腰椎间盘突出症患者站姿

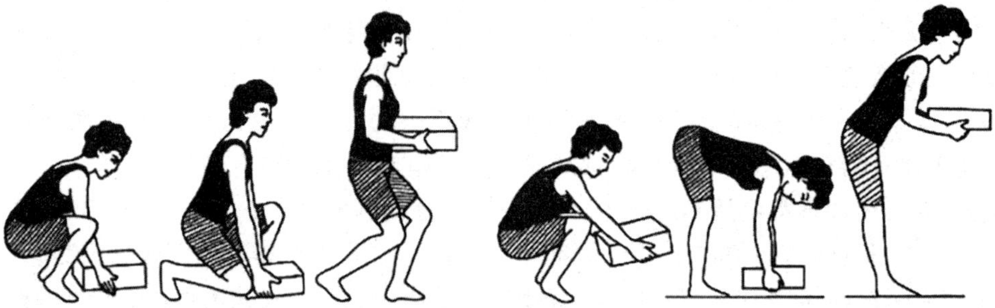

A. 正确　　B. 错误

图 11-6　腰椎间盘突出症患者搬物姿势

(7)开车时,驾驶座椅应调校至身体坐正,颈部活动自如,背部和腰部有足够和均衡的承托。膝关节弯曲稍高于臀部的位置,使用刹车时,足部要活动自如(图 11-7)。有些情况无论怎样调整也无法使腰部有足够的承托,这时腰部应放一个小枕头支撑。

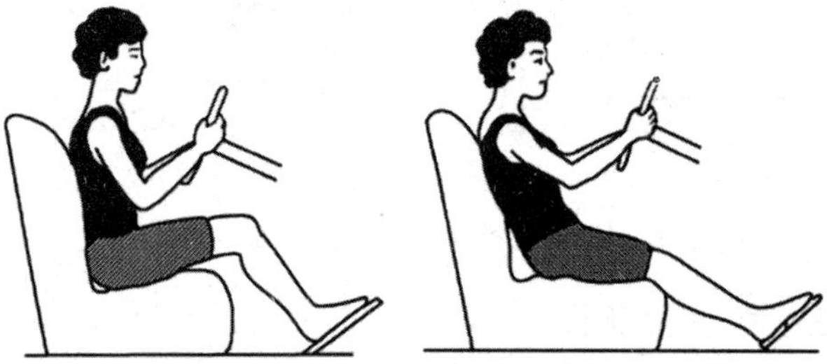

A. 正确　　B. 错误

图 11-7　腰椎间盘突出症患者驾驶姿势

(8)运动时应避免过度冲撞、扭转、跳跃等动作,原则上应避免所有在运动中会产生双脚腾空动作或腰部过度扭转动作的运动。自由泳、仰泳、自行车等运动有利于腰部肌肉的锻炼。

(9)打喷嚏、咳嗽时,很容易拉伤背肌及增加腰椎椎间盘的压力,此时将膝盖、髋关节稍屈曲。

(10)避免体重过重,减肥 5～10 kg 可有效减轻腰痛。

(刘　敬)

第四节 骨折的康复护理

一、概述

骨的连续性和完整性被破坏称为骨折，骨前后发生分离也属骨折。骨折的原因很多，可由直接暴力、间接暴力引起，也可由肌肉的牵力或骨骼本身的病变所致。骨折治疗的三大原则为复位、固定及功能锻炼。但因损伤时常伴有肌肉、肌腱、韧带、血管、神经、关节囊、滑膜囊滑膜、皮肤等软组织的损伤，又因关节周围及关节囊内的粘连、肌腱挛缩、骨化性肌炎、创伤性关节炎而遗留有肿胀等，故骨折是引起疼痛及功能障碍、肢体残疾的一个重要原因。早期康复在促进骨折愈合，减轻和消除并发症起着重要的作用。

(一)病因

从骨科创伤的原因来看，首要原因是交通事故，占 45.0%；其次为摔倒或滑倒，占 29.5%；其后为建筑物上跌下，占 7.1%。骨质疏松等疾病也常引起骨折。

(二)流行病学

骨折在日常生活、工作中较常发生。随着交通事故，工伤事故的增加，骨折的发生率有增高的趋势，预防骨折的发生极为重要。在交通伤所致骨折方面，以中青年男性为主，机动车是造成人员伤亡的主要原因。每年的 1～2 月和 7～10 月是交通伤发生的高峰阶段。但 70 岁以上老年人(以女性居多)骨科创伤主要是跌倒，主要危险因素是居住条件欠佳(室内灯光昏暗、楼梯狭窄)、老年人独居等。

(三)分类

1.根据骨折稳定性

根据骨折稳定性可分为稳定性骨折和不稳定性骨折。

2.根据骨折断端是否与体外相通

根据骨折断端是否与体外相通可分为开放性骨折和闭合性骨折。

3.根据导致骨折原因

根据导致骨折原因可分为外伤性骨折和病理性骨折，如骨肿瘤导致的骨折为病理性骨折。

二、临床表现

(一)局部疼痛、肿胀

骨折时骨组织或周围软组织血管破裂出血出现局部肿胀，有些还会出现瘀斑。

(二)畸形及功能障碍

骨折远端由于失去正常的骨连续性在重力和肌肉牵拉作用下，可出现旋转畸形和成角畸形，如两断端重叠移位可出现短缩。骨折后由于疼痛，肌肉痉挛，骨的连续性破坏失去应有的杠杆作用，特别是合并神经损伤时，会丧失运动功能。

(三)全身症状

严重骨折及骨折合并组织，器官损伤时会出现一些全身表现，如休克、急性呼吸衰竭等。

(四)骨折的愈合时间和标准

骨折的愈合时间和标准见表 11-2。

表 11-2　成人常见骨折临床愈合时间

上肢	时间	下肢	时间
锁骨骨折	1～2 个月	股骨颈骨折	3～6 个月
肱骨外髁颈骨折	1～1.5 个月	股骨粗隆间骨折	2～3 个月
肱骨干骨折	1～2 个月	股骨干骨折	3～3.5 个月
肱骨髁上骨折	1～1.5 个月	胫腓骨骨折	2.5～3 个月
尺桡骨骨折	1～3 个月	踝部骨折	1.5～2.5 个月
桡骨下端骨折	1～1.5 个月	距骨骨折	1～1.5 个月
掌指骨骨折	3～4 周		

三、主要功能障碍

(一)关节活动受限

骨折后关节发生粘连乃至僵硬的原因是多方面的,但其最主要的原因则是由于肢体制动,肌肉萎缩。大多数骨折,如处理或康复不当都会造成不同程度的功能障碍。

(二)日常生活活动能力受限

由于骨折部位的不同,造成关节的粘连、僵硬均能不同程度的影响日常生活能力,如头颅、颜面、上肢、手可影响进食、洗漱、沐浴、交流等。如下肢可影响步行、转移、如厕等功能。

(三)心理及社交受限

由于骨折的部位、严重的程度、骨折预后情况、经济状况等,可导致患者心理发生变化,产生焦虑、抑郁等,沉默寡言,性格孤僻。

四、康复评定

(一)X 线摄片

确诊骨折部位、形态、骨折程度、分类。

(二)心理评定

评估患者和家属的心理情况,有无焦虑、恐惧家庭经济及社会关系,对疾病知识的掌握程度以及对康复的期望值等。

(三)专科评定

观察患者局部情况,石膏固定末端皮肤颜色有无苍白、发绀,皮温有无降低,肢体有无疼痛、肿胀,表浅动脉(如足背动脉、桡动脉、指间动脉)能否扪及,肌肉有无萎缩。测量 ROM、MMT,ADL 的评定。

五、康复治疗

骨折的康复治疗贯穿于骨折治疗的全过程,康复治疗的原则必须是:①运动治疗一定是在骨折复位及固定牢靠后进行。②具体措施应根据骨折愈合的过程来判别,并及时调整。③骨折的康复治疗要因人而异,并与手术医师密切合作,熟悉手术过程及内固定物的性质及应用。

骨折的愈合可分为6期:撞击期、诱导期、炎症期、软骨痂期、硬骨痂期及重建期。根据骨折的过程,康复治疗可分为早期和后期两个阶段。

(一)早期——骨折固定期

骨折的治疗有手法复位、手术复位、手术置内固定复位等。术后均需石膏、夹板固定。

1.被动运动

当肢体不能随意活动时,可进行按摩和关节的被动活动。按摩损伤部位较远的肢体,以助消肿和缓解肌肉痉挛,为主动活动做准备。活动肢体要充分放松,置于舒适的自然体位,并固定近端关节以免产生替代动作。

2.主动运动

主动运动一般在固定后3天开始,活动由患者自主完成,是功能训练的主要方式,既有增强和恢复肌力的作用,也可防止关节僵硬。

3.患肢抬高

患肢抬高能有效消除水肿,减轻疼痛。

4.物理因子治疗

直流电、超声波、低中频均能改善血液循环,消炎,消肿,减轻疼痛。

(二)后期——骨折愈合期

1.恢复ROM

主动运动,助力和被动运动,关节松动术。

2.恢复肌力

恢复肌力可采用水疗,助力运动(砂袋,哑铃),弹性训练带。

3.物理治疗

蜡疗,中频电疗,超声波等。

4.恢复ADL能力及工作能力

恢复ADL能力及工作能力可采用作业疗法和职业训练。

(三)常见部位骨折的康复训练

1.肱骨外科颈骨折

对无移位的骨折,一般采用三角巾将上肢悬吊胸前,当天即应做腕与手指的主动运动。第3～4天起,于站立位将上体前屈及稍向患侧侧屈,肩部放松,利用重力的作用使肩关节自然的前屈及外展,同时做肩部摆动练习;在悬吊带内做肘关节的主动屈伸及前臂旋转练习,做腕关节与手指的抗阻练习。第5～6天,增加站立位的肩关节内收/外展摆动练习,和肘关节的屈伸抗阻练习。有移位的骨折复位外固定或手术内固定,同样可以按上述康复方案进行肢体功能训练。3～4周后,肩关节可进行各个方向活动度和肌力的练习。但须注意,外展型骨折禁止过早地做肩部的外展练习,内收型骨折禁止过早地做肩部的内收练习。

2.肘部骨折

经临床处理后,当天即开始手指的主动练习,如握拳、伸拳、对指对掌活动,第2～3天开始肩与腕的主动运动或助力运动,即腕屈伸及肩部前后左右摆动练习,外固定解除后,主动作肘关节屈伸练习,伸直型骨折主要练习屈肘位的肌肉等张收缩,屈曲型骨折主要练习伸肘位的肌肉等张收缩,禁止暴力被动屈伸活动,以免发生骨化性肌炎。

3.Colles 骨折

经复位固定后，尽量抬高患肢，尽早进行手部肌肉有节奏的收缩放松运动，促进静脉和淋巴回流，减轻肿胀。Colles 骨折多发生在中老年人，应鼓励患者进行患侧肩、肘关节活动范围训练，以避免继发肩关节周围炎。

六、康复护理

(一)严密观察病情

测量生命体征，观察石膏固定肢体末端循环、皮肤颜色、温度、感觉等，局部疼痛与肿胀程度，表浅动脉能否扪及。

(二)疼痛与肿胀的护理

首先抬高患肢，有助于肿胀消退，患肢抬高必须远端高于近端，近端高于心脏，鼓励患者积极进行主动运动，即肌肉等长收缩(不产生关节活动，肌肉长度不变，而张力发生改变)，目的在于促进局部血液循环，有助于静脉和淋巴回流。

(三)骨折功能训练指导

1.指导要点

(1)骨折肢体运动一定要在骨折复位及固定牢靠后进行。

(2)遵循个性化原则，因人而异，选择合适的活动方式。在医师的指导下，全面掌握患者情况，避免盲目活动。

(3)功能锻炼要依据骨折愈合的过程来制订，并适时调整。

(4)关节内骨折，常遗留严重的关节功能障碍，为减轻障碍程度，在固定 2～3 周后，如病情允许应每天短时取下固定装置，在保护下进行关节不负重的主动运动。运动后继续位置固定。这样可以促进关节软骨的修复。

2.康复辅助器具的使用和保养

骨折中期，部分患者仍须借助轮椅、拐杖、支具、压力用品等代偿功能完成 ADL 和消除各种并发症，康复护士应认真指导辅助器具的使用注意事项和保养方法。

(四)心理康复护理

由于骨折一般常常是突然发生，患者易出现紧张，焦虑，烦躁等心理反应，不良情绪对康复护理的实施和治疗效果有直接关系。特别是损伤较严重的患者情绪会低落，失去生活的信心，护理人员应多与患者交流，了解患者的心理状况和情绪变化及时进行心理疏导，鼓励患者积极治疗，使其树立信心，早日康复。

(五)日常生活能力(ADL)的训练

由于卧床休息和制动、关节活动受限及肌力下降，均使患者日常生活和工作受到影响。因此，患者在住院或康复治疗期间的不同阶段均要进行日常生活能力的指导和训练，如正确的患肢和体位的摆放，翻身、转移、步态、手的功能训练及穿衣、梳洗、如厕等。

(六)饮食指导

指导患者进食含钙量高的食物，补充维生素 D。

(刘　敬)

第五节 全膝关节置换术后的康复护理

一、概述

全膝关节置换术是指人工关节替代和置换病损的关节。近年来，由于各种原因所造成骨关节炎的患者不断增多，全膝关节置换术已逐步成为临床上治疗膝部骨关节炎，重建膝关节功能的重要方法。膝关节表面置换术被认为是治疗终末期或严重膝关节骨关节炎最有效、最成功的手术之一。全膝关节置换术可使绝大多数严重膝关节病患的患者免除昼夜难以忍受的疼痛，恢复日常生活活动和工作能力，是人体较大的重建手术，患者大多是老年人，所以术后容易发生多种局部和全身并发症。其中较多的有伤口愈合不良，血栓或栓塞感染，关节不稳，关节僵硬。后期并发症多为假体松动下沉、磨损等。需要做返修手术。因此，术后康复护理是影响全膝关节置换术成功与否的重要原因之一。

(一)流行病学

过去20年，接受全膝关节置换术的人数逐年增长。目前每年在全球进行的人工全膝关节置换术已经超过60万例。全膝关节置换术的对象绝大多数在65～75岁。随着人们生活水平的不断提高，观念的转变以及社会人群的老龄化，为了追求更高的生活质量，越来越多的患者愿意接受全膝关节置换手术。在许多国家每年全膝关节置换的数量，甚至已经超过全髋关节置换。不同地区、年龄、性别和种族之间存在着差异。白种人、高收入阶层居多。

(二)手术适应证

全膝关节成形适应证包括严重的关节疼痛、不稳、畸形所致膝关节功能缺损或无功能膝(残疾)，并有明显的膝关节炎X线表现，经保守治疗，包括移动协助(如使用拐杖)、非甾体抗炎药治疗、全身药物治疗和生活方式的改变等均无效或效果不显著者。

(三)手术禁忌证

手术绝对禁忌证：①关节近期感染或活动性感染(除外已控制的感染)；②败血症、脓毒血症或全身系统感染等；③膝关节恶性病患；④膝关节痛性融合(多由治疗交感神经营养不良所致，而交感神经营养不良加以外科治疗并无帮助)。

二、临床表现

(一)全身症状

由于KTR手术损伤较大，高龄患者居多，由于心情波动，麻醉诱导和手术操作等因素，会引起血压骤升，发生脑血管意外、心力衰竭等。

(二)局部表现

1.疼痛

关节置换术后，由于手术等创伤，患者会感到较为剧烈的术后急性疼痛。

2.关节功能障碍

术后短期的关节制动和疼痛使关节活动受限制，并进一步影响患者的日常生活活动能力。

三、主要功能障碍

(一)关节活动范围受限

由于关节受损,膝关节屈伸受到不同程度的影响,有疼痛、不稳、畸形、日常生活活动严重障碍,生活质量下降。

(二)日常生活能力障碍

由于疼痛、肌力下降、关节活动度受限患者的步行能力、转移、如厕等均受到影响。

(三)社交及心理障碍

严重膝关节病患的患者昼夜难以忍受的疼痛,造成社交及心理障碍。

四、康复评定

(一)一般情况评估

主要评估患者的年龄、职业、发病过程及时间,患者全身状况,包括生命体征、精神状态、其他患病情况,如高血压、心脏病、糖尿病或肝肾功能等。

(二)专科及局部情况评估

早期切口及引流情况、ADL。现行国内外最常用的评分方法为 HSS 膝关节评分系统,考评内容有 7 项,其中 6 项为得分项目,包括疼痛、功能、关节活动度、肌力、屈膝畸形和关节稳定性。另一项为扣分项目,内容涉及是否需要支具、内外翻畸形和伸直滞缺程度。结果分优、良、中、差四级(表 11-3)。

表 11-3　HSS 膝关节评分标准

评定内容	得分	评定标准	得分
		优:完全能对抗阻力	10
疼痛(30 分)		良:部分对抗阻力	8
任何时候均无疼痛	30	中:能带动关节活动	4
行走时无疼痛	15	差:不能带动关节活动	0
行走时轻微疼痛	10	屈曲畸形(10 分)	
行走时中度疼痛	5	无畸形	10
行走时严重疼痛	0	小于 5°	8
休息时无疼痛	15	5°～10°	5
休息时轻微疼痛	10	大于 5°	0
休息时中度疼痛	5	稳定性(10 分)	
休息时严重疼痛	0	正常	10
功能(22 分)		轻微不稳 0°～5°	5
行走、站立无限制	12	中度不稳 5°～15°	5
行走 5～10 街区(2 500～5 000 m)	10	严重不稳>15°	0
行走 1～5 街区(500～2 500 m)	8	减分项目	
行走少于 1 街区(500 m)	4	单手杖	−1
不能行走	0	单拐杖	−2

续表

评定内容	得分	评定标准	得分
能上楼梯	5	双手杖	−3
屋内行走,但需支具	2	伸直滞缺 5°	−2
屋内行走,无须支具	5	伸直滞缺 10°	−3
屋内行走,需要支具	2	伸直滞缺 15°	−5
活动度(18 分)		每 5°外翻扣 1 分	
每活动 8 得 1 分,最高 18 分	18	每 5°内翻扣 1 分	

(三)心理及社会评估

评估患者的情绪、精神及心理状况。可使用观察及交流的方法,了解患者对疾病的认识及了解程度,家属对康复的期望值。家庭的生活经历,受教育程度,家庭经济状况等。

五、康复治疗

(一)康复治疗原则

1.个体化原则

由于每个患者的体质、病情、心理素质、主观功能要求、手术情况等各异,术后康复治疗没有统一的常规,应因人而异。

2.全面训练原则

接受手术大多是老年体弱者,髋、膝关节只是行走负重关节中的一个,单纯处理关节并不足以改善患者的功能,因此必须兼顾患者全身及其他部位的康复。

3.循序渐进的原则

一般患者的关节本身及其周围组织都有不同程度的病变,所以患者的功能水平只能逐步恢复,切忌操之过急,避免发生再损伤。

(二)消肿止痛

1.冰疗

术后第一天即可使用冰袋,置于关节周围,每天 1～2 次,每次 30～60 分钟,至关节消肿,疼痛减轻。

2.经皮电刺激

可采用频率 100 Hz 的经皮电刺激,作为药物的辅助止痛治疗。

(三)术后功能训练

术后 24 小时即开始进行 CPM 练习,每天两次,每次 30 分钟,最初以 60°左右开始,每天增加 10°,一周内达到 90°～100°,关节助力-主动运动:术后 2～3 天,患者可借助外力帮助活动膝关节,逐渐过渡到自行屈伸关节的练习。第 2 天开始进行离床站立和步态练习,开始时手术膝以支具保护,手扶步行器离床站立 5 分钟,每天增加站立时间,直至无辅助情况下独立行走为止。一般情况下,患者均可在术后 5 天达到此标准。使用非骨水泥固定型假体的患者要使用步行器到六周。术后 2～3 天,患者全身情况平稳,引流管已拔出,伤口无渗出,干燥愈合后,最好进行水疗。如有膝关节屈伸挛缩,可做牵伸练习。

(四)负重练习和步态训练

当患者有一定的肌力和平衡能力时,可进行负重练习,一般在术后3～7天,可借助平衡杠,助行器从部分负重逐步过渡到术后6～8周完全负重。

(五)功能独立能力的训练

结合ADL自理,社交等进行功能独立能力的训练。

六、康复护理

(一)术后当天

严密观察生命体征,注意补充血容量和电解质平衡及输液滴数,观察尿量颜色发现异常及时报告医师,当麻醉解除后,立即检查患者双下肢的自主活动,尤其是小腿和足踝的自主运动。定时嘱患者采取半卧位,进行呼吸训练、咳嗽训练、叩背,以充分扩张肺脏,保持呼吸道通畅严防坠积性肺炎。观察患肢弹力绷带绑扎的松紧度及末梢血运情况。注意观察引流液的量、颜色、性质,引流管是否通畅和敷料外渗情况,减轻疼痛和肢体肿胀,可冰敷于患膝,术后6～8小时可根据情况予以进食易消化的半流质饮食。

(二)预防术后并发症

术后常见并发症主要有伤口感染、肺部感染、深静脉血栓形成等,每天观察切口、引流液、疼痛、肿胀等情况。限制患者卧床时间,经常变换体位。常采取半卧位,尽早进行深呼吸,咳嗽排痰。踝泵练习能有效防止深静脉血栓形成的发生。

(三)正确指导功能训练

1.踝泵练习

患者采取仰卧位,膝关节伸直,踝关节全力背伸并坚持片刻,然后踝关节全力跖屈并坚持片刻,一组20次。

2.股四头肌等长收缩训练

术后第二天即开始股四头肌等长收缩练习,尽力背屈踝关节,尽量伸膝,使髌骨向近端牵拉。坚持15～20秒后放松,目的是增强股四头肌力保证髌骨活动,防止髌腱挛缩。

3.压腿

患者取仰卧位,患膝伸直,足踝处垫20 cm厚的圆枕。收缩股四头肌,膝关节用力向下压向床面,坚持20秒,然后放松。

4.直腿抬高

患者取仰卧位,足立于中立位,膝伸直,收缩股四头肌完成扣锁机制,抬起下肢至足踝离开床面20 cm,坚持15～20秒后放回原位。

5.最后5°伸直

仰卧位,将直径20 cm的圆枕置于患肢股骨后髁下,下压膝关节,收缩股四头肌。将小腿绷至膝关节完全伸直,坚持20秒,然后将小腿放回原处。

6.腘绳肌练习

患者取站立位,尽力向后抬小腿,并坚持20～30秒,然后放回原位。

以上练习均为一组20次,每天2～3组,此阶段患者康复训练后,下肢和膝关节可能会出现肿胀加重,增加关节腔积液。可于患者休息时抬高患肢30 cm左右,至少超过心脏水平,注意全身放平,保持此姿势2小时。可有效消除肿胀、积液,缓解疼痛。

(四)负重与步态练习

1.负重练习

当患者具有一定肌力和平衡能力时,可指导进行部分负重练习。一般可在术后3～7天开始。可借助平衡杠。助行器部分负重,逐步过渡到术后6～8周完全负重。①让患者患腿、健腿各站在两个体重秤上,将重心逐渐移到患腿,直至承担全部体重约5秒。注意保持身体重心的平衡,并逐渐增加患肢负重程度。②患者取站立位,腿前放一矮凳,嘱其做上、下楼梯的动作。注意保持躯干直立,身体重心放在患腿上。

2.步态训练

注意患者在站立相和摆动相时,关节的屈、伸控制,髋、膝、踝的协调运动。骨盆的移动和旋转,在患者获得一定的步行能力后,开始进行上、下楼梯的训练。注意上楼时非手术肢体先上,下楼时手术肢体先下。避免任何会增加下肢关节负荷的运动,如跑、跳、举重等。

(五)ADL训练

术后一周,指导患者从床到座椅、从座椅到床的转移。鼓励患者自行穿、脱衣、裤,如厕,行走。3～5周开始指导患者上下楼梯练习。随着患者体力的逐渐恢复,双下肢肌力和ROM的增加,可指导患者淋浴的方法,注意浴室地面铺防滑垫,墙壁装有牢固扶手。

(六)心理康复护理

有些患者对疾病的认识不足,对手术寄予希望过大,认为置换关节后即能正常行走。康复护士应及时与患者进行沟通,交流,耐心倾听患者的心声,悉心体会患者的感受,向患者客观地介绍疾病的常识及康复意义,使其正确的认识自己的疾病,增强信心,积极主动配合康复治疗。同时,建立良好的护患关系,给患者提供温馨,舒适的康复环境,心理护理贯穿疾病恢复的全过程,解决不同阶段患者出现的心理问题。不断地激励患者,使其顺利地完成康复治疗。

(刘　敬)

第六节　髋关节置换术后的康复护理

人工全髋关节置换是解除髋关节疾病患者的病痛、纠正畸形、恢复功能的一种行之有效的方法。人工髋关节置换术是用生物相容性与机械性能良好的材料制成的一种类似于人体骨关节的假体,来置换严重受损的髋关节的一种手术,是目前治疗髋关节疾病的有效手术方法之一,但人工髋关节置换术是一个较大的、技术要求较高的手术,置入的人工关节有其本身的使用寿命和术后容易发生的一些合并症。因此,此手术要严格掌握适应证,并不是适应所有髋关节疾病,更不能把此术看作是一种万能的手术方法。

人工髋关节置换的类型有股骨头置换术、人工全髋关节置换术、全髋关节翻修术和髋关节表面置换术等。置换的材料包括金属材料(钛、钛合金等)、高分子材料[超高分子聚乙烯(臼杯)和甲基丙烯酸甲酯(骨水泥)]和陶瓷材料。固定方式有骨水泥型和非骨水泥型(生物型)。其目的是切除病灶、消除疼痛、恢复关节的活动功能。

适应证:适用于因髋关节病变引起的关节疼痛、强直、畸形、严重功能受损,影响日常生活和工作,经其他治疗无效、复发或不适于其他方法治疗的患者。

禁忌证：有严重心、肝、肺、肾病和糖尿病不能承受手术者；髋关节化脓性感染，有活动性感染存在及合并窦道者；儿童一般禁作此术，年轻或80岁以上者要慎重考虑；因其他疾病估计置换术后患者也不可以下地行走者。

人工髋关节置换术患者的康复不仅与疾病本身有关，还与患者的全身状况、手术中的技术操作及患者的精神状态有密切的关系，术后的关节功能锻炼对功能恢复极为重要，术后功能锻炼指导及健康教育是保证手术治疗成功的重要因素。

一、临床表现

（一）全身性反应

由于关节置换手术损伤较大，可引起不同程度的全身性反应，影响人体各个系统，包括中枢神经系统、呼吸、血液、消化、内分泌及肌肉骨骼系统等，这些反应一般可通过"内环境调整"而逐步恢复。

（二）局部症状

（1）疼痛。

（2）长期制动会导致肌肉萎缩、骨质脱钙、关节僵硬、肌力减退，同时由于局部血流缓慢，静脉壁损伤和血液高凝状态，易引起深静脉血栓形成。

（3）当患者开始下肢负重和行走时，会出现下肢水肿，其原因除少数系手术后并发静脉血栓形成外，多数系因整个下肢肌肉的失用性及反应性萎缩，使血管张力降低，下肢静脉回流缓慢，导致静脉压高，淋巴液淤滞。

（4）常见并发症：血栓形成及栓塞、术后感染、假体下沉、假体松动、柄断裂、异位骨化、假体脱位、术后髋关节疼痛等。

二、主要功能障碍

（一）肢体运动功能障碍

早期术后局部疼痛、肿胀，术后要求对肢体活动的限制，肢体对植入假体尚未适应等，都使肢体的活动受到影响；中后期锻炼不当，合并症的发生等，也会影响肢体的运动功能。

（二）ADL能力障碍

更衣、如厕、转移、行走等功能不同程度受限。

（三）心理功能障碍

心理功能障碍主要表现为心理承受力差，对假体的疑虑、不安、缺乏信心等。

三、康复评定

（一）一般情况

（1）原发疾病的情况，如原发疾病的病程、诊疗经过、效果等。

（2）患者的精神心理状况、对疾病及生活的态度、经济能力及社会背景。

（3）全身状况：包括心肺肝肾的功能、营养状况、水和电解质平衡状况，是否有其他系统疾病如高血压、糖尿病等。

（二）影像学检查

常规X线平片检查与术后复查非常重要，可了解骨关节病变的性质、范围和程度，确定治疗方案；判断疗效，如关节假体的位置、关节角度、假体有无松动等。MRI 用于早期诊断股骨头缺血坏死、膝关节病变等骨关节病。

（三）关节功能评定

关节置换术后关节功能评定的方法很多，髋关节置换术较普遍被接受的评定标准是 Charnley 标准（表 11-4）。

表 11-4 Charnley 髋关节疗效评分

得分	疼痛	运动	行走
1	自发性严重疼痛	0°～30°	不能行走，需双拐或手杖
2	起步即感疼痛，一切活动受限	60°	用或不用手杖，时间、距离有限
3	能耐受，可有限活动	100°	单杖辅助，距离受限（<1 小时）无杖很难行走，能长站
4	某些活动时出现，休息能缓解	160°	单杖能长距离行走，无杖受限
5	轻微或间歇性，起步时明显，活动后缓解	210°	无须支具，但跛行
6	无疼痛	260°	正常

（四）其他方面

其他方面包括疼痛的评定、关节活动度评定、肌力及耐力评定、步态及步行能力的评定、日常生活活动能力的评定等。

四、康复治疗

康复治疗的目的：尽可能减少术后并发症的发生；训练和加强关节周围的肌群，重建关节的稳定性，改善置换后关节活动范围，保证重建关节的良好功能；加强对置换关节的保护，延长关节的使用寿命；改善和纠正患者因长期疾病所造成的不正常步态和姿势，恢复日常生活自理能力，提高患者术后生活质量。

康复训练应遵循个性化、渐进性和全面性三大原则。

（一）术前准备

行人工关节手术的患者绝大多数为高龄患者且平时活动较少，常伴有高血压、糖尿病、冠心病及脑血管性疾病等老年病、全身性疾病，术前需要在内科医师的配合下，将患者机体功能调节到最佳状态，有利于手术的顺利完成和术后关节功能的恢复。

1.功能训练指导

一方面能为患者接受手术做好体能上的指导，另一方面为术后康复训练做准备，包括以下内容。

（1）训练引体向上的动作，平卧或半卧，患肢外展中立，健侧下肢屈膝支撑于床面，双手拉住吊环，使身体整个抬高，臀部离床，停顿 5～10 秒后放下。

（2）肌力训练：由于多年的疼痛，患者活动减少，肌肉力量可能已经减弱，术前应进行简单的肌力训练，特别应加强髋外展肌、股四头肌等肌肉的力量，同时也应加强健侧下肢力量及双上肢力量，以便在术后使用拐杖及助行器行走。

下肢肌锻炼方法：①等长收缩训练（踝泵）。踝关节背屈，绷紧腿部肌肉 10 秒后放松，再绷紧、放松。②等张收缩训练。做直腿抬高、小范围的屈髋屈膝活动，小腿下垂床边的踢腿练习，直腿抬高时要求足跟离床 20 cm，空中停顿 5 秒后放松。

（3）关节活动训练，指导其健肢、患足的足趾及踝关节充分活动，患肢屈膝屈髋时，髋关节屈曲度<45°，并避免患髋内收、内旋。

2.指导正确使用拐杖

准备合适的双杖，使拐杖的高度及中部把手与患者的身高、臂长相适宜，拐杖的底端配橡胶装置(防滑)，拐杖的顶端用软垫包裹(减少对腋窝的直接压力)。对术前能行走者训练其掌握使用方法，练习利用双拐和健腿的支撑站立，以及在患肢不负重状态下行走。

(二)术后康复训练

康复训练是全髋关节置换术后的十分重要的环节和主要的治疗内容，它可以使治疗取得满意的疗效。单纯的治疗和一般性的活动是远远不够的，患者应该接受专业的康复训练和步态训练，以改善和纠正长期疾病所造成的不正常步态和姿势。应当强调，术后康复训练一定要个性化，根据患者的年龄、身体状况以及术式、假体材料及固定方式等具体情况安排训练内容及受力程度。

(三)全髋翻修术后的康复训练

翻修术后的康复训练，除了治疗阶段要更长外与上述训练方法基本是一致的。需要加以注意的是卧床时间为7～10天，术后3周开始侧卧位，最初负重为20 kg，负重量的增加要根据翻修假体的固定方式和手术中的具体情况(如是否劈开股骨等)来定。

五、康复护理

(一)术前指导

充分的术前准备，可加速患者术后的恢复过程。术前准备包括心理上、全身状况和局部条件等多方面的准备。

(1)心理上让患者了解自己的病情、手术的目的、方法、术中配合要点，术中和术后可能遇到的各种问题及康复训练程序等，帮助其减轻术前焦虑紧张情绪，增强战胜疾病的信心。

(2)指导呼吸体操并掌握排痰技巧：指导患者卧位下深呼吸训练，并掌握床上咳嗽排痰技巧，以便术后能保持良好的呼吸功能，防止肺部感染。

(3)床上体位指导：向患者说明术后为防假体脱位应采取的正确床上体位：平卧或半卧位，但患髋屈曲应<45°，不可侧卧，患肢外展20°～30°并保持中立，两腿间放置外展架或厚枕，准备合适的丁字鞋或其他防旋支具。

(4)床上排便训练：目的是防止术后因体位不习惯而致尿潴留及便秘。在放置便盆、臀部抬高时注意避免患肢的外旋及内收动作。女性患者可使用特制的女式尿壶以避免过多使用便盆，增加髋部运动。

(5)均衡营养饮食，保持合理体重：肥胖是影响术后恢复的危险因素之一，减肥有利于术后关节功能的恢复，同时又可减少对人工关节的压力，减少松动等远期并发症的发生；相反身体过于消瘦，也不利于术后伤口的愈合和体力的恢复。

(二)术后康复护理及训练

1.术后第1～3天

(1)床上合适体位，术后第1天必须保持外展中立位，每2小时帮助患者抬臀一次，以防压疮，手术当天避免过多活动，避免患髋内收，防假体脱位及伤口出血。

(2)定时进行深呼吸、有效咳嗽和排痰，必要时给予叩背。

2.术后第4～5天

协助患者在床边坐起，应避免髋关节屈曲超过90°，这会增加脱位的危险。除非有心血管疾病的禁忌或髋关节活动受限,患者可以在病房护士协助下坐在床边。因为患者在术后一直用泡沫塑料夹板固定以防止外旋,因此患者会要求将患肢放在不同的位置上。值得注意的是患者第一次在床边坐起时,保持患肢外展是非常重要的。

3.术后第6～7天

(1)卧-坐-立转移训练,需坐高椅,保证髋关节高于膝关节;用加高的坐便器如厕,或在辅助下身体后倾患腿前伸如厕;要保持座椅牢固,最好有扶手,可适当加垫以增加高度;不要交叉两腿及踝,不要向前弯身超过90°,要学会坐起时身向后靠和腿向前伸;术后2周内不要弯身捡地上的东西;不要突然转身或伸手去取身后的东西。

(2)在医护人员帮助下进行床上翻身练习,协助者一手托臀部一手托膝部,将患肢和身体同时转为侧卧,并在两腿间垫上夹枕,严禁患肢内收内旋。

4.术后第2～4周

ADL训练,鼓励患者在床上进行力所能及的自理活动,如洗脸、梳头、更衣、进食等,能拄拐行走后进行进一步的日常生活活动能力训练。指导患者正确日常生活活动,如更衣(穿裤时先患侧后健侧)、穿袜(伸髋屈膝进行)、穿鞋(穿无须系鞋带的鞋)。指导患者借助一些辅助设备独立完成日常的穿脱衣裤鞋袜、洗澡、移动、取物等活动,尽量减少患者髋关节的屈曲度。常用辅助设备有助行器、拐杖、套袜器、穿鞋辅助器、持物器、洗澡用长柄海绵器等。必要时进行适当的环境改造,如加高床、椅、坐厕的高度,使用有扶手的座椅等。注意不可将患肢架在健侧下肢上或盘腿。

5.合并症的预防与护理

(1)深静脉血栓形成:①术后密切观察肢体温度、颜色、肿胀程度、静脉充盈情况及感觉,可与健侧肢体对比。如肢体远端有凹陷性水肿,皮肤发紫伴浅静脉充盈及活动受限,提示有深静脉血栓形成,应及时处理。②预防性用药:术后第2天开始选用低分子量肝素、肠溶阿司匹林、华法林、双嘧达莫等,以促进血肿的吸收,减少异位骨化。低分子量肝素要求最好用到术后3周。③术后抬高患肢,加压包扎,穿弹力长袜、压力套,下肢和足底静脉气泵的使用。④术后早期活动,股四头肌静态收缩、直腿抬高及踝关节主动背屈和跖屈运动、踝泵性运动。⑤早期关节持续被动运动。

(2)术后感染:①严格无菌操作。②抗生素的合理使用:强调术前和术后各用抗生素一次,术后根据情况一般用3～5天。③保持敷料清洁、干燥,若有污染及时更换,严密观察体温及伤口疼痛情况。④保持伤口引流有效,引流管妥善固定,保持引流通畅和负压状态。

(3)假体松动、脱位:①合理摆放体位,术后患足放在抬高的泡沫橡胶夹板内,保持20°～30°的外展、中立位,并且于术后3周内绝对避免患髋屈曲、内收和内旋的复合动作,尤其患肢位置,应避免髋关节屈曲超过90°。②科学训练,受力合适,避免运动量过大或过早负重,辅助器的合理使用。③控制体重,预防骨质疏松,适当使用预防骨质疏松药物。④严格限制禁忌动作。

(三)康复健康教育

(1)饮食:患者麻醉清醒后6小时即给予流质,术后第1天给予普食,宜选用高蛋白、高钙、高维生素饮食,并补充足够水分。

(2)指导患者了解什么动作是可以做的,什么是不能做的,并尽量做到。

(3)避免搬重物、跳跃及其他剧烈运动或重体力劳动。

(4)控制体重,防治骨质疏松,防止跌倒。

(5)避免长时间站立或行走,需长距离行走时最好使用手杖,中途适当休息,避免走崎岖或过于光滑的道路。

(刘　敬)

第十二章　手术室护理

第一节　手术前的准备

规范、严格的手术前准备是成功开展手术的基础与保障，每一名手术室护士都应加强操作练习，提高专科理论知识，以此确保和提高手术前准备质量。手术前准备主要分为三部分，分别是无菌手术器械台的准备、手术人员准备和手术患者准备，其中涵盖了许多手术室基础护理操作技能和手术室护理基本原则。

一、无菌手术器械台的准备

为保证手术全程所有手术物品的无菌状态，防止再污染，在手术开始前，洗手护士必须先建立无菌器械台，形成无菌区域。

(一)无菌手术器械台准备的基本原则

无菌手术器械台准备的基本原则包括：①在洁净、宽敞的环境中开启无菌器械包和敷料包，操作者穿着整洁，符合要求；②建立和整理无菌器械台过程中以及洗手护士和巡回护士交接一次性无菌物品时，均不可跨越已建无菌区；③无菌器械包和敷料包应在手术体位放置完成后打开；④无菌器械台应保持干燥，一旦敷料潮湿必须更换或重新覆盖无菌巾；⑤无菌手术器械台应为现用现备，若特殊情况下不能立即使用，则必须使用无菌巾覆盖，有效期为4小时。

(二)铺无菌器械台的步骤

1.无菌包开启前检查

无菌包开启前检查包括：①包外化学指示胶带变色情况；②包上灭菌有效期；③外包装是否破损、潮湿或污秽；④是否为所需的器械包或敷料包。

2.开启无菌包顺序

徒手打开无菌器械包或敷料包的最外层，注意手与未灭菌物品不能触及外层包布内面；内层包布应使用无菌镊子或无菌钳打开，注意顺序为先对侧，再左右两侧，最后近侧；或由洗手护士完成外科洗手，并戴上无菌手套后再打开。

3.建立无菌器械台

建立无菌器械台的方法包括：①直接利用无菌器械包或敷料包的包布打开后铺置于器械台上，建立无菌器械台；②利用无菌敷料包内的无菌敷料先建立无菌台面，然后打开无菌器械包将无菌器械移至无菌台面上；③铺无菌器械台时，台面敷料铺置至少应达到4层，台面要求平整，四周边缘下垂不少于30 cm；④手术托盘一般摆放正在使用或即将使用的器械和物品，可在铺置无菌巾的过程中使用无菌双层中单和大孔巾直接铺置其上，建立无菌手术托盘，也可用双层无菌托盘套铺置。

4.整理无菌器械台

洗手护士按照相同的既定顺序整理常规手术敷料和器械。特殊手术器械及物品，可按术中使用顺序、频率分类放置，以方便洗手护士在手术配合中及时拿取所需器械及物品。

5.清点器械及物品

手术开始前洗手护士与巡回护士必须完成所有手术纱布、器械及物品的清点，巡回护士逐项记录。

二、手术人员准备

手术前，每一名手术团队成员必须严格按规范进行手术前自身准备，包括外科手消毒、穿无菌手术衣和戴无菌手套，通过规范、严格的手术前手术人员自身准备，建立无菌屏障，预防手术部位感染。

(一)外科手消毒

外科手消毒是指外科手术前医务人员用肥皂(皂液)和流动水洗手，再用手外科消毒剂清除或者杀灭手部暂居菌和减少常居菌的过程。使用的手消毒剂应具有持续抗菌活性。

1.明确外科手消毒定义

外科手消毒与洗手、卫生手消毒统称为手卫生，其中洗手仅指用肥皂或皂液和流动水洗手，去除手部皮肤污垢和暂住菌的过程。而卫生手消毒是指医务人员使用速干手消毒剂揉搓双手，减少手部暂住菌的过程，两者应与外科手消毒区分。

2.外科手消毒的设施准备

洗水池应设置在手术间附近，高矮合适，防溅喷，洗水池面应光滑无死角，每天清洁。水龙头应为非手接触式，数量不少于手术间数。清洁指甲用具指定容器存放，每天清洁与消毒。手刷等搓刷用品应指定放置，一人一用一灭菌或一次性无菌使用。外科手消毒剂应符合国家相关规定，并采用非手接触式出液器，宜使用一次性包装，重复使用的容器每次用完应清洁、消毒。

3.外科手消毒的原则

先洗手后消毒；不同手术患者之间、手套破损、手被污染时，应重新进行外科手消毒；在整个外科手消毒过程中应始终保持双手位于胸前，低于肩高于腰，使水由手指远端自然流向肘部。

4.洗手方法与要求

洗手方法与要求主要包括以下几个步骤：①洗手之前正确佩戴帽子、口罩及防护眼罩(图12-1)，摘除戒指、人工指甲等手部饰物，并修剪指甲，长度应不超过指尖。②取适量的清洗剂清洗双手、前臂和上臂下1/3，并认真揉搓。清洁双手时，可使用手刷等清洁指甲下的污垢和手部皮肤的皱褶处。③流动水冲洗双手、前臂和上臂下1/3。④使用干手物品擦干双手、前臂和上臂下1/3。

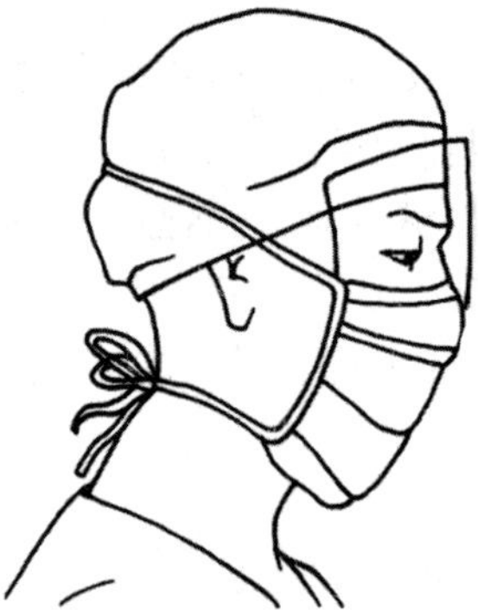

图 12-1 洗手之前戴帽子、口罩及防护眼罩

5.外科手消毒方法

外科手消毒方法主要分为以下两种方法。①冲洗手消毒法：取足量的外科手消毒剂涂抹至双手的每个部位、前臂和上臂下 1/3，并认真揉搓 2～6 分钟，用流动水冲净双手、前臂和上臂下 1/3，使用无菌毛巾或一次性无菌纸巾彻底擦干。②免冲洗手消毒法：取适量免冲洗手消毒剂涂抹至双手的每个部位、前臂和上臂下 1/3，并认真揉搓至消毒剂干燥。具体消毒剂的取液量、揉搓时间及使用方法遵循外科手消毒剂产品的使用说明。

我国卫计委关于手卫生的规范中明确规定了外科手消毒中手部揉搓的步骤，包括：(A)掌心相对揉搓；(B)手指交叉，掌心对手背揉搓；(C)手指交叉，掌心相对揉搓；(D)弯曲手指关节在掌心揉搓；(E)拇指在掌心中揉搓；(F)指尖在掌心中揉搓(图 12-2)。

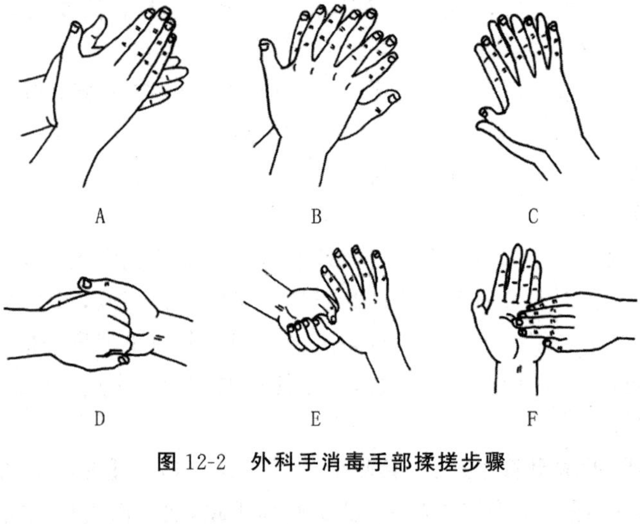

图 12-2 外科手消毒手部揉搓步骤

6.注意事项

冲洗手消毒法中，用无菌毛巾或一次性无菌纸巾彻底擦干是指将手、前臂和肘部依次擦干，先擦双手，然后将无菌毛巾或一次性无菌纸巾折成三角形，光边向心，搭在一侧前臂上，对侧手捏住无菌毛巾或一次性无菌纸巾的两个角，由手向肘部顺势移动，擦干水迹，不得回擦；擦对侧时，将无菌毛巾或一次性无菌纸巾翻转，方法同前。

(二)无菌手术衣穿着

常用的无菌手术衣有两种式样：一种是背部对开式手术衣，另一种是背部全遮式手术衣。

1.对开式无菌手术衣的穿着方法

对开式无菌手术衣的穿着方法详见图 12-3。

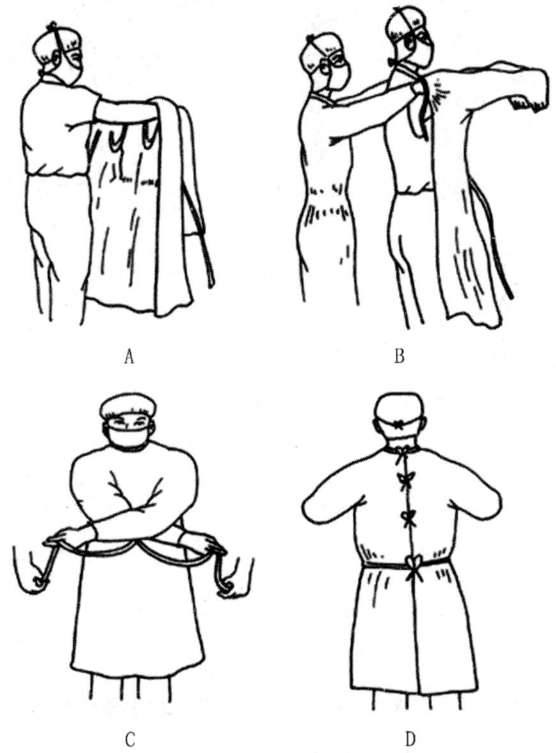

图 12-3 对开式无菌手术衣的穿着方法

(1)洗手后,取手术衣,提起衣领轻轻抖开,将手术衣轻掷向上的同时,顺势将双手和前臂伸入衣袖内,并向前平行伸展(A)。

(2)巡回护士在其身后协助向后拉衣(B)。

(3)洗手护士双手交叉,腰带不交叉向后传递(C)。

(4)巡回护士在身后系带。

(5)手术衣无菌区域为:肩以下、腰以上、腋前线的胸前及双手(D)。

2.全遮式无菌手术衣的穿着方法

全遮式无菌手术衣的穿着方法详见图 12-4。

(1)洗手后,取手术衣,将衣领提起轻轻抖开(A)。

(2)将手术衣轻掷向上的同时,顺势将双手和前臂伸入衣袖内,并向前平行伸展,巡回护士在其身后将手伸直手术衣内侧,协助向后拉衣,手不得碰触手术衣外侧(B)。

(3)穿衣者戴无菌手套后将前襟的腰带递给已完成外科手消毒并戴好无菌手套的洗手护士(C)。

(4)洗手护士拉住腰带后嘱穿衣者原地缓慢转动一周,再将腰带还与穿衣者(D)。

(5)穿衣者将腰带系于胸前(E)。

(6)无菌区域为:肩以下、腰以上的胸前、双手臂、侧胸及后背(F)。

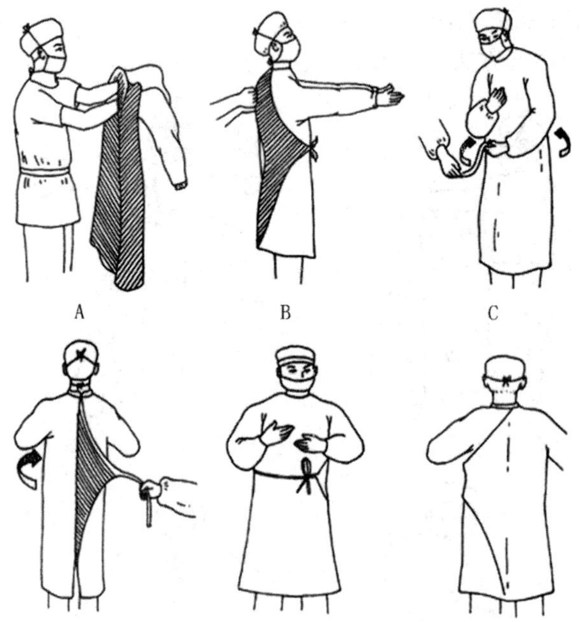

图 12-4　穿全遮蔽式无菌手术衣

3.注意事项

(1)穿手术衣必须在手术间进行,四周有足够的空间,穿衣者面向无菌区。穿衣时,手术衣不可触及任何非无菌物品,若不慎触及,应立即更换。

(2)巡回护士向后拉衣领、衣袖时,双手均不可触及手术衣外面。

(3)穿全遮式手术衣时,穿衣人员必须戴好手套,方可接取腰带。

(4)穿好手术衣、戴好手套,在等待手术开始前,应将双手放在手术衣胸前的夹层或双手互握置于胸前。双手不可高举过肩、垂于腰下或双手交叉放于腋下。

4.连台手术更换无菌手术衣的方法

需要进行连续手术时,连台的手术人员首先应洗净手套上的血迹,然后由巡回护士松解背部系带,先脱去手术衣,后脱去手套。脱手术衣时必须保持双手不被污染,否则必须重新进行外科手消毒。脱手术衣的方法有两种:①他人协助脱衣法:自己双手向前微屈肘,巡回护士面对脱衣者,握住衣领将手术衣向肘部、手的方向顺势翻转脱下,此时手套的腕部正好翻于手上(图 12-5)。②个人脱衣法:脱衣者左手抓住右肩手术衣外面,自前拉下,使手术衣的衣袖由里向外翻转;同样方法拉下左肩并脱下手术衣,保护手臂及洗手衣裤不触及手术衣的外面,以免受到污染(图 12-6)。

(三)戴无菌手套

由于外科手消毒仅能去除和杀灭皮肤表面的暂居菌,对皮肤深部常驻菌无效。在手术过程中,皮肤深部的细菌会随术者汗液带到手的表面。因此,参加手术人员必须戴无菌手套。需注意的是,戴无菌手套不能取代外科手消毒。

1.开放式戴无菌手套方法

(1)穿好手术衣,右手提起手套反折部,将拇指相对(A)(图 12-7)。

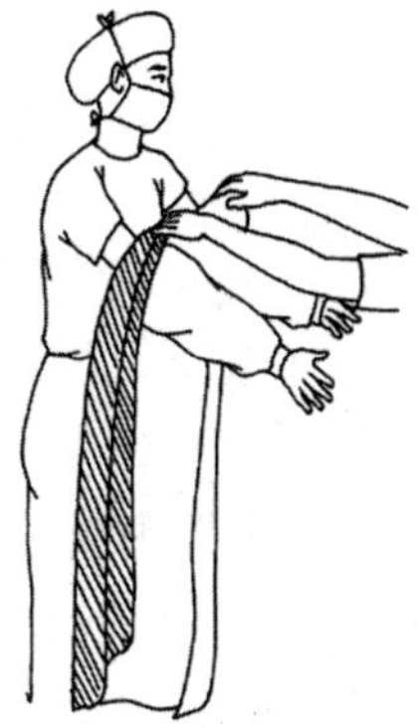

图 12-5 他人协助脱手术衣

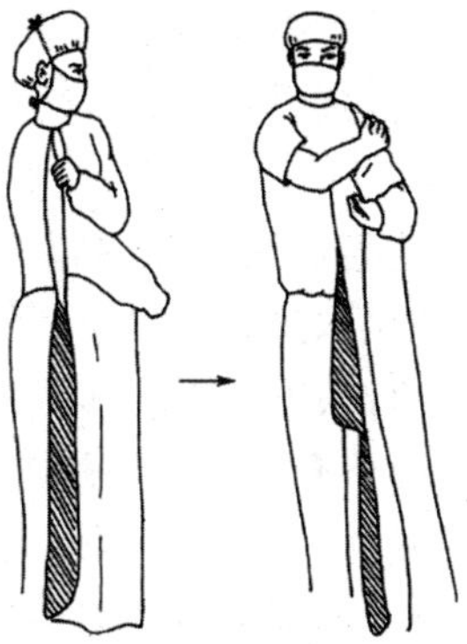

图 12-6 自行脱手术衣

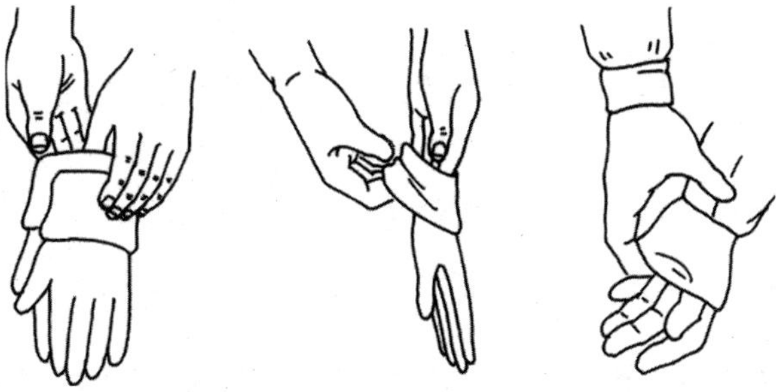

图 12-7 开放式戴手套

(2)先戴左手:右手持住手套反折部,对准手套五指插入左手。再戴右手:左手指插入右手手套的反折部内面托住手套,插入右手(B)。

(3)将反折部分别翻上并包住手术衣袖口(C)。

2.密闭式戴无菌手套方法

该方法与开放式戴手套法的区别是手术者的双手不直接暴露于无菌界面中,而是藏于无菌手术衣袖中,完成无菌手套的佩戴。

3.协助术者戴无菌手套方法

(1)洗手护士双手手指(拇指除外)插入手套反折口内面的两侧,手套拇指朝外上,小指朝内下,呈外八字形,四指用力稍向外拉开以扩大手套入口,有利术者戴手套(图 12-8)。

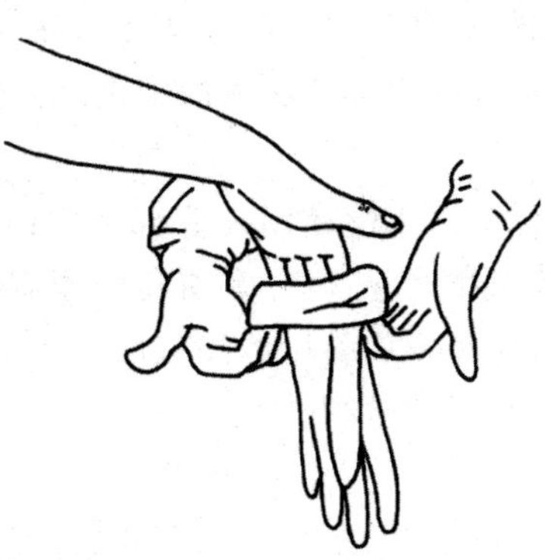

图 12-8 他人协助戴手套

(2)术者左手掌心朝向自己，对准手套，五指向下，护士向上提，同法戴右手。

(3)术者自行将手套反折翻转包住手术衣袖口。

4.注意事项

注意事项主要包括：①持手套时，手稍向前伸，不要紧贴手术衣；②戴开放式手套时，未戴手套的手不可触及手套外面，戴手套的手不可接触手套的内面；③戴好手套后，应将手套的反折处翻转过来包住袖口，不可将腕部裸露；翻转时，戴手套的手指不可触及皮肤；④戴有粉手套时，应用生理盐水冲净手套上的滑石粉再参与手术；⑤协助术者戴手套时，洗手护士戴好手套的手应避免触及术者皮肤。

5.连台手术的脱无菌手套法

(1)按连台手术脱手术衣法脱去手术衣，使手套边缘反折。

(2)将戴手套的右手插入左手手套外面的反折处脱去手套，然后左手拇指伸入右手手套内面的鱼际肌之间，向下脱去右手手套。

(3)注意戴手套的手不可触及双手的皮肤，脱去手套的手不可触及手套外面，以确保手不被手套外的细菌污染。

(4)脱去手套后，双手需重新外科手消毒后方可参加下一台手术。

三、手术患者准备

手术患者的皮肤表面存在大量微生物，包括暂住菌和常居菌，手术团队成员通过对手术患者进行清洁皮肤、有效备皮和消毒皮肤等术前准备工作，杀灭暂居菌，最大限度地杀灭或减少常居菌，以此避免手术部位感染。

(一)手术患者皮肤清洁

手术患者皮肤清洁的目的是清除患者皮肤残留污垢，根据患者的情况不同可采用以下方法。

1.活动自如的手术患者

术前一天用含抑菌成分(氯己定、醇类)的沐浴露进行淋浴，嘱手术患者清洗手术切口四周皮肤，清理皮肤皱褶内的污垢。

2.活动受限的手术患者

术前用含抑菌成分(氯己定、醇类)的沐浴露进行床上沐浴，条件许可的话床上沐浴最好两次以上(视患者身体状况和皮肤实际洁净度而定)。

(二)手术患者术前备皮

人体皮肤表面常有各种微生物，包括暂居菌群和常居菌群，特别是当术前备皮不慎损伤皮肤时，更易造成暂居菌寄居而繁殖，成为手术部位感染的因素之一。

1.备皮方法

应尽可能使用电动毛发去除器。应谨慎使用脱毛膏，使用前应严格按照生产商的说明进行操作，以及对手术患者进行相关的过敏试验；应尽量避免使用剃毛刀，防止手术患者手术区域毛囊受损，继发术后感染；如需使用，应在备皮前用温和型肥皂水对皮肤和毛发进行湿润。对于毛发稀疏的患者，不主张术前备皮，但必须做皮肤清洁。

2.备皮时间

手术当日，越接近手术时间越好。

3.备皮地点

建议在手术室的术前准备室内进行;不具备此条件的医院也可在病区治疗室内进行。

(三)手术患者皮肤消毒

手术患者皮肤消毒即手术前采用皮肤消毒剂杀灭手术区域皮肤上的暂居菌,最大限度地杀灭或减少常驻菌,避免手术部位感染的方法。严格进行手术区皮肤消毒是降低手术部位感染的重要环节。

1.常用皮肤消毒剂

手术患者皮肤消毒常用的药品、用途和特点,见表12-1。

表12-1 手术患者皮肤消毒常用的药品、用途和特点

药品	主要用途	特点
2%～3%碘酊	皮肤的消毒(需乙醇脱碘)临床上使用很少	杀菌广谱、作用力强、能杀灭芽孢
0.2%～0.5%碘伏	皮肤、黏膜的消毒	杀菌力较碘酊弱,不能杀灭芽孢,无须脱碘
0.02%～0.05%碘伏	黏膜、伤口的冲洗	杀菌力较弱,腐蚀性小
75%乙醇	颜面部、取皮区皮肤的消毒;使用碘酊后脱碘	杀灭细菌、病毒、真菌,对芽孢无效,对乙肝等病毒无效
0.1%～0.5%氯己定	皮肤消毒	杀灭细菌,对结核杆菌、芽孢有抑制作用

2.注意事项

进行手术患者皮肤消毒时,应注意:①采用碘伏皮肤消毒,应涂擦2遍,作用时间3分钟。②脐、腋下、会阴等皮肤皱褶处的消毒应注意加强。③在消毒过程中,操作者双手不可触碰手术区或其他物品。④遇术前有结肠造瘘口的手术患者,皮肤消毒前应先将造瘘部位用无菌纱布覆盖,使之与手术切口及周围区域相隔离,再进行常规皮肤消毒。⑤遇烧伤、腐蚀或皮肤受创伤的手术患者,应使用0.9%的生理盐水进行术前皮肤冲洗准备。⑥皮肤消毒后,应使消毒剂与皮肤有充分时间接触后,再铺无菌巾,以使消毒剂发挥最大消毒效果。⑦实施头面部、颈后入路手术时,应在皮肤消毒前用防水眼贴(或眼保护垫)保护双眼,防止消毒液流入眼内,损伤角膜。⑧皮肤消毒时,避免消毒液流入手术患者身下、止血袖带下或电极板下,防止发生化学性烧伤或诱发压疮。消毒过程中一旦弄湿床单,应及时更换,以免术中患者皮肤长时间接触浸有消毒液的床单,造成皮肤灼伤(婴幼儿手术尤其应注意)。⑨遇糖尿病或有皮肤溃疡的手术患者,手术医师进行皮肤消毒时,动作应尽可能轻柔。⑩用于皮肤消毒的海绵钳使用后不可再放回无菌器械台。

3.皮肤消毒的方法和范围

以目前临床上使用较多的0.2%～0.5%碘伏为例,介绍手术区域皮肤消毒的范围如下。

(1)头部手术:头部及前额(图12-9)。

(2)口、颊面部手术:面、唇及颈部(图12-10)。

(3)耳部手术:术侧头、面颊及颈部(图12-11)。

(4)颈部手术:①颈前部手术:上至下唇,下至乳头,两侧至斜方肌前缘;②颈椎手术:上至颅顶,下至两腋窝连线(图12-12)。

(5)锁骨部手术:上至颈部上缘,下至上臂上1/3处和乳头上缘,两侧过腋中线(图12-13)。

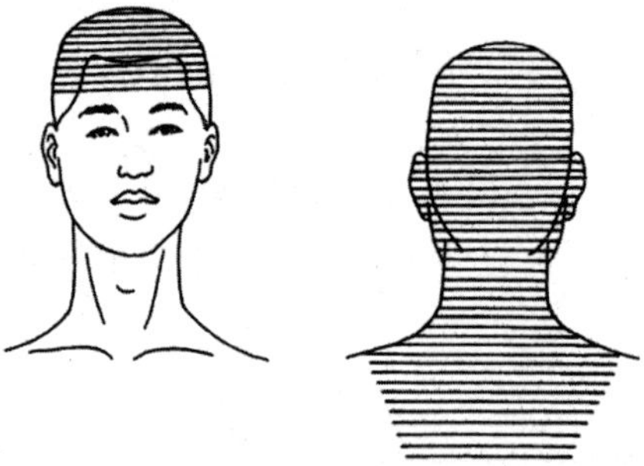

图 12-9　头部及前额消毒范围

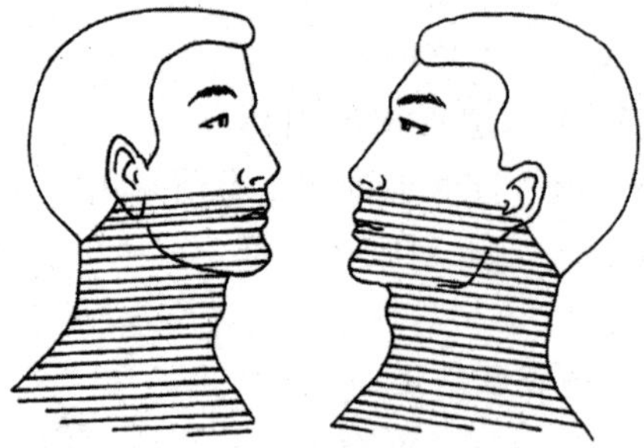

图 12-10　面、唇及颈部消毒范围

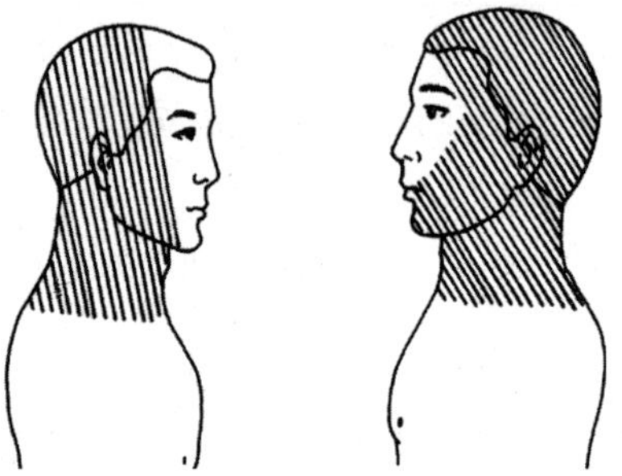

图 12-11　耳部手术消毒范围

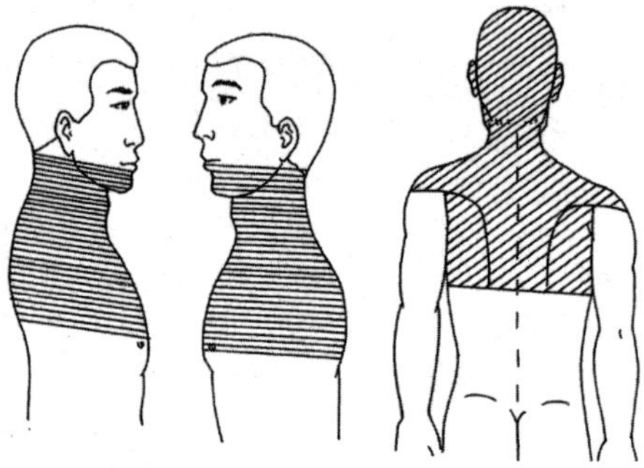

图 12-12　颈部手术消毒范围

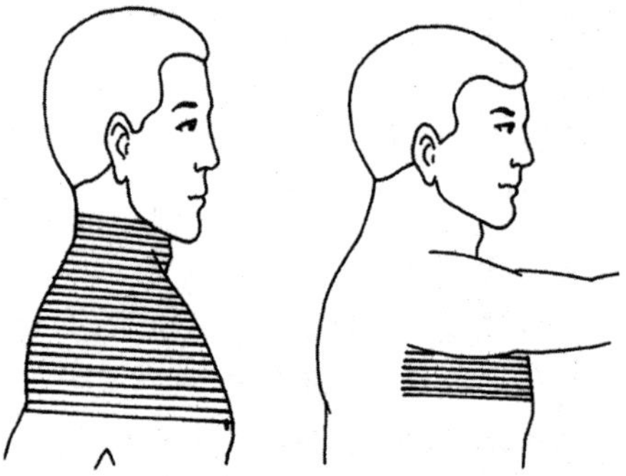

图 12-13　锁骨部手术消毒范围

(6)胸部手术:①侧卧位:前后过腋中线,上至肩及上臂上 1/3,下过肋缘,包括同侧腋窝(图 12-14)。②仰卧位:前后过腋中线,上至锁骨及上臂,下过脐平行线(图 12-15)。

(7)乳癌根治手术:前至对侧锁骨中线,后至腋后线,上过锁骨及上臂,下过脐平行线(图 12-16)。

(8)腹部手术:①上腹部手术:上至乳头,下至耻骨联合,两侧至腋中线;②下腹部手术:上至剑突,下至大腿上 1/3,两侧至腋中线(图 12-17)。

(9)脊柱手术;①胸椎手术:上至肩,下至髂嵴连线,两侧至腋中线;②腰椎手术:上至两腋窝连线,下过臀部,两侧至腋中线(图 12-18)。

(10)肾脏手术:前后过腋中线,上至腋窝,下至腹股沟(图 12-19)。

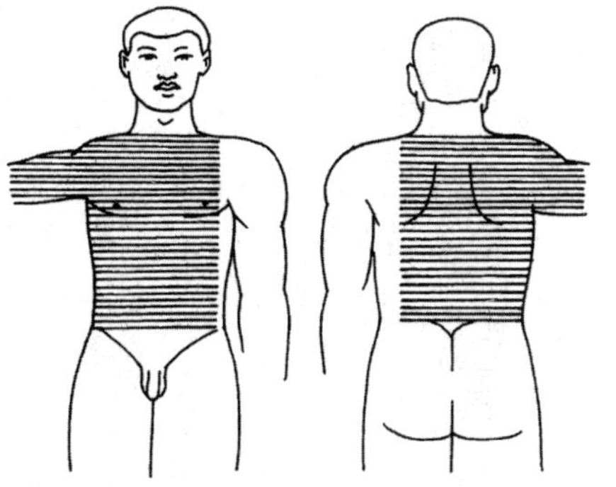

图 12-14 侧卧位胸部手术消毒范围

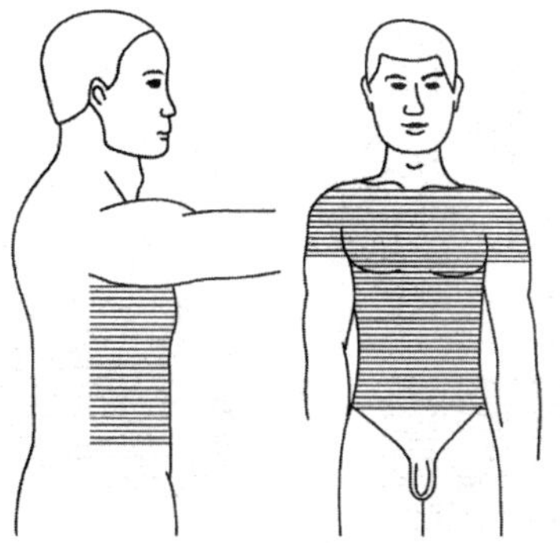

图 12-15 仰卧位胸部手术消毒范围

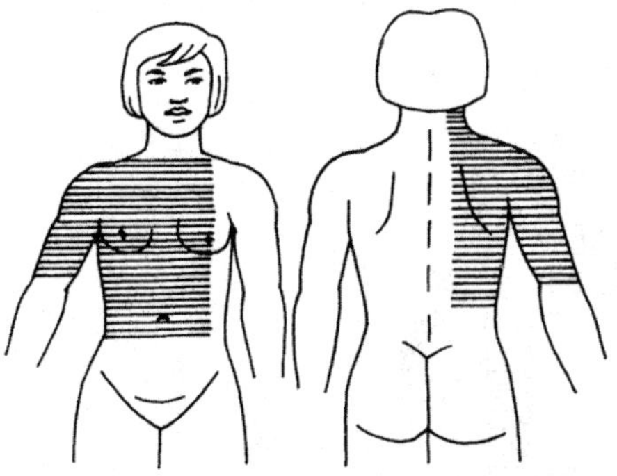

图 12-16 乳癌根治手术消毒范围

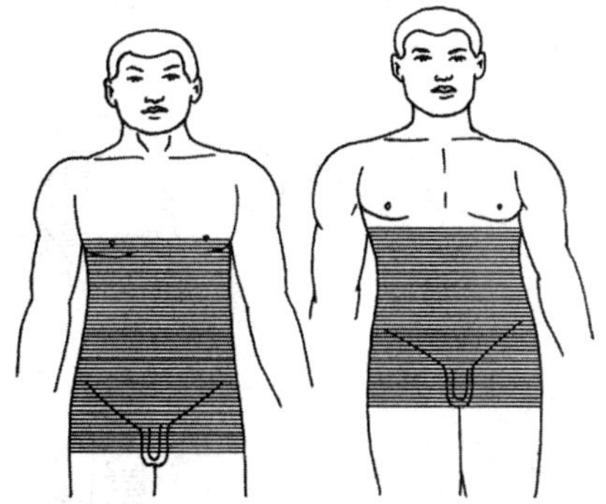

图 12-17 上腹部手术消毒范围和下腹部手术消毒范围

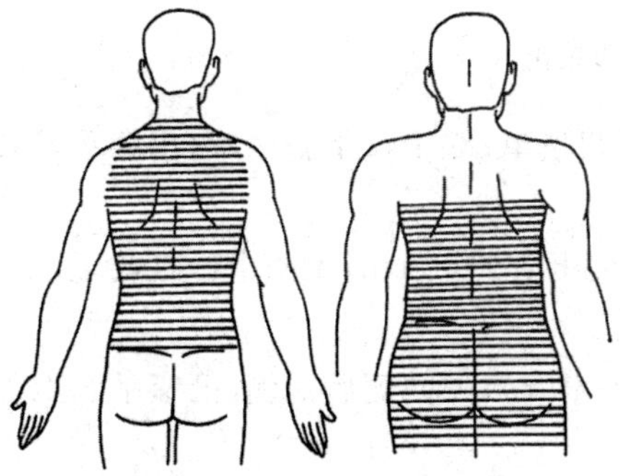

图 12-18 胸椎手术消毒范围和腰椎手术消毒范围

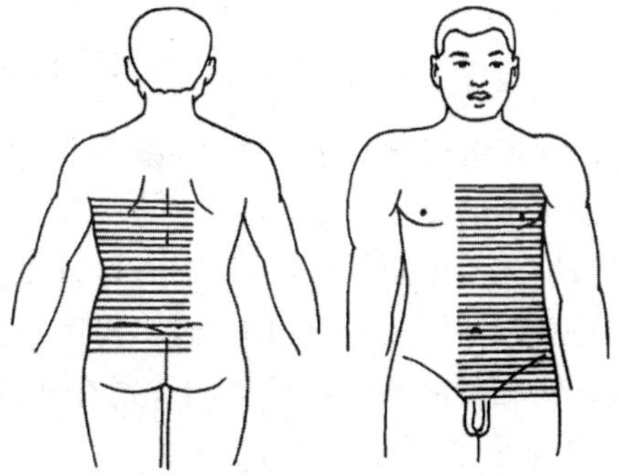

图 12-19 肾部手术消毒范围

(11)会阴部手术:耻骨联合、肛门周围及臀,大腿上 1/3 内侧(图 12-20)。

(12)髋部手术:前后过正中线,上至剑突,下过膝关节(图 12-21)。

(13)四肢手术:手术野周围消毒,上下各超过一个关节(图 12-22)。

(四)铺无菌巾

铺无菌巾即在手术切口周围按照规定铺盖无菌敷料,以建立无菌手术区域,同时保证暴露充分的手术区域。

1.铺无菌巾原则

(1)洗手护士应穿戴手术衣、手套后协助手术医师完成铺无菌巾。

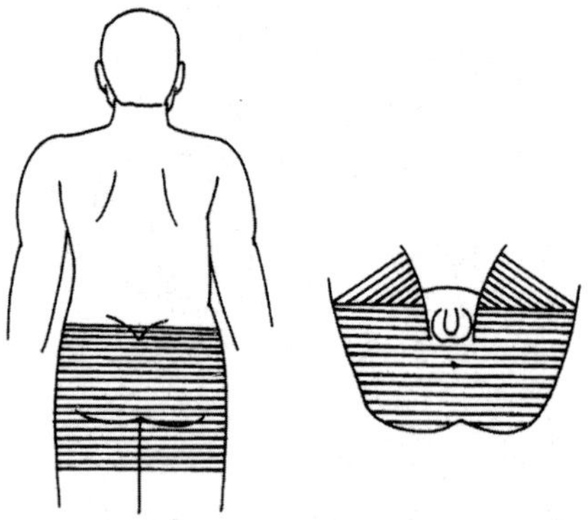

图 12-20　会阴部手术消毒范围

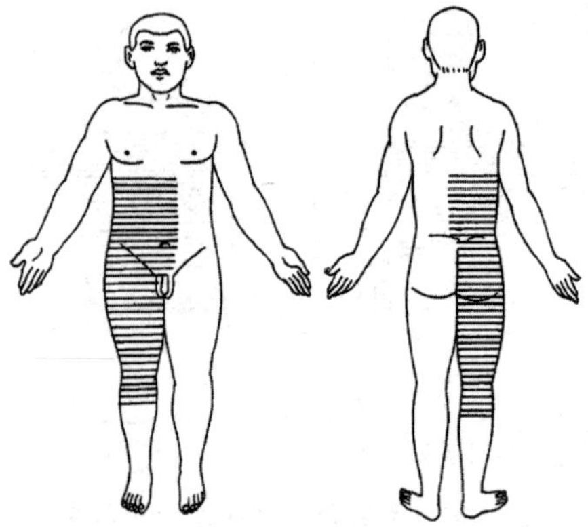

图 12-21　髋部手术消毒范围

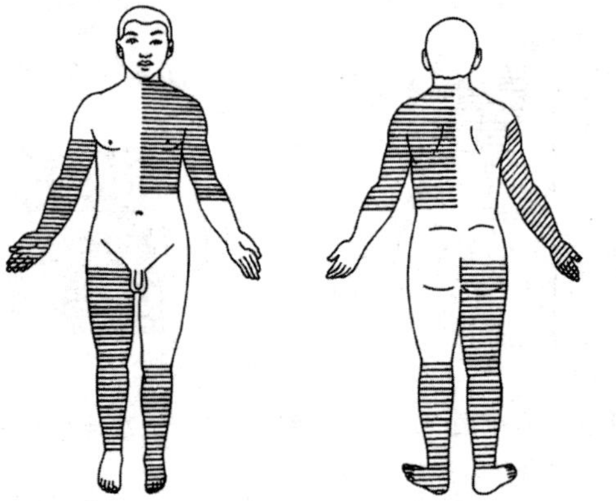

图 12-22　四肢手术消毒范围

(2)手术医师未穿手术衣、未戴手套,直接铺第1层切口单;双手臂重新消毒,再穿手术衣、戴手套,铺余下的无菌巾单。

(3)铺无菌巾至少4层,且距离切口2～3 cm,悬垂至床沿下30 cm,无菌巾一旦放下,不得移动。必须移动时,只能由内向外,不得由外向内。

(4)铺无菌巾顺序:先下后上,先对侧后同侧(未穿手术衣);先同侧后对侧(已穿手术衣)。

2.常见手术铺无菌巾方法

(1)腹部手术:①洗手护士递第1～3块治疗巾,折边开口向医师,铺切口的下方、对方、上方,第4块治疗巾,折边开口对向自己,铺切口同侧,布巾钳固定;②铺大单2块,分别遮盖上身及头架、遮盖下身及托盘,铺单时翻转保护双手不被污染;③铺大洞巾1块遮盖全身,对折中单铺托盘;④若肝、脾、胰、髂窝、肾移植等手术时,宜先在术侧身体下方铺对折中单1块。

(2)甲状腺手术:①对折中单铺于头、肩下方,巡回护士协助患者抬头,上托盘架;②中单1块横铺于胸前;③将治疗巾2块揉成团形,填塞颈部两侧空隙;④切口四周铺巾方法同腹部手术。

(3)胸部(侧卧位)、脊椎(胸段以上)、腰部手术:①对折2块中单,分别铺盖切口两侧身体的下方;②切口铺巾,同腹部手术。

(4)乳腺癌根治手术:①对折中单4层铺于胸壁下方及肩下;②中单1块包裹前臂,绷带包扎固定;③治疗巾5块,交叉铺盖切口周围,巾钳固定;④1块大单铺于腋下及上肢;另一块铺身体上部、头架；⑤铺大洞巾覆盖全身；⑥中单横铺于术侧头架一方，巾钳固定于头架或输液架上，形成无菌障帘。

(5)会阴部手术：①中单四层铺于臀下，巡回护士协助抬高患者臀部；②治疗巾4块铺切口周围，大单铺上身至耻骨联合；③双腿套上腿套，注意不能触及脚套内层。

(6)四肢手术：①大单四层铺于术侧肢体下方；②对折治疗巾1块，由下至上围绕上臂或大腿根部及止血带，巾钳固定；③中单包术侧肢体末端，无菌绷带包扎，用大单铺身体及头架；④术侧肢体从大洞巾孔中穿出。

(7)髋关节手术：①对折中单铺于术侧髋部下方；②大单铺于术侧肢体下方；③治疗巾：第1块铺于患者会阴部，第2～5块铺于切口四周用布巾钳固定；④中单对折包裹术侧肢体末端，铺大单于上身及头架；⑤铺大洞巾方法同“四肢手术”。

(张 瑜)

第二节 手术中的护理配合

一、洗手护士配合

(一)洗手护士工作流程

洗手护士工作流程主要包括以下几个步骤：①准备术中所需物品；②外科手消毒；③准备无菌器械台；④清点物品；⑤协助铺手术巾；⑥传递器械物品配合手术；⑦清点物品；⑧关闭伤口；⑨清点物品；⑩手术结束器械送消毒供应中心处理。

(二)洗手护士职责

1.手术前准备职责

洗手护士应工作严谨、责任心强，严格落实查对制度和无菌技术操作规程；术前了解手术步骤、配合要点和特殊准备，熟练配合手术；按不同手术准备术中所需的手术器械，力求齐全。

2.手术中配合职责

洗手护士应提前15分钟洗手，进行准备。具体工作分器械准备、术中无菌管理和物品清点几个部分。

(1)器械准备包括：①整理器械台，物品定位放置；②检查器械零件是否齐全，关节性能是否良好；③正确、主动、迅速地传递所需器械和物品；④及时收回用过的器械，擦净血迹，保持器械干净。

(2)术中无菌管理包括：①协助医师铺无菌巾；②术中严格遵守无菌操作原则，保持无菌器械台及手术区整洁、干燥，无菌巾如有潮湿，应及时更换或重新加盖无菌巾。

(3)物品清点包括：①与巡回护士清点术中所需所有物品，术后确认并在物品清点单上签名；②术中病理标本要及时交予巡回护士管理，防止遗失；③关闭切口前与巡回护士共同核对术中所用的所有物品，正确无误后，告知主刀医师，才能缝合切口，关闭切口及缝合皮肤后再次清点所有物品。

3.手术后处置职责

术后擦净手术患者身上的血迹,协助包扎伤口;术后器械确认数量无误后,用多酶溶液浸泡15分钟,初步处理后送消毒供应中心按器械处理原则集中处理,不能正常使用的器械做好标识并通知及时更换。

二、巡回护士配合

(一)巡回护士工作流程

巡回护士工作流程主要包括以下几个步骤:①术前访视手术患者;②核对(患者身份、所带物品、手术部位);③检查(设备仪器、器械物品);④麻醉前实施安全核查(Time-Out);⑤放置体位;⑥开启无菌包,清点物品;⑦协助术者上台;⑧配合使用设备仪器,供应术中物品,加强术中巡视观察;⑨手术结束前清点物品,保管标本;⑩手术结束后与病房交接。

(二)巡回护士工作职责

1.术前准备职责

(1)术前实施术前访视,了解患者病情、身体、心理状况以及静脉充盈情况,必要时简单介绍手术流程,给予心理支持;了解患者手术名称、手术部位、术中要求及特殊准备等。

(2)术前了解器械、物品的要求并准备齐全;检查所需设备及手术室环境,处于备用状态。

(3)认真核对患者姓名、床号、住院号、手术名称、手术部位、血型、皮试、皮肤准备情况;按物品交接单核对所带物品;用药时认真做到"三查七对"。

(4)根据不同手术和医师要求放置体位,手术野暴露良好,使患者安全舒适。

2.术中配合职责

(1)与洗手护士共同清点所有物品,及时准确地填写物品清点单,并签全名。

(2)协助手术者上台,术中严格执行无菌操作,督查手术人员的无菌操作。

(3)严密观察病情变化,重大手术做好应急准备。

(4)严格执行清点查对制度,包括各种手术物品、输血和标本等,及时增添所需各种用物。

(5)保持手术间安静、有序。

3.手术后处置职责

(1)手术结束,协助医师包扎伤口。

(2)注意保暖,保护患者隐私。

(3)患者需带回病房的物品应详细登记,并与工勤人员共同清点。

(4)整理手术室内一切物品,物归原处,并保证所有仪器设备完好,呈备用状态。

(5)若为特殊感染手术,按有关要求处理。

三、预防术中低体温

低体温是手术过程中最常见的一种并发症,60%～90%的手术患者可发生术中低体温,而术中低体温可导致诸多并发症,由此增加的住院天数和诊疗措施,会导致额外医疗经费的支出。因此手术室护士应采取有效的护理措施来维持手术患者的正常体温,预防低体温的发生。

(一)低体温的定义和特点

通常当手术患者的核心体温低于36 ℃时,将其定义为低体温。在手术过程中发生的低体温呈现出三个与麻醉时间相关的变化阶段:即重新分布期、直线下降期和体温平台期。重新分布期，指发生在麻醉诱导后的1小时内，核心温度迅速向周围散布，可导致核心温度下降大约1.6 ℃；直线下降期，指发生在麻醉后的数个小时内，在这一时期，手术患者热量的流失超过新陈代谢所产热量。在这一时期给予患者升温能有效限制热量的流失；体温平台期，指在之后一段手术期间内，手术患者体温维持不变。

(二)与低体温相关的不良后果和并发症

手术过程中出现的低体温，除了给手术患者带来不适、寒冷的感觉外，在术中及术后可能导致一系列不良后果和并发症，包括术中出血增加，导致外源性输血、术后伤口感染率增加、术后复苏时间延长、麻醉复苏时颤抖、心肌缺血、心血管并发症、药物代谢功能受损、凝血功能障碍、创伤手术患者的死亡率增加、免疫功能受损、深静脉血栓发生率增加。

(三)与低体温发生相关的风险因素

1.新生儿和婴幼儿

由于新生儿和婴幼儿体积较小，体表面积相对较大，从而导致热量快速地通过皮肤流失；同时新生儿和婴幼儿的体温中枢不完善且体温调节能力较弱，容易受环境温度的影响，当手术房间室温过低时，其体温会急剧下降。

2.外伤性或创伤性手术患者

由于失血、休克、快速低温补液、急救被脱去衣服等多因素导致外伤性或创伤性手术患者极易在手术过程中发生低体温，而且研究显示术中低体温会增加创伤性手术患者的死亡率。

3.烧伤手术患者

被烧伤的组织引起的热辐射、暴露的组织与空气进行对流传导以及皮肤保护功能的损伤，都使烧伤手术患者成为发生低体温的高危人群。

4.麻醉

全麻和半身麻醉(包括硬膜外麻醉和脊髓麻醉)过程中使用的麻醉药物尤其是抑制血管收缩类药物，使手术患者血管扩张，导致核心温度向患者体表散布。因此当麻醉过程长于1小时，患者发生低体温的风险增加。

5.年龄

老年手术患者在生理上不可避免地出现生命器官功能减退，如脂肪肌肉组织的减少、新陈代谢率降低、对温度敏感性减弱等，以及对麻醉和手术的耐受性和代偿功能明显下降，因此更容易导致低体温。

6.其他与低体温发生相关的因素

其他与低体温发生相关的因素包括体重(消瘦患者)、代谢障碍(甲状腺功能减退、垂体功能减退)、抗精神病和抗抑郁症药物治疗的慢性疾病、使用电动空气止血仪、手术室室温过低、低温补液及血液制品输注、手术过程中开放的腔隙等。

(四)围术期体温监测

1.围术期体温监测的重要性

围术期常规监测体温，能够为手术室护士制订护理计划提供建议；将体温监测结果与风险因素的评估结合，有助于采取有效措施，预防和处理低体温。

2.体温监测方式

能准确监测核心体温的四种体温监测方式是鼓膜监测法、食管末梢监测法、鼻咽监测法和肺动脉监测法，其中尤以前三种在围术期可行性较高。此外常用的体温监测部位还包括肛门、腋窝、膀胱、口腔和体表等。

(五)围术期预防低体温的护理干预措施

1.术前预热手术患者

进行麻醉诱导前对手术患者进行至少15分钟的预热,能有效缩小患者核心温度和体表温度的温度梯度,同时能减小麻醉药物引起的血管扩张作用,预防低体温的发生,尤其是低体温发生第一阶段时核心温度的下降。

2.使用主动升温装置

(1)热空气加温保暖装置:临床循证学已证明热空气动力加温保暖装置能安全有效预防术中低体温,对新生儿、婴幼儿、病态肥胖患者均有效果。

(2)循环水毯:将循环水毯铺于手术患者身下能有效将热量通过接触传导传递给患者,维持正常体温。

3.加温术中输液或输血

术中当手术患者需要大量输液或输血时,尤其当成年手术患者每小时的输液量大于2 L时,应该考虑使用加温器将补液或血液加温至37 ℃,防止因过量低温补液输入引起的低体温。同时有研究表明热空气动力加温保暖装置与术中静脉补液加温联合使用,预防低体温的效果更佳。

4.加温术中灌洗液

在进行开放性手术的过程中,当需要进行腹腔、胸腔、盆腔灌洗时,手术室护士可加温灌洗液至37 ℃左右或用事先放于恒温箱中的灌洗液进行术中灌洗。

5.控制手术房间温度

巡回护士应有效控制手术间温度,避免室温过低。在手术患者进手术间前15分钟开启空调,使手术间的室温在手术患者到达时已达到22～24 ℃。

6.减少手术患者暴露

将大小适宜的棉上衣盖在非手术部位,保证非手术区域的四肢与肩部不裸露,起到保暖的作用。在运送手术患者至复苏室或病房的过程中,选用相应厚薄盖被,避免手术患者肢体或肩部裸露在外。

7.维持手术患者皮肤干燥

术前进行皮肤消毒时,须严格控制消毒液剂量,避免过剩的消毒液流至手术患者身下;术中洗手护士应及时协助手术医师维持手术区域的干燥,及时将血液、体液和冲洗液用吸引装置吸尽;手术结束时,应及时擦净擦干皮肤,更换床单保持干燥。

8.湿化加温麻醉气体

对麻醉吸入气体进行湿化加温这种护理预防措施对预防新生儿和儿童发生低体温尤其有效。

四、外科冲洗和术中用血、用药

(一)外科冲洗

外科冲洗即在外科手术过程中采用无菌液体或药液冲洗手术切口、腔隙及相关手术区域,达到减少感染、辅助治疗的目的。常用于以下两种情况。

1.肿瘤手术患者

肿瘤手术患者常采用42 ℃低渗灭菌水1 000～1 500 mL冲洗腹腔,或化疗药物稀释液冲洗手术区域，并保留3～5分钟，可以有效防止肿瘤脱落细胞的种植。

2.感染手术患者

感染手术患者常采用0.9%生理盐水2 000～3 000 mL冲洗，或低浓度消毒液体冲洗感染区域，尤其对于消化道穿孔的手术患者可以有效降低术后感染率。

(二)术中用血

1.术中用血的方式

根据患者的病情，可采用以下几种方式。

(1)静脉输血：经外周静脉、颈内静脉、锁骨下静脉进行输血。

(2)动脉输血：经左手桡动脉穿刺或切开置入导管，是抢救严重出血性休克的有效措施之一，该法不常用，可迅速补充血容量，并使输入的血液首先注入心脏冠状动脉，保证大脑和心脏的供血。

(3)自体血回输：使用自体血回输装置，将术中患者流出的血进行回收，经抗凝、过滤、离心后，将分离沉淀所得的红细胞加晶体液即可回输给患者。

2.术中用血的注意事项

手术中用血具有一定的特殊性，应注意以下几个方面。

(1)巡回护士应将领血单、领取血量、手术房间号等交接清楚；输血前巡回护士应与麻醉医师实施双人核对；核对无误，双方签名后方可使用，以防输错血。

(2)避免快速、大量地输入温度过低的血液，以防患者体温过低而加重休克症状。

(3)输血过程中应做好记录，及时计算出血量和输血量，结合生命体征，为手术医师提供信息以准确判断病情。

(4)手术结束而输血没有结束，血制品必须与病房护士当面交班，以防出错。

(5)谨防输血并发症及变态反应，特别是在全麻状态下，许多症状可能不典型，必须严密观察。

(三)术中用药

手术室的药品除了常规管理外，还必须注意以下几点。

(1)手术室应严格区分静脉用药与外用药品，统一贴上醒目标签，以防紧急情况下拿错。

(2)麻醉药必须专柜上锁管理，对人体有损害的药品应妥善保管；建立严格的领取制度，使用须凭专用处方领取.

(3)生物制品、血制品及需要低温储存的药品应置于冰箱内保存，定期清点。

五、手术物品清点

手术过程中物品的清点和记录非常重要，应遵循以下原则：①清点遵循“二人四遍清点法”原则，即洗手护士和巡回护士两人，在手术开始前、关闭腔隙前、关闭腔隙后、缝合皮肤后分别进行清点；②在清点过程中，洗手护士必须说出物品的名称、数量和总数，清点后由巡回护士唱读并记录；③清点过程必须“清点一项、记录一项”；④如果在清点手术用物时，发现清点有误，巡回护士必须立即通知手术医师，停止关闭腔隙或缝合皮肤，共同寻找物品去向，直至物品清点无误后再继续操作。物品清点单作为病史的组成部分具有法律效应，不可随意涂改。

六、手术室护理文书记录

护理文书是护理工作以书面记录保存的档案，是整个医疗文件的重要组成部分，护理文书与医疗记录均属于具有法律效力的证明文件。规范的手术室文书记录对提高手术室护理质量、确保手术安全、提高患者满意度起到了重要的辅助作用。

(一)手术室护理文书记录意义

手术护理文书指手术室护士记录手术患者接受专科护理治疗的情况,能客观反映事实。部分手术护理文书需保存在病历内,并且具有法律效力。特别是《医疗事故处理条例》引入了"举证责任倒置"这一处理原则,护理文书书写的规范及质量显得更为重要。手术室护士,应本着对手术患者负责、对自己负责的认真态度,根据卫计委2010年3月1日印发的《病历书写规范》要求及手术室护理相关规范制度,如实、准确地书写各类护理文书。

(二)手术室护理文书记录的主要内容

手术室护理文书一般包含四大部分:手术患者交接、手术安全核查、术中护理及手术患者情况和手术物品清点情况。

1.手术患者交接记录

记录的护理表单是《手术患者转运交接记录单》。手术患者入手术室后,巡回护士与病区护士进行交接,对手术患者的神志、皮肤情况、导管情况、带入手术室药物及其他物品等内容交接记录并签名;手术结束后,巡回护士对手术患者的神志、皮肤情况、导管情况、带回病区或监护室药物及其他物品等内容进行记录并签名。

2.手术安全核查

记录的护理表单是《手术安全核查表》。手术室巡回护士与手术医师、麻醉师应分别在麻醉实施前、手术划皮前和患者离开手术室前进行手术安全核查,核查步骤必须按照手术安全核查制度的内容和流程进行,每核对一项内容,并确保正确无误后,巡回护士依次在《手术安全核查表》相应核对内容前打钩表示核对通过。核对完毕无误后,三方在《手术安全核查表》上签名确认。巡回护士应负责督查手术团队成员正确执行手术安全核查制度和签名确认,不得提前填写《手术安全核查表》或提前签名。

3.术中护理及患者情况

记录的护理表单是《手术室护理记录单》。护理记录内容主要包括手术体位放置、消毒液使用、电外科设备及负压吸引使用、手术标本管理、术前及术中用药、术中止血带使用和植入物管理等内容。

4.物品清点情况

记录的护理表单是《器械、纱布、缝针等手术用品清点单》。手术室护士应记录手术中所使用的器械、纱布、缝针等手术用品名称和数目,确保所有物品不遗落在手术患者体腔或切口内。手术过程中如需增加用物,应及时清点并添加记录。手术结束,巡回护士与洗手护士应确认物品清点情况后,签名确认。

(三)手术室护理文书的书写要求

根据《病历书写基本规范》,填写手术护理记录单时,应符合以下的要求:①使用蓝黑墨水或碳素墨水填写各种记录单,要求各栏目齐全、卷面整洁,符合要求,并使用中文和医学术语,时间应具体到分钟,采用24小时制计时。②书写应当文字工整、字迹清晰、表述准确、语句通顺、标点正确;出现错字时用双划线在错字上,不得采用刮、粘、涂等方法掩盖或去除原来的字迹。③内容应客观、真实、准确、及时、完整,重点突出,简明扼要,并由注册护理人员签名;实习医务人员、试用期医务人员书写的病历应当经过本医疗机构合法执业的医务人员审阅、修改并签名。④护士长、高年资护士有审查修改下级护士书写的护理文件的责任。修改时，应当使用同色笔，必须注明修改日期、签名，并保持原记录清楚、可辨。⑤抢救患者必须在抢救结束后6小时内据实补记，并加以注明。

七、手术标本处理

(一)标本处理流程

1.病理标本

由手术医师在术中取下标本交给洗手护士，由洗手护士交予巡回护士；巡回护士将标本放入容器，并贴上标签，写明标本名称；术后与医师核对后，加入标本固定液，登记签名，交给专职人员送病理科，并由接受方核对签收。

2.术中冰冻标本

由手术医师在术中取下标本，交给洗手护士，由洗手护士交给巡回护士；巡回护士将标本放入容器，并贴上标签，写明标本名称，立即与手术医师核对，无误后登记签名，交给专职人员送病理科，并由接受方核对签收；病理科完成检查后电话通知手术室护士，同时传真书面报告；巡回护士接到检查结果后立即通知手术医师。

(二)注意事项

(1)术中取下的标本应及时交予巡回护士，装入标本容器，及时贴上标签，分类放置。

(2)术中标本应集中放置在既醒目又不易触及的地方妥善保管；传送的容器应密闭，以确保标本不易打翻。

(3)术后手术医师与巡回护士共同核对，确认无误后加入标本固定液，登记签名后将标本置于标本室的指定处。

(4)专职工勤人员清点标本总数，准确无误后送病理室，病理室核对无误后签收。

(张　瑜)

第三节　手术后的处置

一、保温、转运和交接患者

(一)手术患者离开手术室的保温与转运

1.转运前准备

确认患者生命体征平稳，适合转运；各管路的通畅和妥善固定；麻醉师、手术医师、护士以及工勤人员准备妥善；确认转运车处于功能状态。

2.转运中护理

在搬运患者时，应确认转运床位处于固定状态。在转运中，应注意以下几个问题。

(1)手术患者的保温：麻醉削弱中枢体温调节功能，在全麻药物或区域阻滞麻醉下，肌肉震颤受抑制，不能产生热量。同时，血管收缩反应由于挥发性麻醉剂的舒张血管作用而减弱，致使体热丢失，导致低体温。同时周围环境温度，尤其是冬天，可能会加剧这种低温状态。

(2)手术患者的呼吸:麻醉师陪同转运,注意观察呼吸的频率和深度,必要时携带监护仪器。转运过程中注意氧气供给,并保证手术患者转运过程中头部位置在没有特殊禁忌下偏向一侧。若置有气道导管的手术患者,确保气囊充盈,防止麻醉后反应以及搬运引起的恶心呕吐,造成误吸。

(3)手术患者的意识改变:评估患者的意识,如出现苏醒恢复期的躁动,可以遵医嘱适当使用镇静药物;如患者意识清醒但不能配合各项治疗措施,可以遵医嘱给予保护性约束,但要注意观察使用约束带处皮肤的情况;同时做好各类导管的固定,并尽量固定在患者不能接触的范围内;正确使用固定床栏。

(二)麻醉复苏室中手术患者的交接

麻醉复苏室亦称麻醉后监测治疗室(post-anesthetic care unit,PACU),用于为所有麻醉和镇静患者的苏醒提供密切的监测和良好的处理。人员配备包括麻醉医师和护士,物品配备除了常规处理装置(氧气、吸引装置、监测系统等)外,还需要高级生命支持设备(呼吸机、压力换能器、输液泵、心肺复苏抢救车等)以及各种药物(血管活性药、呼吸兴奋药、各种麻醉药和肌松药的拮抗药、抗心律失常药、强心药等)。PACU应有层流系统,环境安静、清洁、光线充足,温度保持在20～25 ℃,湿度为50%～60%。复苏室的床位数与手术台数的比有医院采用为1∶(1.5～2);护士与一般复苏患者之比约为1∶3,高危患者为1∶1。复苏室应紧邻手术室或手术室管辖区域,以便麻醉医师了解病情、处理患者,或患者出现紧急情况时能及时送回手术室进一步处理。手术结束后,患者需要转入PACU,手术巡回护士应当先电话与PACU护士联系,告知患者到达的时间和所需准备的设备。当手术患者进入PACU后,手术医师、麻醉医师和手术护士应分别与PACU医师和护士进行交接班。

1.手术室护士交接的内容

手术患者姓名,性别,年龄,术前术后的诊断,手术方式,术后是否有引流管,引流管是否通畅,手术过程中是否存在植入物放置,手术中的体位和患者皮肤受压的情况等。

2.麻醉医师应交接的内容

麻醉方式,麻醉药的剂量,术前术中抗生素的使用,出入量,引流量等。

3.手术医师应交接的内容

术后立即执行的医嘱与特别体位,伤口处理情况等。

二、麻醉复苏患者的评估

当手术患者进入PACU后应立即吸氧或辅助呼吸,以对抗可能发生的通气不足、弥散性缺氧和缺氧性通气驱动降低,并同时监测和记录生命体征。麻醉医师应向PACU工作人员提供完整的记录单,并等到PACU工作人员完全接管患者后才能离开。

(一)基本评估

1.手术患者一般资料

手术患者一般资料姓名、性别、诊断、母语和生理缺陷(如聋、盲)。

2.手术

手术包括手术方式、手术者和手术可能的并发症。

3.麻醉

麻醉包括麻醉方法、麻醉药、剂量、药物拮抗、并发症、估计意识恢复的时间或者区域麻醉恢复的时间。

4.相关病史

相关病史包括术前和术中的特殊治疗、当前维持治疗药物，药物过敏史、过去疾病和住院史。

5.生命体征及其他

生命体征及其他包括基本的生命体征，以及液体的平衡（输液量和种类、尿量和失血量）、电解质和酸碱平衡情况等。

（二）监测内容

手术患者进入PACU后，应常规每隔至少5分钟监测一次生命体征，包括血压、脉搏、呼吸频率等，持续15分钟或至患者情况稳定；此后每隔15分钟监测一次。全身麻醉的患者应持续监测ECG和脉搏氧饱和度直至患者意识恢复，监测尿量及尿液的性状、水电解质平衡情况等。还应监测患者体温情况，及时保暖，有助于患者尽快复苏。

对于神经系统和意识的监测是麻醉复苏室的特殊监测项目，可应用神经刺激器监测肌肉功能的逆转情况；以及采用新一代的麻醉深度监测仪（双频谱指数-BIS），直接测定麻醉药和镇静药对脑部的影响，该仪器可提供一个从0（无脑皮层活动）到100（患者完全清醒）的可读指数，能客观地描述镇静、意识丧失和恢复的程度，对术后患者意识水平恢复的评估有参考价值。

除了以上标准监测内容，对于一些血流动力学不稳定、需要用血管活性药和采取血样的患者，应置动脉导管进行有创监测血压，必要时使用中心静脉和肺动脉导管监测CVP和PCWP。如果需要加强监测和处理，应送至ICU继续治疗。

三、麻醉后并发症的护理

手术麻醉结束后，大多数患者都会在麻醉复苏室经历一个相对平稳的麻醉苏醒期，但术后突发的且危及生命的并发症随时可能发生，尤其在术后24小时内。其中循环系统和呼吸系统的并发症是麻醉后最为常见的。如手术后患者能得到适当的观察和监测，可以有效预防大多数手术后患者的死亡。

（一）循环系统并发症

在术后早期，低血压、心肌缺血、心律失常是最常见的并发症。

1.低血压

手术后进行性出血、补液量不足、渗透性多尿、液体在体内转移而造成患者低血容量是出现麻醉后低血压最为常见的原因，其他还包括静脉回流受阻、心功能不全引起的心排血量下降、椎管内麻醉以及残留的麻醉药物等都可导致低血压的发生。临床处理及护理措施包括准确评估患者术中及术后出血情况，监测出入量，积极采用对症治疗措施，给予吸氧，如患者需使用血管收缩药物，应严密监测血流动力学改变。

2.高血压

高血压指患者术后血压比手术前高20%～30%。手术前原有高血压又未经系统药物治疗的患者，其术后发生高血压的概率大大增加。其他如颈内动脉手术、胸腔内手术、疼痛、血管收缩药物使用等诱因都可以导致高血压的发生。临床处理及护理措施包括止痛，给予吸氧，给予抗高血压药物，必要时可给予血管扩张剂。

3.心肌缺血及心律失常

心肌缺血及心律失常常见诱因包括低氧血症、电解质或酸碱失衡、交感神经兴奋、术中及术后低体温、特殊药物使用(一些麻醉药如阿片类药物和抗胆碱酯酶药)和恶性高热等,而术前原有循环系统疾病的患者,更容易在术后诱发心肌缺血或心律失常。对于患者出现的循环系统并发症,一定要在手术后密切观察病情,记录生命体征变化,按病因进行诊断和处理。

(二)呼吸系统并发症

呼吸系统并发症在PACU患者中的发生率为2.2%,主要包括低氧血症、通气不足、上呼吸道梗阻、喉痉挛和误吸等。

1.低氧血症

术后常见的低氧原因包括肺不张、肺水肿、肺栓塞、误吸、支气管痉挛及低通气。临床表现为呼吸困难、发绀、意识障碍、躁动、迟钝、心动过速、高血压和心律失常。

2.通气不足

由于肌肉松弛剂的残余作用或麻醉性镇痛剂的使用、伤口疼痛、胸腹部手术的术后加压包扎、术前存在的呼吸系统疾病以及气胸都是术后导致通气不足的原因。

3.上呼吸道梗阻

上呼吸道梗阻原因包括舌后坠、喉痉挛、气道水肿、手术切口血肿、声带麻痹。临床表现为打鼾、吸气困难,可看见胸骨上、肋间由于肌肉收缩而凹陷,患者通常呈深睡状态,血氧饱和度明显降低。

术后出现上述并发症时,都应首先给予面罩吸氧,人工辅助通气,必要时可置入喉罩或重新气管内插管,根据病因对症处理。

(三)神经系统并发症

神经系统并发症主要包括苏醒延迟、谵妄、神经系统损伤、外周神经损伤。苏醒延迟最常见的原因是麻醉或镇静的残余作用;谵妄可发生于任何患者,更常见于老年患者,围术期应用的许多药物都可诱发谵妄。颅内手术、颈动脉内膜切除术和多发性外伤可能导致神经系统的损伤;而外周神经的损伤多和手术直接损伤和术中体位安置不当有关;最常见的损伤位置是腓外侧神经、肘部(尺神经)、腕部(正中神经和尺神经)、臂内侧(桡神经)、腋窝(臂丛)。因此,手术中应仔细操作,避免误伤;同时维持患者合理正确的体位并加强巡查。

(四)疼痛

手术本身是一种组织损伤,术后疼痛会引起机体一系列的复杂的生理、病理的反应。患者表现为不愉快的感觉和情绪体验。临床常用的方法有BCS(Bruggrmann Comfort Scale)舒适评分。具体方法为:0分为持续疼痛;1分为安静时无痛,深呼吸或咳嗽时疼痛严重;2分为平卧安静时无痛,深呼吸或咳嗽时轻微疼痛;3分为深呼吸时亦无痛;4分为咳嗽时亦无痛。

阿片类药物是术后止痛的主要方法;目前临床应用范围较广的自控镇痛(patient controlled analgesia,PCA)得到了患者的满意和认可。PCA是一种由手术患者自己调节的镇痛泵,当手术患者意识到疼痛时,通过控制器将镇痛药注入体内,从而达到止痛的目的。PCA事先由医护人员根据手术患者的疼痛程度和身体状况,对镇痛泵进行编程,预先设置镇痛药物和剂量,实现个性化给药。PCA也是一种安全的术后疼痛治疗手段,通过医护人员设定最小给药时间间隔和单位时间内药物最大剂量,可以避免用药过量。

其他镇痛方法如非甾体类药物的使用、区域神经阻滞、局部镇痛以及非药物性的干扰措施。具体包括:舒适的体位、冷热刺激、按摩、经皮神经电刺激、放松技术、想象等,但非药物治疗只能作为药物治疗的辅助,而不能替代药物有效镇痛。

(五)肾脏并发症

由于局麻药或阿片类药物的干扰,可导致括约肌松弛、尿潴留。常见的并发症有少尿、多尿致电解质紊乱。术后处理的方法为保证导尿管通畅;正确测量和记录尿量,至少每小时记录一次,为医师提供参考;监测电解质变化,及时纠正电解质的紊乱。

(六)术后恶心呕吐

手术后恶心呕吐的发生率在14%~82%,小儿的发生率是成人的两倍,女性比男性发生率高,肥胖比消瘦发生率高。恶心和呕吐主要由手术和麻醉本身引起,一些药物如麻醉性镇痛药、氯胺酮等也被认为可增加术后恶心呕吐的发生。临床处理方法为,评估恶心呕吐的原因,对症处理;防止呕吐物吸入而引起吸入性肺炎。对易出现术后恶心呕吐的患者,要进行预防性处理,如在术前或术中使用抗呕吐药。

(七)体温变化

在麻醉状态下体温调节中枢受到麻醉药物的干扰,当环境温度降低时,核心温度(指内脏温度、直肠温度或食管温度)可降低6℃或更低,小儿尤其如此。低温会导致心肌抑制、心律失常、心肌缺血、心排量降低,使组织供氧不足。低温重在预防,和护理工作息息相关。临床处理方法为,术中适当升高环境温度,暴露的体腔应该用棉垫加以覆盖;使用加热毯,静脉输液使用温热仪。术后患者应常规测量体温,必要时采取保温复温措施。术后高温则与感染、输液反应、恶性高热有关,可使用药物和降温毯进行对症处理。

四、医疗废弃物的处置

(一)手术室医疗废弃物的分类

1.医疗废弃物的概念

医疗废弃物的概念指医疗卫生机构在医疗、预防、保健以及其他相关活动中产生的具有直接或者间接感染性、毒性以及其他危害性的废物。

2.医疗废弃物的分类

医疗废弃物可以分为感染性废物、病理性废物、损伤性废物、药物性废物和化学性废物,共五类。

(二)医疗废弃物管理的基本原则

在2003年6月4日国务院总理温家宝亲自签署了《医疗废弃物管理条例》,从2003年6月16日起执行。基本原则:为了维护人的健康和安全,保护环境和自然资源对医疗废弃物管理实行全程控制。

(三)医疗废弃物收集包装袋及锐器容器警示标识和警示说明

按2003年10月15日开始施行的卫计委第36号令《医疗卫生机构医疗废物管理办法》,医疗废物应放于专用的黄色医疗废弃物包装袋(以下简称包装袋)及锐器容器内,其外包装上应有明显的警示标识和警示说明(图12-23)。

(四)手术室医疗废弃物处理的安全管理措施

手术室是医疗废弃物处置的特殊场所,必须做好以下几个方面的工作。

(1)不得将医疗废弃物混入生活垃圾中;应根据《医疗废物分类目录》五类要求,对医疗废弃物实施分类收集。

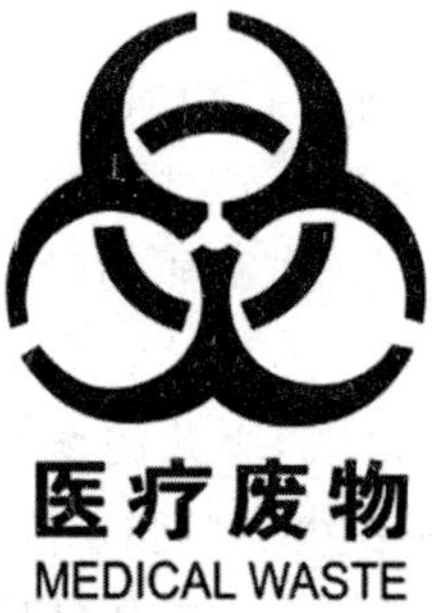

图 12-23　警示标识图

(2)医疗废物收集后,应当放置于有明显警示标识和警示说明的黄色袋内,损伤性废弃物放入专用锐器容器内;放入专用黄色袋内或者锐气容器内的废弃物不得取出;病理性废弃物由专职人员送医院规定的地方焚烧。

(3)盛装医疗废弃物的包装袋及专用锐器容器应密闭,无破损、渗漏及其他缺陷;盛装的废弃物不得超过整个容积的 3/4;使用后贴上标签,注明医疗废弃物产生的科室、日期、类别及特殊说明。专人定时回收,注意在手术室存放时间不得超过 24 小时。

(4)特殊感染(如气性坏疽、朊毒体、突发原因不明的传染性疾病)患者产生的医疗废弃物应使用双层包装袋并及时封口,尽量缩短在科室内存放时间。

(5)废弃物运输车及存放场所应按照规定用 2 000 mg/L 含氯消毒剂擦拭、喷洒消毒。

(五)一次性物品的使用和管理

一次性物品可以分为一次性使用卫生用品、一次性使用医疗用品、一次性医疗器械共三类。本节涉及的一次性物品指的是一次性使用医疗用品和一次性器械。一次性物品处置的原则为,先毁形,再处理。所有使用后的一次性使用医疗用品及一次性医疗器械视为感染性废弃物,必须应先毁形,后按手术室医疗废弃物处理的安全管理措施处置。

五、术后手术环境的处理

(一)各类物品的处理

洗手护士收回手术台上各类物品,初步整理后,放在包布内或密闭容器内。其中污染的布类敷料放入污敷料车内,送洗衣房消毒处理后清洗;一次性辅料装入黄色垃圾袋作医疗垃圾处理,封口扎紧,并在外包装作明显标记;金属手术器械密封后,送消毒供应中心清洗灭菌;术中切取下的病理标本,按照病理标本处理原则和流程处理。

(二)环境的处理

用 500 mg/L 的有效氯消毒液擦拭手术室物品表面,如有血渍污渍的地方用 2 000 mg/L 的有效氯消毒液擦拭;更换吸引装置、污物桶、并用 2 000 mg/L 的有效氯消毒液擦拭地面;及时更换手术床面敷料,为接台手术做准备;整理室内一切物品,物归原处;开启手术室层流或空气洁净设备,关闭手术室,以达到空气自净目的,并为下一台手术做好准备。

(张　瑜)

参考文献

[1] 于翠翠.实用护理学基础与各科护理实践[M].北京:中国纺织出版社,2022.
[2] 陈凌,杨满青,林丽霞.心血管疾病临床护理[M].广州:广东科学技术出版社,2021.
[3] 李素霞.心内科临床护理与护理技术[M].沈阳:辽宁科学技术出版社,2020.
[4] 李庆印,张辰.心血管病护理手册[M].北京:人民卫生出版社,2022.
[5] 王美芝,孙永叶,隋青梅.内科护理[M].济南:山东人民出版社,2021.
[6] 王婷,张京晶,范勇.儿科常见疾病诊疗与护理[M].广州:世界图书出版广东有限公司,2021.
[7] 郑娜,郭静,杨雅景.实用重症护理技术[M].北京:中国纺织出版社,2022.
[8] 戴波,薛礼.康复护理[M].武汉:华中科技大学出版社,2020.
[9] 刘巍,王爱芬,吕海霞.临床妇产疾病诊治与护理[M].汕头:汕头大学出版社,2021.
[10] 安旭姝,曲晓菊,郑秋华.实用护理理论与实践[M].北京:化学工业出版社,2022.
[11] 万霞.现代专科护理及护理实践[M].开封:河南大学出版社,2020.
[12] 朱燕.儿科疾病护理与健康指导[M].成都:四川科学技术出版社,2022.
[13] 高淑平.专科护理技术操作规范[M].北京:中国纺织出版社,2021.
[14] 张翠华,张婷,王静,等.现代常见疾病护理精要[M].青岛:中国海洋大学出版社,2021.
[15] 任秀英.临床疾病护理技术与护理精要[M].北京:中国纺织出版社,2022.
[16] 刘爱杰,张芙蓉,景莉,等.实用常见疾病护理[M].青岛:中国海洋大学出版社,2021.
[17] 任广秀,杜洁琼,刘俊伟.急危重症护理管理与创新[M].北京:中国科协技术出版社,2021.
[18] 尉伟,郭晓萍,杨继林.常见疾病诊疗与临床护理[M].广州:世界图书出版广东有限公司,2020.
[19] 李绮薇,刘悦新.妇产科临床护理手册[M].广州:中山大学出版社,2022.
[20] 张俊英,王建华,宫素红.精编临床常见疾病护理[M].青岛:中国海洋大学出版社,2021.
[21] 王静.手术室护理用书[M].北京:科学技术文献出版社,2020.
[22] 李艳.临床常见病护理精要[M].西安:陕西科学技术出版社,2022.
[23] 黄粉莲.新编实用临床护理技术[M].长春:吉林科学技术出版社,2021.
[24] 王庆秀.内科临床诊疗及护理技术[M].天津:天津科学技术出版社,2020.
[25] 雷颖.基础护理技术与专科护理实践[M].开封:河南大学出版社,2020.

[26] 冯灵，郭建.脑血管疾病全程护理[M].北京：人民卫生出版社，2022.
[27] 魏利，林圣纳，刘蓓.妇产科临床疾病诊疗与护理[M].广州：世界图书出版广东有限公司，2021.
[28] 王艳.常见病护理实践与操作常规[M].长春：吉林科学技术出版社，2020.
[29] 周小娅，张瑜，臧小琴.新编重症护理理论与实务[M].兰州：兰州大学出版社，2022.
[30] 刘新静，刘红燕，程玲.临床护理健康教育[M].厦门：厦门大学出版社，2020.
[31] 王秀萍.临床内科疾病诊治与护理[M].西安：西安交通大学出版社，2022.
[32] 张苹蓉，卢东英.护理基本技能[M].西安：陕西科学技术出版社，2020.
[33] 任丽，孙守艳，薛丽.常见疾病护理技术与实践研究[M].西安：陕西科学技术出版社，2022.
[34] 吴福荣，郑娜，宋乐芹.护理理论与实践[M].北京：中医古籍出版社，2020.
[35] 邓雄伟，程明，曹富江.骨科疾病诊疗与护理[M].北京：华龄出版社，2022.
[36] 卜娜分，蔡海云，黄涛，等.46例脑出血患者神经内镜下颅内血肿清除术的并发症观察及护理[J].护理学报，2022，29(2)：71-72.
[37] 孙党红，戴莉，许婷婷，等.5A护理模式对原发性高血压患者自我管理能力的影响[J].实用临床医药杂志，2022，26(19)：111-114.
[38] 李娜，刘红梅，原莉.急性肾小球肾炎的临床护理措施探讨[J].中国医药指南，2019，17(8)：192-193.
[39] 严淑英，顾凤仙，陈翠红，等.原发性痛经患者心理社会因素调查与临床护理干预[J].护理实践与研究，2020，17(14)：77-79.
[40] 刘敬，霍建霞.妊娠剧吐孕妇对于强化饮食及心理护理的效果观察[J].继续医学教育，2020，34(5)：117-119.